ATLAS DE MULTIMODALIDADE EM IMAGEM CARDIOVASCULAR

EDITORES

ELIZA DE ALMEIDA GRIPP
ISABELA BISPO SANTOS DA SILVA COSTA
ANDRÉ LUIZ CERQUEIRA DE ALMEIDA
CARLOS EDUARDO ROCHITTE
DAVID COSTA DE SOUZA LE BIHAN
JOSÉ LUIZ BARROS PENA
JULIANO DE LARA FERNANDES
MARCELO LUIZ CAMPOS VIEIRA

ATLAS DE MULTIMODALIDADE EM IMAGEM CARDIOVASCULAR

São Paulo
2022

São Paulo – 2022

Produção editorial: *Villa d'Artes*

Capa: MKX Editorial

Imagem de capa e aberturas de capítulos: *Shutterstock*

Dados Internacionais de Catalogação na Publicação (CIP)
(Câmara Brasileira do Livro, SP, Brasil)

```
Atlas de multimodalidade em imagem cardiovascular.
-- 1. ed. -- São Paulo, S, 2022.

Vários autores.
Vários editores.

Bibliografia.
ISBN 978-65-86098-86-0

1. Coração - Doenças - Diagnóstico - Atlas
2. Coração - Doenças - Imagem 3. Diagnóstico por
imagem.
```

Índices para catálogo sistemático:

1. Cardiologia : Atlas : Medicina 616.12

Eliete Marques da Silva - Bibliotecária - CRB-8/9380

RESERVADOS TODOS OS DIREITOS DE CONTEÚDO.

Proibida a reprodução de qualquer parte desta obra, utilizando-se qualquer formato/suporte, tampouco a distribuição e/ou armazenamento integral ou parcialmente em meio digitais/eletrônicos sem permissão do detentor dos direitos autores, conforme a lei nº 9610, de 19/02/1998.

SOBRE OS EDITORES

ELIZA DE ALMEIDA GRIPP
Ecocardiografista do Hospital Pró-Cardíaco-Rio de Janeiro. Ecocardiografista do Hospital Universitário Antônio Pedro (HUAP) da Universidade Federal Fluminense (UFF)-Niterói-RJ. Ecocardiografista da Rede DASA. Doutorado em Cardiologia pela Universidade Federal do Rio de Janeiro (UFRJ). Especialista em Ecocardiografia pelo Departamento de Imagem Cardiovascular da Sociedade Brasileira de Cardiologia (DIC/SBC). Especialista em Cardiologia pela SBC.

ISABELA BISPO SANTOS DA SILVA COSTA
Médica do Serviço de TC/RM Cardiovascular do Hospital Vila Nova Star e Cardiologista do Instituto do Câncer do Estado de São Paulo do Hospital das Clínicas da Faculdade de Medicina da Universidade de São Paulo (ICESP/HC-FMUSP). Médica Assistente da Residência Médica de Cárdio-Oncologia do Instituto do Coração (InCor/HC-FMUSP). Doutora em Ciências Médicas pela FMUSP. Especialista em TC/RM Cardiovascular e Cardiologia pelo Instituto Dante Pazzanese de Cardiologia (IDPC).

ANDRÉ LUIZ CERQUEIRA DE ALMEIDA
Coordenador da Escola de Ecocardiografia da Bahia. Coordenador do Núcleo de Pesquisa e Educação Médica da Santa Casa de Misericórdia de Feira de Santana. Coordenador do Serviço de Ecocardiografia da Santa Casa de Misericórdia de Feira de Santana. Presidente do Departamento de Imagem Cardiovascular da Sociedade Brasileira de Cardiologia DIC/SBC (Gestão 2022-23). Vice-Presidente de Ecocardiografia do DIC/SBC (Gestão 2020-21). Membro Titular da Academia de Medicina da Bahia (Cadeira 32). Membro Titular da Academia de Medicina de Feira de Santana (Cadeira 02). Doutor em Medicina e Saúde Pública pela Escola Bahiana de Medicina e Saúde Pública. Pós-Doutorado em Imagem Cardiovascular na Johns Hopkins University – Baltimore-USA.

CARLOS EDUARDO ROCHITTE
Professor Livre Docente e Doutor de RM e TC Cardiovascular do Instituto do Coração do Hospital das Clínicas da Faculdade de Medicina da Universidade de São Paulo (InCor/HC-FMUSP). Coordenador Acadêmico de RM e TC Cardiovascular do InCor/HC-FMUSP. Coordenador de RM e TC Cardiovascular do Hospital do Coração (HCor). Médico de RM e TC Cardiovascular do Hospital Pró-Cardíaco-RJ e DASA/ALTA-SP. CEO da Rochitte Ressonância e Tomografia Cardíaca. Editor-chefe dos Arquivos Brasileiros de Cardiologia (ABC Cardiol) e Ex-Presidente do Departamento de Imagem Cardiovascular da Sociedade Brasileira de Cardiologia (DIC/SBC) (Gestão 2020-21) e Vice-Tesoureiro da Sociedade Internacional de Ressonância Cardíaca (SCMR futuro presidente).

DAVID COSTA DE SOUZA LE BIHAN
Médico Assistente do Serviço de Ecocardiografia do Instituto do Coração do Hospital das Clínicas da Faculdade de Medicina da Universidade de São Paulo (InCor/HC-FMUSP). Coordenador da Ecocardiografia do Grupo Fleury-SP. Cardiologista e Ecocardiografista pela Sociedade Brasileira de Cardiologia/Associação Médica Brasileira (SBC/AMB). Doutor em Ciências pela Universidade Federal de São Paulo (UNIFESP).

JOSÉ LUIZ BARROS PENA
Professor Adjunto de Pós-Graduação Stricto Sensu da Faculdade Ciências Médicas de Minas Gerais (FCM-MG). Coordenador do Setor e Especialização em Ecocardiografia do Hospital Felício Rocho, Belo Horizonte-MG. Coordenador do Conselho dos Ex-Presidentes do Departamento de Imagem Cardiovascular da Sociedade Brasileira de Cardiologia (DIC/SBC) (Gestão 2020-21). Diretor Administrativo do Grupo de Estudos em Doenças Raras da SBC. Doutor em Cardiologia pela Faculdade de Medicina da Universidade de São Paulo (FMUSP).

JULIANO DE LARA FERNANDES
Médico Cardiologista da Radiologia Clínica de Campinas.

MARCELO LUIZ CAMPOS VIEIRA
Professor Livre Docente em Cardiologia pelo Instituto do Coração do Hospital das Clínicas da Faculdade de Medicina da Universidade de São Paulo (InCor/HC-FMUSP). Médico do Setor de Ecocardiografia do InCor/HC-FMUSP. Médico do Setor de Ecocardiografia, Hospital Israelita Albert Einstein (HIAE). Ex-Presidente do Departamento de Imagem Cardiovascular da Sociedade Brasileira de Cardiologia (DIC/SBC). Ex-Presidente de la Sociedad de Imágenes Cardiovasculares de la Sociedad Interamericana de Cardiología (SISIAC, SIAC).

SOBRE OS COEDITORES

CECÍLIA BEATRIZ BITTENCOURT VIANA CRUZ
Ecocardiografista do Instituto do Coração do Hospital das Clínicas da Faculdade de Medicina da Universidade de São Paulo (InCor/HC-FMUSP). Coordenadora do setor de Ecocardiografia do Instituto do Câncer (ICESP) da FMUSP. Ecocardiografista do Grupo Fleury Medicina Diagnóstica. Ecocardiografista do Hospital Sírio-Libanês (HSL). Especialista em Cardiologia e Área de Atuação em Ecocardiografia pelo Departamento de Imagem Cardiovascular da Sociedade Brasileira de Cardiologia (DIC/SBC). Doutorado em Ciências Médicas pela FMUSP.

MANUELA BAIMA COSTA CABRAL
Médica Assitentente do Serviço de Ecocardiografia do Instituto de Cardiologia e Transplantes do Distrito Federal, Hospital das Forças Armadas de Brasília e Hospital da Criança de Brasília. Coordenadora da Residência Médica de Ecocardiografia em Cardiopatias Congênitas do Instituto de Cardiologia e Transplantes do Distrito Federal. Especialista em Cardiologia pelo Departamento de Imagem Cardiovascular da Sociedade Brasileira de Cardiologia (DIC/SBC).

MARCELA MOMESSO PEÇANHA
Especialista em Cardiologia e Ecocardiografia pelo Departamento de Imagem Cardiovascular da Sociedade Brasileira de Cardiologia (DIC/SBC). Médica Coordenadora do Ecocardiograma do Hospital Samaritano Paulista e da Residência de Ecocardiografia do Hospital Samaritano Paulista. Médica Assistente da Seção de Ecocardiograma do Instituto Dante Pazzanese de Cardiologia (IDPC) e do Hospital Sírio-Libanês (HSL).

RAFAEL RABISCHOFFSKY
Médico da Rotina da Emergência do Hospital Unimed-Rio. Ecocardiografista do Hospital Pró-Cardíaco-RJ. Especialista em Cardiologia pela Sociedade Brasileira de Cardiologia. Especialista em Ecocardiografia pelo Departamento de Imagem Cardiovascular da Sociedade Brasileira de Cardiologia (DIC/SBC).

SIMONE CRISTINA SOARES BRANDÃO
Chefe do Serviço de Medicina Nuclear do Hospital das Clínicas da Universidade Federal de Pernambuco (UFPE). Vice-Presidente de Cardiologia Nuclear do Departamento de Imagem Cardiovascular da Sociedade Brasileira de Cardiologia (DIC/SBC) (Gestões 2018-19 e 2022-23). Professora Associada de Medicina da UFPE. Doutora em Cardiologia pela Universidade de São Paulo (USP). Especialista em Patologias Cardiovasculares pela Université Paul Sabatier, Toulouse, França.

VALÉRIA DE MELO MOREIRA
Cardiologista Pediátrica pelo Instituto do Coração do Hospital das Clínicas da Faculdade de Medicina da Universidade de São Paulo (InCor/HC-FMUSP). Especialização em Ressonância Magnética e Tomografia Computadorizada Cardiovascular pelo InCor/HC-FMUSP. Médica Assistente do Setor de TC/RM Cardiovascular do Hospital do Coração (HCor). Médica Assistente do Setor de TC/RM Cardiovascular do InCor/HC-FMUSP.

SOBRE OS COORDENADORES

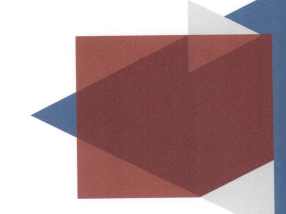

ADENALVA LIMA DE SOUZA BECK
Coordenadora do Laboratório de Ecocardiografia Adulto do Instituto de Cardiologia e Transplantes do Distrito Federal. Médica Ecocardiografista do Hospital Sírio-Libanês (HSL-Unidade Brasília). Doutora em Ciências na Área de Cardiologia pela Universidade de São Paulo (USP).

ADRIANO CAMARGO DE CASTRO CARNEIRO
Coordenador Médico do Serviço de RM e TC Cardiovascular do Hospital do Coração de São Paulo (Hcor). Especialista em Clínica Médica pela Universidade Estadual de Campinas (UNICAMP) e pela Sociedade Brasileira de Clínica Médica (SBCM). Especialista em Cardiologia pelo Instituto Dante Pazzanese de Cardiologia (IDPC) e pela Sociedade Brasileira de Cardiologia (SBC). Especialista em Ressonância Magnética (RM) e Tomografia Computadorizada (TC) pelo Instituto do Coração do Hospital das Clínicas da Faculdade de Medicina da Universidade de São Paulo (InCor/HC-FMUSP).

AFONSO AKIO SHIOZAKI
Coordenador dos Serviços de Ressonância e Tomografia Cardiovscular do Centro Diagnóstico do Hospital Paraná – UNITOM-Maringá e Ômega Diagnóstico-Londrina. Ex-médico Assistente dos serviços de ressonância e tomografia cardiovascular do Hospital Sírio-Libanês (HSL) e do Instituto Dante Pazzanese de Cardiologia (IDPC) e Fleury-São Paulo. Doutorado em Ciências pela Faculdade de Medicina da Universidade de São Paulo (FMUSP). Especialização em Ressonância e Tomografia Cardiovascular pelo Instituto do Coração do Hospital das Clínicas da FMUSP (InCor/HC-FMUSP). Especialista em Cardiologia pela Sociedade Brasileira de Cardiologia/Associação Médica Brasileira (SBC/AMB).

AMARINO CARVALHO DE OLIVEIRA JUNIOR
Médico Radiologista da Américas Serviços Médicos, United Health Goup Brasil. Membro Titular do Colégio Brasileiro de Radiologia (CBR). Membro da Radiological Society of North America (RSNA). Membro da Society of Cardiovascular Magnetic Resonance (SCMR). Membro da Society of Cardiovascular Computed Tomography (SCCT).

ARNALDO RABISCHOFFSKY
Coordenador do Serviço de Ecocardiografia do Hospital Pró-Cardíaco e Américas MC do Rio de Janeiro. Honorary Fellow of American Society of Echocardiography. Ex-presidente do Departamento de Imagem Cardiovascular da Sociedade Brasileira de Cardiologia (DIC/SBC).

BERNARDO BAPTISTA DA CUNHA LOPES
Residência em Cardiologia pelo Instituto Dante Pazzanese de Cardiologia. Especialista em TC e RM Cardíaca e Ecocardiografia pelo Instituto do Coração do Hospital das Clínicas da Faculdade de Medicina da Universidade de São Paulo (InCor/HC-FMUSP). Research Fellowship em Multimodalidade de Imagem na Avaliação de Intervenções Valvares no Minneapolis Heart Institute, Minneapolis, EUA.

BRUNA MORHY BORGES LEAL ASSUNÇÃO
Médica Assistente do Setor de Ecocardiografia do Hospital Sírio-Libanês (HSL) e do Instituto do Câncer do Estado de São Paulo (ICESP). Doutora em Medicina (Cardiologia) pela Universidade Federal de São Paulo (UNIFESP).

CLÁUDIA REGINA PINHEIRO DE CASTRO GRAU
Coordenadora Médica da Ecocardiografia Fetal e Infantil do Grupo Fleury. Coordenadora da Ecocardiografia Fetal e Infantil do Hospital São Luiz – Itaim Rede D'Or. Médica Assistente do Setor de Ecocardiografia Infantil e Cardiopatia Congênita no Adulto do Instituto do Coração do Hospital das Clínicas da Faculdade de Medicina da Universidade de São Paulo (InCor/HC-FMUSP). Doutora em Ciências pela Universidade de São Paulo (USP).

CLÉRIO FRANCISCO DE AZEVEDO FILHO
Coordenador do Serviço de RM e TC Cardiovascular - DASA/RJ. Assistant Professor of Medicine, Division of Cardiology, Duke University Medical Center, Durham, NC, EUA. Doutor em Cardiologia pelo Instituto do Coração do Hospital das Clínicas da Faculdade de Medicina da Universidade de São Paulo (InCor/HC-FMUSP). Post-doc Fellow em RM e TC Cardiovascular no Johns Hopkins Hospital, Baltimore, EUA.

DANIELA DO CARMO RASSI FROTA
Professora Adjunta de Cardiologia da Universidade Federal de Goiás (UFG). Doutora e Mestre em Ciências da Saúde pela UFG.

FABIO VILLAÇA GUIMARÃES FILHO
Professor de Cardiologia da Faculdade de Medicina de Marília (FAMEMA-SP). Professor Doutor e Mestre em Fisiopatologia em Clínica Médica, área de Concentração Cardiologia pela Faculdade de Medicina de Botucatu, da Universidade Estadual Paulista "Julio de Mesquita Filho" (UNESP-FMB). Visiting Clinician na Emory University, Atlanta, EUA.

GABRIEL CORDEIRO CAMARGO
Coordenador do Serviço de RM/TC Cardíaca da Regional Zona Sul da Rede D'Or/São Luiz-Rio de Janeiro. Pesquisador do Instituto D'Or de Pesquisa e Ensino. Doutor em Cardiologia pela Universidade Federal do Rio de Janeiro (UFRJ). Mestre em Cardiologia pela UFRJ. Especialista em Cardiologia pela Sociedade Brasileira de Cardiologia (SBC).

GLÁUCIA MARIA PENHA TAVARES
Médica Supervisora na Unidade de Ecocardiografia do Instituto do Coração do Hospital das Clínicas da Faculdade de Medicina da Universidade de São Paulo (InCor/HC-FMUSP). Médica Assistente do Serviço de Ecocardiografia do Hospital Israelita Albert Einstein (HIAE) em São Paulo. Mestre em Medicina pela FMUSP. Especialista em Pediatria, em Cardiologia Pediátrica e em Ecocardiografia pelas Sociedades Brasileiras das respectivas especialidades. Master en Business Administration (MBA) em Gestão em Medicina Diagnóstica pela Fundação Instituto de Administração (FIA) em parceria com o Colégio Brasileiro de Radiologia (CBR).

HENRY ABENSUR
Responsável Médico pelo Setor de Ecocardiografia da Beneficência Portuguesa de São Paulo (BP-SP). Coordenador do Curso de Especialização em Ecocardiografia de Adulto da BP-SP. Delegado Regional do Conselho Regional de Medicina do Estado de São Paulo (CREMESP). Doutor em Cardiologia pelo Instituto do Coração do Hospital das Clínicas da Faculdade de Medicina da Universidade de São Paulo (InCor/HC-FMUSP).

IBRAIM MASCIARELLI FRANCISCO PINTO
Médico Master da Cardiologia Fleury. Responsável pelo Serviço de Ressonância e Tomografia do Instituto Dante Pazzanese de Cardiologia (IDPC). Doutor em Ciências pela Universidade de São Paulo (USP).

JOÃO LUIZ CAVALCANTE
FASE, FACC, FSCCT, FSCMR. Cardiologista com treinamento no Henry Ford Hospital em Cardiologia, e em Imagem Cardíaca na Cleveland Clinic. Chefe do Serviço de Imagem Cardíaca do Minneapolis Heart Institute, Abbott Northwestern Hospital, Minneapolis, Minnesota-EUA. Diretor do Cardiovascular Imaging Research Center and Core Lab no Minneapolis Heart Institute Foundation, Minneapolis, Minnesota-EUA.

JORGE YUSSEF AFIUNE
Diretor da Divisão de Cardiologia Pediátrica do Instituto de Cardiologia do Distrito Federal. Doutor em Medicina pela Universidade de São Paulo (USP). Doutor em Medicina pela Faculdade de Medicina da Universidade de São Paulo (FMUSP), Área de Concentração de Pediatria.

JOSÉ MARIA DEL CASTILLO
Diretor Acadêmico da Escola de Ecografia de Pernambuco. Coordenador da Especialização em Ecocardiografia da Universidade Católica de Pernambuco (UNICAP). Professor Visitante do Pronto-Socorro Cardiológico de Pernambuco Prof. Enio Cantarelli (PROCAPE). Especialista em Cardiologia pela Sociedade Brasileira de Cardiologia (SBC) com Área de Atuação em Ecocardiografia.

JULIANA SERAFIM DA SILVEIRA
Médica Radiologista Coordenadora do Serviço de Radiologia do Hospital Pró-Cardíaco/UHG-Brasil. Coordenadora de Imagem Cardiovascular Avançada por TC/RM da ProEcho Diagnósticos. Doutorado em Cardiologia pelo Instituto do Coração do Hospital das Clínicas da Faculdade de Medicina da Universidade de São Paulo (InCor/HC-FMUSP). Especialização em Imagem Cardiovascular pelo Hopital Cardiologique de Lille-França. Research Fellowship em Imagem Cardiovascular na Ohio State University-EUA.

LARA CRISTIANE TERRA FERREIRA CARREIRA
Diretora da Clínica CNC Cardiologia Nuclear de Curitiba-PR. Presidente do Grupo de Estudos em Cardiologia Nuclear do Departamento de Ergometria, Exercício, Cardiologia Nuclear e Reabilitação Cardiovascular da Sociedade Brasileira de Cardiologia DERC/SBC (Biênios 2020/21 e 2022/23). Cardiologista pela SBC. Médica Nuclear pela Universidade Estadual de Campinas (UNICAMP) e pela Sociedade Brasileira de Medicina Nuclear (SBMN).

LUCIANO DE FIGUEIREDO AGUIAR FILHO
Médico Assistente do Serviço de Tomografia e Ressonância Cardíaca do Instituto Dante Pazzanese de Cardiologia (IDPC). Coordenador da Tomografia e Ressonância Cardíaca da DASA regional São Paulo.

LUDHMILA ABRAHÃO HAJJAR
Livre Docente pela Faculdade de Medicina da Universidade de São Paulo (FMUSP). Doutora em Ciências pela FMUSP. Especialista em Medicina de Emergência pela Associação Brasileira de Medicina de Emergência (ABRAMEDE). Especialista em Cardiologia pela Sociedade Brasileira de Cardiologia (SBC). Especialista em Medicina Intensiva pela Associação de Medicina Intensiva Brasileira (AMIB). Graduada pela Universidade de Brasília (UnB). Professora Associada pela FMUSP – Departamento de Cardiopneumologia – Disciplina de Cardiologia. Diretora da Cárdio-Oncologia no Instituto do Coração do Hospital das Clínicas (InCor/HC-FMUSP). Coordenadora da Cárdio-Oncologia no Instituto do Câncer do Estado de São Paulo (ICESP). Coordenadora do Programa de Pós-Graduação em Cardiologia da FMUSP. Atuou como Coordenadora da UTI Covid do HC-FMUSP.

MARCELLO ZAPPAROLI
Médico Cardiologista. Responsável pelos Setores de RM e CT Cardíaca da Clínica DAPI-Curitiba. Responsável pelos Setores de RM e TC Cardíaca da Clínica Quanta-Curitiba. Responsável pelos setores de TC Cardíaca do Hospital Sugizawa-Curitiba. Especialista em Cardiologia pela Sociedade Brasileira de Cardiologia (SBC). Fellow em TC e RM Cardíaca pelo Instituto do Coração do Hospital das Clínicas da Faculdade de Medicina da Universidade de São Paulo (InCor/HC-FMUSP).

MARCELO IORIO GARCIA
Coordenador do Laboratório de Ecocardiograma do Hospital Universitário Clementino Fraga Filho da Universidade Federal do Rio de Janeiro (HUCFF-UFRJ). Preceptor de Residência Médica em Ecocardiograma do HUCFF-UFRJ. Coordenador da Clínica de Insuficiência Cardíaca do HUCFF-UFRJ. Doutor em Cardiologia pela UFRJ.

MARCIO SOMMER BITTENCOURT
Diretor de Tomografia Cardíaca do Heart and Vascular Institute do University of Pittsburgh Medical Center. Especialista em Cardiologia pelo Instituto do Coração do Hospital das Clínicas da Faculdade de Medicina da Universidade de São Paulo (InCor/HC-FMUSP) e pela Sociedade Brasileira de Cardiologia (SBC). Doutor em Cardiologia pela Universidade de São Paulo (USP). Professor Associado de Cardiologia e Radiologia da Universidade de Pittsburgh.

MARIA ESTEFANIA BOSCO OTTO
Coordenadora da Residência de Ecocardiograma Adulto do Instituto de Cardiologia do Distrito Federal. Doutora em Ciências Médicas na Área de Cardiologia pela Faculdade de Medicina da Universidade de São Paulo (FMUSP). Pós Doutorado em Cardiologia pela Mayo Clinic-Rochester Minnesota. Coordenadora Científica do Ecocardiograma Hospital DF Star Rede D'Or São Luiz.

MARLY MARIA UELLENDAHL LOPES
Professora Adjunta da Faculdade de Medicina da Universidade de Pernambuco (UPE). Professora Afiliada da Disciplina de Cardiologia da Universidade Federal de São Paulo (UNIFESP). Coordenadora de Ressonância Magnética Cardíaca da DASA-SP. Especialista em Cardiologia pela Sociedade Brasileira de Cardiologia (SBC). Doutora em Cardiologia pelo Instituto do Coração do Hospital das Clínicas da Faculdade de Medicina da Universidade de São Paulo (InCor/FMUSP). Fellow of the European Society of Cardiology.

MINNA MOREIRA DIAS ROMANO
Coordenadora do Laboratório de Ecocardiografia Adultos do Hospital das Clínicas da Faculdade de Medicina de Ribeirão Preto da Universidade de São Paulo (HCRP-USP). Médica Especialista em Cardiologia e Ecocardiografia do Departamento de Imagem Cardiovascular da Sociedade Brasileira de Cardiologia (DIC/SBC). Professora Doutora da FMRP-USP. Doutora em Cardiologia (Clínica Médica) pela FMRP-USP. Pós-Doutorado em Ecocardiografia pela Duke University-NC-EUA.

RENATA ÁVILA CINTRA
Residência em Cardiologia no Instituto Dante Pazzanesse de Cardiologia de São Paulo (IDPC-SP). Especialista em Cardiologia pela Sociedade Brasileira de Cardiologia (SBC). Especialista em Tomografia e Ressonância Cardiovascular pelo Instituto do Coração do Hospital das Clínicas da Faculdade de Medicina da Universidade de São Paulo (InCor/HC-FMUSP).

RODRIGO BAHIENSE VISCONTI
Ecocardiografista da Clínica Proecho, Fonte Imagem, Clínica São Vicente, Hospital Unimed Rio. Pesquisador em Impressão Tridimensional e Realidade Virtual. Pós-Graduação em Cardiologia e Ecocardiografia pelo Instituto Nacional de Cardiologia de Laranjeiras (INC).

RODRIGO BELLIO DE MATTOS BARRETTO
Médico Assistente da Unidade de Ecocardiografia do Instituto do Coração do Hospital das Clínicas da Faculdade de Medicina da Universidade de São Paulo (InCor/HC-FMUSP). Coordenador da Ecocardiografia do Laboratório DASA-SP. Professor da Pós-Graduação do Mestrado Profissional do Instituto Dante Pazzanese de Cardiologia (IDPC/USP). Doutorado em Medicina pela USP.

RODRIGO JULIO CERCI
Coordenador do Departamento de Tomografia Cardíaca da Quanta Diagnóstico por Imagem-Curitiba-PR). Cardiologista e Cardiologista Intervencionista no Instituto do Coração do Hospital das Clínicas da Faculdade de Medicina da Universidade de São Paulo (InCor/HC-FMUSP). Fellow em Tomografia Cardíaca na Jonhs Hopkins University-Baltimore-EUA.

ROGÉRIO DE SOUZA
Professor Titular da Disciplina de Pneumologia da Faculdade de Medicina da Universidade de São Paulo (FMUSP). Responsável pela Unidade de Circulação Pulmonar do Instituto do Coração do Hospital das Clínicas (InCor/HC-FMUSP).

ROGÉRIO TASCA
Diretor-Médico do Ecodoppler Exames Cardiológicos-RJ. Ecocardiografista do ProEcho Diagnósticos-RJ. Habilitação em Ecocardiografia pelo Departamento de Imagem Cardiovascular da Sociedade Brasileira de Cardiologia (DIC/SBC). Especialização em Cardiologia pela SBC. Cardiac Fellow do Cardiothoracic Institute-Londres.

RONALDO DE SOUZA LEÃO LIMA
Presidente da Sociedade de Cardiologia do Estado de Rio Janeiro (SOCERJ) (2022-23). Especialista em Cardiologia pela Sociedade Brasileira de Cardiologia e Associação Médica Brasileira (SBC/AMB). Especialista em Medicina Nuclear pela Sociedade Brasileira de Medicina Nuclear (SBMN/AMB). Coordenador da Medicina Nuclear da Fonte Imagem, DASA-RJ e CSSJ. Professor Associado de Cardiologia da Universidade Federal do Rio de Janeiro (UFRJ). Mestre e Doutor em Cardiologia pela UFRJ. Pós-Doutorado em Cardiologia pela University of Virginia. Vice-Presidente de Cardiologia Nuclear do Departamento de Imagem Cardiovascular (DIC/SBC) (Gestão 2020-21).

SILVIO HENRIQUE BARBERATO
Diretor da CardioEco-Centro de Diagnóstico Cardiovascular-Curitiba-PR. Diretor de Ecocardiografia da Quanta Diagnósticos-Curitiba-PR. Diretor Administrativo do Departamento de Imagem Cardiovascular da Sociedade Brasileira de Cardiologia (DIC/SBC) (Gestão 2022-23). Clínica Médica pelo Hospital das Clínicas da Faculdade de Medicina da Universidade de São Paulo (HC-FMUSP). Cardiologista e Ecocardiografista pelo Instituto do Coração (InCor/HC-FMUSP). Especialista em Cardiologia pela SBC. Doutorado em Ciências da Saúde pela Pontifícia Universidade Católica do Paraná (PUC-PR).

SUSANA HOETTE
Médica Assistente da Unidade de Circulação Pulmonar do Instituto do Coração do Hospital das Clínicas da Faculdade de Medicina da Universidade de São Paulo (InCor/HC-FMUSP). Doutorado em Pneumologia – Área de Circulação Pulmonar – pela FMUSP e pela Université Paris-Sud (Paris XI).

TIAGO AUGUSTO MAGALHÃES
Médico dos Serviços de TC/RM Cardiovascular do Hospital Sírio-Libanês (HSL), Hospital do Coração (HCOR-SP) e do Complexo Hospital de Clínicas da Universidade Federal do Paraná (CHC/UFPR). Doutor em Cardiologia do Instituto do Coração do Hospital das Clínicas da Faculdade de Medicina da Universidade de São Paulo (InCor/HC-FMUSP). Pós-Doutor em Imagem Cardiovascular pelo (Johns Hopkins Hospital.

VERA MARIA CURY SALEMI
Médica Assistente da Unidade Clínica de Insuficiência Cardíaca do Instituto do Coração do Hospital das Clínicas da Faculdade de Medicina da Universidade de São Paulo (InCor/HC-FMUSP). Professora Livre Docente em Cardiologia pela USP. Professora Colaboradora do Departamento de Cardiopneumologia da USP.

VITOR GUERRA
Cardiologista Fetal e Pediátrico do SickKids, The Hospital for Sick Children-Toronto-CA. Assistant professor of Pediatrics, Department of Pediatrics, University of Toronto. Doutor em Ciências pela Faculdade de Medicina da Universidade de São Paulo (FMUSP).

WALTHER YOSHIHARU ISHIKAWA
Médico Radiologista Especialista pelo Colégio Brasileiro de Radiologia e Diagnóstico por Imagem (CBR). Médico Assistente do Setor de Tomografia e Ressonância Cardíaca do Instituto do Coração do Hospital das Clínicas da Faculdade de Medicina da Universidade de São Paulo (InCor/HC-FMUSP). Médico Radiologista da Equipe de Imagem Cardiotorácica do Hospital Israelita Albert Einstein (HIAE).

SOBRE OS CONVIDADOS

ADAILSON WAGNER DA SILVA SIQUEIRA
Médico Assistente da Divisão de Cardiologia Pediátrica e Cardiopatia Congênitas do Adulto do Instituto do Coração do Hospital das Clínicas da Faculdade de Medicina da Universidade de São Paulo (InCor/HC-FMUSP). Especilaista na Área de Ecocardiografia pela Sociedade Brasileira de Cardiologia (SBC).

ADRIANA MACINTYRE INNOCENZI
Médica Especialista em Cardiologia Pediátrica do Serviço da Criança e Adolescente no Instituto Nacional de Cardiologia (INC) e Radiologia Cardíaca. Cardiologista Pediátrica na Maternidade-Escola da Universidade Federal do Rio de Janeiro (UFRJ). Médica da Rede D'Or/São Luiz – Radiologia Cardíaca Pediátrica. Médica Fleury/Labs A+ – Radiologia Cardíaca. Médica Rede D'Or/São Luiz RJ – Cardiologia Pediátrica. Doutoranda do Instituto D'Or de Pesquisa e Ensino (IDOR-RJ).

ADRIANA AGUIAR PÊPE DOS SANTOS
Coordenadora do Serviço de Cardiologia das Obras Sociais Irmã Dulce-BA. Cardiologista e Ecocardiografista pela Sociedade Brasileira de Cardiologia (SBC) e pelo Departamento de Imagem Cardiovascular (DIC/SBC). Médica assistente do Setor de Ecocardiografia do Hospital Mater Dei-BA. Mestre em Medicina e Saúde Humana pela Escola Bahiana de Medicina e Saúde Pública (EBMSP).

ADRIANA SOARES XAVIER DE BRITO
Coordenadora do Serviço de Medicina Nuclear do Instituto Nacional de Cardiologia - Rio de Janeiro-RJ. Coordenadora dos Serviços de Cardiologia Nuclear do Hospital Copa Star-RJ e CDPI-MDX-RJ. Diretora Científica do Grupo de Estudos de Cardiologia Nuclear da Sociedade Brasileira de Cardiologia (Biênio 2022/23). Fellowship em Cardiologia Nuclear no Centre Hospitalier Universitaire Vaudois (CHUV) - Lausanne-Suíça. Fellow of the European Society of Cardiology (FESC). Mestre em Cardiologia pela Universidade Federal do Rio de Janeiro (UFRJ).

ALESSANDRA JOSLIN OLIVEIRA
Médica do Hospital Israelita Albert Einstein (HIAE) e da Rede D'Or São Luiz. Cardiologista e Ecocardiografista pela Sociedade Brasileira de Cardiologia (SBC) e pelo Departamento de Imagem Cardiovascular (DIC).

ALESSANDRO CAVALCANTI LIANZA
Doutorado e Pós-Doutorado pela Faculdade de Medicina da Universidade de São Paulo (FMUSP). Médico Ecocardiografista Pediátrico e Fetal do Hospital Israelita Albert Einstein (HIAE), do Instituto da Criança do Hospital das Clínicas (ICr/HC-FMUSP) e do Hospital do Coração de São Paulo (HCor).

ALEX DOS SANTOS FELIX
Vice-presidente de Ecocardiografia do Departamento de Imagem Cardiovascular da Sociedade Brasileira de Cardiologia (DIC/SBC) (Biênio 2022-23). Chefe do Serviço de Ecocardiografia do Instituto Nacional de Cardiologia (INC). Coordenação de Cardiologia DASA-RJ. Médico Ecocardiografista do Americas Medical City e Hospital Quinta D'Or. Mestre em Ciências Cardiovasculares pelo Instituto Nacional de Cardiologia (INC). Doutorando em Cardiologia pela Universidade do Estado do Rio de Janeiro (UERJ).

ANA CAROLINA CAIXETA BOVENDORP
Residência em Cardiologia e em Ecocardiografia pelo Instituto Dante Pazzanese de Cardiologia (IDPC). Mestrado pela Universidade de São Paulo (USP) e pelo IDPC em Prevenção, Diagnóstico e Tratamento em Medicina Cardiovascular.

ANDREA DE ANDRADE VILELA
Coordenadora da Seção de Ecocardiografia do Instituto Dante Pazzanese de Cardiologia (IDPC). Médica Assistente de Ecocardiografia do Grupo Fleury. Docente na Faculdade de Medicina da Universidade Nove de Julho (UNINOVE). Especialista em Cardiologia e Ecocardiografia pelo Departamento de Imagem Cardiovascular da Sociedade Brasileira de Cardiologia (DIC/SBC). Doutora em Cardiologia pela Universidade de São Paulo (USP) e pelo IDPC em Prevenção, Diagnóstico e Tratamento em Medicina Cardiovascular.

ANGELO ANTUNES SALGADO
Médico do Laboratório de Ecocardiografia do Hospital Universitário Pedro Ernesto da Universidade do Estado do Rio de Janeiro (HUPE-UERJ). Médico do Laboratório de Ecocardiografia do Instituto Nacional de Cardiologia (INC). Médico do Laboratório de Ecocardiografia do Hospital Prócardiaco-RJ. Coautor do livro "Ecocardiografia Atual: Manual de novas tecnologias". Especialista em Ecocardiografia pela Associação Médica Brasileira (AMB). Especialista em Cardiologia pela AMB. Mestre em Cardiologia pela UERJ. Doutor em Ciências Médicas pela UERJ.

ANTONILDES NASCIMENTO ASSUNÇÃO JÚNIOR
Médico Pesquisador do Instituto do Coração do Hospital das Clínicas da Faculdade de Medicina da Universidade de São Paulo (InCor/HC-FMUSP). Cardiologia e Especialização em TC/RM Cardiovascular pelo InCor/HC-FMUSP. Doutorado em Cardiologia pelo InCor/HC-FMUSP. Pós-Doutorado em Pesquisa no Brigham and Women's Hospital, Universidade de Harvard.

ANTONIO CARLOS LEITE DE BARROS FILHO
Médico Colaborador do Laboratório de Ecocardiografia do Hospital das Clínicas de Medicina de Ribeirão Preto da Universidade de São Paulo (HC-FMRPUSP). Médico Cardiologista Especialista em Ecocardiografia pelo Departamento de Imagem Cardiovascular da Sociedade Brasileira de Cardiologia ((DIC/SBC). Mestrado em Clínica Médica (Área Cardiologia) pela FMRP-USP. Membro DIC/SBC, ASE, EACVI-ESC.

ANTONIO TITO PALADINO FILHO
Doutor em Ciências pela Universidade de São Paulo (USP). Pesquisa Clínica - Principles and Practice in Clinical Research (PPCR)-Havard-USA. Fellowship in Cardiac Magnetic Resonance Imaging – Alleghenny General Hospital-Pittsburgh-PA-USA. Especialista em Angiotomografia Cardiovascular pelo Instituto Dante Pazzanese de Cardiologia (IDPC). Especialista em Ecocardiografia pelo IDPC e pela Associação Médica Brasileira (AMB). Especialista em Cardiologia pelo IDPC e pela Sociedade Brasileira de Cardiologia (SBC). Médico do setor de Ecocardiografia do IDPC. Coordenador da Imagem Cardiovascular do Hospital SEPACO-SP. Médico do Setor de Imagem Cardiovascular do Hospital Vila Nova Star-SP. Médico do Setor de Imagem Cardiovascular do Hospital São Luiz Itaim-SP. Médico do Setor de Imagem Cardiovascular do Hospital São Luiz Morumbi-SP. Coordenador da Cardiologia do CURA Diagnóstico-SP.

ARIANE BINOTI PACHECO
Médica Cardiologista do Hospital Santa Rita e do Multiscan Inteligência Diagnóstica (ES). Especialista em Ressonância e Tomografia Cardiovascular pelo Instituto do Coração do Hospital das Clínicas da Faculdade de Medicina da Universidade de São Paulo (InCor/HC-FMUSP).

ARISTÓTELES COMTE DE ALENCAR NETO
Pesquisador Bolsista da Comissão Cientifica do Instituto do Coração do Hospital das Clínicas da Faculdade de Medicina da Universidade de São Paulo (InCor/HC-FMUSP). Especialista em Cardiologia pelo InCor/HC-FMUSP e pela Sociedade Brasileira de Cardiologia (SBC). Especialista em Ecocardiografia pelo InCor/HC-FMUSP. Doutorando do Programa de Cardiologia do InCor/HC-FMUSP.

ARTHUR CORTEZ GONÇALVES
Médico Cardiologista e Ecocardiografista no Hospital Sírio-Libanês (HSL), no Hospital do Coração (HCor) e no Hospital Samaritano Higienópolis.

BRUNA CLEMENC ESTEVES CEZAR
Assistente da Seção Médica de Ecocardiografia do Instituto Dante Pazzanese de Cardiologia (IDPC) e do Hospital do Coração (HCor). Assistente da Equipe de Cárdio-Oncologia do Grupo de Apoio ao Adolescente e à Criança com Câncer da Universidade Federal de São Paulo (GRAACC-UNIFESP). Título de Especialista em Pediatria, Cardiologia Pediátrica e Ecocardiografia.

BRUNO GARCIA TAVARES
Médico Assistente do Serviço de Ecocardiografia do Instituto do Coração do Hospital das Clínicas da Faculdade de Medicina da Universidade de São Paulo (InCor/HC-FMUSP). Doutor em Ciências pela FMUSP.

BRUNO DE FREITAS LEITE
Médico Assistente no Setor de Ecocardiografia do Hospital Aliança – BA. Preceptor na Escola Baiana de Ecocardiografia. Especialista em Clínica Médica, Cardiologia e Ecocardiografia.

CAMILA ROCON DE LIMA ANDRETTA
Médica do Setor de Ecocardiografia dos Hospitais Sírio-Libanês (HSL), Hospital Alemão Oswaldo Cruz e Hospital Beneficência Portuguesa de São Paulo (BP). Doutora em Cardiologia pela Faculdade de Medicina da Universidade de São Paulo (FMUSP). Especialista em Cardiologia pela Sociedade Brasileira de Cardiologia (SBC). Especialista em Ecocardiografia pelo Departamento de Imagem Cardiovascular (DIC/SBC).

CARLOS HENRIQUE REIS ESSELIN RASSI
Professor Adjunto de Cardiologia da Universidade de Brasília (UnB). Graduação em Medicina pela Universidade Federal de Goiás (UFG). Especialista em Cardiologia pela Sociedade Brasileira de Cardiologia (SBC). Especialista em Tomografia Computadorizada e Ressonância Magnética Cardiovascular pelo Instituto do Coração do Hospital das Clínicas da Faculdade de Medicina da Universidade de São Paulo (InCor/HC-FMUSP). Doutor em Cardiologia pelo InCor/HC-FMUSP. Post-Doctoral Research Fellow no Brigham and Women's Hospital - Harvard Medical School.

CAROLINA STANGENHAUS
Assistente do Setor de Ecocardiografia do Hospital Israelita Albert Einstein (HIAE). Especialista em Ecocardiografia pelo HIAE e pelo Departamento de Imagem Cardiovascular da Sociedade Brasileira de Cardiologia (DIC/SBC). Especialista em Cardiologia pelo HIAE e pela SBC.

CINTIA GALHARDO TRESSINO
Médica Assistente do Setor de Ecocardiografia do Instituto Dante Pazzanese de Cardiologia (IDPC).Médica Ecocardiografista do Grupo DASA. Especialista em Cardiologia pela Sociedade Brasileira de Cardiologia (SBC). Especialista em Ecocardiografia pelo Departamento de Imagem Cardiovascular (DIC/SBC)

CÍNTIA ACOSTA MELO
Coordenadora e Médica Assistente do Setor de Imagem Cardíaca da BP Medicina Diagnóstica, Hospital Beneficência Portuguesa de São Paulo. Preceptora da Residência Médica de Radiologia do Hospital Beneficência Portuguesa de São Paulo. Médica Assistente do Setor de Radiologia do Hospital Infantil Sabará-Alta Excelência Diagnóstica. Especialização em Imagem Cardíaca pela Med Imagem – Hospital Beneficência Portuguesa de São Paulo. Cardiologista pediátrica, Ecocardiografista Pediátrica e Fetal pelo Instituto de Cardiologia do Rio Grande do Sul da Fundação Universitária de Cardiologia (IC-FUC).

CLAUDIA COSENTINO GALLAFRIO
Coordenadora do Setor de Cárdio-Oncologia do Hospital do Grupo de Apoio ao Adolescente e à Criança com Câncer da Universidade Federal de São Paulo (GRAACC). Ecocardiografista Pediátrica e Fetal do Hospital Israelita Albert Einstein (HIAE) e grupo DASA – Alta Diagnósticos. Título de Especialista em Cardiologia Pediátrica e Ecocardiografia pela Associação Médica Brasileira da Sociedade Brasileira de Cardiologia (AMB/SBC).

CLAUDIA REGINA PINHEIRO DE CASTRO GRAU
Coordenadora Médica da Ecocardiografia Fetal e Infantil do Grupo Fleury. Coordenadora da Ecocardiografia Fetal e Infantil do Hospital São Luiz – Itaim Rede D'Or. Médica Assistente do Setor de Ecocardiografia Infantil e Cardiopatia Congênita no Adulto do Instituto do Coração do Hospital das Clínicas da Faculdade de Medicina da Universidade de São Paulo (InCor/HC-FMUSP). Doutora em Ciências pela USP.

CLÁUDIO TINOCO MESQUITA
Professor Associado da Faculdade de Medicina da Universidade Federal Fluminense (UFF). Chefe do Serviço de Medicina Nuclear – Hospital Universitário Antônio Pedro (HUAP-UFF). Coordenador do Serviço de Medicina Nuclear do Hospital Pró-Cardíaco. Responsável Técnico do Serviço de Medicina Nuclear – Hospital Vitória e Samaritano Barra. Membro Titular da Academia de Medicina do Estado do Rio de Janeiro (ACAMERJ). Cientista do Estado do Rio de Janeiro – Fundação de Amparo à Pesquisa do Estado do Rio de Janeiro (FAPERJ). Pesquisador de Produtividade do Conselho Nacional de Desenvolvimento Científico e Tecnológico (CNPq) – nível 2.

DANIEL VALENTE BATISTA
Doutor em Ciências pela Universidade de São Paulo (USP). Especialização em Ecocardiografia pelo Instituto do Coração do Hospital das Clínicas da Faculdade de Medicina da Universidade de São Paulo (InCor/HC-FMUSP). Especialização pelo Departamento de Imagem Cardiovascular da Sociedade Brasileira de Cardiologia (DIC-SBC). Coordenador do Serviço de Ecocardiografia da ONE Laudos.

DANIELA LAGO KREUZIG
Médica da Unidade Fetal e Ecocardiografista Pediátrica e Fetal do Hospital do Coração (HCor). Médica Ecocardiografista Pediátrica e Fetal do Instituto Dante Pazzanese de Cardiologia (IDPC). Especialista em Pediatria com Atuação na Área de Cardiologia Pediátrica e Ecocardiografia pela Associação Médica Brasileira (AMB).

DANIELLE LOPES ROCHA
Coordenadora do Serviço de Cardiologia Pediátrica do Hospital Estadual Infantil e Maternidade Alzir Bernardino Alves – Himaba/Vila Velha-ES. Especialista em Cardiologia Pediátrica pelo Departamento de Cardiologia Pediátrica da Sociedade Brasileira de Cardiologia (SBC). Coordenadora Médica do Setor de Ecocardiografia Pediátrica e Fetal do Himaba. Médica Assistente do Setor de Ecocardiografia Infantil e Cardiopatia Congênita no Adulto do Instituto de Cardiologia do Espírito Santo e da Clínica Centrocor. Coordenadora Médica do Setor de Ecocardiografia Fetal do Espaço Coridon Franco – Medicina Fetal. Doutora em Ciências pela Faculdade de Medicina da Universidade de São Paulo (FMUSP/ICDP).

DANIELE ZIMMERMANN
Médica Assistente do Setor de Ecocardiografia Congênita e Pediátrica do Hospital do Coração (HCor). Especialista em Pediatria pela Sociedade Brasileira de Pediatria (SBP). Habilitação em Cardiologia Pediátrica pelo Departamento de Cardiologia Pediátrica da Sociedade Brasileira de Cardiologia (SBC).

DANILO BORA MOLETA
Médico Coordenador do Serviço de Ecocardiografia do Hospital Regional de São José dos Campos e do Hospital Pio XII. Médico do Serviço de Ecocardiografia do Hospital viValle Rede D'Or. Especialista em Cardiologia e Ecocardiografia pelo Instituto do Coração do Hospital das Clínicas da Faculdade de Medicina da Universidade de São Paulo (InCor/HC-FMUSP) e pela Sociedade Brasileira de Cardiologia (SBC).

DIEGO MOREIRA ARRUDA
Professor Auxiliar do Curso de Medicina da Escola Bahiana de Medicina e Saúde Pública em Salvador (BA) e da União Metropolitana de Educação e Cultura (Unime) em Lauro de Freitas (BA). Graduação em Medicina pela Universidade Estadual de Santa Cruz (UESC). Título em Ecocardiografia pelo Departamento de Imagem Cardiovascular da Sociedade Brasileira de Cardiologia (DIC-SBC) e em Cardiologia pela Sociedade Brasileira de Cardiologia (SBC). Residência médica em Cardiologia pelo Hospital Ana Nery-Salvador-BA. Ecocardiografia pela Escola de Ecocardiografia da Bahia-Feira de Santana-BA

EDGAR BEZERRA DE LIRA FILHO
Médico Ecocardiografista do Hospital Israelista Albert Einstein (HIAE). MBA em Economia da Saúde pela Universidade Federal de São Paulo (UNIFESP). Doutor em Cardiologia pela UNIFESP.

ELRY MEDEIROS VIEIRA SEGUNDO NETO
Médico Nuclear pela Sociedade Brasileira de Medicina Nuclear (SBMN). Médico dos laboratórios Fleury e DIMEN. Médico Assistente do Instituto Dante Pazzanese de Cardiologia (IDPC). Cardiologista pela Sociedade Brasileira de Cardiologia (SBC).

ELIZA KAORI UENISHI
Ecocardiografista do Hospital Universitário Julio Mendez Barreneche, na cidade de Santa Marta, Magdalena, Colômbia. Doutorado em Cardiologia na Universidade de São Paulo (USP).

ERIVELTON ALESSANDRO DO NASCIMENTO
Mestre e Doutor em Ciências Cardiovasculares pela Universidade Federal Fluminense (UFF). Coordenador do Serviço de Estimulação Cardíaca Artificial do Instituto Estadual de Cardiologia Aloysio de Castro. Eletrofisiologista do Hospital Universitário Antônio Pedro (HUAP-UFF). Eletrofisiologista do Complexo Hospitalar de Niterói - DASA-CHN. Professor do Curso de Medicina do Centro Universitário de Volta Redonda (UniFOA).

FABIO SOARES
Coordenador do Serviço de Ecocardiografia do Hospital Cárdio Pulmonar – Rede D'Or São Luiz (RDSL). Ecocardiografista do Hospital Santa Izabel – Santa Casa de Misericórdia da Bahia. Fellow European Society of Cardiology. Mestrado em Medicina e Saúde pela Escola Bahiana de Medicina e Saúde Pública. Título de Especialista em Ecocardiografia pelo Departamento de Imagem Cardiovascular (DIC). Título de Especialista em Cardiologia pela Sociedade Brasileira de Cardiologia (SBC).

FÁBIO VIEIRA FERNANDES
Médico do Serviço de Imagem Cardiovascular do CDI-MaterDei, Uberlândia. Médico do Serviço de Imagem Cardiovascular do UMC-Uberlândia Medical Center. Graduação em Medicina pelo Centro Universitário de Volta Redonda (UniFOA). Cardiologia Clínica pela Universidade Federal de Uberlândia (UFU). Especialista pela Sociedade Brasileira de Cardiologia (SBC). Especialização em Ressonância e Tomografia Cardiovascular pelo Hospital do Coração (HCor-SP).

FERNANDA MELLO ERTHAL CERBINO
Cardiologista da Imagem Cardíaca da Rede DASA/RJ. Vice-presidente do Departamento de Imagem Molecular e Medicina Nuclear em Cardiologia – SOCERJ (Biênio 2020/21). Fellow em Imagem Cardiovascular pela University of Ottawa Heart Institute.

FILIPE PENNA DE CARVALHO
Médico Cardiologista dos Serviços de Imagem Cardiovascular no CDPI/DASA (RJ) e Américas Serviços Médicos (RJ). Presidente do Departamento de TC/RM Cardiovascular da SOCERJ (Biênio 2022/23).

GABRIEL BLACHER GROSSMAN
Médico da Clínica Cardionuclear, Instituto de Cardiologia, Porto Alegre-RS. Chefe do Serviço de Medicina Nuclear do Hospital Moinhos de Vento, Porto Alegre-RS. Membro do Board of Directors da American Society of Nuclear Cardiology. Presidente do Departamento de Ergometria, Exercício, Cardiologia Nuclear e Reabilitação Cardiovascular da Sociedade Brasileira de Cardiologia (DERC/SBC) (Gestão 2020-21). Doutor em Cardiologia pela Universidade Federal do Rio Grande do Sul (UFRGS). Fellow em Medicina Nuclear na Emory University, EUA. Fellow em PET-CT no Hospital da Universidade de Zurich, Suíça.

GABRIELA LIBERATO
Médica Assistente no Setor de TC e RM Cardiovascular do Instituto do Coração do Hospital das Clínicas da Faculdade de Medicina da Universidade de São Paulo (InCor/HC-FMUSP) e Hospital Sírio-Libanês (HSL). Cardiologista pelo Instituto Dante Pazzanese de Cardiologia (IDPC) e Sociedade Brasileira de Cardiologia (SBC). Especialista em TC e RM Cardiovascular pelo InCor/HC-FMUSP. Fellowship em Imagem em Cardiopatias Congênitas no Boston Children's Hospital, Harvard Medical School. Presidente do Translation Committee-Society for Cardiovascular Magnetic Resonance (SCMR) (Gestão 2019-21).

GEÓRGIA DOS SANTOS COUTO
Residência em Cardiologia no Hospital Santa Izabel. Residência em Ecocardiografia no Hospital Santa Izabel. Especialista em Cardiologia pela Sociedade Brasileira de Cardiologia (SBC). Especialista em Ecocardiografia pelo Departamento de Imagem Cardiovascular (DIC-SBC).

GUSTAVO ANTONIO GUIMARÃES FÁVARO
Coordenador dos Setores de Ecocardiograma Fetal e Pediátrico dos Hospitais Beneficência Portuguesa de São Paulo, Infantil Sabará, Sepaco e Santa Catarina. Doutor em Ciências pelo Instituto do Coração do Hospital das Clínicas da Faculdade de Medicina da Universidade de São Paulo (InCor/HC-FMUSP).

HALSTED ALARCÃO GOMES PEREIRA DA SILVA
Médico Coordenador do Serviço de Cardiologia e Ecocardiografia do Hospital e Maternidade São Geraldo – Mato Grosso. Atividade Complementar de Assistência no Setor de Ecocardiografia do Instituto Dante Pazzanesede Cardiologia (IDPC). Graduação em Cardiologia e Ecocardiografia pelo IDPC.

HENRIQUE SIMÃO TRAD
Especialista em Radiologia e Diagnóstico por Imagem do Colégio Brasileiro de Radiologia e Diagnóstico por Imagem (CBR). Doutor em Medicina pela Faculdade de Medicina de Ribeirão Preto, Universidade de São Paulo (FMRP-USP).

HEYNRIC GROTENHUIS
Pediatric cardiologist at the Wilhelmina Children's Hospital Utrecht - Holanda.

HUGO BIZETTO ZAMPA
Cardiologista e Especialista em Imagem Cardiovascular pelo Instituto Dante Pazzanese de Cardiologia (IDPC). Doutor em Cardiologia pelo IDPC e Universidade de São Paulo (USP).

JOALBO MATOS ANDRADE
Chefe do Departamento de Radiologia do Hospital DF Star, Rede D'Or São Luís, Brasília-DF. Fellow de Imagem Cardiotorácica pela Universidade de Paris V, Hospital Pitié-Salpêtrière, Paris-França. Doutor em Ciência pela Universidade de São Paulo (USP).

JOÃO BATISTA MASSON SILVA
Coordenador do Serviço de Ecocardiografia do Hospital das Clínicas da Universidade Federal de Goiás (UFG). Médico Responsável pelo Ambulatório de Valvopatias do Hospital das Clínicas da UFG. Especialista em Cardiologia/Ecocardiografia pela Sociedade Brasileira de Cardiologia (SBC). Mestre em Ciências da Saúde pela UFG. Doutorando em Ciências da Saúde pela UFG.

JOSÉ ROBERTO MATOS SOUZA
Coordenador do Serviço de Ecocardiografia do Hospital de Clínicas da Faculdade de Ciências Médicas da Universidade Estadual de Campinas (UNICAMP). Professor Doutor de Cardiologia da UNICAMP.

JOSÉ SOARES JUNIOR
Diretor do Serviço de Medicina Nuclear e Imagem Molecular do Instituto do Coração do Hospital das Clínicas da Faculdade de Medicina da Universidade de São Paulo (InCor/HC-FMUSP). Professor Livre-Docente em Medicina Nuclear pela FMUSP. Membro do Conselho Consultivo da Sociedade Brasileira de Medicina Nuclear (SBMN).

JULIANA BARBOSA SOBRAL ALVES
Médica Assistente do Setor de Ecocardiografia do Instituto do Coração do Hospital das Clínicas da Faculdade de Medicina da Universidade de São Paulo (InCor/HC-FMUSP), do Instituto do Câncer (ICESP) da Faculdade de Medicina da USP e do Grupo Fleury Medicina Diagnóstica. Especialista em Cardiologia e Área de Atuação em Ecocardiografia pelo Departamento de Imagem Cardiovascular da Sociedade Brasileira de Cardiologia (DIC/SBC). Doutorado em Ciências Médicas pela FMUSP.

JULIANA CARDOSO DÓRIA DANTAS
Médica do Setor de Ecocardiografia do Hospital Israelita Albert Einstein (HIAE). Especialista em Ecocardiografia pelo HIAE e pelo Departamento de Imagem Cardiovascular da Sociedade Brasileira de Cardiologia (DIC-SBC). Especialista em Cardiologia pelo Instituto Dante Pazzanese de Cardiologia (IDPC) e pela SBC.

KAREN SAORI SHIRAISHI SAWAMURA
Médica do Setor de Ecocardiografia Pediátrica e Fetal do Instituto da Criança do Hospital das Clínicas da Faculdade de Medicina da Universidade de São Paulo (ICr-HC-FMUSP), Hospital do Coração (HCor-SP) e Hospital Israelita Albert Einstein (HIAE). Médica pela Faculdade de Medicina da Universidade de São Paulo (FMUSP). Especialista em Pediatria, Ecocardiografia Congênita e Fetal e Cardiologia Pediátrica pela Associação Médica Brasileira e Sociedade Brasileira de Cardiologia (AMB/SBC). Ex-Membra da Comissão de Habilitação da Prova de Título de Ecocardiografia do Departamento de Imagem Cardiovascular (DIC) (Biênio 2018-19). Doutoranda em Ciências pela FMUSP.

LAUDENOR PEREIRA LEMOS JUNIOR
Médico Assistente de Cardiologia e Ecocardiografia do Hospital Regional Vicentina Goulart, Jacobina-BA. Coordenador da Unidade de Terapira Intensiva (UTI) do Hospital Regional Vicentina Goulart, Jacobina-BA. Graduação Médica pela Universidade Federal da Bahia (UFBA). Especialização em Cardiologia – Hospital Ana Nery (UFBA). Especialização em Ecocardiografia – Hospital Português (Bahia). Especialista em Cardiologia – Sociedade Brasileira de Cardiologia (SBC)/Associação Médica Brasileira (AMB). Certificado de Atuação em Ecocardiografia – SBC/AMB.

LEANDRO ALVES FREIRE
Título de Especialista em Ecocardiografia pelo Departamento de Imagem Cardiovascular da Sociedade Brasileira de Cardiologia (DIC/SBC). Especializado em Ecocardiografia Pediátrica e Fetal pelo Instituto do Coração (Incor/HC-FMUSP). Especialista em Cardiologia Pediátrica pela SBC. Especializado em Cardiologia Pediátrica e Cardiopatias Congênitas do Adulto pelo Incor/HC-FMUSP). Especialista em Pediatria pela Sociedade Brasileira de Pediatria (SBP). Especializado em Pediatria Geral pela Irmandade da Santa Casa de Misericórdia de São Paulo da Faculdade de Ciências Médicas de Santa Casa de São Paulo) (FCMSCSP). Médico pela Universidade do Oeste Paulista (Unoeste).

LEÍNA ZORZANELLI
Médica Assistente da Unidade de Cardiologia Pediátrica e Cardiopatias Congênitas no Adulto do Instituto do Coração do Hospital das Clínicas da Faculdade de Medicina da Universidade de São Paulo (InCor/HC-FMUSP). Médica Ecocardiografista Pediátrica e Fetal do Grupo Fleury, do Hospital Samaritano e do Hospital Sírio-Libanês (HSL). Especialista em Cardiologia Pediátrica. Especialista em Ecocardiografia. Doutora em Ciências pelo Programa de Pós-Graduação da Cardiologia do InCor/HC-FMUSP.

LEONARDO SARA
Presidente da Sociedade Goiana de Cardiologia (SBC/GO) (Gestão 2020-21). Coordenador do Setor de Ressonância e Tomografia Cardiovascular da Clínica Centro Diagnóstico por Imagem (CDI), Goiânia-GO. Doutor em Ciências pela Faculdade de Medicina da Universidade de São Paulo (FMUSP).

LETICIA BRAGA PACIELLO DA SILVA
Médica Assistente do Serviço de Ecocardiografia do Hospital Samaritano Paulista. Membra do Departamento de Imagem Cardiovascular da Sociedade Brasileira de Cardiologia (DIC/SBC). Certificado de Atuação na Área de Ecocardiografia e Especialista em Cardiologia pela Associação Médica Brasileira (AMB).

LILIANE GOMES DA ROCHA
Cardiologista Especialista em TC e RM Cardíaca no Hospital Esperança, Hospital Esperança Olinda e Hospital São Marcos – Rede D'Or. Cardiologista Especialista em TC e RM das Cardiopatias Congênitas no Instituto de Medicina Integral Professor Fernando Figueira (IMIP). Residência em Cardiologia pela Escola Paulista de Medicina da Universidade Federal de São Paulo (UNIFESP). Especialização em Tomografia e Ressonância Cardiovascular pelo Instituto do Coração do Hospital das Clínicas da Faculdade de Medicina da Universidade de São Paulo (InCor/HC-FMUSP).

LIRIA MARIA LIMA DA SILVA
Médica do Setor de Ecocardiografia do Hospital Israelita Albert Einstein (HIAE). Médica Assistente da Seção de Ecocardiografia do Instituto Dante Pazzanese de Cardiologia (IDPC). Especialização em Cardiologia pela Sociedade Brasileira de Cardiologia (SBC). Habilitação em Ecocardiografia pelo Departamento de Imagem Cardiovascular (DIC/SBC).

LUCAS CRONEMBERGER MAIA MENDES
Cardiologista do Hospital Coração do Brasil (HCor) - Rede D'Or São Luiz, e do Hospital de Base-Brasília-DF. Preceptor da Residência de Cardiologia do Hospital de Base. Médico Nuclear do HCor e do Núcleos – Radiologia e Medicina Nuclear. Residência em Cardiologia pelo Instituto Dante Pazzanese de Cardiologia (IDPC). Titulado pela Sociedade Brasileira de Cardiologia (SBC). Residência em Medicina Nuclear pelo Hospital das Clínicas da Faculdade de Medicina da Universidade de São Paulo (HC-FMUSP). Titulado pela Sociedade Brasileira de Medicina Nuclear (SBMN).

LUCAS VELLOSO DUTRA
Ecocardiografista do Hospital Sírio-Libanês (HSL). Ecocardiografista e Coordenador da Equipe de Cardiologia do Hospital Edmundo Vasconcelos. Cardiologista e Ecocardiografista pelo Instituto Dante Pazzanese de Cardiologia (IDPC).

LUÍS HENRIQUE WEITZEL
Médico Ecocardiografista do Instituto Estadual de Cardiologia Aloysio de Castro e da Proecho no Rio de Janeiro (RJ). Especialista em Cardiologia pela Sociedade Brasileira de Cardiologia (SBC). Certificado de Atuação em Ecocardiografia pelo Departamento de Imagem Cardiovascular da Sociedade Brasileira de Cardiologia (DIC/SBC). Mestre em Cardiologia pela Pontifícia Universidade Católica do Rio de Janeiro (PUC-RJ).

MAÍRA LEVORATO BASSO
Médica do Corpo Clínico do Hospital Pequeno Príncipe em Curitiba. Médica do Corpo Clínico da Clínica DAPI (Diagnóstico Avançado por Imagem) em Curitiba. Formada pela Pontifícia Universidade Católica do Paraná (PUC-PR). Residência Médica em Pediatria pelo Complexo do Hospital de Clínicas da Universidade Federal do Paraná (HC-UFPR). Residência Médica em Cardiologia Pediátrica pelo Hospital Pequeno Príncipe em Curitiba-PR. Especialização em Ressonância Magnética Cardiovascular pelo Instituto de Pesquisa Nacional de Pisa-Itália (CNR-Pisa).

MARCELO HAERTEL MIGLIORANZA
Cardiologista e Ecocardiografista Coordenador do Serviço de Ecocardiografia EcoHaertel - Hospital Mãe de Deus, Porto Alegre-RS. Pesquisador e Professor dos Programas de Pós-Graduação em Tecnologia da Informação e Gestão em Saúde da Universidade Federal de Ciências da Saúde de Porto Alegre (UFCSPA) e de Ciências da Saúde: Cardiologia do Instituto de Cardiologia – Fundação Universitária de Cardiologia (IC-FUC). Coordenador do Grupo de Pesquisa e Inovação em Imagem Cardiovascular.

MARCELO FELIPE KOZAK
Médico Responsável pelos Exames de Ressonância Cardíaca Pediátrica e Congênita do Instituto de Cardiologia e Transplantes do Distrito Federal (ICTDF). Cardiologia e Ecocardiografia Pediátrica pelo Instituto do Coração do Hospital das Clínicas da Faculdade de Medicina da Universidade de São Paulo (InCor/HC-FMUSP). Mestrado em Ciências da Saúde pela Faculdade de Medicina de São José do Rio Preto (FAMERP). Clinical Fellowship em Ressonância Cardíaca Pediátrica pelo Hospital for Sick Children, University of Toronto.

MARCELA PAGANELLI DO VALE
Médica Assistente em Ecocardiografia no IDPC. Membro da Sociedade de Cardiologia do Estado de São Paulo (SOCESP). Membro do Departamento de Imagem Cardiovascular (DIC). Membro da American Society of Echocardiography (ASE). Residência em Clínica Médica pela Universidade Estadual Paulista "Júlio de Mesquita Filho" (UNESP) – Botucatu. Residência em Cardiologia e Especialização em Ecocardiografia pelo Instituto Dante Pazzanese de Cardiologia (IDPC). Especialista em Cardiologia pela Sociedade Brasileira de Cardiologia (SBC). Especialista em Ecocardiografia pelo DIC/SBC.

MARCELO DANTAS TAVARES DE MELO
Coordenador do Serviço de Ecocardiografia do Hospital Metropolitano Dom José Maria Pires. Professor Adjunto de Semiologia da Universidade Federal da Paraíba (UFPB). Coordenador do Doutorado em Cardiologia do DINTER UFPB/Universidade de São Paulo (USP). Doutor e Pós-Doutor em Cardiologia pela Faculdade de Medicina da USP.

MÁRCIO MIRANDA BRITO
Professor de Medicina do Centro Universitário Tocantinense Presidente Antônio Carlos (UNITPAC) e da Universidade Federal do Norte do Tocantins (UFNT). Coordenador do Serviço de Cirurgia Cardíaca Pediátrica do Hospital Municipal de Araguaína-TO. Especialista em Pediatria pela Sociedade Brasileira de Pediatria (SBP). Especialista em Cardiologia Pediátrica pela Sociedade Brasileira de Cardiologia (SBC). Especialista em Ecocardiografia pelo Departamento de Imagem Cardiovascular (DIC) da SBC. Especialista em Medicina Intensiva Pediátrica (AMIB) da SBP. Especialista em ECMO pelo Extracorporeal Life Support Organization (ELSO). Mestre em Ciências pelo Instituto de Especialidades Pediátricas (IEP) – Hospital Sírio-Libanês (HSL). Doutor em Ciências pela Universidade de São Paulo (USP).

MARCIO SOMMER BITTENCOURT

Diretor de Tomografia Cardíaca do Heart and Vascular Institute do University of Pittsburgh Medical Center. Especialista em Cardiologia pelo Instituto do Coração do Hospital das Clínicas da Faculdade de Medicina da Universidade de São Paulo (InCor/HC-FMUSP) e pela Sociedade Brasileira de Cardiologia (SBC). Doutor em Cardiologia pela Universidade de São Paulo (USP). Professor Associado de Cardiologia e Radiologia da Universidade de Pittsburgh.

MARCO STEPHAN LOFRANO ALVES

Supervisor Médico do Serviço de Ecocardiografia e Coordenador da Residência Médica em Ecocardiografia do Hospital de Clínicas da Universidade Federal do Paraná (UFPR). Coordenador da Comissão de Habilitação em Ecocardiografia do Departamento de Imagem Cardiovascular da Sociedade Brasileira de Cardiologia (DIC/SBC). Doutor em Cardiologia pela Faculdade de Medicina da Universidade de São Paulo (FMUSP). Especialista em Cardiologia com Área de Atuação em Ecocardiografia pela SBC. Especialista em Insuficiência Cardíaca e Transplante pela FMUSP. Fellowship na University of Illinois at Chicago.

MARIA CAROLINA PINHEIRO PESSOA LANDESMANN

Coordenadora do Serviço de Medicina Nuclear da Clínica Felippe Mattoso do Hospital Samaritano (Grupo Fleury)-RJ. Médica dos Serviços de Medicina Nuclear da Clínica CDPI (DASA) e Hospital CASA-RJ. Professora Adjunta do Departamento de Radiologia/Medicina Nuclear da Universidade Federal do Rio de Janeiro (UFRJ). Doutorado em Medicina na Área de Concentração: Radiologia/Medicina Nuclear pela UFRJ.

MARIA ELISA MARTINI ALBRECHT

Médica Assistente do Setor de Ecocardiografia Pediátrica e Fetal da Real e Benemérita Associação Portuguesa de Beneficência de São Paulo (BP). Coordenadora do Setor de Ecocardiografia Pediátrica e Fetal do Hospital São Luiz do Jabaquara. Especialista em Pediatria pela Sociedade Brasileira de Pediatria (SBP). Certificado de Atuação em Ecocardiografia pela Sociedade Brasileira de Cardiologia (SBC).

MARIA HELENA ALBERNAZ SIQUEIRA

Médica da Área de Cardioimagem nos Hospitais Materdei e Unimed-BH. Médica da Área de Cardioimagem no Instituto Hermes Pardini. Preceptora na Residência de Cardiologia do Hospital Materdei. Professora da Pós-Graduação em Cardiologia da AFYA/IPEMED. Cardiologista e Ecocardiografista pela Sociedade Brasileira de Cardiologia (SBC). Especialização em Ângio-TC e Ressonância Cardíacas pelo Instituto do Coração do Hospital das Clínicas da Faculdade de Medicina da Universidade de São Paulo (InCor/HC-FMUSP). Mestrado em Ciências da Saúde pela Faculdade Ciências Médicas de Minas Gerais (FCMMG).

MARIA ROSA NASCIMENTO DANTAS

Especialista em Cardiologia pela Sociedade Brasileira de Cardiologia (SBC) e Associação Médica Brasileira (AMB). Certificado de Atuação em Ecocardiografia pela SBC/AMB.

MARIANA RIBEIRO RODERO CARDOSO

Radiologista Pediátrica do Hospital da Criança e Maternidade da Faculdade de Medicina de São José do Rio Preto (HCM/FAMERP-SP). Responsável pelos Exames de TC e RM Cardiovascular Pediátrica e Congênita do Centro do Coração da Criança – CardioPedBrasil (HCM/FAMERP-SP). Mestrado em Ciências da Saúde pela FAMERP-SP. Fellowship em Radiologia na Fondazione IRCCS Ca'Granda Ospedale Maggiore Policlinico (Milão-IT).

MAURICIO SILVA SANTANA DE MELLO

Ecocardiografista da Santa Casa de Misericórdia de Feira de Santana. Preceptor da Escola de Ecocardiografia da Bahia. Especialista em Cardiologia e Ecocardiografia pelo Departamento de Imagem Cardiovascular da Sociedade Brasileira de Cardiologia (DIC/SBC).

MIGUEL OSMAN DIAS AGUIAR

Médico Assistente do Setor de Ecocardiografia do Hospital Israelita Albert Einstein (HIAE) e do Hospital do Coração (HCor). Diretor da WavesMed – Educação em Saúde. Especialista em Cardiologia e Ecocardiografia pelo Departamento de Imagem Cardiovascular da Sociedade Brasileira de Cardiologia (DIC/SBC). Doutor em Ciências pelo Instituto do Coração do Hospital das Clínicas da Faculdade de Medicina da Universidade de São Paulo (InCor/HC-FMUSP).

MURILO DE ARAUJO FERREIRA

Graduação em Medicina pela Universidade Federal da Bahia. Especialização em Clínica Médica no Hospital Geral Roberto Santos (HGRS). Especialização em Cardiologia no Hospital Ana Nery (HAN). Especialização em Ecocardiografia. Especialista em Cardiologia e Ecocardiografia pela Associação Médica Brasileira (AMB) e pela Sociedade Brasileira de Cardiologia (SBC).

PAULYNE GOMES DA SILVA OTSUBO

Médica Diarista da Unidade de Terapia Intensiva Pediátrica (UTIP) do Instituto do Coração do Hospital das Clínicas da Faculdade de Medicina da Universidade de São Paulo (InCor/HC-FMUSP). Residência Médica de Cardiologia Pediátrica no InCor/HC-FMUSP. Especialização em Ecocardiografia Fetal, Infantil e Adulto com Cardiopatia Congênita pelo InCor/HC-FMUSP. Médica Assistente do Setor de Ecocardiografia Infantil e Cardiopatia Congênita no Adulto do InCor/HC-FMUSP.

PANITHAYA CHAREONTHAITAWEE

Professor of Medicine. Director of the Nuclear Cardiology Laboratory. Chair of Education and Immediate Past Diversity Chair for the Department of Cardiovascular Medicine at the Mayo Clinic in Rochester, Minnesota-USA. Past President of the SNMMI Cardiovascular Council. Chair of the 2019 ASNC Annual Scientific Program Committee. Board of Directors of ASNC. Associate Editor of Circulation Cardiovascular Imaging. Editorial Board of the Journal of Nuclear Cardiology.

PRISCILA CESTARI QUAGLIATO

Médica Assistente do Instituto Dante Pazzanese de Cardiologia (IDPC). Médica Nuclear pelo Colégio Brasileiro de Radiologia e Diagnóstico por Imagem (CBR). Cardiologista pela Sociedade Brasileira de Cardiologia (SBC).

RAFAEL BONAFIM PIVETA
Médico do Hospital Israelita Albert Einstein (HIAE) e do Hospital do Coração de São Paulo (HCor). Coordenador da Cardiologia Diagnóstica do Hospital São Camilo - Unidade Santana-São Paulo. Diretor da WavesMed - Educação em Saúde. Especialista em Cardiologia e Ecocardiografia pela Sociedade Brasileira de Cardiologia e Departamento de Imagem Cardiovascular (SBC-DIC). Mestre e Doutorando em Ciências da Saúde pelo Instituto de Ensino e Pesquisa do Hospital Israelita Albert Einstein (IEPHIAE).

RAFAEL WILLAIN LOPES
Doutor em Ciências pelo Instituto Dante Pazzanese de Cardiologia (IDPC) da Universidade de São Paulo (USP), Área de Concentração em Medicina, Tecnologia e Intervenção em Cardiologia. MBA em Health Tech – Tecnologias em Saúde pela Faculdade de Informática e Administração Paulista (FIAP). Pós-Graduação Lato Sensu em Medicina Nuclear pela Faculdade de Medicina da Universidade de São Paulo (FMUSP). Cardiologista pela Sociedade Brasileira de Cardiologia (SBC), Médico Nuclear pelo Colégio Brasileiro de Radiologia (CBR), Sociedade Brasileira de Medicina Nuclear (SBMN). Fellow da Sociedade Americana de Cardiologia Nuclear (ASNC). Membro do Corpo Editorial do Journal Nuclear Cardiology (JNC) e da Revista dos Arquivos Brasileiros de Cardiologia – Imagem Cardiovascular (ABC-IC). Vice-presidente da Sociedade Brasileira de Medicina Nuclear (SBMN). Chefe do Serviço de Medicina Nuclear do Hospital do Coração-São Paulo (HCor).

RAPHAEL ABEGÃO DE CAMARGO
Médico Nuclear - Hospital São Rafael - Rede D'or São Luiz e Diagnoson a+ - Grupo Fleury (Salvador-BA). Pós-Doutor pela Faculdade de Medicina da Universidade de São Paulo (FMUSP). Doutor em Ciências pela FMUSP. Residência Médica em Infectologia e Medicina Nuclear pela FMUSP.

RAUL SERRA VALÉRIO
Médico Cardiologista pela Universidade Federal de São Paulo (UNIFESP) e pela Sociedade Brasileira de Cardiologia (SBC). Especialista em Imagem Cardiovascular pela UNIFESP/DASA.

RENATA DE SÁ CASSAR
Médica Assistente do Serviço em Ecocardiografia do Instituto do Coração do Hospital das Clínicas da Faculdade de Medicina da Universidade de São Paulo (InCor/HC-FMUSP). Médica Ecocardiografista Intervencionista do Hospital Sírio-Libanês (HSL). Médica Ecocardiografista em Cardiopatias Congênitas do Hospital Israelita Albert Einstein (HIAE). Especialista em Pediatria, Cardiologia Pediátrica e Ecocardiografia.

RICARDO PAULO DE SOUSA ROCHA
Residência em Cardiologia pela Faculdade de Medicina de Ribeirão Preto da Universidade de São Paulo (FMRP-USP). Especialista em Cardiologia pela Sociedade Brasileira de Cardiologia (SBC). Especialista em Imagem Cardiovascular pelo Instituto do Coração do Hospital das Clínicas da Faculdade de Medicina da USP (InCor/HC-FMUSP).

ROBERTA RODRIGUES NOLASCO CARDOSO
Médica Assistente da Seção de RM e TC Cardiovascular da Santa Casa de Misericórdia de Maceió e da Clínica Diagnose. Médica Assistente da Seção de RM Cardiovascular da Clínica Dirad do Hospital Memorial Arthur Ramos – Rede D'Or São Luiz. Cardiologia e Especialização em RM e TC Cardiovascular. Especialista em Cardiologia pela Sociedade Brasileira de Cardiologia/Associação Médica Brasileira (SBC/AMB).

RODRIGO ANTONIO CARVALHO MELLO LIMA

Médico pela Universidade Federal do Piauí (UFPI). Residência em Clínica Médica pela Irmandade Santa Casa de Misericórdia de São Paulo (ISCMSP). Residência em Cardiologia pelo Instituto Dante Pazzanese de Cardiologia (IDPC). Especialização em Tomografia e Ressonância Cardiovascular pelo IDPC. Especialista em Cardiologia pela Sociedade Brasileira de Cardiologia (SBC).

SANDRA MARQUES E SILVA

Cardiologista e Ecocardiografista do Instituto Hospital de Base do Distrito Federal. Especialista em Cardiologia pela Sociedade Brasileira de Cardiologia (SBC). Especialista em Ecocardiograma pelo Departamento de Imagem Cardiovascular da SBC. Mestra em Ciências Médicas pela Universidade de Brasília (UnB). Pós-Graduação em Cardiopatias Familiares pela Universidad Internacional Menéndez Pelayo-Espanha.

SÉRGIO BARROS GOMES

Coproprietário do Grupo VISAMED. Pesquisador do Instituto do Coração do Hospital das Clínicas da Faculdade de Medicina da Universidade de São Paulo (InCor/HC-FMUSP). Fellowship em Ecocardiologia, Mayo Clinic-Rochester-USA. Fellowship em Ecocardiografia, Mayo Clinic-Rochester-USA.

SIMONE ROLIM FERNANDES FONTES PEDRA

Chefa da Seção Médica de Cardiologia Pediátrica e Cardiopatias Congênitas do Instituto Dante Pazzanese de Cardiologia (IDPC). Coordenadora da Área de Ecocardiografia Pediátrica e Fetal do IDPC. Coordenadora da Unidade Fetal do Hospital do Coração (HCor). Médica do Setor de Ecocardiografia Pediátrica e Fetal do HCor. Doutora em Ciências pela Universidade de São Paulo (USP).

THAIS PINHEIRO LIMA

Cardiologista pelo Instituto Dante Pazzanese de Cardiologia (IDPC) e Sociedade Brasileira de Cardiologia (SBC). Médica da Equipe de RM/TC Cardiovascular do Hospital Sirio-Libanês (HSL) e Hospital DASA Nove de Julho. Doutora em Cardiologia pelo Instituto do Coração do Hospital das Clínicas da Faculdade de Medicina da Universidade de São Paulo (InCor/HC-FMUSP).

STEPHAN MILHORINI PIO

Cardiologista e Ecocardiografista pelo Instituto do Coração do Hospital das Clínicas da Faculdade de Medicina da Universidade de São Paulo (InCor/HC-FMUSP). Ecocardiografista do Hospital Sírio-Libanês (HSL). Doutorando em Cardiologia – Universidade de Leiden-NL.

THAMARA CARVALHO MORAIS

Cardiologista pelo Instituto Dante Pazzanese de Cardiologia (IDPC). Especialização em Tomografia e Ressonância Cardíaca pelo Instituto do Coração do Hospital das Clínicas da Faculdade de Medicina da Universidade de São Paulo (InCor/HC-FMUSP). Especialista em Cardiologia pela Sociedade Brasileira de Cardiologia (SBC). Pós-Graduação em Radiologia pelo Instituto de Radiologia (InRad) do HC-FMUSP.

TIAGO SENRA GARCIA DOS SANTOS

Médico da Seção de RM/TC Cardiovascular do Instituto Dante Pazzanese de Cardiologia (IDPC). Coordenador de RM/TC Cardiovascular do Hospital Vera Cruz-Campinas. Médico da Equipe de RM/TC Cardiovascular do Hospital Sírio-Libanês (HSL). Coeditor de Mídias Sociais dos Arquivos Brasileiros de Cardiologia. Doutor em Medicina pela Faculdade de Medicina da Universidade de São Paulo (FMUSP).

THYAGO MONTEIRO DO ESPÍRITO SANTO

Preceptor e Médico Assistente do Serviço de Ecocardiografia da Escola de Ecocardiografia da Bahia. Especialista em Cardiologia pela Sociedade Brasileira de Cardiologia (SBC). Especialista em Ecocardiografia pelo Departamento de Imagem Cardiovascular da Sociedade Brasileira de Cardiologia (DIC/SBC).

VALÉRIA DE MELO MOREIRA

Médica Assistente do Setor de TC/RM Cardiovascular do Hospital do Coração (HCor). Médica Assistente do Setor de TC/RM Cardiovascular do InCor/HC-FMUSP. Cardiologista Pediátrica pelo Instituto do Coração do Hospital das Clínicas da Faculdade de Medicina da Universidade de São Paulo (InCor/HC-FMUSP). Especialização em Ressonância Magnética e Tomografia Computadorizada Cardiovascular pelo InCor/HC-FMUSP.

VANESSA AUGUSTO CANUTO NUNES

Médica Assistente do Setor de Ecocardiografia Infantil e Fetal do Instituto Dante Pazzanese de Cardiologia (IDPC), do Hospital Universitário da Universidade de São Paulo (HU-USP), do Hospital e Maternidade Santa Joana e da Rede DASA Diagnósticos. Especialista em Pediatria pela Sociedade Brasileira de Pediatria (SBP). Certificado de Atuação em Cardiologia Pediátrica pela Sociedade Brasileira de Cardiologia (SBC). Certificado de Atuação em Ecocardiografia pela SBC. Doutorado pela USP.

VERA MARIA CURY SALEMI

Médica Assistente da Unidade Clínica de Insuficiência Cardíaca do Instituto do Coração do Hospital das Clínicas da Faculdade de Medicina da Universidade de São Paulo (InCor/HC-FMUSP). Professora Livre Docente em Cardiologia pela USP. Professora Colaboradora do Departamento de Cardiopneumologia da USP.

VITOR TAKAO OMORI

Médico Ecocardiografista dos Hospitais Sírio-Libanês (HSL), Oswaldo Cruz e Vila Nova Star. Especialista em Ecocardiografia pelo Departamento de Imagem Cardiovascular da Sociedade Brasileira de Cardiologia (DIC/SBC). Especialista em Cardiologia pela SBC.

VITÓRIA RÉGIA BESERRA BARBOSA XIMENES

Especialista em Ecocardiografia pelo Departamento de Imagem Cardiovascular da Sociedade Brasileira de Cardiologia (DIC/SBC). Especialista em Cardiologia pela SBC. Especialização em Ecocardiograma Adulto Transtorácico e Transesofágico. Especialização em Doppler de Carótidas e Vertebrais. Residência Médica em Cardiologia. Residência Médica em Clínica Médica. Mestranda em Medicina e Saúde pela Universidade Federal da Bahia (UFBA).

WILSON MATHIAS JR.

Diretor do Serviço de Ecocardiografia do Instituto do Coração do Hospital das Clínicas da Faculdade de Medicina da Universidade de São Paulo (InCor/HC-FMUSP). Médico Master do Setor de Ecocardiografia do Grupo Fleury. Cardiologista e Ecocardiografista pela Associação Médica Cearense da Sociedade Brasileira de Cardiologia (AMC-SBC).

REVISÃO TÉCNICA

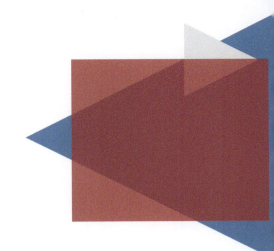

ALEX DOS SANTOS FELIX

CARLOS EDUARDO ROCHITTE

CLÁUDIA REGINA PINHEIRO DE CASTRO GRAU

DAVID COSTA DE SOUZA LE BIHAN

EDGAR BEZERRA DE LIRA FILHO

JULIANO DE LARA FERNANDES

LARA CRISTIANE TERRA FERREIRA CARREIRA

LUIS HENRIQUE WEITZEL

MARIA ESTEFANIA BOSCO OTTO

MARLY MARIA UELLENDAHL LOPES

SILVIO HENRIQUE BARBERATO

DEDICATÓRIA

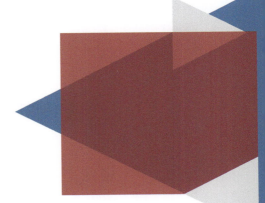

Aos meus Amores Incondicionais: Arthur, meu filho; Thiago, meu marido; Elizabeth, minha mãe e Edmo, meu pai (*in memoriam*), por serem a razão de minha vida e minhas fontes de inspiração.

Eliza de Almeida Gripp

A Deus e a minha família, que são os alicerces de tudo que eu faço.

Isabela Bispo Santos da Silva Costa

É com muita satisfação que, como um dos editores deste belo projeto, dedico este **Atlas de Multimodalidade de Imagem Cardiovascular** a todos os médicos que trabalham com a imagem cardiovascular no Brasil, em especial aos sócios do Departamento de Imagem Cardiovascular da Sociedade Brasileira de Cardiologia (DIC/SBC).

André Luiz Cerqueira de Almeida

Dedico à minha família, que me alimenta de energia vital todos os dias. A minha esposa Karina, meu filho Eduardo, minha filha Mariana, minha mãe Catarina e minha irmã Cristina.

Carlos Eduardo Rochitte

Dedico essa obra para Katia, Felipe e Pedro Henrique, que me dão apoio diário e sempre compreenderam as minhas ausências.

David Costa de Souza Le Bihan

À minha família, pelo contínuo apoio, carinho e alegria da convivência.

José Luiz Barros Pena

Dedicatória deste livro a todos que vêm construindo a imagem cardiovascular nestes longos anos, dos pioneiros que deixaram bases sólidas aos futuros colegas que carregarão a responsabilidade de sonhar ainda mais alto.

Juliano de Lara Fernandes

Dedico esta obra a Stella, André, Paulo, Pedro, Maria Teresa, Leda e Ailton, meus pilares da vida.

Marcelo Luiz Campos Vieira

AGRADECIMENTOS

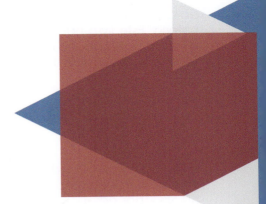

Escrever, editar e publicar um Livro Médico é tarefa complexa que exige dedicação e esmero. O nosso "Atlas de Multimodalidade em Imagem Cardiovascular" não foi uma exceção. Agradeço, penhoradamente e do fundo do meu coração, a todos que me proporcionaram realizar o meu maior desafio profissional. Arnaldo Rabischoffsky, que me introduziu no Departamento de Imagem Cardiovascular, possibilitando-me participar desse grande projeto. Carlos Rochitte e André Almeida, pela confiança depositada em mim durante todo o processo de edição. Thiago Sá, meu marido, por seu amor e por estar sempre a meu lado. Marcelo Vieira, José Pena e aos queridos amigos do "DIC-Jovem", que estiveram sempre comigo em toda essa jornada. A vocês, a minha eterna gratidão. Muitíssimo Obrigada!

Eliza de Almeida Gripp

Agradeço a todos os editores, coeditores, coordenadores e convidados, especialmente àqueles médicos da tomografia e ressonância cardiovascular, que de modo voluntário elaboraram este maravilhoso Atlas. Vocês são exemplos de grandes profissionais que valorizam a educação e a medicina. Este Atlas certamente auxiliará na formação de muitas pessoas.

Isabela Bispo Santos da Silva Costa

Como um dos editores do Atlas de Multimodalidade Cardiovascular, tenho alguns agradecimentos a fazer: aos colegas editores, pela plena aceitação e apoio ao projeto deste belo Atlas, desde o momento que o apresentei, em reunião de diretoria da gestão do Prof. Dr. Carlos Rochitte, em 02/2020, até os momentos finais da elaboração do material. Agradecimento especial à jovem colega e também editora, a Dra. Eliza Gripp, pela tremenda dedicação à obra. A todos os coeditores, coordenadores e colegas coautores, pelo brilhante trabalho em prol da educação médica. Ao Sr. Ricardo Souza (produtor) pelo apoio indispensável à concretização deste Atlas.

André Luiz Cerqueira de Almeida

Agradeço a parceria de todos os colegas envolvidos na produção dessa obra disruptiva no seu formato e cobertura, um verdadeiro original para ficar na história. Este livro não seria possível sem um trabalho de equipe sincronizado e dedicado. Agradeço a oportunidade de, na função de presidente do DIC-SBC, ter aprovado e iniciado os trabalhos que culminaram nesta obra magnífica.

Carlos Eduardo Rochitte

Aos meus pais, Joseph Marie Le Bihan e Iracema Le Bihan por terem investido na minha educação. Aos colegas do Incor e do Grupo Fleury, pelos ensinamentos e companheirismo. Ao Departamento de Imagem Cardiovascular da SBC, por acreditar em mim para compor o corpo editorial dessa obra. Aos meus pacientes, que confiaram em mim para diagnosticar suas enfermidades, dando sentido à minha missão nesse mundo.

David Costa de Souza Le Bihan

Agradeço a todos os colaboradores, coordenadores de seção, revisores, coeditores e editores, que trabalharam de forma incansável para que esse Atlas se tornasse uma obra de enorme valor. De forma especial agradeço aos Drs. Carlos Rochitte e André Almeida, presidentes do DIC/SBC, pelo apoio, e à Dra. Eliza Gripp, pelo trabalho incansável para fornecer equilíbrio e coerência a este documento.

José Luiz Barros Pena

Aos pacientes que de forma anônima e invisível nos deram a oportunidade de construir este Atlas.

Juliano de Lara Fernandes

Agradeço ao Prof. André Luiz Cerqueira de Almeida, presidente do Departamento de Imagem Cardiovascular da Sociedade Brasileira de Cardiologia e à Dra. Eliza de Almeida Gripp, força motriz desta obra tão importante, pela oportunidade do aprendizado durante a realização do Atlas de Multimodalidade em Imagem Cardiovascular.

Marcelo Luiz Campos Vieira

APRESENTAÇÃO

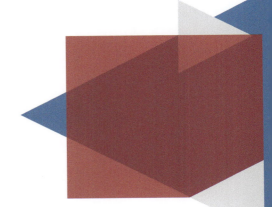

Se considerarmos que o termo Atlas se aplica a um conjunto de dados sobre determinado assunto, organizado de forma sistemática e servindo de referência para a construção de informações, com satisfação podemos afirmar que este trabalho representa um Atlas. A necessidade de associar as informações das diferentes modalidades diagnósticas em Cardiologia resultou numa avaliação mais ampla e correta das múltiplas doenças cardiovasculares.

A produção de um guia que representasse toda a avaliação anatômica das imagens obtidas, tanto em normais quanto nas mais diversas patologias, integrando as diferentes modalidades, coloca este livro numa posição singular.

A maioria dos "imaginologistas" cardiovasculares carece de confrontar imagens obtidas por meio da Ecocardiografia com aquelas obtidas por meio da Ressonância Magnética/Tomografia Computadorizada e Cintilografia Miocárdica. Portanto, este trabalho é uma produção do Departamento de Imagem Cardiovascular da Sociedade Brasileira de Cardiologia (DIC/SBC) que veio preencher esta lacuna.

Este livro almeja oferecer um caminho mais simples para o estabelecimento correto do diagnóstico, tanto pré como pós-operatório, e em diferentes procedimentos nos quais a imagem é essencial, de acordo com as normas descritivas atuais.

Esperamos que o Atlas seja útil aos cardiologistas clínicos, pediátricos e intervencionistas, cirurgiões, residentes e pesquisadores em geral da área de Imagem Cardiovascular, servindo como estímulo ao conhecimento.

Nosso afetuoso abraço de agradecimento aos coordenadores das seções, que trabalharam de forma intensa e incansável, e a todos os autores que cederam gentilmente seus casos e vídeos.

Agradecemos ainda de forma especial à Editora dos Editores, nas pessoas de Sr. Alexandre Massa e Sr. Ricardo Souza, solidários e participativos em todas as fases do trabalho.

Boa leitura a todos!

Eliza de Almeida Gripp
Isabela Bispo Santos da Silva Costa
Andre Luiz Cerqueira de Almeida
Carlos Eduardo Rochitte

David Costa de Souza Le Bihan
José Luiz Barros Pena
Juliano de Lara Fernandes
Marcelo Luiz Campos Vieira

PREFACE

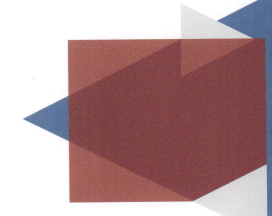

Cardiovascular disease is highly prevalent and is responsible for significant morbidity and mortality worldwide. The cornerstone of the diagnosis and subsequent treatment for most cardiovascular disorders is imaging. During the last several decades, there have been major advances in cardiovascular imaging that allow for more precise and accurate diagnoses. Additionally, deciding on the most appropriate imaging studies has shifted towards a disease-based approach. Thus, the cardiovascular specialist of today is challenged to understand the nuances of multimodality imaging to know when to order what test and when. The imaging specialist requires additional expertise in interpretating the imaging and integrating the information into the clinical care of the patient.

The first Atlas of Cardiovascular Imaging by the Cardiovascular Imaging Department of the Brazilian Society of Cardiology is a triumphant project that illustrates the use of multimodality imaging in a variety of cardiovascular disorders. There are more than 200 national and 3 international contributing authors. The chapters are presented in a disease-based fashion and incorporate more than 2400 images and 1100 videos. All modalities of cardiovascular imaging are represented, including echocardiography, computed tomography, cardiac magnetic resonance, and nuclear cardiology.

I congratulate the Cardiovascular Imaging Department of the Brazilian Society of Cardiology on this comprehensive and educational publication. The information contained in this publication will assist cardiovascular specialists worldwide understand and appreciate the important role of multimodality imaging in patients with a wide range of cardiovascular diseases.

Vera H Rigolin, MD

PREFÁCIO

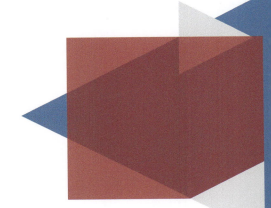

O coração é um dos primeiros órgãos criados durante embriogênese e é usado clinicamente como índice de viabilidade fetal na segunda semana após a concepção. A partir desses momentos iniciais da vida humana, orquestra e possibilita o crescimento humano, remodela-se em resposta às patologias genéticas, congênitas e adquiridas após o Nascimento, assim como à exposição aos diversos fatores ambientais que pontuam a vida humana em todos os seus estágios.

O **Atlas de Multimodalidade de Imagem Cardiovascular,** do Departamento de Imagem Cardiovascular da Sociedade Brasileira de Cardiologia (DIC/SBC), revela as alterações cardiovasculares humanas de forma clara e brilhante. Ele será um companheiro essencial para todos os cardiologistas nos momentos de procura da resposta clínica, do melhor exemplo do caso investigado ou de pura fascinação com a milagrosa arquitetura e função do coração humano.

João Augusto Costa Lima

PREFÁCIO

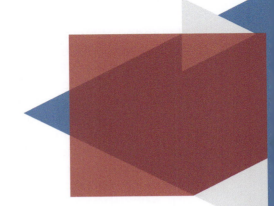

Visualizando o processo de decisão clínica na "doença isquêmica do coração", resultante quer da doença aterosclerótica obstrutiva ou da doença microvascular, ou ambos os processos fisiopatológicos superpostos; e dentro da característica inerente da cintilografia de perfusão do miocárdio na avaliação da reserva coronária, com o emprego das técnicas "Gated - SPECT" (*single photon emission computerized tomography* ou tomografia por emissão de fóton único, sincronizada ao eletrocardiograma) ou PET (*positron emission tomography* ou tomografia por emissão de pósitrons), há evidências amplamente documentadas e sedimentadas que favorecem a Cardiologia Nuclear como ferramenta de apoio inconteste e integrada às outras modalidades de imagem não invasivas no manejo de pacientes com suspeita ou com síndromes coronárias crônicas conhecidas.

Como modalidade fisiológica e não anatômica e com a utilização de radiofármacos ou substâncias radioativas, torna-se factível o estudo *in vivo* dos mecanismos envolvidos nas doenças cardiovasculares em níveis celular e bioquímico, bem como avaliar os efeitos das terapias implementadas no seguimento em curto e longo prazos destes pacientes. Destaca-se em nossa realidade, sem dúvida, como aplicação predominante do método, o estudo da perfusão miocárdica pelas isonitrilas (MIBI ou SESTAMIBI) marcadas com tecnécio 99m (^{99m}Tc), na caracterização diagnóstica e prognóstica incremental da doença arterial coronária, nas definições de perfusão normal, áreas de miocárdio acometido e miocárdio em risco, além da avaliação da função ventricular esquerda sistólica pelo comportamento da fração de ejeção em repouso e após o estresse associado à cintilografia de perfusão miocárdica. Tais possibilidades têm auxiliado há décadas na escolha entre terapia médica otimizada (TMO), de modo isolado ou associada a procedimentos intervencionistas, mesmo considerando-se a publicação do recente e extensamente divulgado estudo randomizado "ISCHEMIA" (*International Study of Comparative Health Effectiveness with Medical and Invasive Approaches*), sem a demonstração de benefícios da revascularização mecânica x TMO em relação aos desfechos considerados para pacientes com carga isquêmica moderada a acentuada, determinada por exames funcionais, após seguimento médio de 3,2 anos. Tais resultados revistos e analisados criticamente não parecem atualmente incorporados de modo claro nos algoritmos de tomada de decisão em grupos selecionados de pacientes.

Da mesma forma, há clara expansão e novas indicações consideradas apropriadas para os estudos com radiofármacos, dentros dos princípios de otimização e uso racional e custo-efetivo da radiação ionizante, bem como respeitando a fisiologia cardiovascular na abordagem adicional à perfusão/função ventricular de processos **metabólicos específicos:** a) miocárdio hibernante e caracterização de viabilidade miocárdica pela PET com FDG-[18]F (fluorodesoxiglicose marcada com flúor 18); ou ainda na técnica SPECT pelo emprego [201]Tl (tálio 201), situação esta de investigação preferencial atual pela Ressonância Cardíaca; b) avaliação diagnóstica de endocardite infecciosa em prótese valvar pela PET e TC como metodologia híbrida, entre inúmeras outras patologias. Ainda, o estudo por imagem da **atividade adrenérgica cardíaca (inervação simpática)** pela cintilografia cardíaca com mIBG-[123]I (metaiodobenzilguanidina marcada com iodo 123) em inúmeros cenários clínicos como insuficiência cardíaca, arritmias ventriculares, doença cardíaca isquêmica, diabetes *mellitus* e disfunção autonômica, cardiotoxicidade, síndrome de Takotsubo, pré e pós-ressincronização na IC e transplante cardíaco.

Finalmente, a grande evolução no diagnóstico e no manejo da amiloidose cardíaca (AC), em especial nas duas formas que mais frequentemente infiltram o coração, a saber a imunoglobulina de cadeia leve (AL) e a transtirretina (TTR), com evoluções clínicas diversas e dependentes do espectro desta cardiomiopatia rara, recebem auxílio inconteste da cintilografia com administração intravenosa de radiotraçadores bifosfonados marcados com tecnécio-99m, sendo o mais frequente o pirofosfato-^{99m}Tc, considerada sensível e altamente específica para localizar a deposição cardíaca de amiloide na forma TTR. Vale ressaltar que a combinação de aumento moderado a acentuado da captação miocárdica e a ausência de proteína monoclonal específica no soro ou na urina apresentam especificidade e valor preditivo positivo máximos.

No processo de formação em nível de graduação e pós-graduação, em particular nos programas de residência médica em cardiologia, bem como dentro da necessidade de reciclagem e atualização, tão cruciais às especialidades médicas, desde a pediatria até a geriatria, as multimodalidades de imagem cardiovascular representam, de forma integrada, um dos pilares no consultório para a adequada tomada de decisão. Os dados dos métodos anatômicos e/ou funcionais de imagem solicitados de modo apropriado se complementam e agregam ccusto-efetividade satisfatória. Neste universo de dados resultantes, os "casos" vivenciados no dia a dia representam a "essência" da experiência e da incorporação de "conhecimentos". Este "quesito" é totalmente evidente no presente Atlas de Imagem Cardiovascular, com exemplos que caminham desde a normalidade até elevada complexidade, em uma contínua e crescente curva de aprendizado.

O Departamento de Imagem Cardiovascular da Sociedade Brasileira de Cardiologia, representado pelo conselho editorial e inúmeros colaboradores especialistas de grande *expertise* das áreas da imagem cardiovascular, marca de modo indelével o momento oportuno com uma obra inédita, de alto conteúdo científico, fácil compreensão e grande valor na prática diária. O privilégio pessoal de compartilhar tal realização poderá não ser mensurável de modo imediato, mas seguramente extrapola em muito os ganhos de conhecimento. Ousar bem é característica dos seres humanos vencedores, mas da mesma forma, quando esta ousadia é embasada nas boas práticas e enxerga ao longo a melhor qualidade de vida, transforma-se em "dádiva".

Luiz Eduardo Mastrocola

LISTA DE ABREVIATURAS

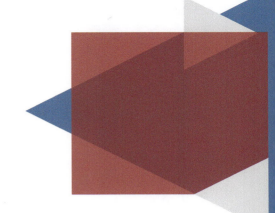

Descritores	Abreviaturas
2 câmaras	2CH
3 câmaras	3CH
4 câmaras	4CH
Axial	Ax
Abscesso	Abs
Amiloidose cardíaca	AC
Amiloidose cardíaca por cadeias leves	ACAL
Amiloidose cardíaca por transtirretina	ACTTR
Aneurisma	Aneu
Angiografia coronariana invasiva	ACI
Angiorressonância magnética	Ângio-RM
Angiotomografia computadorizada	Ângio-TC
Anterior	A
Aorta	Ao
Aorta ascendente	AoA
Aorta descendente	AoD
Aorta abdominal	Ao abd
Apêndice atrial direito	AAD
Apêndice atrial esquerdo	AAE
Arco aórtico	AAo
Arco aórtico à direita	AAoD
Arco aórtico à esquerda	AAoE
Artéria circunflexa	ACx
Artéria coronária direita	ACD
Artéria coronária esquerda	ACE

Descritores	Abreviaturas
Artéria descendente anterior	ADA
Artéria pulmonar	AP
Artéria pulmonar direita	APD
Artéria pulmonar esquerda	APE
Artéria subclávia direita	ASCD
Artéria subclávia esquerda	ASCE
Artéria torácica interna esquerda	ATIE
Átrio direito	AD
Átrio esquerdo	AE
Bidimensional	2D
Bloqueio de ramo esquerdo	BRE
Bloqueio de ramo direito	BRD
Cardiodesfibrilador implantável	CDI
Cardiomiopatia hipertrófica	CMH
Carótida direita	Carot.D
Carótida esquerda	Carot.E
Cineangiocoronariografia	CINE
Cinerressonância	Cine-RM
Cirurgia de revascularização miocárdica	CRVM
Circulação extracorpórea	CEC
Coarctação de aorta	CoAo
Colaterais sistêmico-pulmonares	CSP
Comissura anterolateral	CAL
Comissura posteromedial	CPM
Comunicação interatrial	CIA

Descritores	Abreviaturas
Comunicação interventricular	CIV
Coronal	Cor
Cúspide anterior (A1, A2, A3)	A
Cúspide posterior (P1, P2, P3)	P
Cúspide septal	S
Derrame pericárdico	DP
Derrame pleural	DPl
Desvio de padrão sistólico	PSD
Diagonalis	Dgls
Dilatação isquêmica transitória	DIT
Dipiridamol	DIPI
Direito	D
Dissecção aórtica aguda	DAA
Ecocardiograma	ECO
Ecocardiograma transtorácico	ECOTT
Ecocardiograma transesofágico	ECOTE
Eletrocardiograma	ECG
Endocardite infecciosa	EI
Endocardite de prótese valvar	EPV
Eixo curto	Ec
Esôfago	Esof
Esquerdo	E
Excursão sistólica do plano do anel tricúspide	TAPSE
Extracorporeal membrane oxygenation	ECMO
Falso lúmen	FL
Fast spin-echo	FSE
Fígado	F
Forame oval patente	FOP
Fossa oval	Foval
Fluorodesoxiglicose marcada com flúor-18	^{18}F-FDG
Fração de ejeção do ventrículo direito	FEVD
Fração de ejeção do ventrículo esquerdo	FEVE
Gadolínio	Gd
Gradiente-eco	GRE
Hipertensão pulmonar	HP
Imagem sincronizada pelo eletrocardiograma	*Gated*
Implante transcateter percutâneo da valva aórtica	TAVI
Infarto do miocárdio	IAM

Descritores	Abreviaturas
Insuficiência cardíaca	IC
Insuficiência cardíaca com fração de ejeção preservada	ICFEP
Insuficiência cardíaca com fração de ejeção reduzida	ICFER
Inferior	Inf
Infundíbulo	Infund
Insuficiência aórtica	IAo
Insuficiência mitral	IM
Insuficiência pulmonar	IP
Insuficiência tricúspide	IT
Interrupção do arco aórtico	IAAo
Istmo	IST
Leucócitos marcados	LM
Maximum intensity projection	MIP
Maximum standard uptake value	SUV$_{máx.}$
Marca-passo	MP
Metaiodobenzilguanidina marcada com iodo-123	^{123}I-mIBG
MiliCurie	mCi
Miocardiopatia	MCP
Miocardiopatia dilatada	MCPD
Músculo papilar	M Pap
Multiplanar reconstruction	MPR
Origem anômala da coronária esquerda da artéria pulmonar	ALCAPA
Parede anterior do ventrículo direito	PAVD
Parede anterior do ventrículo esquerdo	PA
Parede anterolateral do ventrículo esquerdo	PAL
Parede anterosseptal do ventrículo esquerdo	PAS
Parede inferior do ventrículo direito	PIVD
Parede inferior do ventrículo esquerdo	PI
Parede inferolateral do ventrículo esquerdo	PIL
Parede inferosseptal do ventrículo esquerdo	PIS
Parede lateral do ventrículo direito	PLVD
Persistência de canal arterial	PCA
Pirofosfato marcado com tecnécio-99 metaestável	^{99m}Tc-PYP
Proximal isovelocity surface area	PISA
Positron emission tomography associated to computed tomography	PET-CT
Positron emission tomography	PET
Prolapso de valva mitral	PVM

Descritores	Abreviaturas
Prótese	Prot
Ramo marginal	Mg
Ramo descendente posterior	RDP
Ramo ventricular posterior	RVP
Ramo diagonal	Dg
Ressonância magnética cardíaca	RMC
Realce tardio	RT
Reserva de fluxo fracionada por tomografia computadorizada	RFF-TC
Risco cardiovascular	RCV
Rotura do septo ventricular	RSV
Sagital	Sag
Seio coronariano	SC
Seio coronariano direito	SCD
Seio coronariano esquerdo	SCE
Seio não coronariano	SNC
Seio de Valsalva	SVal
Septo interatrial	SIA
Septo interventricular	SIV
Sestamibi marcado com tecnécio-99 metaestável	^{99m}Tc-MIBI
Steady-state free precession	SSFP
Single photon emission computed tomography	SPECT
Single photon emission computed tomography associated to computed tomography	SPECT-CT
Summed difference score	SDS
Summed rest score	SRS
Summed stress score	SSS
Superior	Sup
Tálio-201	^{201}Tl
Tecnécio-99 metaestável	^{99m}Tc
Teste ergométrico	TE
Tomografia computadorizada	TC
Tridimensional	3D
Traqueia	Traq

Descritores	Abreviaturas
Trombo	TR
Tronco braquiocefálico	TBC
Tronco da artéria pulmonar	TP
Tronco de coronária esquerda	TCE
Tumor	TU
Valva aórtica	Vao
Valva mitral	VM
Valva nativa	VN
Valva pulmonar (Anterior-A, Direita-D, Esquerda-E)	VP
Valva tricúspide (Anterior-A, Posterior-P, Septal-S)	VT
Valvoplastia mitral percutânea	VMP
Válvula coronariana direita	VCD
Válvula coronariana esquerda	VCE
Válvula não coronariana	VNC
Válvula de Eustáquio	VEustáq
Variação fracional da área	FAC
Vegetações	Veg
Veia cava inferior	VCI
Veia cava superior	VCS
Veia inominada	VI
Veias pulmonares	VP's
Veia pulmonar inferior direita	VPID
Veia pulmonar inferior esquerda	VPIE
Veia pulmonar superior direita	VPSD
Veia pulmonar superior esquerda	VPSE
Ventrículo direito	VD
Ventrículo esquerdo	VE
Verdadeiro lúmen	VL
Via de saída do ventrículo direito	VSVD
Via de saída do ventrículo esquerdo	VSVE
Volume extracelular	VEC
Volume rendering technique	VRT

Referência: Federative International Programme for Anatomical Terminology https://fipat.library.dal.ca/ta2/.

SUMÁRIO

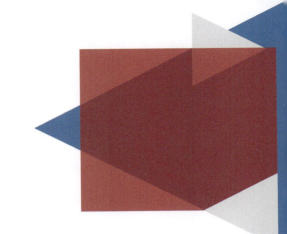

SOBRE OS EDITORES, V

SOBRE OS COEDITORES, VII

SOBRE OS COORDENADORES, IX

SOBRE OS CONVIDADOS, XV

REVISÃO TÉCNICA, XXXI

DEDICATÓRIA, XXXIII

AGRADECIMENTOS, XXXV

APRESENTAÇÃO, XXXVII

PREFACE, XXXIX

PREFÁCIO, XLI

PREFÁCIO, XLIII

LISTA DE ABREVIATURAS, XLV

SEÇÃO 1 | ANATOMIA CARDIOVASCULAR, 1

CECÍLIA BEATRIZ BITTENCOURT VIANA CRUZ | MINNA MOREIRA DIAS ROMANO | TIAGO AUGUSTO MAGALHÃES

1.1 – Valva Mitral, 3

1.2 – Valva Tricúspide, 13

1.3 – Valva Aórtica e Raiz da Aorta, 21

1.4 – Valva Pulmonar, 33

1.5 – Apêndice Atrial Esquerdo e Veias Pulmonares, 37

1.6 – Septos Interatrial, Atrioventricular e Interventricular, 49

1.7 – Átrio Direito e Átrio Esquerdo, 55

1.8 – Ventrículos Esquerdo e Direito, 67

1.9 – Anatomia Coronariana, 87

SEÇÃO 2 | CARDIOPATIA CONGÊNITA, 93

MANUELA BAIMA COSTA CABRAL | CLÁUDIA REGINA PINHEIRO DE CASTRO GRAU | GLÁUCIA MARIA PENHA TAVARES
JORGE YUSSEF AFIUNE | VITOR GUERRA | VALÉRIA DE MELO MOREIRA

2.1 – Anomalias das Conexões Venosas, 95

2.2 – Comunicação Interatrial, 101

2.3 – Comunicação Interventricular, 107

2.4 – Defeito do Septo Atrioventricular, 115

2.5 – Canal Arterial/Janela Aortopulmonar, 121

2.6 – Anomalia de Ebstein da Valva Tricúspide, 127

2.7 – Tetralogia de Fallot/Atresia Pulmonar com Comunicação Interventricular, 133

2.8 – Transposição das Grandes Artérias, 139

2.9 – Transposição Corrigida das Grandes Artérias, 145

2.10 – Coarctação de Aorta/Interrupção do Arco Aórtico, 151

2.11 – Anel Vascular, 159

2.12 – Conexão Atrioventricular Univentricular, 165

2.13 – Anomalias das Artérias Coronárias, 173

SEÇÃO 3 | VALVOPATIAS, 182

MARCELA MOMESSO PEÇANHA | DAVID COSTA DE SOUZA LE BIHAN | MARCELO IORIO GARCIA
ADRIANO CAMARGO DE CASTRO CARNEIRO | RENATA ÁVILA CINTRA | SUSANA HOETTE | ROGÉRIO DE SOUZA

3.1 – Valvopatia Mitral, 183

3.2 – Valvopatia Tricúspide, 225

3.3 – Valvopatia Aórtica, 237

3.4 – Valvopatia Pulmonar, 267

3.5 – Hipertensão Pulmonar Primária e Secundária, 271

SEÇÃO 4 | MIOCARDIOPATIAS, 287

CECÍLIA BEATRIZ BITTENCOURT VIANA CRUZ | DANIELA DO CARMO RASSI FROTA | JOSÉ LUIZ BARROS PENA | VERA MARIA CURY SALEMI
ISABELA BISPO SANTOS DA SILVA COSTA | CARLOS EDUARDO ROCHITTE | LUDHMILA ABRAHÃO HAJJAR | LARA CRISTIANE TERRA FERREIRA CARREIRA
RONALDO DE SOUZA LEÃO LIMA | SIMONE CRISTINA SOARES BRANDÃO

4.1 – Cardiomiopatia Chagásica, 289

4.2 – Miocárdio não Compactado, 299

4.3 – Cardiomiopatia Arritmogênica, 307

4.4 – Takotsubo, 315

4.5 – Síndrome Hiperosinofílica (Endocardite de Loeffler), 323

4.6 – Cardiomiopatia Hipertrófica, 331

4.7 – Doenças Infiltrativas e de Depósito, 347

4.8 – Cardiomiopatia Dilatada Idiopática (Avaliação de Dissincronismo), 367

SEÇÃO 5 | DOENÇA ATEROSCLERÓTICA, 377

BRUNA MORHY BORGES LEAL ASSUNÇÃO | FABIO VILLAÇA GUIMARÃES FILHO | CARLOS EDUARDO ROCHITTE | RODRIGO JULIO CERCI
MARCIO SOMMER BITTENCOURT | LARA CRISTIANE TERRA FERREIRA CARREIRA | RONALDO DE SOUZA LEÃO LIMA | SIMONE CRISTINA SOARES BRANDÃO

5.1 – Placa Aterosclerótica, 379

5.2 – Isquemia, 405

5.3 – IAM, 425

5.4 – Complicações, 445

SEÇÃO 6 | PRÓTESES VALVARES, 469

ELIZA DE ALMEIDA GRIPP | RODRIGO BAHIENSE VISCONTI | ROGÉRIO TASCA
CLÉRIO FRANCISCO DE AZEVEDO FILHO | JOÃO LUIZ CAVALCANTE

6.1 – Próteses Biológica e Mecânica Normofuncionantes, 471

6.2 – Complicações, 491

SEÇÃO 7 | ENDOCARDITE, 507

RAFAEL RABISCHOFFSKY | HENRY ABENSUR | AFONSO AKIO SHIOZAKI | MARCELLO ZAPPAROLI
LARA CRISTIANE TERRA FERREIRA CARREIRA | RONALDO DE SOUZA LEÃO LIMA | SIMONE CRISTINA SOARES BRANDÃO

7.1 – Valva Mitral, 509

7.2 – Valva Aórtica, 521

7.3 – Valva Tricúspide, 533

7.4 – Valva Pulmonar, 537

7.5 – Próteses Biológicas, Mecânicas, 539

7.6 – Endocardite Intracardíaca não Relacionada às Valvas, em Dispositivos e em Cateteres, 555

7.7 – Endocardite Trombótica não Bacteriana, 559

SEÇÃO 8 | PERICARDIOPATIAS, 563

MARCELA MOMESSO PEÇANHA | ADENALVA LIMA DE SOUZA BECK | RODRIGO BELLIO DE MATTOS BARRETTO | ISABELA BISPO SANTOS DA SILVA COSTA
IBRAIM MASCIARELLI FRANCISCO PINTO | LARA CRISTIANE TERRA FERREIRA CARREIRA | RONALDO DE SOUZA LEÃO LIMA | SIMONE CRISTINA SOARES BRANDÃO

8.1 – Derrame Pericárdico, 565

8.2 – Tamponamento Cardíaco, 573

8.3 – Pericardite Constritiva, 581

8.4 – Cisto Pericárdico, 589

8.5 – Outros Acometimentos do Pericárdio, 593

SEÇÃO 9 | MASSAS E TUMORES CARDÍACOS, 597

CECÍLIA BEATRIZ BITTENCOURT VIANA CRUZ | ANDRÉ LUIZ CERQUEIRA DE ALMEIDA | AMARINO OLIVEIRA JUNIOR | GABRIEL CORDEIRO CAMARGO
LARA CRISTIANE TERRA FERREIRA CARREIRA | RONALDO DE SOUZA LEÃO LIMA | SIMONE CRISTINA SOARES BRANDÃO

9.1 – Benignos, 599

9.2 – Malignos, 637

9.3 – Trombo, 677

SEÇÃO 10 | DOENÇAS DA AORTA, 685

ELIZA DE ALMEIDA GRIPP | SILVIO HENRIQUE BARBERATO | WALTHER YOSHIHARU ISHIKAWA | MARLY MARIA UELLENDAHL LOPES

10.1 – Dissecções Aórticas Aguda e Crônica, 687

10.2 – Hematoma Intramural, 713

10.3 – Úlcera Aterosclerótica Penetrante, 719

10.4 – Aneurisma, 725

SEÇÃO 11 | PROCEDIMENTOS TRANSCATETER, 731
MARCELA MOMESSO PEÇANHA | MARCELO LUIZ CAMPOS VIEIRA | MARIA ESTEFANIA BOSCO OTTO
BERNARDO LOPES | JOÃO LUIZ CAVALCANTE

11.1 – Fechamento de Forame Oval Patente, Comunicação Interatrial e Comunicação Interventricular, 733

11.2 – Procedimento Intraútero, 755

11.3 – Valvoplastia Mitral por Balão, 761

11.4 – MitraClip®, 767

11.5 – Tratamento Percutâneo da Valva Tricúspide, 777

11.6 – Tratamento Percutâneo da Valva Aórtica, 783

11.7 – Tratamento Percutâneo de *Leak* Paraprotético, 799

11.8 – Oclusão de Apêndice Atrial Esquerdo, 809

11.9 – *Valve-in-Valve* Mitral, 817

11.10 – *Valve-in-Valve* Aórtica, 829

11.11 – Tratamento Percutâneo de Calcificação do Anel Mitral, 839

11.12 – Fechamento de Canal Arterial, 847

SEÇÃO 12 | DISPOSITIVOS DE ASSISTÊNCIA CIRCULATÓRIA, 849
ELIZA DE ALMEIDA GRIPP | ARNALDO RABISCHOFFSKY | CARLOS EDUARDO ROCHITTE | JULIANA SERAFIM DA SILVEIRA

12.1 – Dispositivos de Curta Permanência, 851

12.2 – Dispositivos de Longa Permanência ou Terapia de Destino, 867

12.3 – Complicações, 893

SEÇÃO 13 | TÓPICOS ESPECIAIS, 889
ELIZA DE ALMEIDA GRIPP | JOSÉ MARIA DEL CASTILLO | LUCIANO DE FIGUEIREDO AGUIAR FILHO
LARA CRISTIANE TERRA FERREIRA CARREIRA | RONALDO DE SOUZA LEÃO LIMA | SIMONE CRISTINA SOARES BRANDÃO

SEÇÃO 14 | EIXOS CARDÍACOS, 925
TIAGO AUGUSTO MAGALHÃES

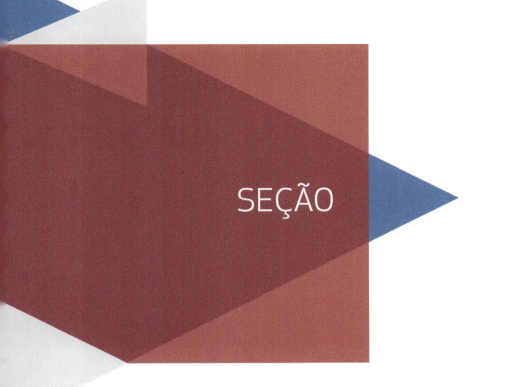

ANATOMIA CARDIOVASCULAR

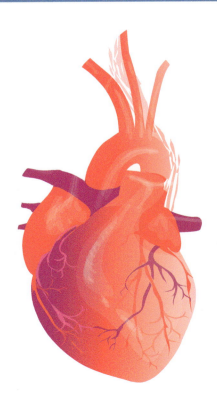

COORDENADORES DA SEÇÃO

 CECÍLIA BEATRIZ BITTENCOURT VIANA CRUZ

 MINNA MOREIRA DIAS ROMANO

 TIAGO AUGUSTO MAGALHÃES

1.1 VALVA MITRAL

Autores
ANTONIO CARLOS LEITE DE BARROS FILHO | ARTHUR CORTEZ GONÇALVES
BRUNO GARCIA TAVARES | LUCAS VELLOSO DUTRA

ECO

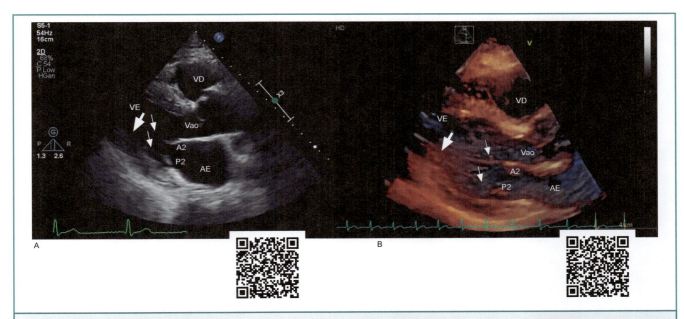

1.1.1.A e B. ECOTT 2D. VM. No plano paraesternal longitudinal em diástole observam-se a abertura normal das cúspides da VM (segmentos A2 e P2), as cordas tendíneas (setas finas) e as suas inserções no M Pap (seta grossa). Em B, ECOTT 3D, a mesma imagem na visão tridimensional.

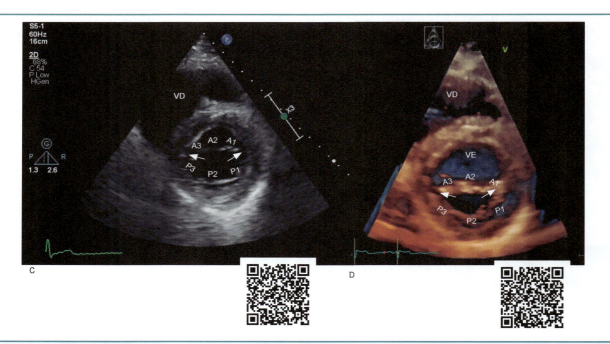

1.1.1.C e D. ECOTT 2D. No plano paraesternal eixo curto em diástole, ao nível da VM, observa-se a abertura normal da VM. A cúspide posterior apresenta três bosseladuras, que dividem a cúspide em três segmentos, denominados da região lateral para medial: P1, P2 e P3. A cúspide anterior não apresenta essas divisões anatômicas tão bem definidas como na cúspide posterior, mas por analogia nomeamos de segmentos com seus correspondentes: A1, A2, A3. Presença da CPM (seta à esquerda) e da CAL (seta à direita). Em D, ECOTT 3D, a mesma imagem na visão tridimensional.

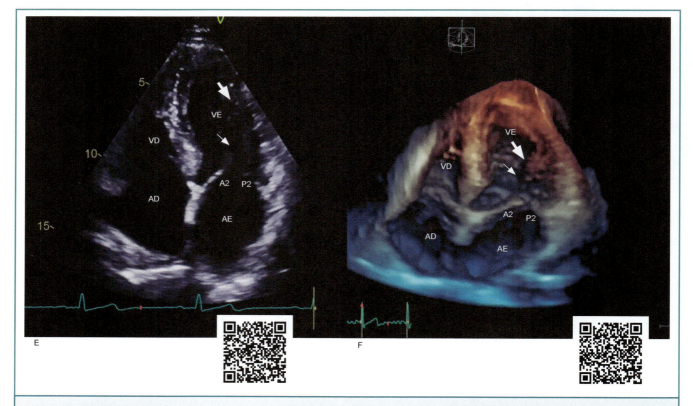

1.1.1.E e F. ECOTT 2D. No plano apical 4CH em diástole observam-se as cúspides da VM (A2 e P2), as cordas tendíneas (seta fina) e o M Pap (seta grossa). Em F, ECOTT 3D, a mesma imagem na visão tridimensional.

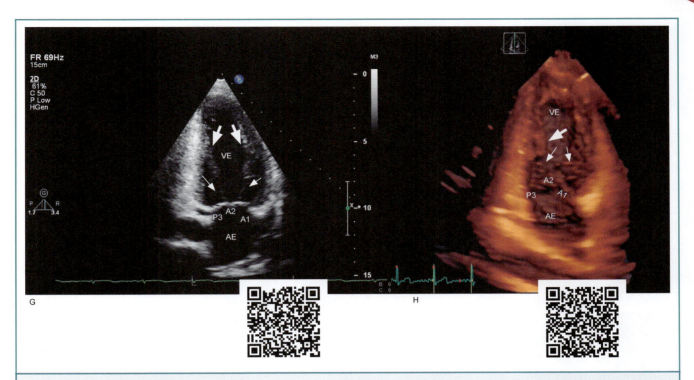

1.1.1.G e H. ECOTT 2D. No plano apical 2CH em sístole observam-se as cúspides da VM (P3, A2 e A1), as cordas tendíneas (setas finas) e o M Pap posteromedial (seta grossa à esquerda) e o anterolateral (seta grossa à direita). Em H, ECOTT 3D, a mesma imagem na visão tridimensional.

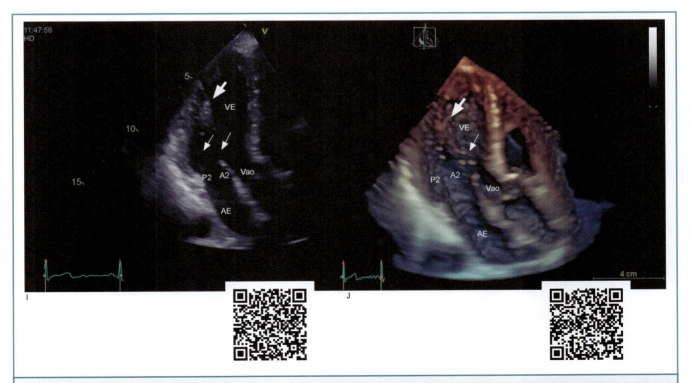

1.1.1.I e J. ECOTT 2D. No plano apical 3CH em diástole observam-se as cúspides da VM (A2 e P2), as cordas tendíneas (setas finas) e o M Pap (seta grossa). Em J, ECOTT 3D, a mesma imagem na visão tridimensional.

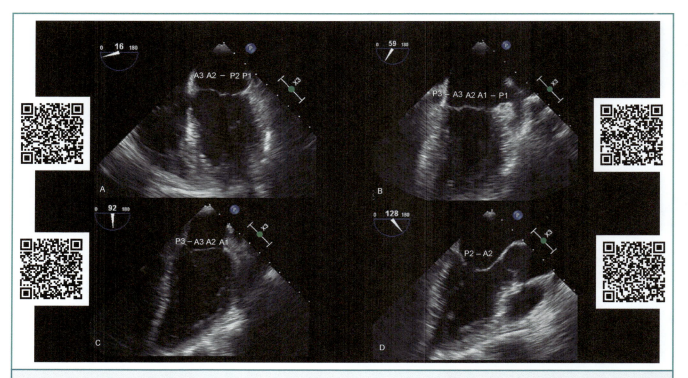

1.1.2.A, B, C, D. ECOTE 2D. VM. No plano 4CH, em 16°, observam-se os segmentos e bosseladuras da esquerda para direita: A3 ou A2/P2 ou P1. Em B, no plano bicomissural, em 59°: P3/A3 ou A2 ou A1/P1. Em C, no plano 2CH, em 92°: P3/ A3 ou A2 ou A1. Em D, no plano 3CH, em 128°, P2/A2.

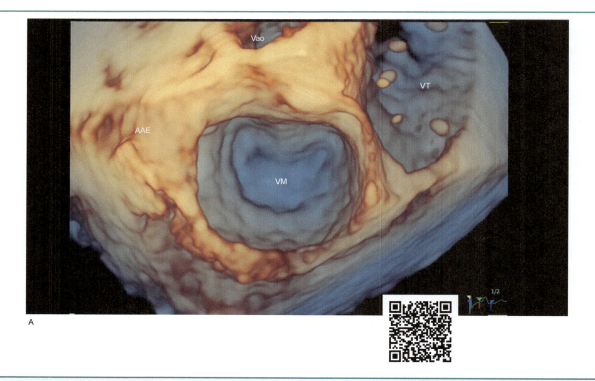

1.1.3.A. ECOTE 3D. Através da aquisição tridimensional volumétrica com *zoom*, visão a partir da face atrial, observa-se a relação anatômica da VM com o AAE às 9 h, com a Vao às 12 h. Adicionalmente, observa-se a relação anatômica da VT com a VM.

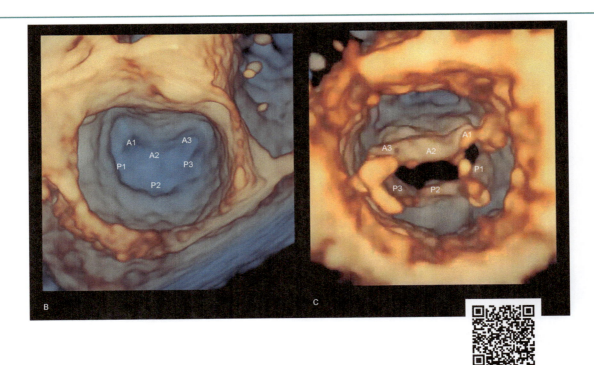

1.1.3.B e C. ECOTE 3D. Em B, visão a partir da face atrial da VM, observam-se da esquerda para direita, A1/P1, A2/P2 e A3/P3. Em C, visão a partir da face ventricular da VM, observam-se da esquerda para direita: A3/P3, A2/P2 e A1/P1.

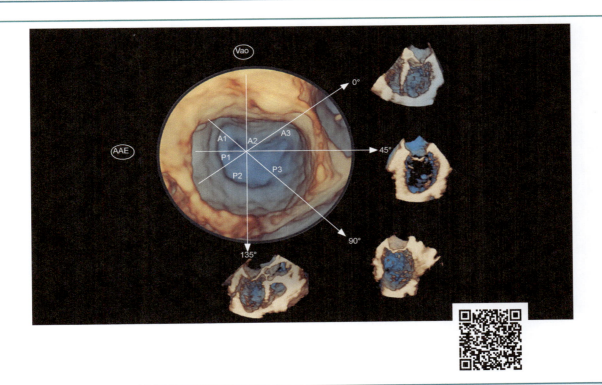

1.1.4. ECOTE 3D. Através da aquisição tridimensional volumétrica com *zoom*, realizado um modelo de visualização dos planos da VM em 0°, 45°, 90° e 135°, seguindo em direção horária.

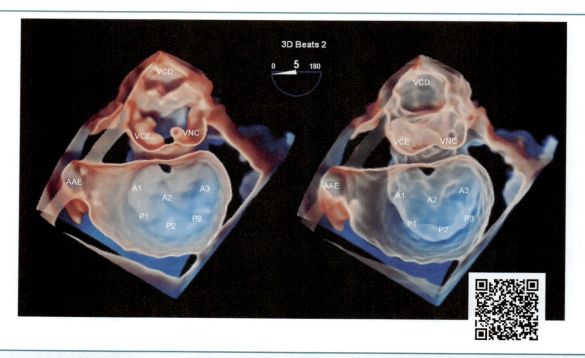

1.1.5. ECOTE 3D. Através da renderização fotorrealística com transparência (*TrueVue Glass*), visão a partir da face atrial, observa-se a relação anatômica da VM: AAE às 9 h, Vao às 12 h, com a Vao aberta à esquerda e fechada à direita.

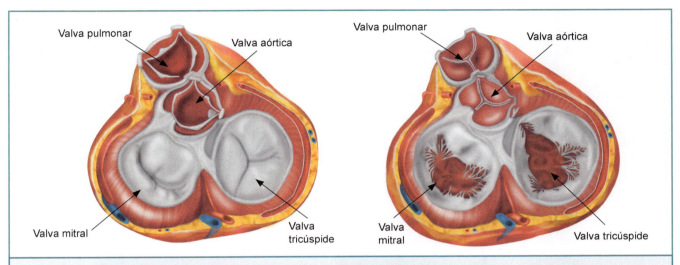

1.1.1. Ilustrações da anatomia das valvas cardíacas na sístole e na diástole ventricular.

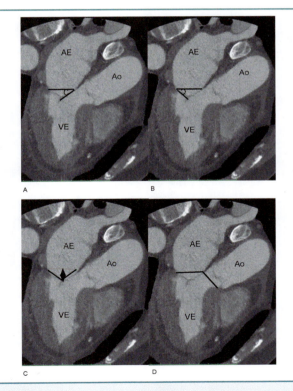

1.1.2.A, B, C e D. TC. Anatomia valvar mitral. Imagens da via de saída ventricular esquerda (VSVE). (A) Ângulo da cúspide anterior. (B) Ângulo da cúspide posterior. (C) Altura das cúspides mitrais. (D) Coaptação das cúspides mitrais.

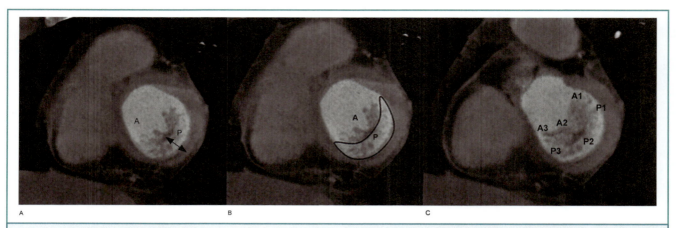

1.1.3A, B e C. TC. Anatomia valvar mitral. Eixo curto no plano valvar mitral. (A) Distância anteroposterior da cúspide posterior da valva mitral, cúspide anterior da valva mitral (A), cúspide posterior da valva mitral (P); (B) área da cúspide P da VM e (C) segmentos das cúspides anterior e posterior da VM.

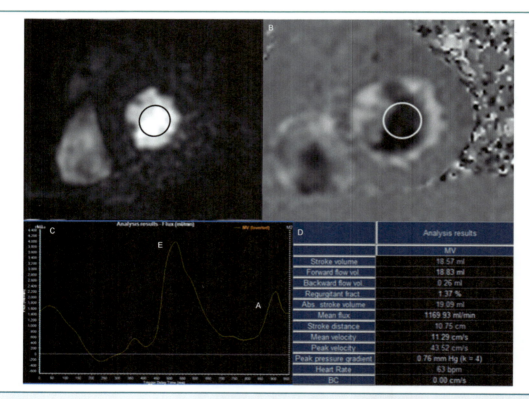

1.1.4A, B, C e D. RMC. Fluxo valvar transmitral. Eixo curto logo abaixo do plano da VM, utilizando técnica de contraste de fase. Em A, imagem de magnitude. Em B, imagem de fase. Em C, gráfico do fluxo transmitral (ondas E e A). Em D, tabela com os valores obtidos.

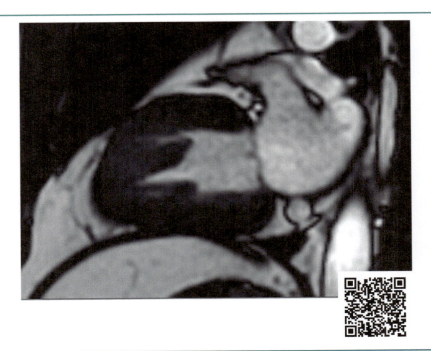

1.1.5. RMC. Valva mitral. Imagem de cine-RM no plano eixo longo em 2CH, com técnica de gradiente-eco em estado de equilíbrio. Valva mitral com cúspides de espessura e mobilidade normais.

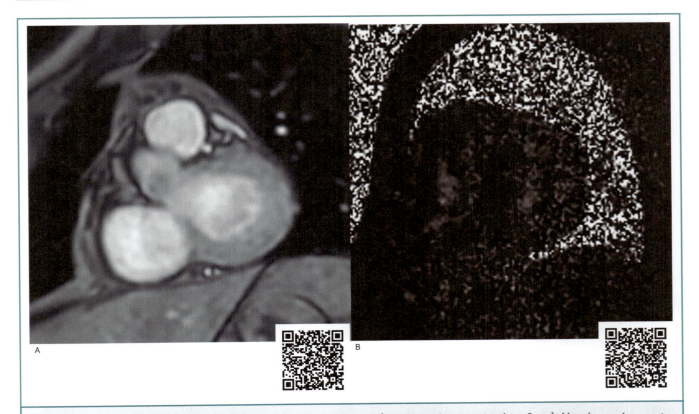

1.1.6.A e B. RMC. Avaliação do fluxo e gradiente valvar mitral (imagens de magnitude e fase). No plano eixo curto ventricular esquerdo, logo abaixo do plano valvar, com técnica de contraste de fase, utilizando 130 cm/s como velocidade de "codificação" (*velocity encoding*).

1.2 VALVA TRICÚSPIDE

Autores
ANTONIO CARLOS LEITE DE BARROS FILHO | ARTHUR CORTEZ GONÇALVES
BRUNO GARCIA TAVARES | LUCAS VELLOSO DUTRA

ECO

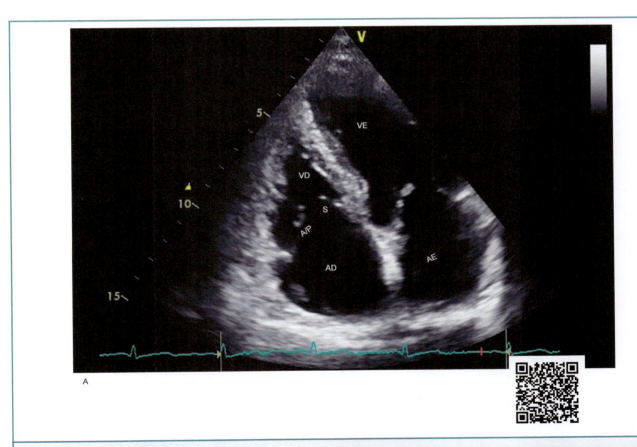

1.2.1.A. ECOTT 2D. VT. No plano apical 4CH, focado no VD, observa-se a cúspide S, relacionada à parede septal e a cúspide A ou P, relacionada à parede lateral.

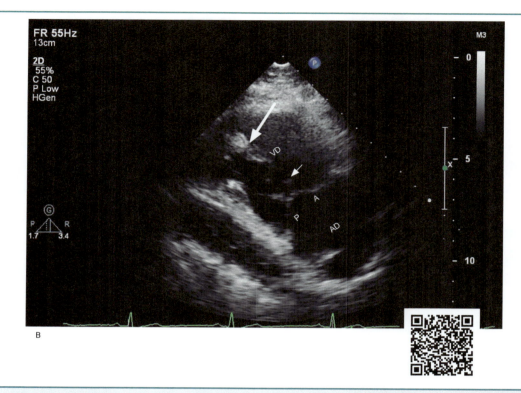

1.2.1.B. ECOTT 2D. No plano paraesternal eixo longo, via de entrada do VD, observam-se as cúspides A e P da VT, as cordas tendíneas (seta fina) e sua inserção no M Pap (seta grossa).

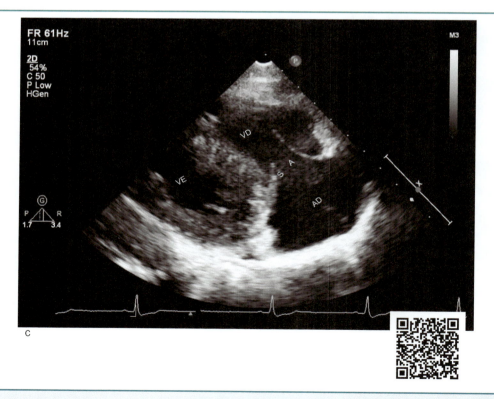

1.2.1.C. ECOTT 2D. No plano paraesternal eixo longo, via de entrada do VD modificado (com a visualização do VE), observam-se as cúspides A e S da VT.

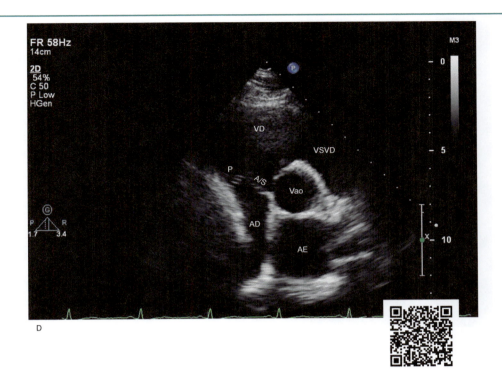

1.2.1.D. ECOTT 2D. No plano paraesternal eixo curto dos grandes vasos observam-se as cúspides S ou A (relacionada à Vao) e a P da VT.

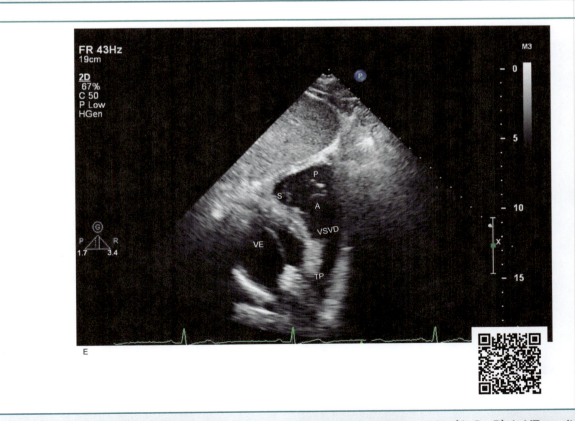

1.2.1.E. ECOTT 2D. No plano subcostal eixo curto são observadas as três cúspides (A, S e P) da VT em diástole.

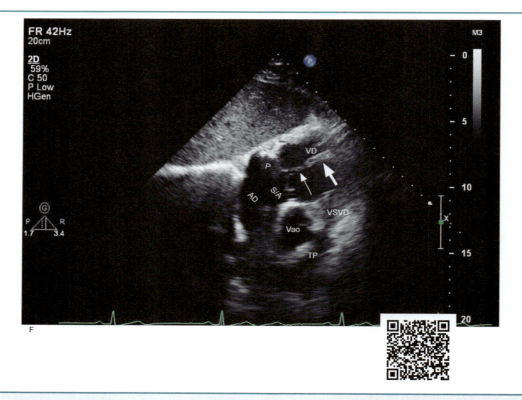

1.2.1.F. ECOTT 2D. No plano subcostal eixo curto dos grandes vasos observam-se as cúspides S ou A (relacionada à Vao) e a P da VT, cordas tendíneas (seta fina) e sua inserção no M Pap (seta grossa).

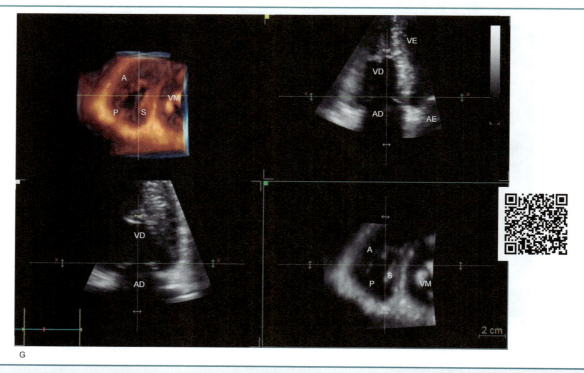

1.2.1.G. ECOTT 3D. Aquisição 3D da VT em posição anatômica mostrando suas três cúspides a partir da visão ventricular. Figura superior esquerda representa o bloco 3D. Figura superior direita representa o corte coronal, equivalente ao 4CH e correspondente ao plano amarelo do *software*. Figura inferior esquerda representa o corte sagital correspondente ao plano branco do *software*. Figura inferior direita representa o corte transversal correspondente ao plano verde do *software*.

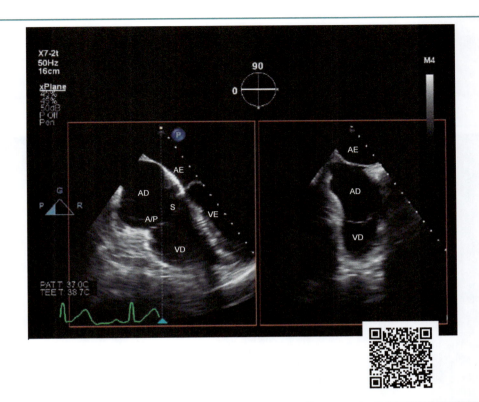

1.2.2. ETE 2D. Através de dois planos ortogonais simultâneos, no plano 4CH, esôfago médio, em 0° (à esquerda) observam-se as cúspides S e A ou P e em 90° (à direita) são observados o AD e o VD.

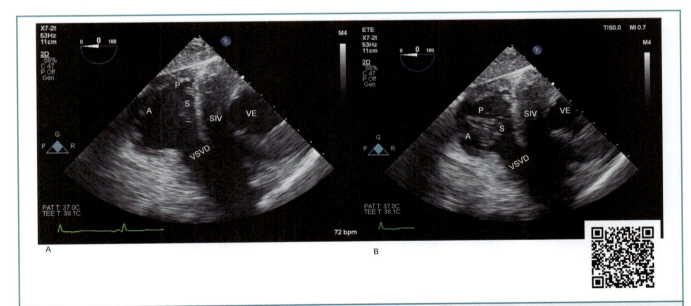

1.2.3.A e B. ETE 2D. No plano transgástrico, em 0°, as cúspides da VT são observadas na diástole e sístole ventricular, respectivamente; S (relacionada ao SIV), A (melhor visualização com a presença da VSVD) e P (de menor dimensão).

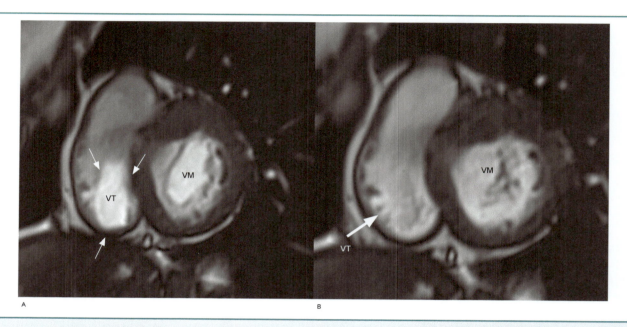

1.2.1.A e B. RMC. Valva tricúspide. Eixo curto basal. A) Valva tricúspide (VT) com amplitude de abertura normal na diástole ventricular (setas finas). B) VT fechada na fase sistólica ventricular (seta grossa).

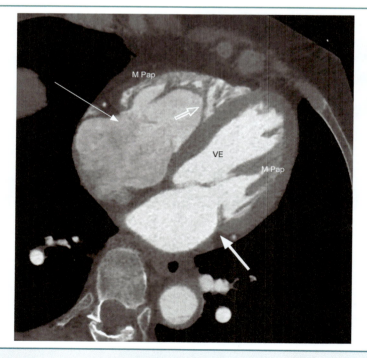

1.2.2. TC. Valva tricúspide. Imagem de TC com contraste no plano 4CH na qual se observam valva tricúspide (seta fina) e valva mitral (seta grossa). Nos ventrículos esquerdo e direito nota-se a presença dos músculos papilares (M Pap). Banda moderadora do ventrículo direito (seta sem preenchimento).

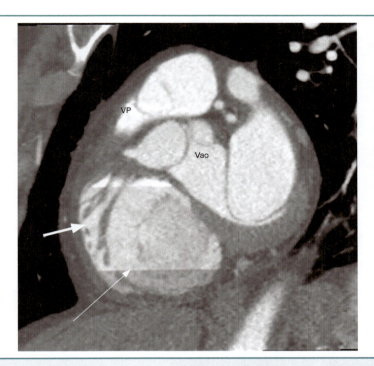

1.2.3.TC. Imagens de TC com contraste em eixo curto oblíquo para a valva tricúspide (VT) em fase diastólica. Nota-se VT com amplitude de abertura preservada (seta fina) e as valvas aórtica e pulmonar são parcialmente visualizadas. No VD observam-se trabéculas basais em seu interior (seta grossa).

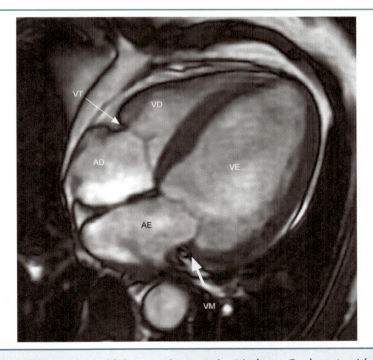

1.2.4. RMC. Imagem de cine-RM no plano 4CH com valvas tricúspide (seta fina) e mitral (seta grossa), ambas com cúspides com espessuras preservadas.

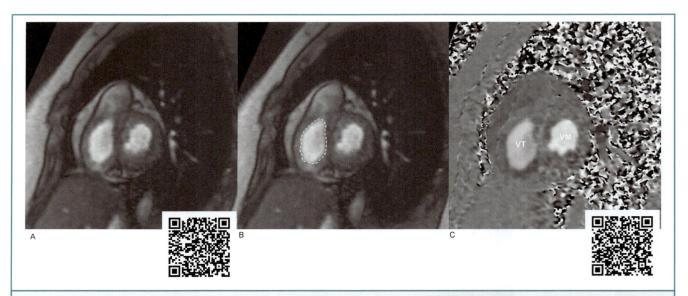

1.2.5.A, B e C. RMC. Avaliação da VT aberta na fase diastólica ventricular pela técnica *phase contrast*. Eixo curto basal. Em A, imagens tipo magnitude. Em B, imagens tipo magnitude com planimetria da abertura valvar (contorno tracejado). Em C, imagens tipo fase.

1.3 VALVA AÓRTICA E RAIZ DA AORTA

Autores: ANTONIO CARLOS LEITE DE BARROS FILHO | ARTHUR CORTEZ GONÇALVES | BRUNO GARCIA TAVARES | LUCAS VELLOSO DUTRA

ECO

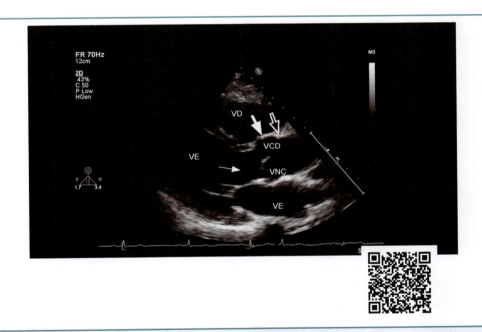

1.3.1. ECOTT 2D. No plano paraesternal longitudinal, em diástole ventricular, evidenciam-se a Vao e suas válvulas (VCD e VNC). A seta fina indica a VSVE, a seta grossa os SVal e a seta sem preenchimento a junção sinotubular.

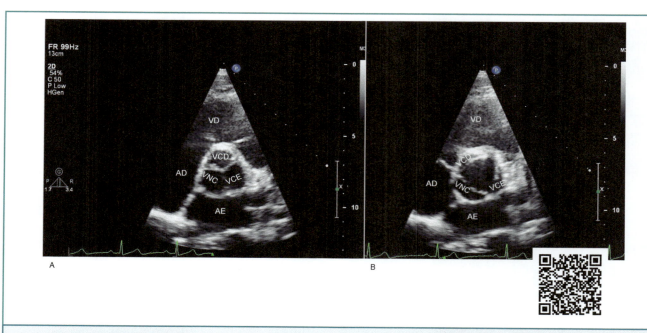

1.3.2.A e B. ECOTT 2D. No plano paraesternal eixo curto em diástole e sístole ventricular, respectivamente, evidencia-se a Vao trivalvular com suas válvulas (VCD, VCE e VNC).

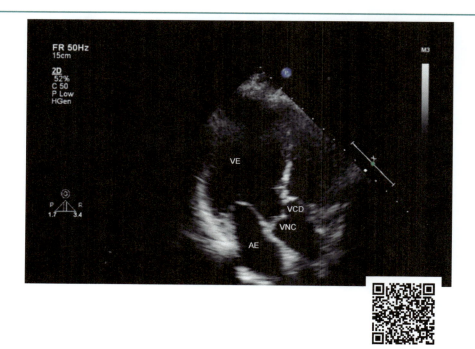

1.3.3. ECOTT 2D. No plano apical 3CH, em diástole ventricular, visualiza-se a Vao e suas válvulas VCD e VNC.

Seção 1 – Anatomia Cardiovascular

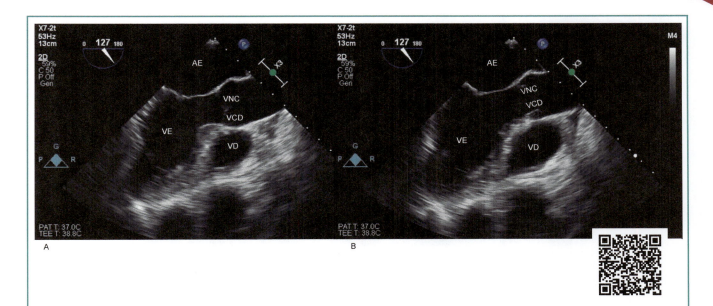

1.3.4.A e B. ECOTE 2D. Na janela 3CH em 127° na diástole e sístole ventricular, respectivamente, demonstram-se a Vao e suas válvulas VCD e VNC, o VE, o AE e o VD. Na maioria das vezes, nesse plano observa-se a VNC.

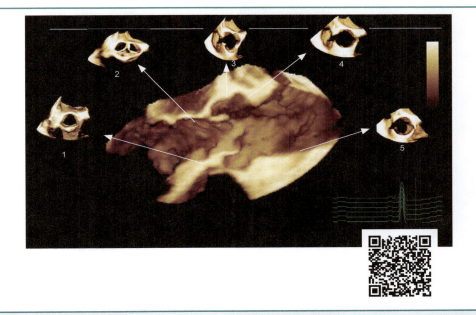

1.3.5. ECOTE 3D. Imagem tridimensional do complexo aórtico na qual se visualizam a VSVE (1), anel aórtico e plano valvar aórtico (2), SVal (3), junção sinotubular (4) e AoA (5) em seus planos longitudinal e eixo curto.

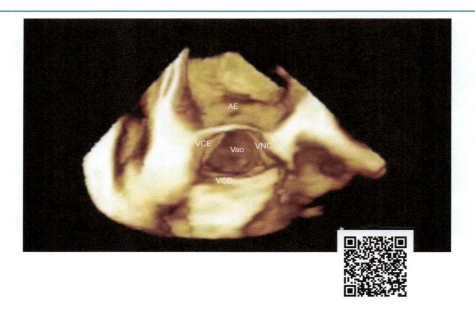

1.3.6. ECOTE 3D. Visão tridimensional da Vao a partir do VE, visualiza-se a abertura preservada da valva e suas válvulas VCE, VCD e VNC.

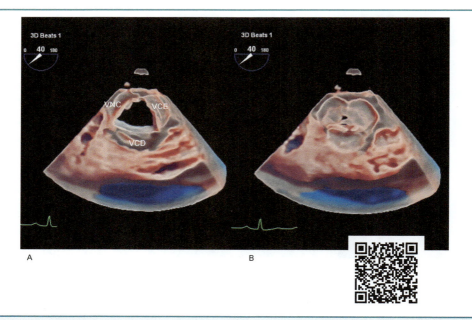

1.3.7.A e B. ECOTE 3D. Renderização fotorrealística com transparência (*TrueVue Glass*) do eixo curto da Vao a 40° durante a sístole e diástole ventricular, respectivamente, que expressa a abertura preservada de suas válvulas VCE, VCD e VNC.

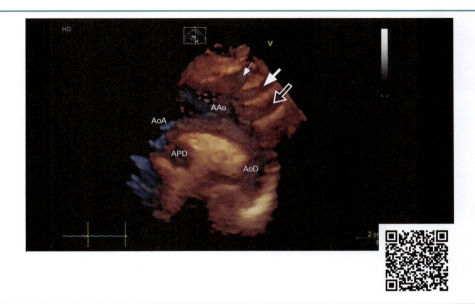

1.3.8. ECOTE 3D. Imagem tridimensional do AAo e ramificações: TBC (seta fina), Carot.E (seta grossa) e ASCE (seta sem preenchimento). Visualizam-se as porções ascendente (AoA) e descendente (AoD) da Ao, além da APD.

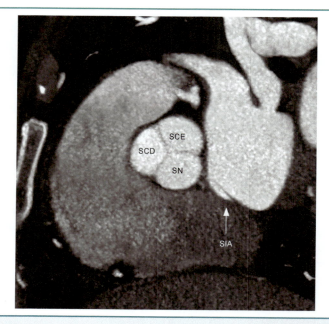

1.3.1. RMC. Eixo curto da Vao. Observa-se Vao trivalvular. O seio não coronariano está voltado para o SIA.

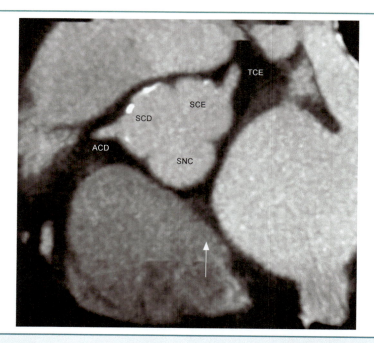

1.3.2. TC. Eixo curto da Vao. São identificadas as emergências do tronco coronariano esquerdo e da artéria coronária direita. O SNC está voltado para o SIA (seta fina).

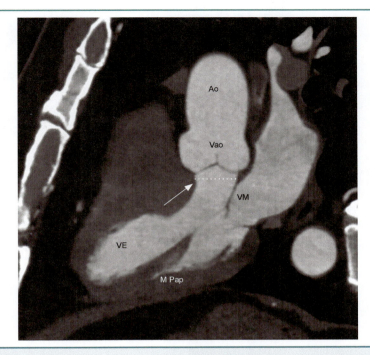

1.3.3. TC. Valva aórtica no plano 3CH. Valva aórtica com válvulas de espessura preservada (seta). Demais estruturas: ventrículo esquerdo, músculo papilar posteromedial (M), valva mitral, plano do anel aórtico (linha tracejada) e aorta ascendente.

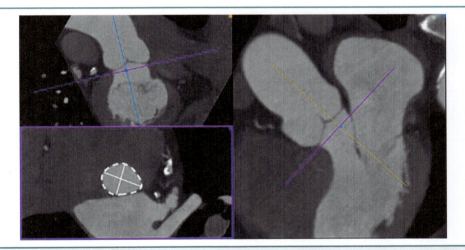

1.3.4. TC. Planos ortogonais e medidas do anel aórtico para programação de implante transcateter de valva aórtica. O plano do anel aórtico deve estar alinhado aos limites inferiores das três válvulas. O anel aórtico apresenta conformação oblíqua. Linhas sólidas: maior e o menor diâmetro do anel aórtico. Linha tracejada: área e perímetro do anel aórtico.

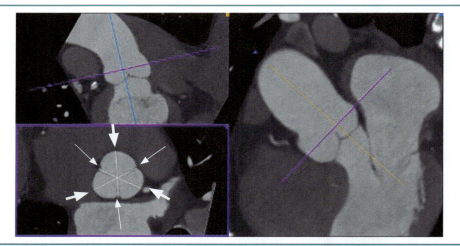

1.3.5. TC. Planos ortogonais e medidas do seio de Valsalva para programação de implante transcateter de valva aórtica. Medidas realizadas entre as comissuras (setas finas) e as válvulas (setas largas).

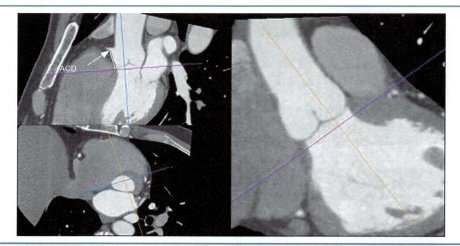

1.3.6. TC. Planos ortogonais e medida da altura da emergência da artéria coronária direita (linha branca) a partir do plano aórtico para programação de TAVI. A seta identifica a emergência da ACD.

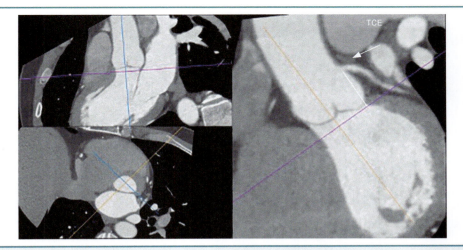

1.3.7. TC. Planos ortogonais e medida da altura da emergência do tronco de coronária esquerda (linha branca) a partir do plano do anel aórtico para programação de TAVI. A seta identifica a emergência do TCE.

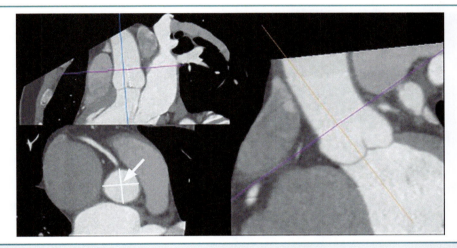

1.3.8. TC. Planos ortogonais e medida da altura do seio de Valsalva (linha branca tracejada) a partir do plano do anel aórtico e dos diâmetros transversos da junção sinotubular (linhas sólidas) para programação de TAVI.

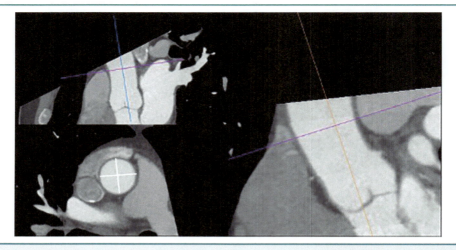

1.3.9. TC. Planos ortogonais e medida dos diâmetros transversos da aorta ascendente (linha branca) para programação de TAVI.

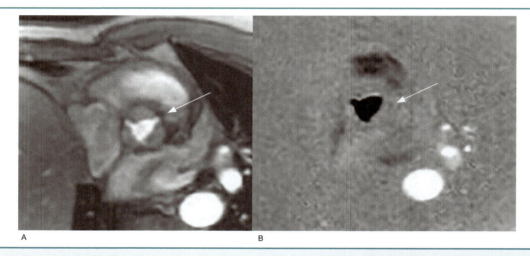

1.3.10.A e B. RMC. Plano oblíquo da valva aórtica. Sequência contraste de fase. Magnitude (A) e fase (B). Fase sistólica do ciclo cardíaco. Valva aórtica de morfologia trivalvular (seta).

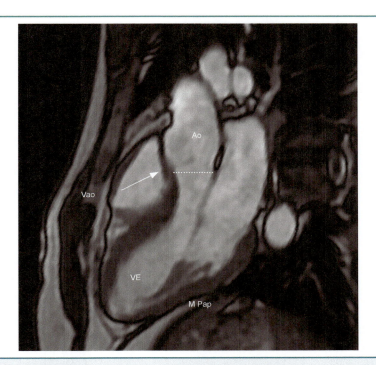

1.3.11. RMC. Valva aórtica no plano 3CH. Observa-se valva aórtica com espessura preservada das suas válvulas (seta). Na imagem, visualizam-se ainda o átrio esquerdo, ventrículo esquerdo, aorta ascendente e músculo papilar.

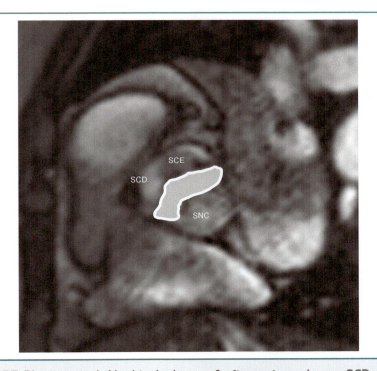

1.3.12. RMC. Cine-RM GRE. Planimetria de Vao bivalvular, por fusão comissural entre SCD e SCE.

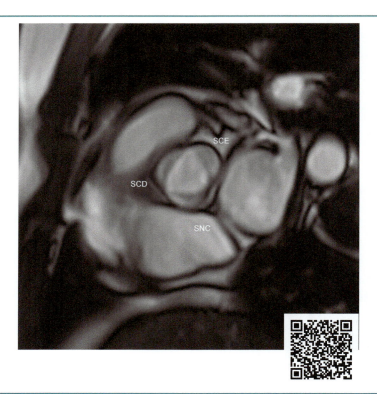

1.3.13. RMC. Plano oblíquo no seio de Valsalva. Valva aórtica de morfologia trivalvular. Seio coronariano direito, seio não coronariano, seio coronariano esquerdo. No vídeo 1.3.13, observa-se valva aórtica de morfologia trivalvular, com amplitude de abertura preservada.

1.4 VALVA PULMONAR

Autores
ANTONIO CARLOS LEITE DE BARROS FILHO | ARTHUR CORTEZ GONÇALVES
BRUNO GARCIA TAVARES | LUCAS VELLOSO DUTRA

ECO

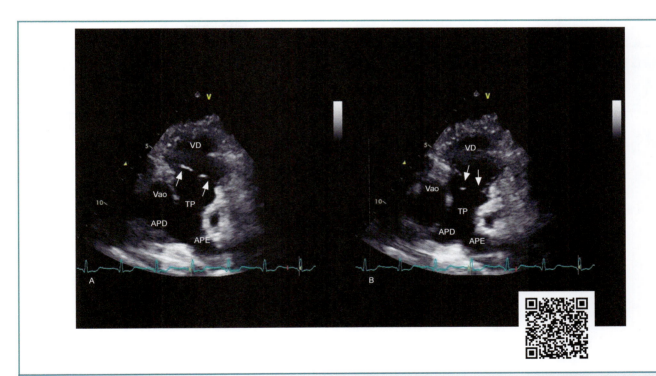

1.4.1.A e B. ECOTT 2D. VP. No plano paraesternal eixo curto, ao nível dos vasos da base, observa-se o fechamento (A) e a abertura (B) das válvulas da VP (setas).

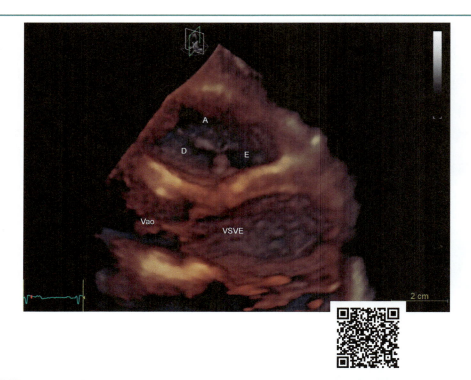

1.4.1.C. ECOTT 3D. Através da aquisição 3D do plano paraesternal eixo curto ao nível dos vasos da base, observam-se as válvulas A, D e E da VP em posição anatômica (A: posicionada às 12 horas; D: relacionada com a Vao; E: relacionada com VSVE).

Autores

JULIANA SERAFIM DA SILVEIRA | JOALBO MATOS ANDRADE

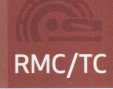

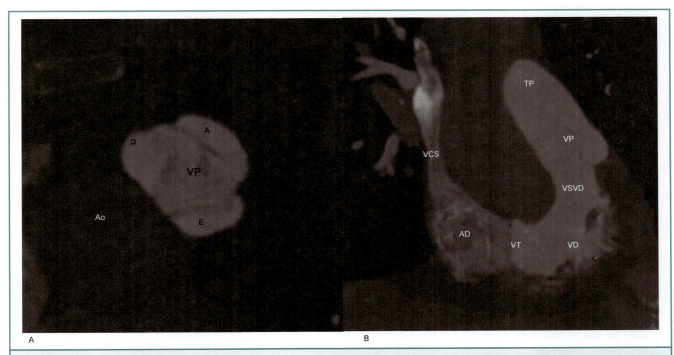

1.4.1.A e B. TC. Anatomia valvar pulmonar. Em A, corte no eixo axial oblíquo no nível da valva pulmonar, em fase sistólica. Válvulas da valva pulmonar: anterior (D); direita (E) e esquerda (P). Em B, corte no eixo coronal oblíquo no nível da VP. Câmaras cardíacas direitas: átrio direito (AD), ventrículo direito, valva tricúspide, via de saída ventricular direita, tronco arterial pulmonar e veia cava superior.

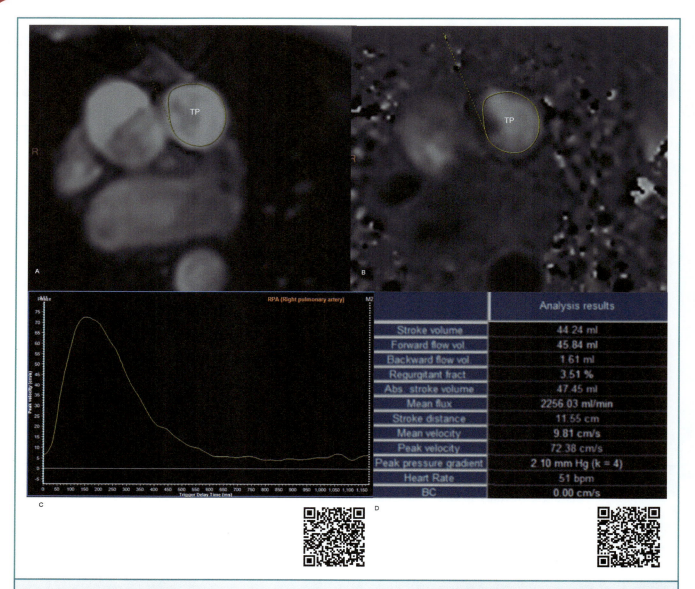

1.4.2.A, B, C e D. RMC. Anatomia valvar pulmonar. Corte no eixo axial oblíquo no nível da valva pulmonar com técnica de contraste de fase. (A) Imagem de magnitude; (B) Imagem de fase; (C) Gráfico do fluxo transpulmonar e (D) Tabela com os valores obtidos. Nos vídeos, observa-se avaliação do fluxo e gradiente valvar pulmonar (imagens de magnitude 2A e fase 2B). Imagem no eixo perpendicular do tronco arterial pulmonar, logo acima do plano valvar, com técnica de contraste de fase, utilizando 120 cm/s como velocidade de "codificação" (*velocity encoding*).

1.5 APÊNDICE ATRIAL ESQUERDO E VEIAS PULMONARES

Autores

ANTONIO CARLOS LEITE DE BARROS FILHO | ARTHUR CORTEZ GONÇALVES
BRUNO GARCIA TAVARES | LUCAS VELLOSO DUTRA

ECO

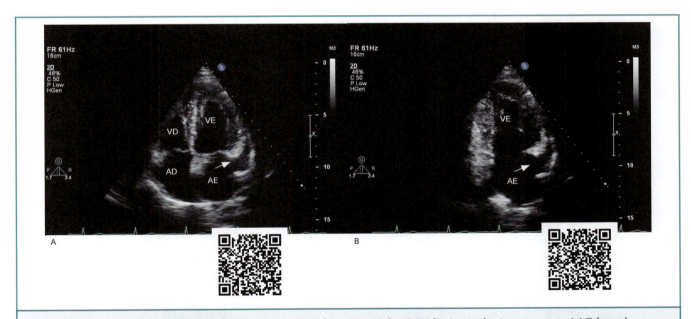

1.5.1.1.A e B. ECOTT 2D. AAE. Nos planos apical 4CH (à esquerda) e 2CH (à direita), observa-se o AAE (seta).

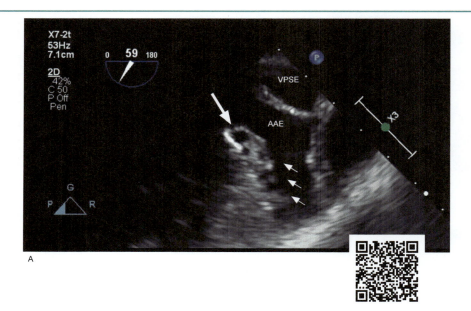

1.5.1.2.A. ECOTE 2D. Através da aquisição bidimensional, em esôfago médio, em 59º, observa-se o AAE, com os músculos pectíneos em seu interior (setas finas) e próximo do seu orifício de entrada, a ACx (seta grossa).

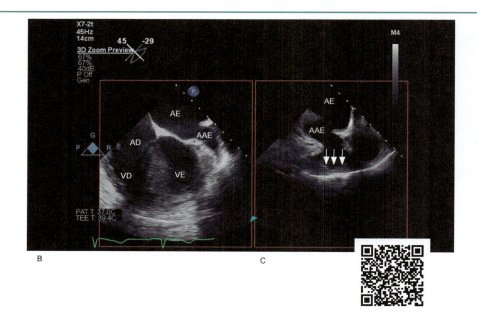

1.5.1.2.B e C. ECOTE 2D. Em B, através da exibição da imagem em dois planos ortogonais simultâneos (*xPlane*), observa-se o AAE. Em C, observa-se com maior evidência a musculatura pectínea (setas) e seu aspecto de *chicken wing*.

Seção 1 – Anatomia Cardiovascular

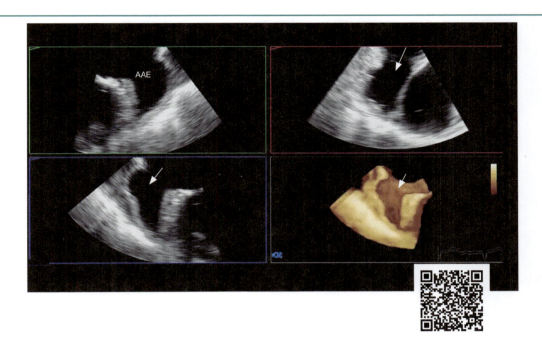

1.5.1.3. ECOTE 3D. Através da aquisição tridimensional volumétrica com *zoom*, maior detalhamento da morfologia do AAE em diversos planos (setas).

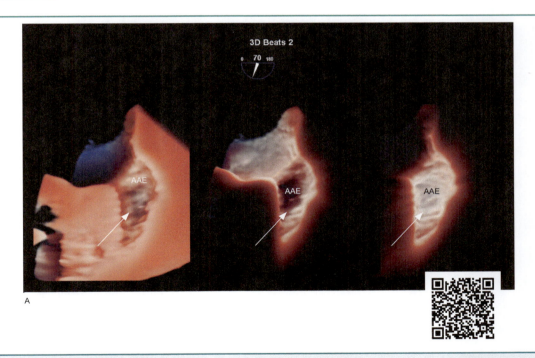

1.5.1.4.A. ECOTE 3D. Através da aquisição tridimensional volumétrica com *zoom* e a renderização fotorrealística (*TrueVue*) com foco de luz ajustável no AAE, observa-se detalhadamente sua estrutura e em especial a musculatura pectínea (setas).

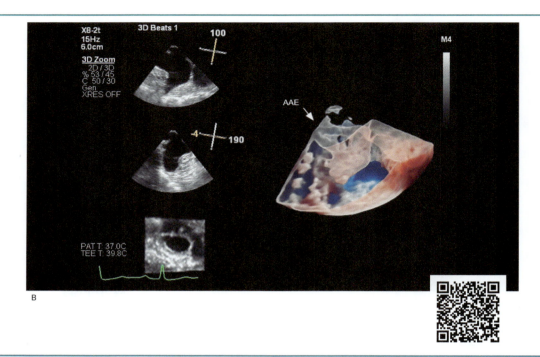

1.5.1.4.B. ECOTE 3D. Reconstrução volumétrica tridimensional utilizando a tecnologia *TrueVue Glass* no AAE.

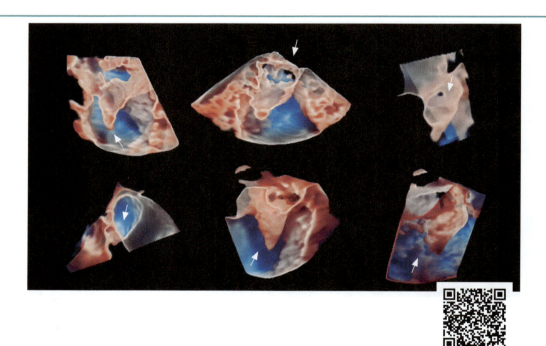

1.5.1.4.C. ECOTE 3D. Reconstrução volumétrica tridimensional com a tecnologia *TrueVue Glass* e com ajustes de transparência, rotação e angulação do AAE, demonstração das diversas faces da estrutura (setas).

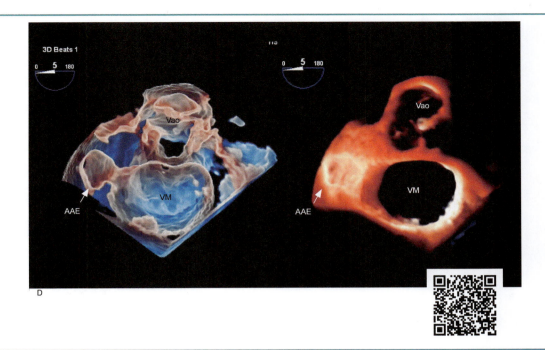

1.5.1.4.D. ECOTE 3D. Através da aquisição tridimensional volumétrica com *zoom*, utilizando a tecnologia de renderização *TrueVue*, com um único batimento, observa-se a VM com estruturas anatômicas, com destaque para o AAE (seta) em torno de 9 h. À esquerda, utilizando a função *glass view*, e à direita, com o foco de luz ajustado colocado acima do AAE.

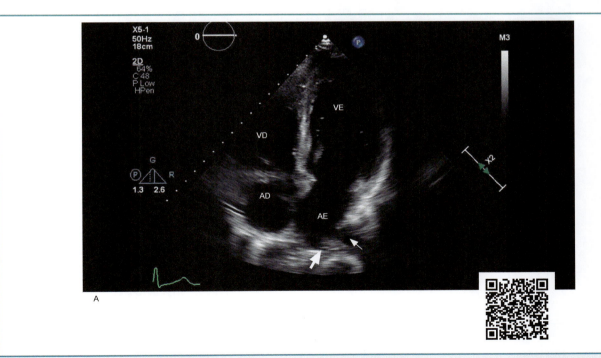

1.5.2.1.A. ECOTT 2D. Veias pulmonares. No plano apical 4CH evidenciam-se as desembocaduras das VP's inferiores E (seta fina) e D (seta grossa) no AE.

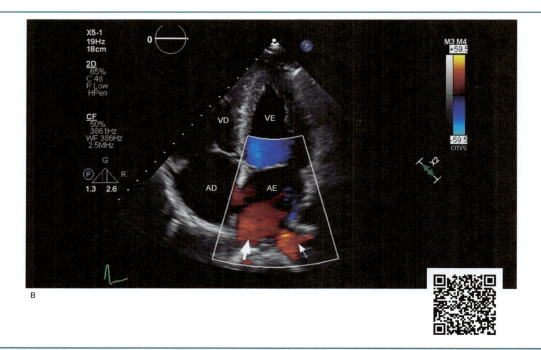

1.5.2.1.B. ECOTT 2D. No plano apical 4CH, o Doppler em cores evidencia os fluxos das VP's inferiores E (seta fina) e D (seta grossa) em direção ao AE.

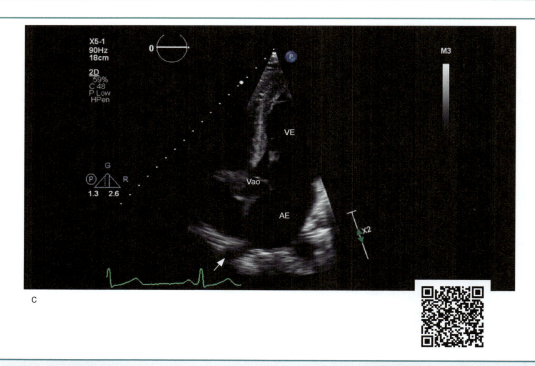

1.5.2.1.C. ECOTT 2D. No plano apical, com a inclinação do transdutor entre os planos 4CH e 5CH, evidencia-se a desembocadura da VPSD (seta) no AE.

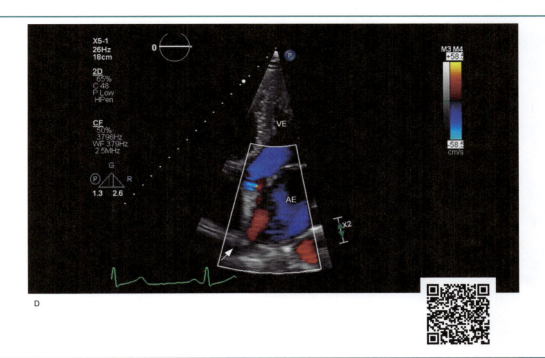

1.5.2.1.D. ECOTT 2D. No plano apical, com a inclinação do transdutor entre os planos 4CH e 5CH, evidencia-se o fluxo da VPSD (seta), através do Doppler em cores, em direção ao AE.

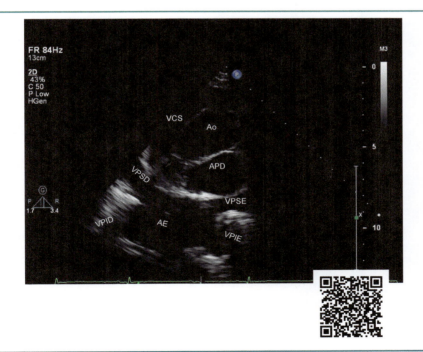

1.5.2.2. ECOTT 2D. No plano supraesternal evidenciam-se as desembocaduras das quatro VP's no AE.

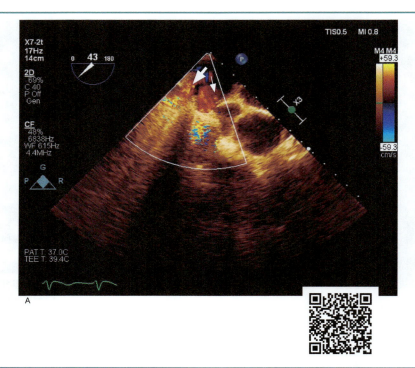

1.5.2.3.A. ECOTE 2D. VP's direitas. No plano em 43°, com rotação horária, observam-se a VPSD (seta fina) e VPID (seta grossa).

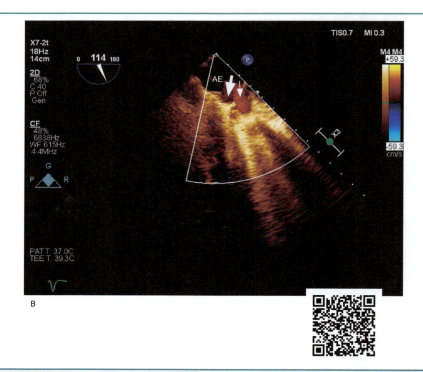

1.5.2.3.B. ECOTE 2D VP's esquerdas. No plano em 114°, eixo longo, com rotação anti-horária, observam-se a VPSE (seta fina) e a VPIE (seta grossa).

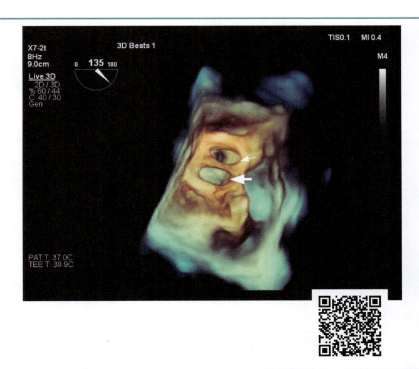

1.5.2.4. ECOTE 3D. No plano em 135°, utilizando a ferramenta *live* 3D, observam-se a VPSE (seta fina) e a VPIE (seta grossa).

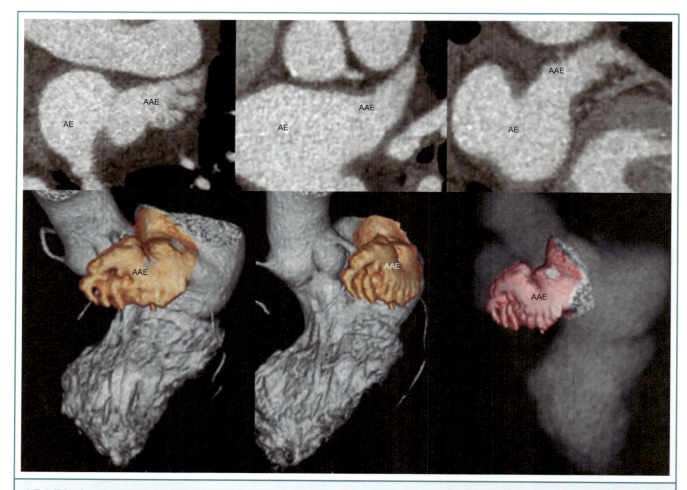

1.5.1. TC. Anatomia do apêndice atrial esquerdo. Planos oblíquos sobre os eixos do apêndice atrial e com técnica de renderização volumétrica, que apresenta, como principais características, pequeno orifício de entrada e paredes internas irregulares devido às suas múltiplas trabeculações.

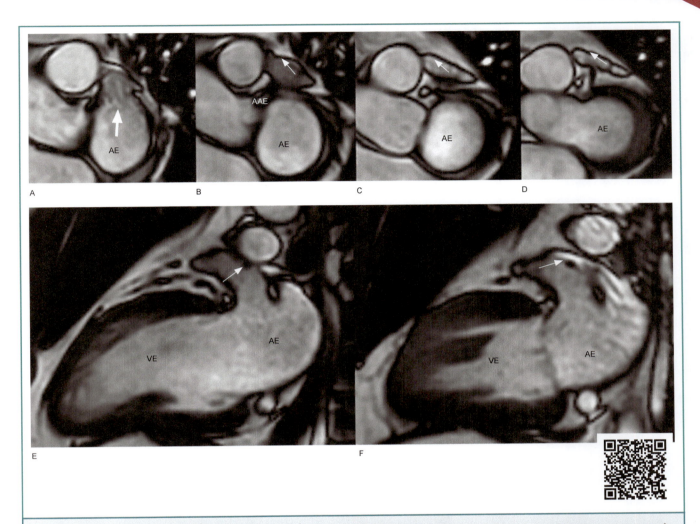

1.5.2.A, B, C, D, E e F. RMC. Anatomia do apêndice atrial esquerdo. Imagens com técnica de gradiente-eco em estado de equilíbrio, nos eixos curto (A, B, C e D) e em 2CH (E e F) sobre o AAE, reforçando as principais características: pequeno orifício de entrada e paredes internas irregulares, devido às suas múltiplas trabeculações. A seta grossa identifica o orifício de entrada do apêndice atrial e as setas finas, a extensão do AAE.

1.6 SEPTOS INTERATRIAL, ATRIOVENTRICULAR E INTERVENTRICULAR

Autores

ANTONIO CARLOS LEITE DE BARROS FILHO | ARTHUR CORTEZ GONÇALVES
BRUNO GARCIA TAVARES | LUCAS VELLOSO DUTRA

ECO

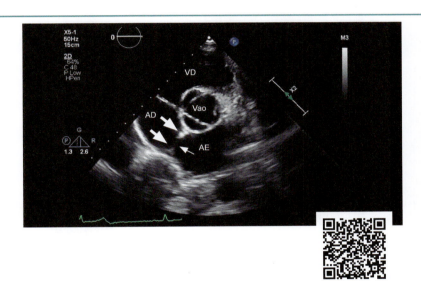

1.6.1. ECOTT 2D. SIA. No plano paraesternal eixo curto observam-se a Foval (seta fina) e o *septum secundum* (setas grossas).

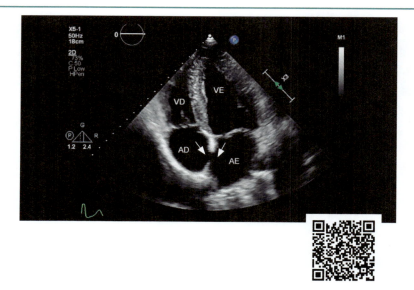

1.6.2. ECOTT 2D. SIA. No plano apical 4CH observa-se a região da Foval (setas).

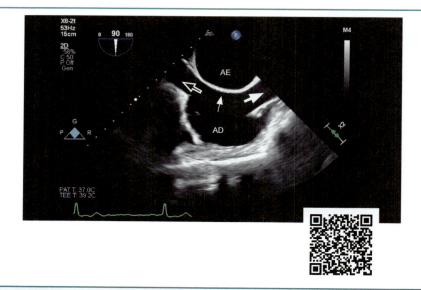

1.6.3. ECOTE 2D. SIA. No plano bicaval (esôfago médio em 90°) observam-se o SIA (seta fina), a VCS (seta grossa) e a VCI (seta sem preenchimento).

Seção 1 – Anatomia Cardiovascular　51

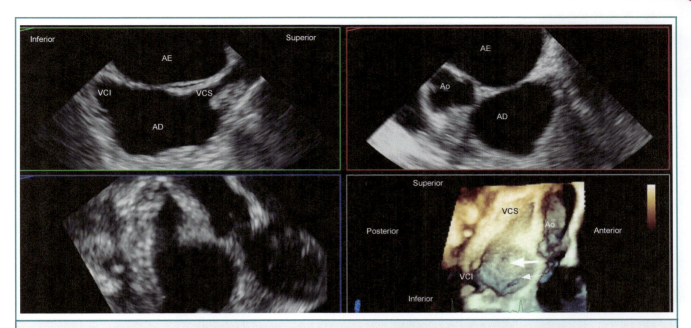

1.6.4. ECOTE 3D. SIA. Aquisição 3D do SIA com visualização pelo AD (figura inferior à direita da imagem) evidenciando a desembocadura da VCI e da VCS, a Ao, a orientação espacial (anterior, posterior, superior e inferior), o óstio do SC (seta fina) e a Foval (seta grossa).

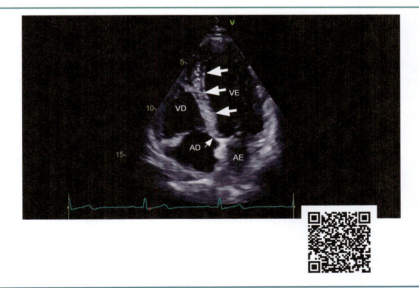

1.6.5 ECOTT 2D. Septos interventricular e atrioventricular. No plano apical 4CH observam-se o septo atrioventricular (seta fina) e o SIV (setas grossas).

RMC/TC

JULIANA SERAFIM DA SILVEIRA | JOALBO MATOS ANDRADE

Autores

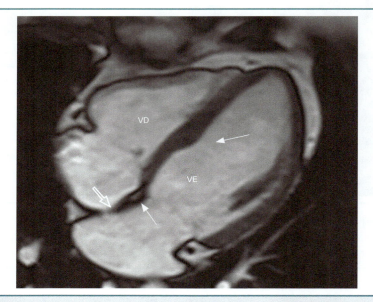

1.6.1. RMC. Septo interventricular e septo interatrial. Imagem de cine-RM no plano 4CH, na qual se observam SIV (seta fina), SIA (seta grossa) e pequena área de menor espessura no SIA (seta sem prenchimento) correspondente à fossa oval (Foval).

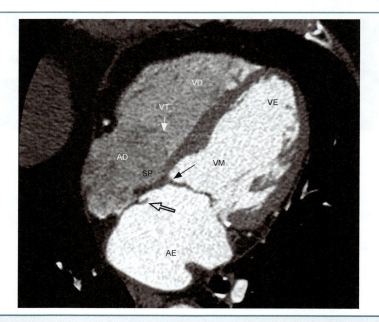

1.6.2. TC. SIV e SIA. No plano 4CH, observam-se as quatro cavidades cardíacas e os SIV (seta fina) e SIA (seta grossa). A inserção na cúspide septal da tricúspide no SIV é habitualmente localizada em topografia mais apical em relação à inserção da cúspide anterior da mitral no septo. Presença de uma pequena bolsa atrial esquerda (seta sem preenchimento) resultante da falha de coaptação do *septum primum* e do *septum secundum*.

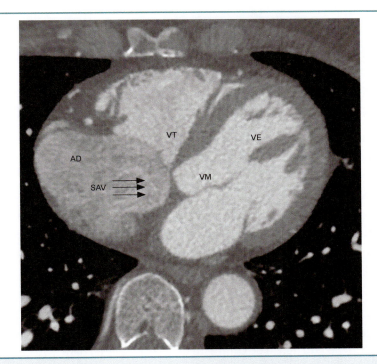

1.6.3. TC. Septo atrioventricular (setas). Imagem de TC com contraste no plano axial, com o SAV, que corresponde à parte do septo membranoso localizada entre o átrio direito e o ventrículo esquerdo, e é delimitada pelas inserções septais das valvas mitral e tricúspide.

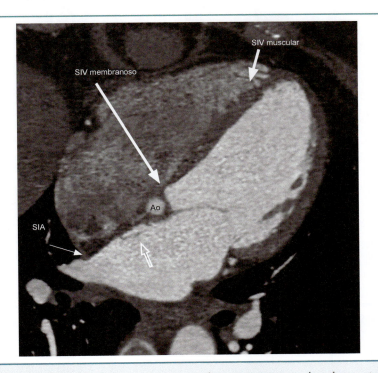

1.6.4. TC. Septo interatrial (seta fina). Componentes membranoso e muscular do septo interventricular setas grossas. Parte da raiz aórtica do seio não coronariano. Bolsa atrial esquerda (seta sem preenchimento).

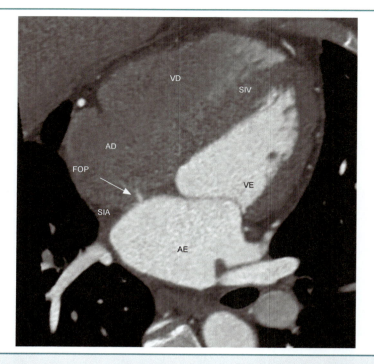

1.6.5. TC. SIA e SIV. No plano 4CH, a seta fina identifica presença de pequeno forame oval patente que permite a passagem de pequeno jato denso de contraste do átrio esquerdo para o átrio direito.

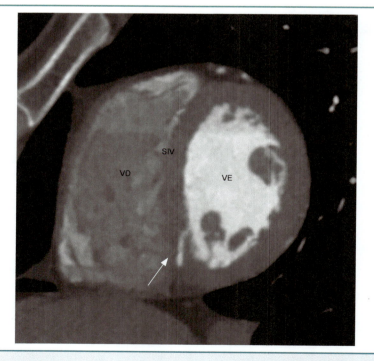

1.6.6. TC. Cripta profunda no SIV. No plano EC no terço médio do VE, presença dessa variante anatômica comum (seta).

1.7 ÁTRIO DIREITO E ÁTRIO ESQUERDO

Autores

ANTONIO CARLOS LEITE DE BARROS FILHO | ARTHUR CORTEZ GONÇALVES
BRUNO GARCIA TAVARES | LUCAS VELLOSO DUTRA

ECO

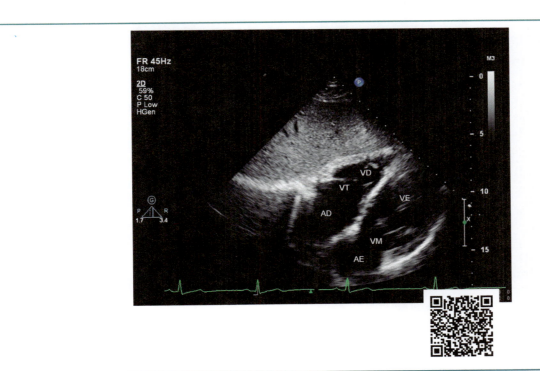

1.7.1.1. ECOTT 2D. AD. No plano subcostal 4CH evidencia-se o AD.

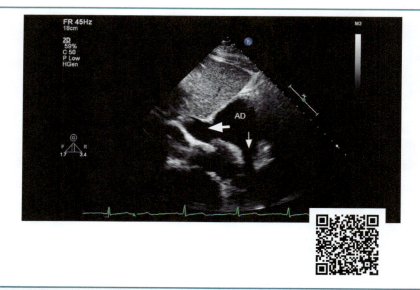

1.7.1.2. ECOTT 2D. AD. No plano subcostal observam-se o AD e sua relação com a VCS (seta fina) e VCI (seta grossa).

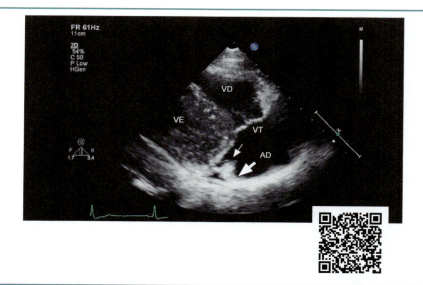

1.7.1.3. ECOTT 2D. AD. No plano paraesternal eixo longo, via de entrada do VD modificado (VE visualizado) observa-se o AD e sua relação com a desembocadura do SC (seta fina) e da VCI (seta grossa) em seu interior.

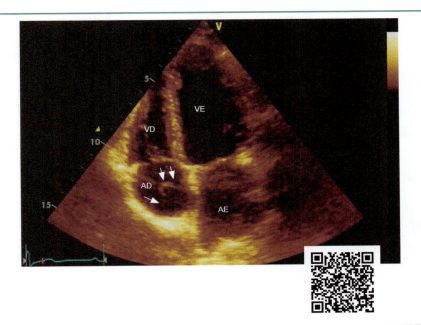

1.7.1.4. ECOTT 2D. Rede de Chiari. No plano apical 4CH, evidencia-se a rede de Chiari (setas) no AD.

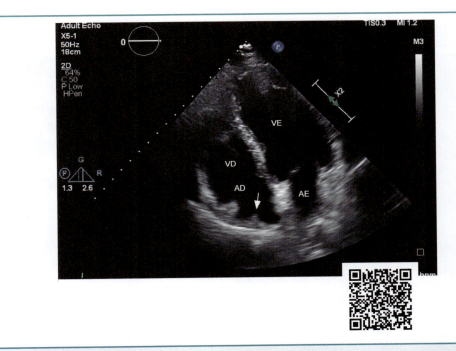

1.7.1.5. ECOTT 2D. *Crista terminalis*. No plano apical 4CH evidencia-se a *crista terminalis* (seta) no AD.

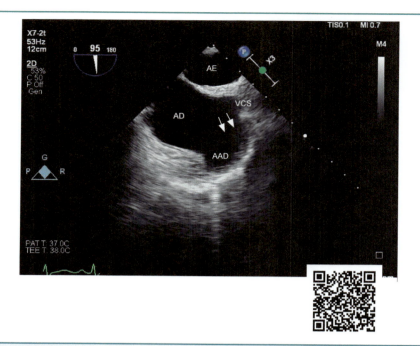

1.7.1.6. ECOTE 2D. AAD. No plano bicaval, em 95°, evidencia-se o AAD, com base larga e a musculatura pectínea (setas).

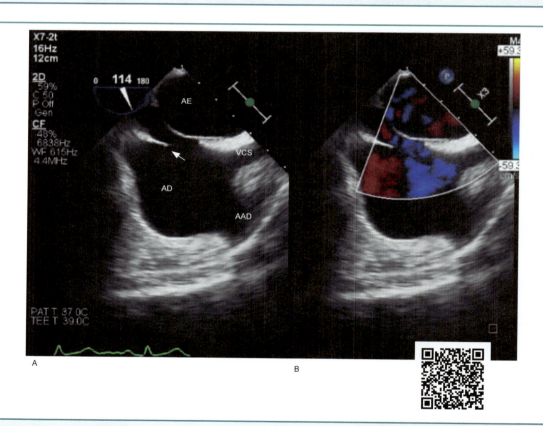

1.7.1.7.A e B. ECOTE 2D. Válvula de Eustáquio. Em A, no plano em 114°, esôfago médio, evidenciam-se a VCI, a VCS, o AAE e a VEustáq (seta). Em B, o Doppler em cores, evidencia SIA íntegro.

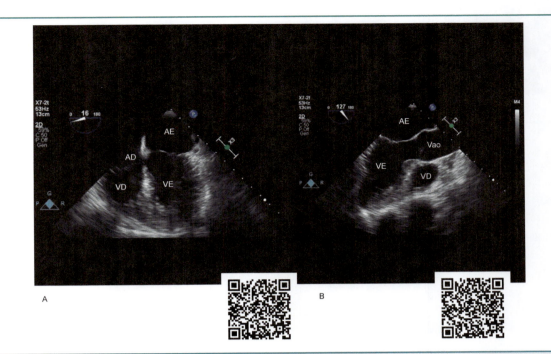

1.7.2.1.A e B. ECOTE 2D. AE. Em A, no plano 4CH esôfago médio em 16° e em B, no plano 3CH esôfago médio em 127°, observa-se o AE.

RMC/TC

JULIANA SERAFIM DA SILVEIRA | JOALBO MATOS ANDRADE

Autores

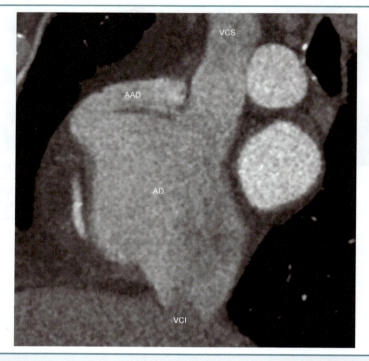

1.7.1. TC. Anatomia do átrio direito. Plano sagital na altura das veias cavas, superior e inferior e do apêndice atrial, que possui amplo orifício de entrada e paredes internas com poucas trabeculações.

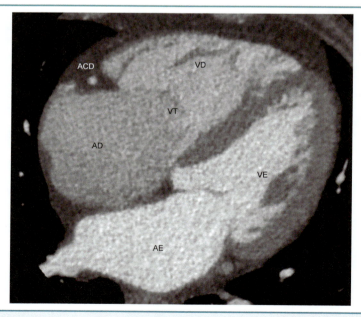

1.7.2. TC. Anatomia do átrio direito. Plano 4CH, porção atrial média, com a crista *terminalis* (seta).

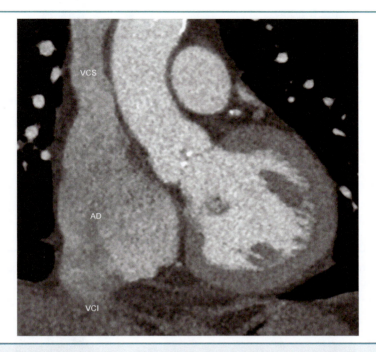

1.7.3. TC. Anatomia do átrio direito. Plano coronal na altura das veias cavas superior e inferior.

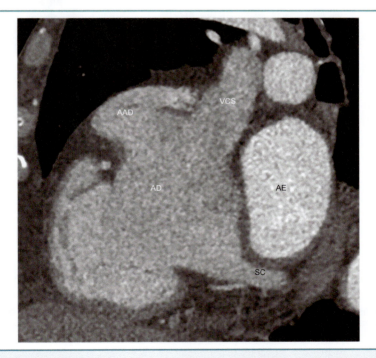

1.7.4. TC. Anatomia do átrio direito. Plano da veia cava superior, seio coronariano e o apêndice atrial direito. Átrio esquerdo posteriormente ao átrio direito e superiormente ao seio coronariano.

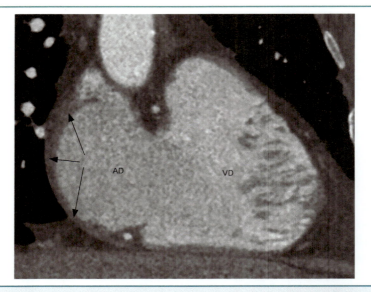

1.7.5. TC. Anatomia do átrio direito. Imagem no plano coronal oblíquo ao longo da extensão da crista *terminalis* (setas).

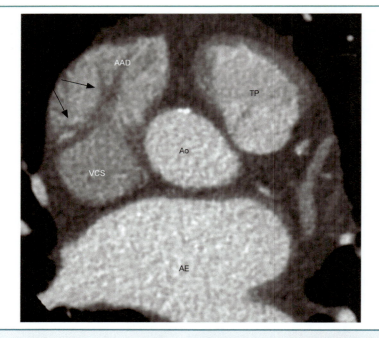

1.7.6. TC. Anatomia do átrio direito. Imagem no plano axial oblíquo na altura do apêndice atrial direito, com a banda parassagital (setas) que divide o apêndice atrial direito entre compartimentos medial e lateral. Também demonstrado na imagem, o tronco arterial pulmonar, aorta e a cavidade atrial esquerda.

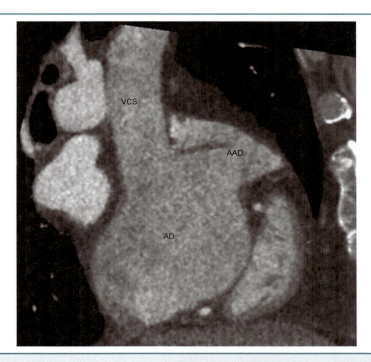

1.7.7. TC. Anatomia do átrio direito. Plano sagital oblíquo mostrando o apêndice atrial direito, que se caracteriza por amplo orifício de entrada e paredes com poucas trabeculações. Também demonstrada na imagem a drenagem da veia cava superior.

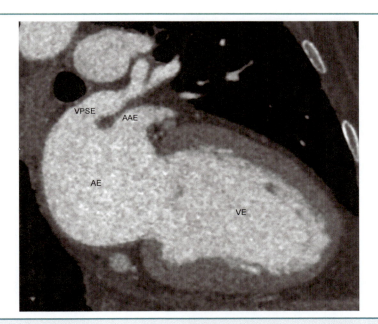

1.7.8. TC. Anatomia atrial esquerda. No plano 2CH, com o apêndice atrial esquerdo e a veia pulmonar superior esquerda. O AAE apresenta pequeno orifício de entrada e paredes internas com muitas trabeculações.

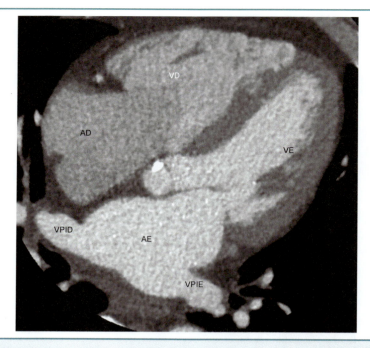

1.7.9. TC. Anatomia do átrio esquerdo. Plano 4CH, porção atrial média, com a drenagem das veias pulmonares inferiores direita e esquerda.

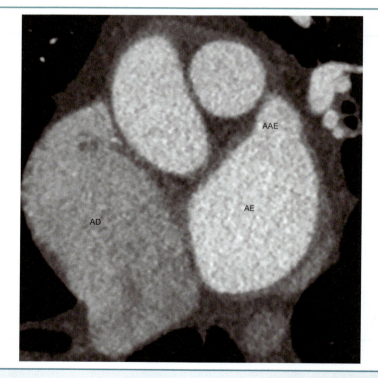

1.7.10. TC. Anatomia do átrio esquerdo. Plano sagital mostrando o orifício de entrada do apêndice atrial esquerdo e a câmara atrial direita anteriormente ao AE.

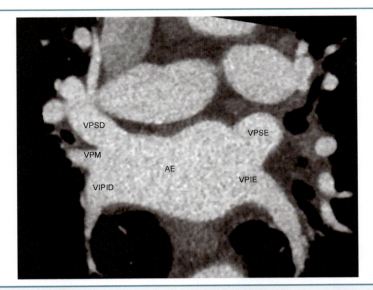

1.7.11. TC. Anatomia do átrio esquerdo. Plano coronal, com a drenagem de cinco veias pulmonares no AE, veia pulmonar superior direita, veia pulmonar inferior direita, veia pulmonar superior esquerda, veia pulmonar inferior esquerda, além de veia pulmonar direita acessória do lobo médio drenando diretamente na parede posterior do átrio esquerdo (variação anatômica).

1.8 VENTRÍCULOS ESQUERDO E DIREITO

Autores
ANTONIO CARLOS LEITE DE BARROS FILHO | ARTHUR CORTEZ GONÇALVES
BRUNO GARCIA TAVARES | LUCAS VELLOSO DUTRA

ECO

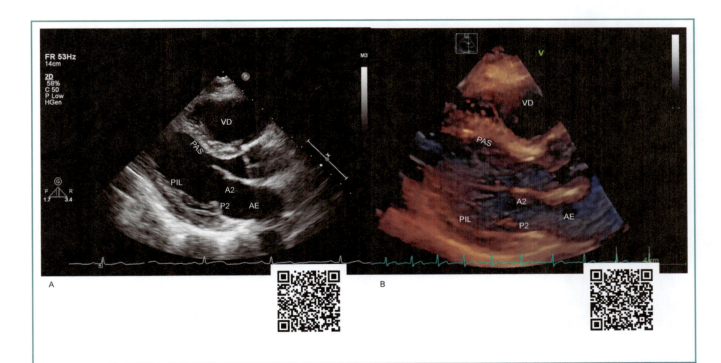

1.8.1.A e B. ECOTT 2D. VE. No plano paraesternal longitudinal, durante a diástole ventricular, observam-se a PAS e a PIL do VE. Em B. ECOTT 3D, a mesma imagem na visão tridimensional.

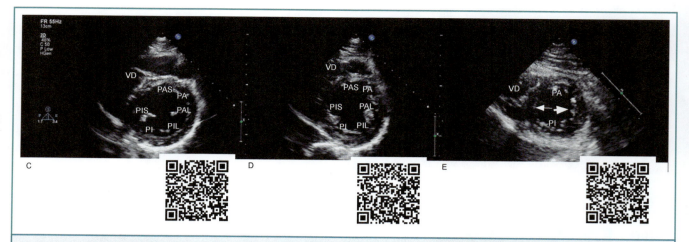

1.8.1.C, D e E. ECOTT 2D. Em C, no plano paraesternal eixo curto, observam-se os segmentos basais, ao nível da VM. Em D observam-se os segmentos médios ao nível do M Pap. Em E observam-se os segmentos apicais: PA, PI, septal (seta fina) e lateral (seta grossa).

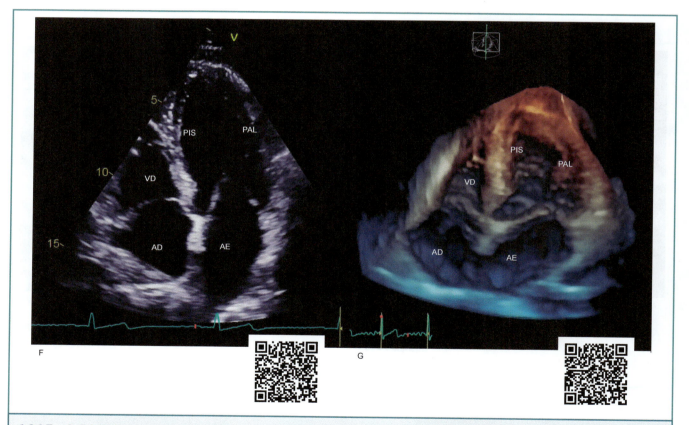

1.8.1.F e G. ECOTT 2D. No plano apical 4CH observam-se a PIS e PAL do VE. Em G, ECOTT 3D, a mesma imagem na visão tridimensional.

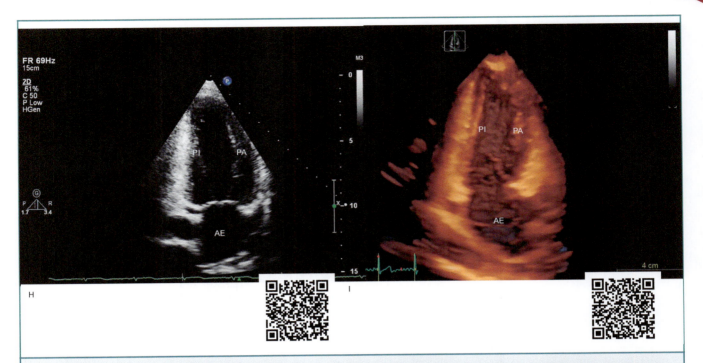

1.8.1.H e I. ECOTT 2D. EM H, no plano apical 2CH, observam-se a PI e a PA do VE. Em I, ECOTT 3D, a mesma imagem na visão tridimensional.

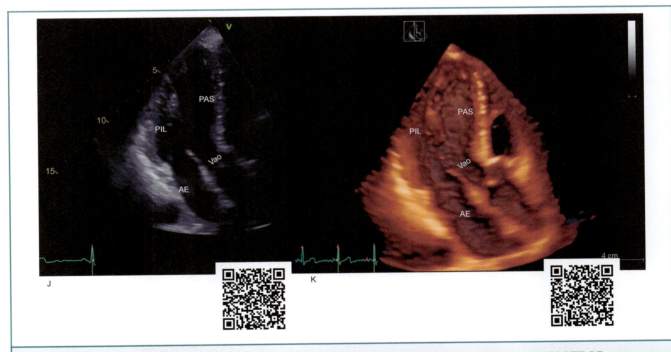

1.8.1.J e K. ECOTT 2D. Em J, no plano apical 3CH, observam-se a PIL e a PAS do VE. Em K, ECOTT 3D, a mesma imagem na visão tridimensional.

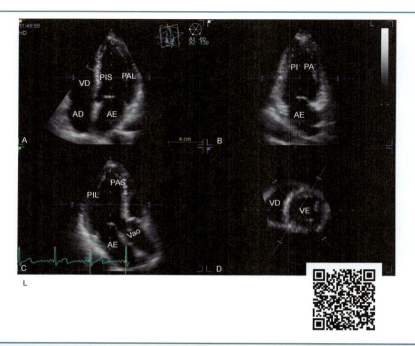

1.8.1.L. ECOTT 3D. Aquisição 3D, com exibição da imagem em quatro planos identificando as paredes do VE. Em A, o plano apical 4CH; em B, o plano 2CH; em C, o plano 3CH. Em D, o plano transverso do VE, ao nível do M Pap (segmento médio).

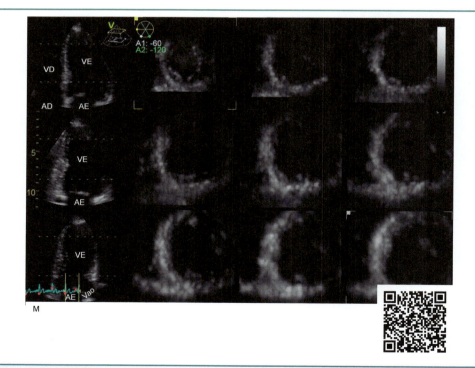

1.8.1.M. ECOTT 3D. Aquisição 3D com exibição do VE em 12 planos (multiplanar), sendo 9 transversos com cortes do segmento apical para o basal e 3 ortogonais em diferentes angulações (0°, 60° e 120°).

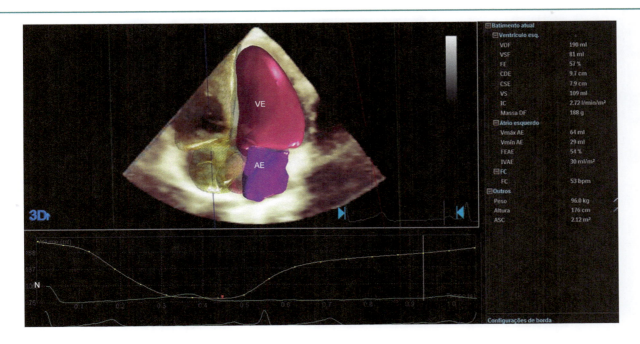
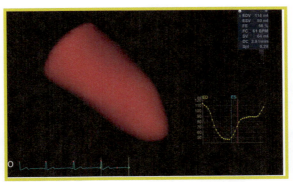
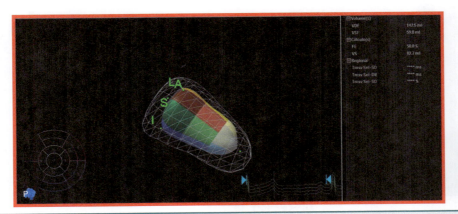

1.8.1. N, O e P. ECOTT 3D. Exemplos de renderização de superfície para avaliação dos volumes e FEVE através de diferentes *softwares*. Em N observa-se a renderização automática, enquanto as figuras O e P representam renderização semiautomática. As curvas de volume adquiridas ao longo do ciclo cardíaco podem ser observadas nas figuras N e O.

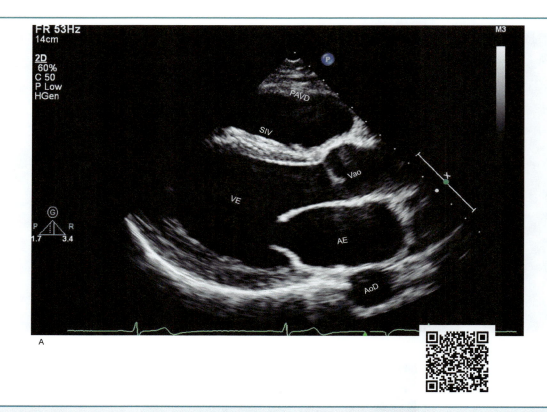

1.8.2.A. ECOTT 2D. VD. No plano paraesternal eixo longo observa-se o VD localizado anteriormente, com a identificação de sua parede (PAVD).

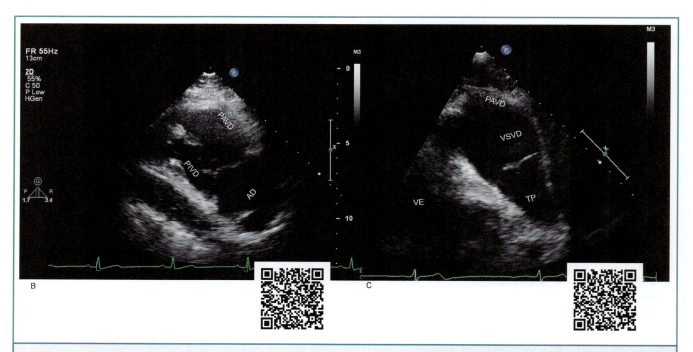

1.8.2.B e C. ECOTT 2D. Em B, no plano paraesternal longitudinal, focado na via de entrada do VD, observam-se as PAVD e PIVD. Em C, aquisição focada na VSVD, observa-se a PAVD.

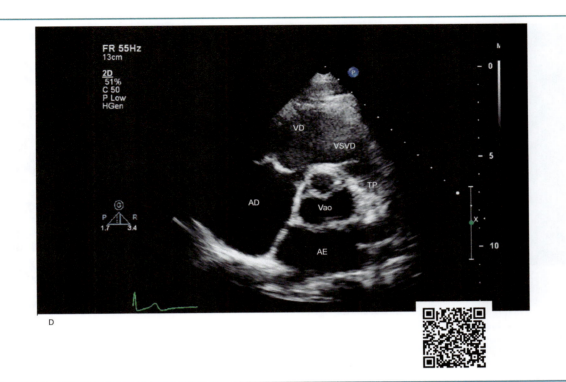

1.8.2.D. ECOTT 2D. No plano transverso da Vao identifica-se a VSVD.

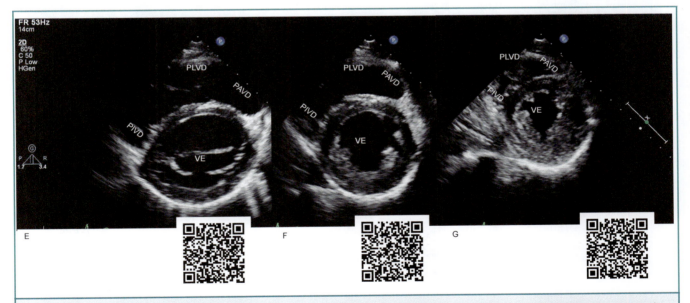

1.8.2.E, F e G. ECOTT 2D. No plano paraesternal eixo curto dos segmentos basal (imagem E), médio (imagem F) e apical (imagem G) do VE identificam-se as PAVD, PIVD e PLVD.

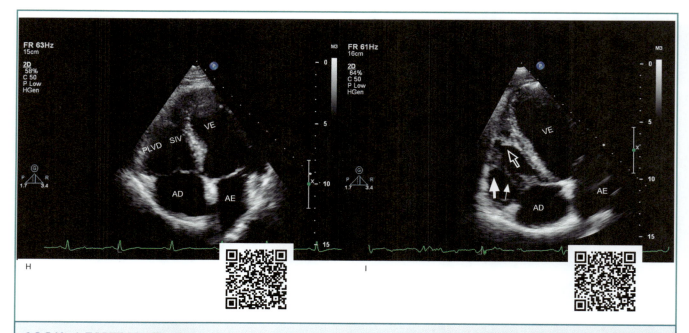

1.8.2.H e I. ECOTT 2D. Em H, no plano apical 4CH focado no VD, identificam-se a PLVD e SIV. Em I são observadas as estruturas do VD: cordas tendíneas (seta fina), M Pap (seta grossa) e banda moderadora (seta sem preenchimento).

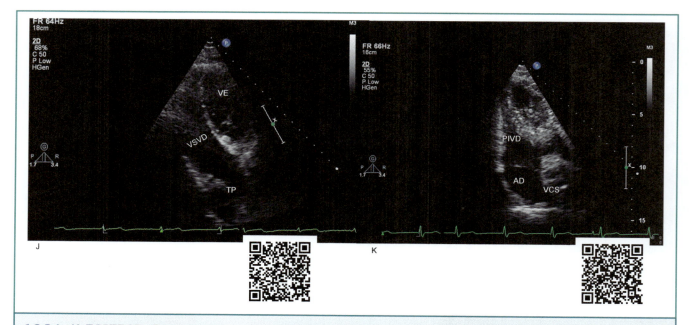

1.8.2.J e K. ECOTT 2D. Em J, no plano apical 4CH modificado, com transdutor levemente anteriorizado, observa-se a VSVD. Em K, no plano apical 2CH modificado, obtido através da rotação anti-horária aproximada de 60° do transdutor a partir do 4CH focado no VD, identifica-se a PIVD.

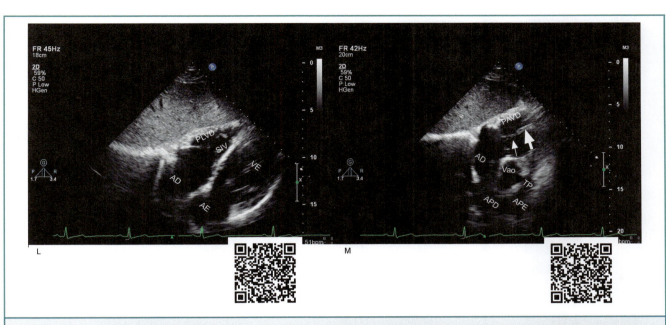

1.8.2.L e M. ECOTT 2D. Em L, no plano subcostal 4CH, identificam-se a PLVD e o SIV. Em M, no plano subcostal transverso da Vao, identificam-se a PAVD e estruturas do VD: cordas tendíneas (seta fina) e o M Pap (seta grossa).

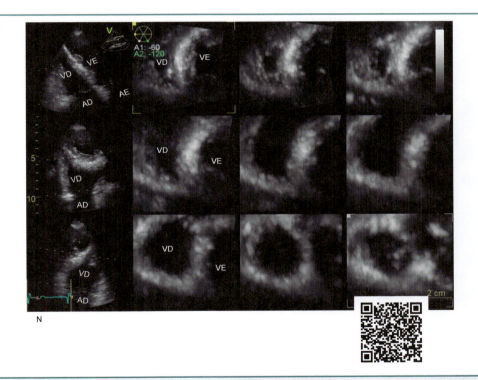

1.8.2.N. ECOTT 3D. Aquisição 3D com exibição do VD em 12 planos (multiplanar), sendo 9 transversos com cortes do segmento apical para o basal e 3 ortogonais em diferentes angulações (0°, 60° e 120°).

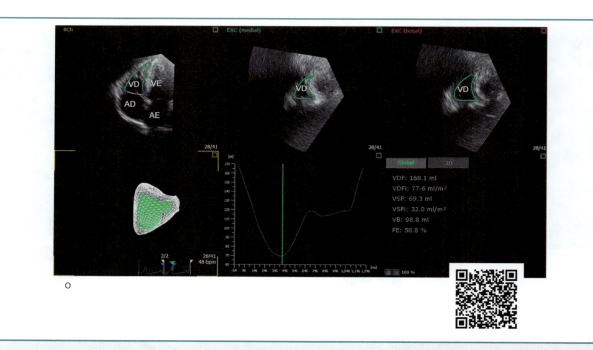

1.8.2.0. ECOTT 3D. Visão tridimensional do VD. Renderização de sua superfície para avaliação dos volumes do VD e da FEVD.

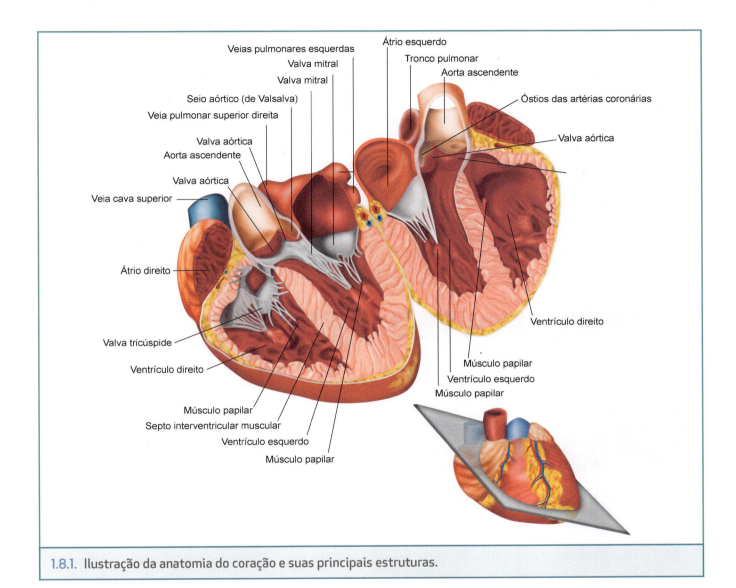

1.8.1. Ilustração da anatomia do coração e suas principais estruturas.

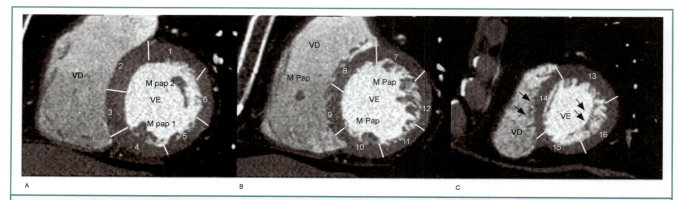

1.8.2. A, B e C. TC. Ventrículo esquerdo. Cortes em eixo curto (Ec) basal (A), médio (B) e apical (C). No ventrículo esquerdo observamos os músculos papilares posteromedial (M Pap 1) e anterolateral (M Pap 2). Os segmentos do VE segundo a classificação da *American Heart Association* são delimitados por linhas brancas: segmento anterior basal (1), segmento anterosseptal basal (2), segmento inferosseptal basal (3), segmento inferior basal (4), segmento inferolateral basal (5), segmento anterolateral basal (6), segmento anterior medial (7), segmento anterosseptal medial (8), segmento inferosseptal medial (9), segmento inferior medial (10), segmento inferolateral medial (11), segmento anterolateral medial (12), segmento anterior apical (13), segmento septal apical (14), segmento inferior apical (15), segmento lateral apical (16). Trabéculas no interior do VD e VE (setas).

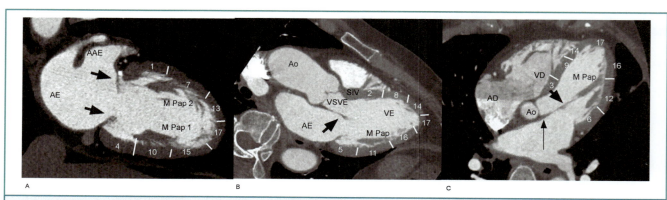

1.8.3. A, B e C. TC. VE. (A) Plano 2CH, (B) plano 3CH e (C) plano 4CH. No plano 2CH observam-se os músculos papilares posteromedial (M Pap 1) e anterolateral (M Pap 2), átrio esquerdo, apêndice atrial esquerdo e cúspides mitrais anterior e posterior (setas). No plano 3CH observam-se átrio esquerdo, ventrículo esquerdo, aorta ascendente. A via de saída do VE é delimitada pela cúspide anterior da mitral (seta grossa) e pelo septo interventricular. No plano 4CH observam-se os músculos papilares anterolaterais, cordoalha tendínea (seta grossa) e cúspide anterior da valva mitral (seta fina), raiz aórtica, septo interventricular. As linhas brancas delimitam os segmentos anterior basal (1), anterosseptal basal (2), inferosseptal basal (4), inferolateral basal (5), anterior medial (7), anterosseptal medial (8), inferosseptal medial (9), inferolateral medial (11), anterolateral medial (12), anterior apical (13), septal apical (14), inferior apical (15), lateral apical (16) e o ápex ventricular esquerdo (17) da classificação da *American Heart Association*.

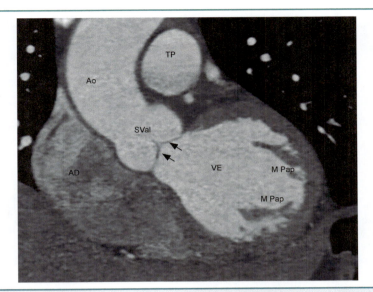

1.8.4. TC. Ventrículo esquerdo. Plano na via de saída do ventrículo esquerdo. Ventrículo esquerdo, músculos papilares do VE, valva aórtica (setas), seio de Valsalva, aorta ascendente, tronco da artéria pulmonar, átrio direito.

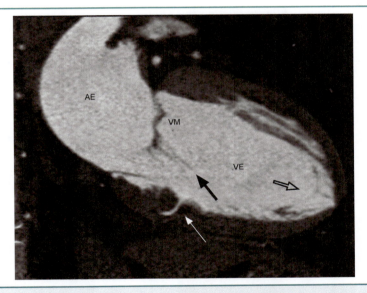

1.8.5. TC. VE no plano 2CH. Presença de cripta profunda (seta branca) no segmento inferior basal do VE, cúspide anterior da VM, finas cordoalhas tendíneas de permeio à cavidade ventricular (seta grossa), trabéculas no interior do VE (seta sem preenchimento).

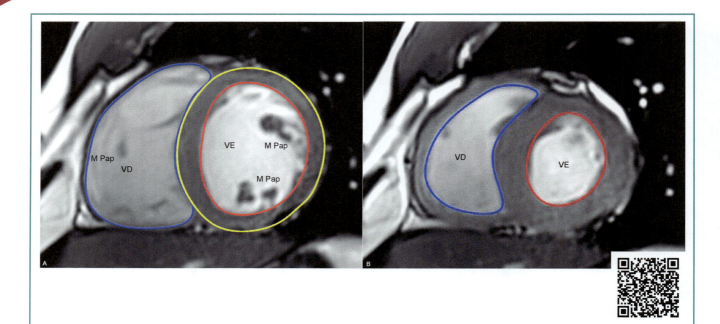

1.8.6.A e B. RMC. VE e VD. Imagem de cine-RM SSFP em EC na diástole (A) e na sístole (B). Contornos endocárdico (vermelho) e epicárdico (amarelo) do VE, e contorno endocárdico (azul) do VD, que são utilizados para quantificação dos volumes ventriculares e massa ventricular esquerda. Presença de trabéculas e dos M Pap no interior do VD e do VE.

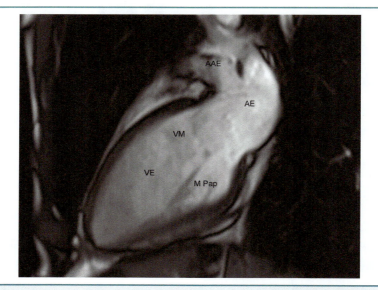

1.8.7. RMC. Ventrículo esquerdo. Imagem de cine-RM SSFP no plano 2CH na diástole. Observam-se: átrio esquerdo, ventrículo esquerdo. Músculos papilares no VE, valva mitral e o apêndice atrial esquerdo.

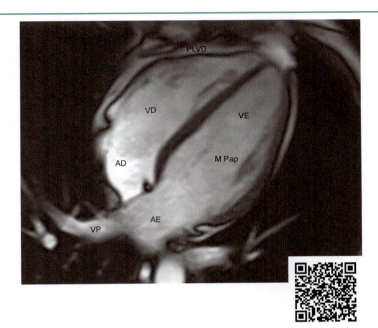

1.8.8. RMC. Ventrículos esquerdo e direito. Imagem de cine-RM SSFP em 4CH com anatomia com câmaras cardíacas com distribuição e dimensões preservadas. Observam-se: átrio esquerdo, veia pulmonar direita, ventrículo esquerdo, músculo papilar do VE, átrio direito, ventrículo direito e parede livre do ventrículo direito.

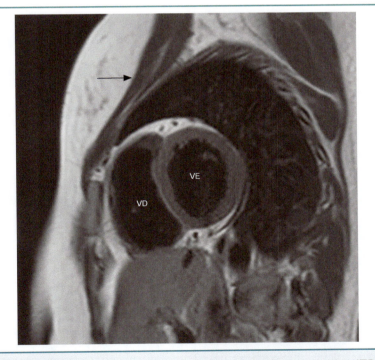

1.8.9. RMC. Ventrículos esquerdo e direito. No plano EC, realizada a técnica *black-blood* T2 para avaliação morfológica e análise qualitativa de edema miocárdico. A intensidade de sinal do músculo esquelético da caixa torácica (seta preta) pode ser comparada à intensidade de sinal do miocárdio. A intensidade de sinal é homogênea, não sendo observado edema miocárdico.

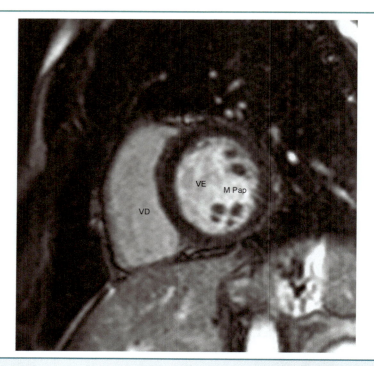

1.8.10. RMC. Ventrículos esquerdo e direito. Técnica de realce tardio para avaliação de fibrose miocárdica em eixo curto. O miocárdico apresenta intensidade de sinal homogênea, não sendo identificadas áreas de fibrose.

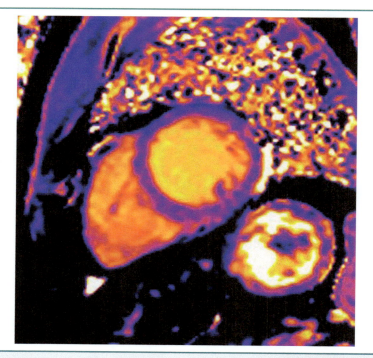

1.8.11. RMC. Ventrículos esquerdo e direito. No eixo curto, através da técnica mapa T1 pré-contraste, para análise quantitativa do tempo de recuperação T1 (T1 nativo) do miocárdio.

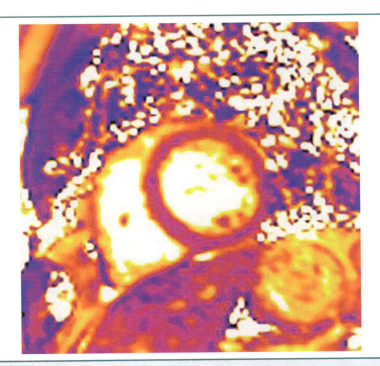

1.8.12. RMC. Ventrículos esquerdo e direito. No eixo curto, com a técnica mapa T2 para análise quantitativa do tempo de relaxamento T2 do miocárdio e pesquisa de edema miocárdico.

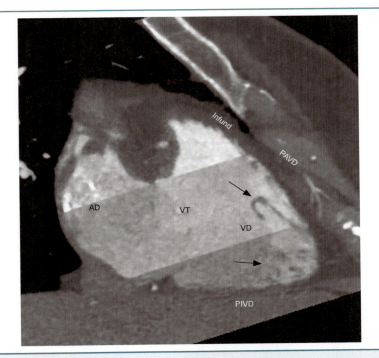

1.8.13. TC. Ventrículo direito. No plano 2CH das cavidades direitas, notam-se câmaras cardíacas com disposição e dimensões preservadas. Átrio direito, ventrículo direito, trabéculas apicais intraventriculares (setas), paredes anterior e inferior do ventrículo direito, e a parede infundibular do VD (Infund).

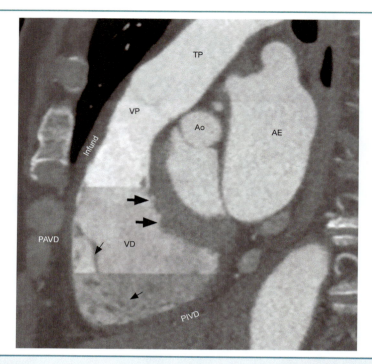

1.8.14. TC. Ventrículo direito no plano da via de saída do ventrículo direito. Parede infundibular (Infund) do VD, parede inferior do VD, parede anterior do VD, trabéculas apicais (setas finas), crista supraventricular (setas grossas), valva pulmonar, átrio esquerdo e aorta.

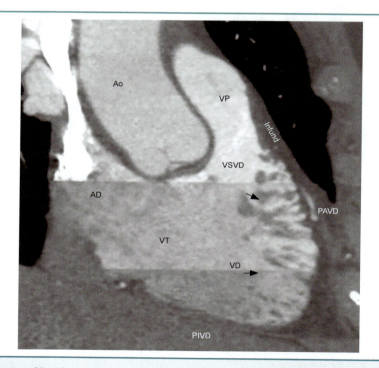

1.8.15. TC. Ventrículo direito. No plano oblíquo que demonstra ambas as vias de entrada e de saída do ventrículo direito. Átrio direito, valva tricúspide, parede infundibular (Infund) do VD, parede inferior do VD, parede anterior do VD (PAVD), as trabéculas anteriores e apicais do VD (setas), via de saída do VD, valva pulmonar e aorta.

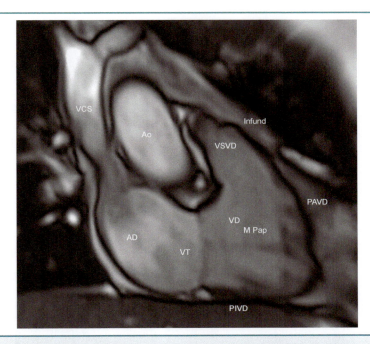

1.8.16. RMC. Ventrículo direito. Cine-RM SSFP no plano 2CH das cavidades direitas. Veia cava superior (VCS), átrio direito, valva tricúspide, ventrículo direito, músculo papilar do VD, via de saída ou região infundibular do VD, parede anterior do VD, parede inferior do VD, parede infundibular do VD.

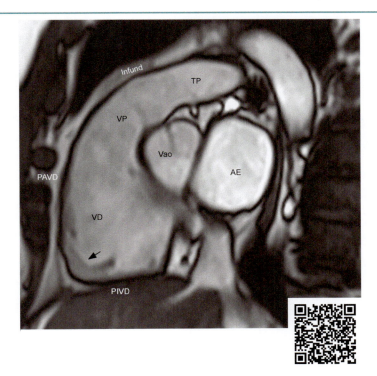

1.8.17. RMC. Ventrículo direito. Cine-RM SSFP no plano da via de saída do ventrículo direito. Tronco pulmonar, valva pulmonar, parede infundibular do VD, parede anterior do VD, parede inferior do VD, trabéculas apicais (seta), átrio esquerdo e valva aórtica.

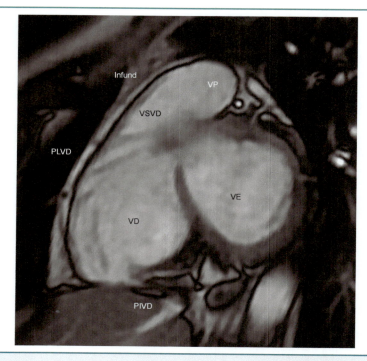

1.8.18. RMC. Ventrículo direito. Imagem de cine-RM SSFP em eixo curto basal. VD, via de saída do VD, valva pulmonar, parede inferior do VD, parede lateral do VD, parede infundibular, ventrículo esquerdo.

1.9 ANATOMIA CORONARIANA

Autores
ANTONIO CARLOS LEITE DE BARROS FILHO | ARTHUR CORTEZ GONÇALVES
BRUNO GARCIA TAVARES | LUCAS VELLOSO DUTRA

ECO

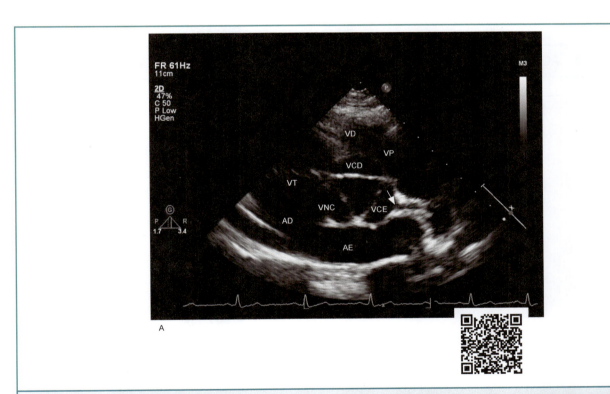

1.9.1.A. ECOTT 2D. TCE. No plano paraesternal transverso da Vao observa-se o TCE (seta) na diástole ventricular.

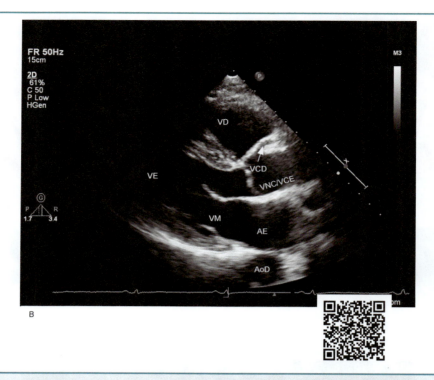

1.9.1.B. ECOTT 2D. ACD. No plano paraesternal longitudinal observa-se a porção inicial da ACD (seta).

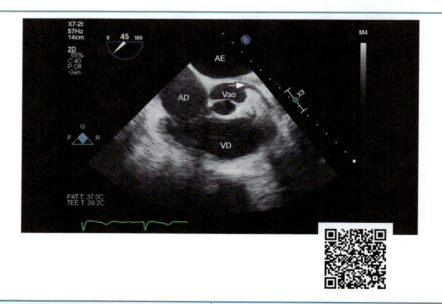

1.9.2. ECOTE 2D. No plano transverso da Vao, em 45°, visualiza-se o TCE (seta).

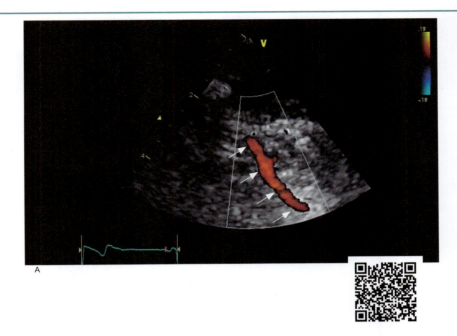

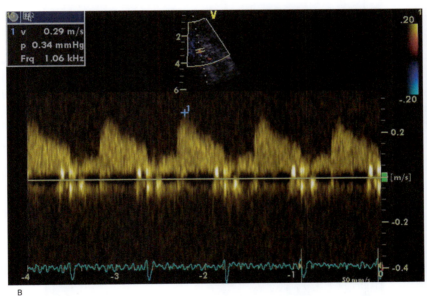

1.9.3 A e B. ETT 2D. ADA. Em A, no plano 2CH modificado, o Doppler em cores evidencia o fluxo na ADA (setas) com predomínio na diástole no seu segmento distal. Em B, o Doppler espectral evidencia o fluxo com predomínio diastólico.

RMC/TC

JULIANA SERAFIM DA SILVEIRA | JOALBO MATOS ANDRADE

Autores

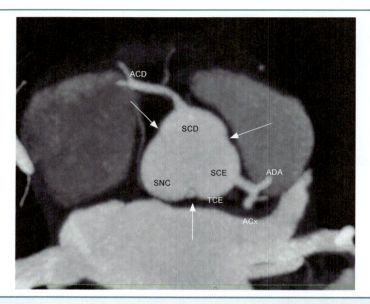

1.9.1. TC. Raiz da aorta. Imagem no plano valvar aórtico, na altura dos seios de Valsalva, mostrando os seios coronarianos (SCD: seio coronariano direito, SCE: seio coronariano esquerdo; SNC: seio não coronariano), as setas mostram as comissuras.

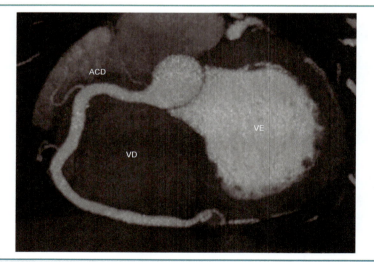

1.9.2. TC. Artéria coronária direita. Reconstrução em MIP mostrando todos os segmentos da artéria coronária direita.

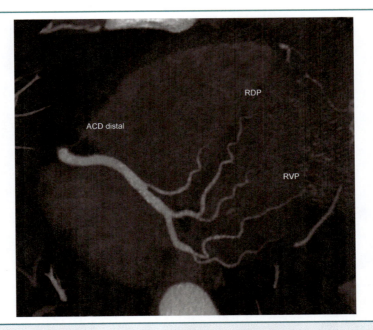

1.9.3. TC. Artéria coronária direita. Reconstrução em MIP mostrando o segmento distal da artéria coronária direita e seus ramos principais, descendente posterior e ventricular posterior.

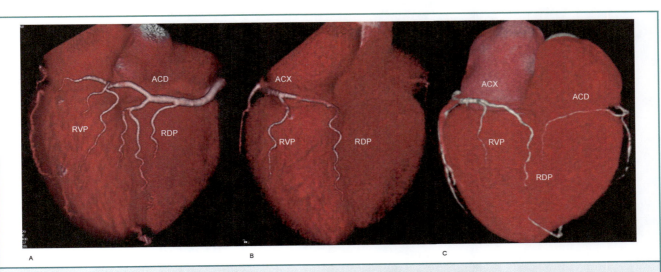

1.9.4.A, B e C. TC. Dominância coronariana. Reconstrução em 3D mostrando: (A) dominância coronariana direita, (B) dominância coronariana esquerda e (C) dominância coronariana balanceada (codominância).

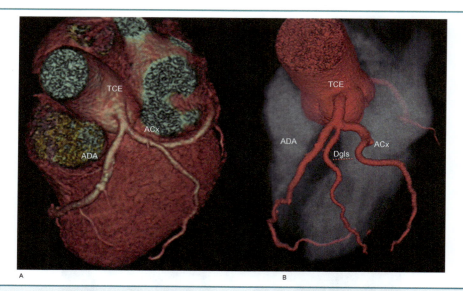

1.9.5.A e B. TC. Artéria coronária esquerda. Reconstrução em 3D mostrando: (A) TCE de configuração anatômica habitual, bifurcando-se em ADA e ACx e (B) TCE trifurcando-se, originando a ADA, *diagonalis* e ACx (variante anatômica).

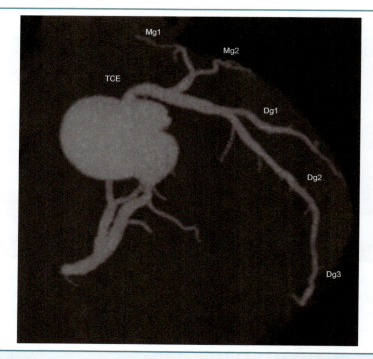

1.9.6. TC. Artéria coronária esquerda. Reconstrução em MIP mostrando a árvore coronariana esquerda: tronco coronariano esquerdo, descendente anterior com os ramos diagonais Dg1, Dg2 e Dg3, estes dois últimos de pequeno calibre) e septais e circunflexa com os ramos marginais (Mg1 e Mg2).

SEÇÃO 2

CARDIOPATIA CONGÊNITA

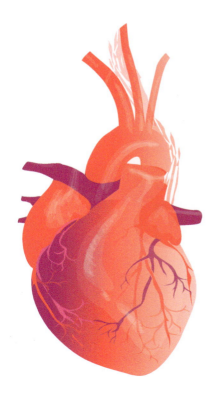

COORDENADORES DA SEÇÃO

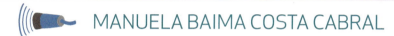 MANUELA BAIMA COSTA CABRAL

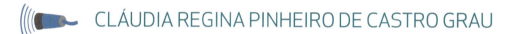 CLÁUDIA REGINA PINHEIRO DE CASTRO GRAU

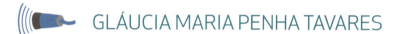 GLÁUCIA MARIA PENHA TAVARES

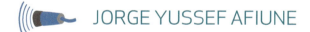 JORGE YUSSEF AFIUNE

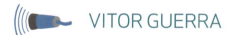 VITOR GUERRA

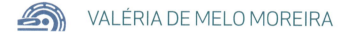 VALÉRIA DE MELO MOREIRA

2.1 ANOMALIAS DAS CONEXÕES VENOSAS (PULMONARES E SISTÊMICAS)

Autora: DANIELE ZIMMERMANN

ECO

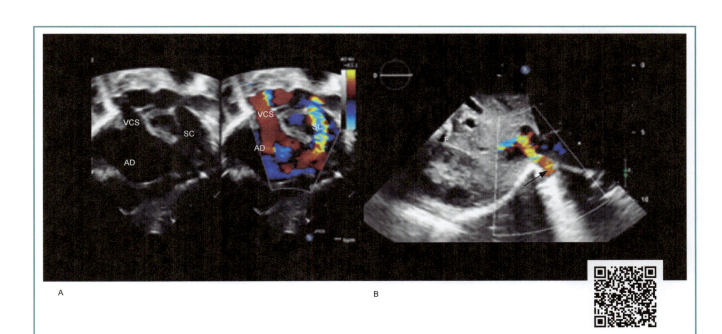

2.1.1.A e B. ECOTT 2D. Conexão anômala de veias pulmonares. Em A, plano subcostal sem e com Doppler em cores com veias pulmonares drenando em seio coronário. Em B, plano subcostal com Doppler em cores, as veias pulmonares direitas drenam na veia cava inferior (seta).

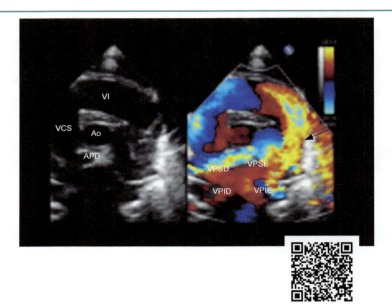

2.1.2. ECOTT 2D. Conexão anômala total de veias pulmonares. Plano supraesternal sem e com Doppler em cores. As quatro veias pulmonares drenam na veia inominada através de tubo coletor ou veia vertical (seta).

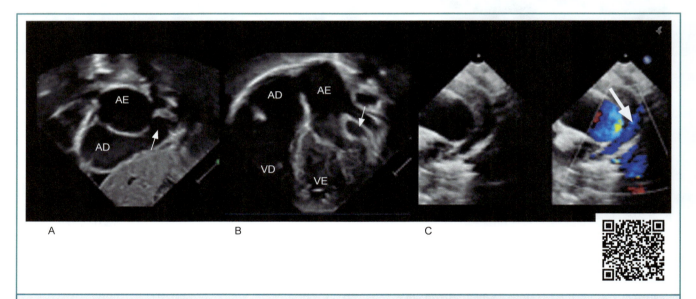

2.1.3.A, B e C. ECOTT 2D. Veia cava superior esquerda persistente drenando em seio coronário. Em A, plano subcostal com seio coronário dilatado (seta). Em B, plano apical com seio coronário dilatado (seta). Em C, plano eixo longo alto, sem e com Doppler em cores demonstrando VCSEP (seta grossa) drenando em seio coronário.

Autora

ARIANE BINOTI PACHECO

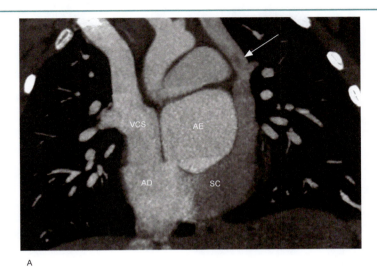

2.1.1. TC. Veia cava superior esquerda persistente. Projeção de intensidade máxima em corte coronal. Veia cava superior esquerda persistente (seta) drenando no seio coronário dilatado.

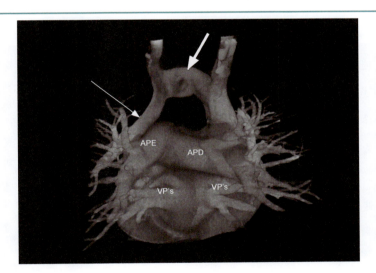

2.1.2. TC. Conexão anômala parcial de veia pulmonar. Reconstrução tridimensional demonstrando a veia pulmonar superior esquerda (seta fina) drenando na veia inominada (seta grossa). Demais veias pulmonares conectadas normalmente no átrio esquerdo.

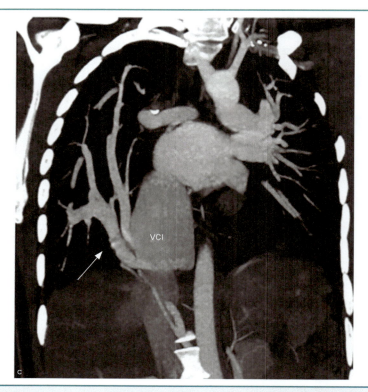

2.1.3. TC. Conexão anômala parcial de veias pulmonares direitas. Projeção de intensidade máxima em corte coronal onde se observam veias pulmonares direitas (seta) drenando em veia cava inferior dilatada (síndrome de cimitarra).

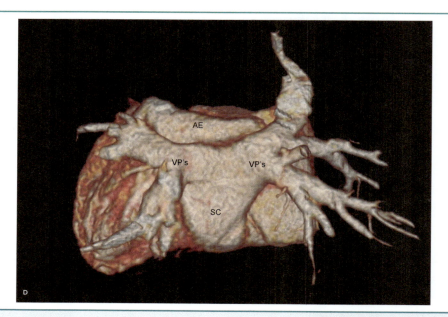

2.1.4. TC. Conexão anômala total de veias pulmonares. Reconstrução tridimensional em visão posterior com conexão anômala total de veias pulmonares do tipo intracardíaca, onde se observam veias pulmonares drenando no seio coronário que se encontra dilatado.

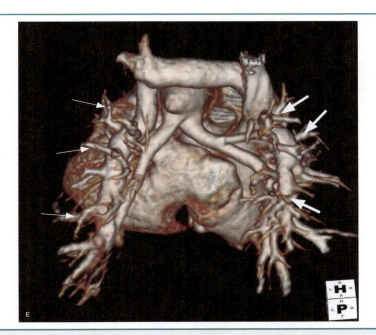

2.1.5. TC. Conexão anômala total de veias pulmonares do tipo supracardíaca. Reconstrução tridimensional em projeção posterior demonstrando a drenagem das veias pulmonares à esquerda em veia vertical e esta em veia inominada (setas finas). Veias pulmonares direitas conectadas diretamente em veia cava superior (setas grossas).

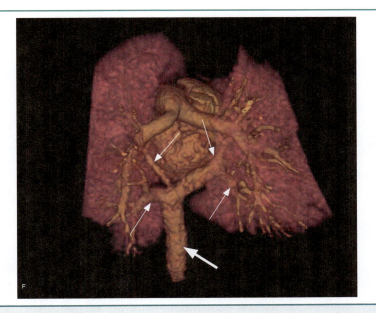

2.1.6. TC. Conexão anômala total de veias pulmonares Reconstrução tridimensional demonstrando a conexão anômala total de veias pulmonares do tipo infracardíaca. Veias pulmonares (setas finas) drenam em coletor e veia vertical (seta grossa) e esta na veia porta.

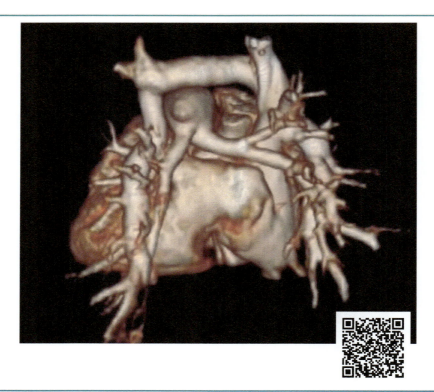

2.1.7. TC Conexão anômala total de veias pulmonares do tipo supracardíaca. Reconstrução tridimensional demonstrando a drenagem das veias pulmonares à esquerda em veia vertical e esta em veia inominada. Veias pulmonares direitas conectadas diretamente em veia cava superior.

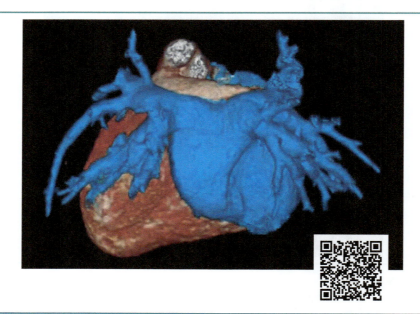

2.1.8. TC Conexão anômala total de veias pulmonares do tipo intracardíaca. Reconstrução tridimensional de tomografia computadorizada demonstrando as veias pulmonares drenando no seio coronário e este no átrio direito, estruturas destacadas em azul.

2.2 COMUNICAÇÃO INTERATRIAL

Autora: DANIELLE LOPES ROCHA

ECO

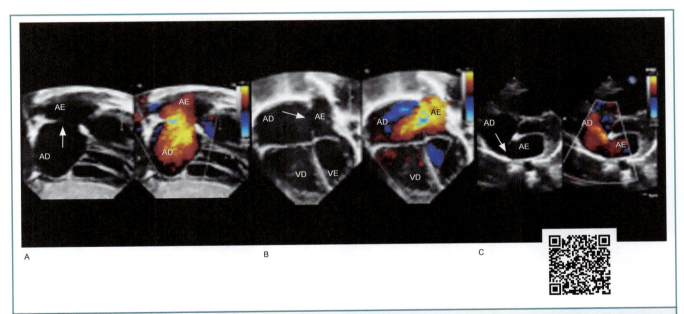

2.2.1.A, B e C. ECOTT 2D. CIA tipo *ostium secundum*. Imagens demonstrando a CIA em diferentes planos sem e com Doppler em cores. Em A, plano subcostal (seta). Em B, plano apical (seta). Em C, plano paraesternal eixo curto (seta).

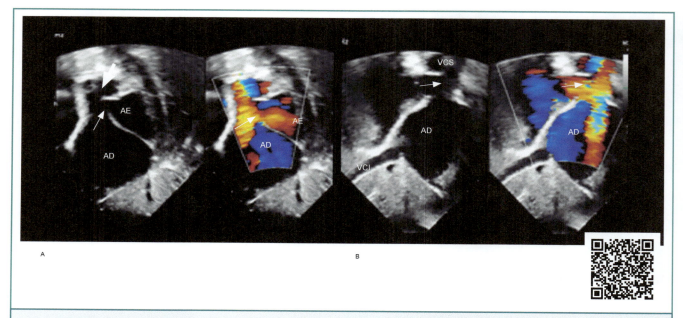

2.2.2.A e B. ECOTT 2D. CIA tipo seio venoso superior sem e com Doppler em cores. Em A, CIA (seta fina) e a drenagem anômala da veia pulmonar na VCS (seta grossa). Em B, eixo das cavas, CIA (seta) próxima à chegada da VCS no AD.

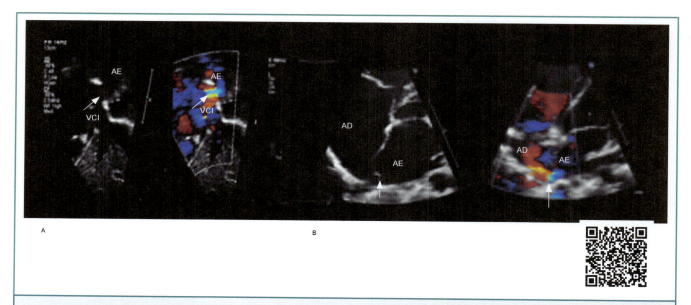

2.2.3.A e B. ECO TT 2D. CIA tipo seio venoso inferior sem e com Doppler em cores. Em A, plano subcostal (seta). Em B, plano eixo curto (seta).

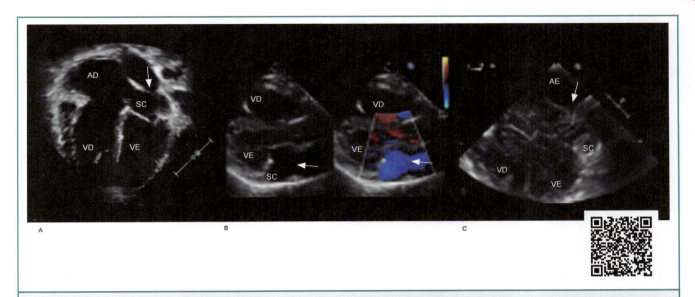

2.2.4.A, B e C. ECOTT 2D. CIA por ausência do teto do seio coronário. Em A, plano apical com dilatação do seio coronário e a CIA (seta). Em B, plano paraesternal eixo longo sem e com Doppler em cores com dilatação do seio coronário e a CIA (seta). Em C, ECOTE 2D com injeção de contraste salino em membro superior esquerdo demonstrando presença de VCSE e a CIA (seta).

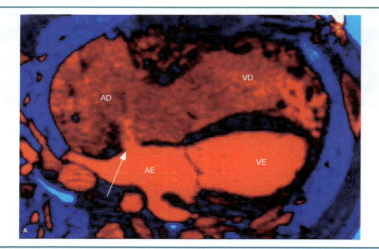

2.2.1. TC. Comunicação interatrial. Reconstrução tomográfica em corte 4CH. Observa-se o defeito septal interatrial tipo *ostium secundum* (seta) e a dilatação importante do átrio direito e ventrículo direito.

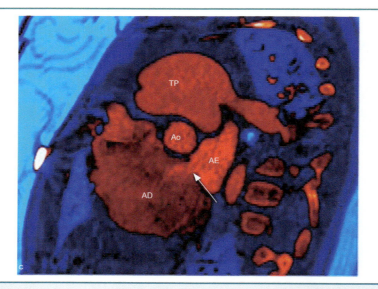

2.2.2. TC. Comunicação interatrial. Reconstrução tomográfica em eixo curto. Observa-se o defeito septal interatrial tipo *ostium secundum* (seta) e a dilatação importante do átrio direito e tronco pulmonar.

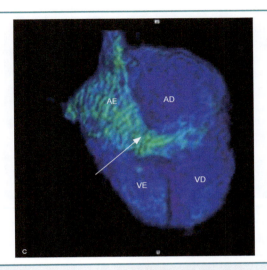

2.2.3 RMC. Comunicação interatrial tipo seio coronário. Reconstrução tridimensional de angiorressonância em visão posterior demonstrando a comunicação do átrio esquerdo e o seio coronário (seta).

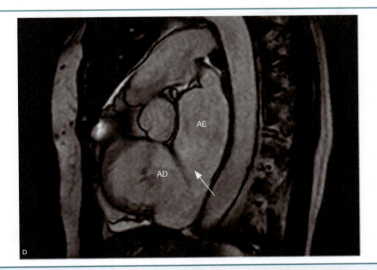

2.2.4. RMC. Comunicação interatrial. Corte eixo curto demonstrando a comunicação do átrio esquerdo com o seio coronário que se encontra dilatado.

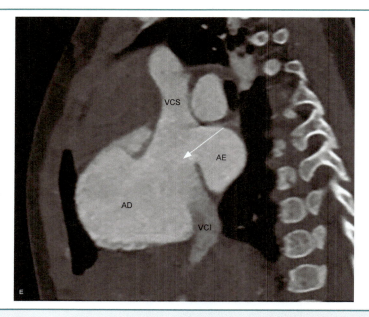

2.2.5. TC. Comunicação interatrial tipo seio venoso superior. Projeção de intensidade máxima em corte eixo curto demonstrando a comunicação interatrial tipo seio venoso superior (seta) e dilatação do átrio direito.

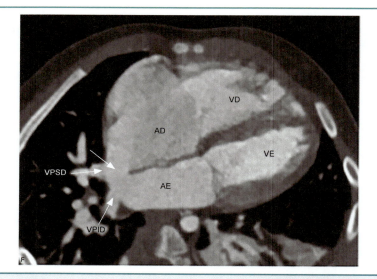

2.2.6. TC. Comunicação interatrial tipo seio venoso superior. Projeção de intensidade máxima em corte 4CH. Visualiza-se a comunicação interatrial tipo seio venoso superior (seta) com cavalgamento da veia pulmonar direita no defeito septal e a dilatação das câmaras direitas.

2.3 COMUNICAÇÃO INTERVENTRICULAR

Autor: MÁRCIO MIRANDA BRITO

ECO

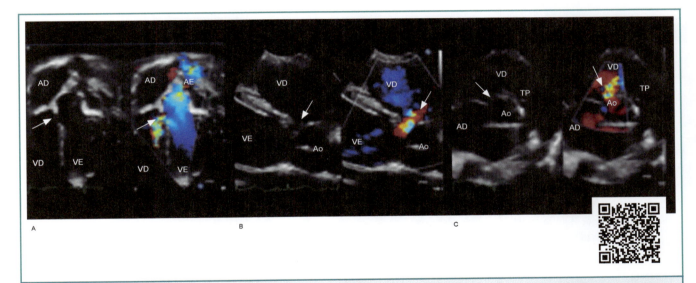

2.3.1.A, B e C. ECO TT 2D. CIV perimembranosa sem e com Doppler em cores. Em A, plano apical com CIV próxima a valva tricúspide e aórtica (seta) *shunt* esquerda-direita. Em B, plano paraesternal eixo longo com CIV ao nível do septo membranoso demonstrando relação da CIV (seta) com aorta. Em C, plano paraesternal eixo curto com CIV (seta) demonstrando relação da CIV (seta) com a valva tricúspide.

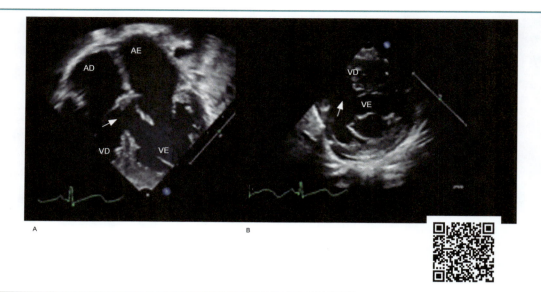

2.3.2.A e B. ECO TT 2D. CIV muscular de via de entrada. Em A, plano apical com a CIV (seta) localizada mais posterior e próxima às vias de entrada ventricular. Em B, plano paraesternal eixo curto no plano de via de entrada demonstrando a CIV (seta) no septo de via de entrada.

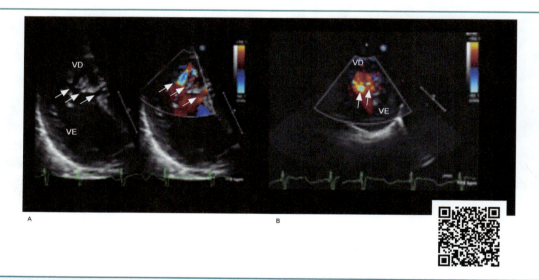

2.3.3.A e B. ECOTT 2D. Comunicações interventriculares musculares apicais. Em A, plano paraesternal eixo longo sem e com Doppler em cores com comunicações interventriculares múltiplas na região apical (setas). Em B, plano paraesternal eixo curto com Doppler em cores demonstrando comunicações interventriculares na porção apical do ventrículo (setas).

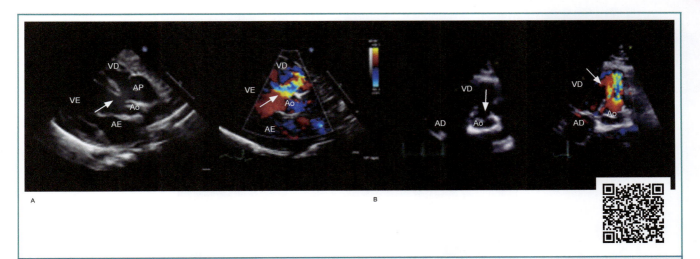

2.3.4.A e B. ECOTT 2D. CIV duplamente relacionada sem e com Doppler em cores. Em A, plano paraesternal eixo longo com continuidade fibrosa (CIV) entre as valvas semilunares aórtica e pulmonar (seta). Em B, plano paraesternal eixo curto com CIV em 2 horas (seta) e sua relação com as valvas semilunares.

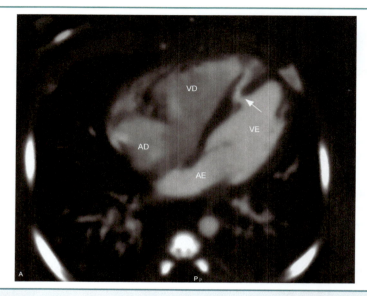

2.3.1. TC. Comunicação interventricular. Reconstrução tomográfica multiplanar em corte 4CH. Observa-se comunicação interventricular muscular em porção média do septo interventricular (seta).

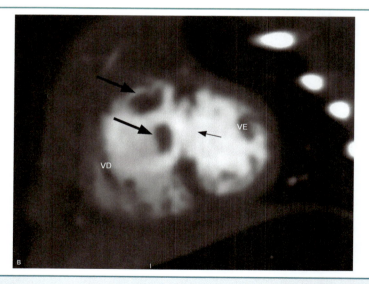

2.3.2. TC. Comunicação interventricular. Reconstrução tomográfica multiplanar em corte eixo curto demonstrando ampla comunicação interventricular muscular na porção medioapical do septo interventricular (seta fina). Presença de recessos entre as trabéculas do ventrículo direito (setas grossas), adjacentes ao defeito septal muscular, que podem simular comunicações interventriculares múltiplas em projeções de eixo longo.

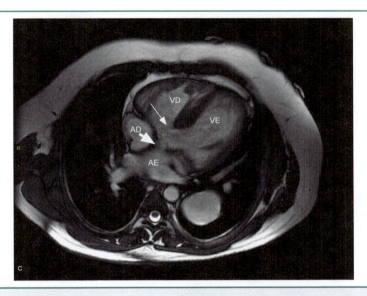

2.3.3. RMC. Comunicação interventricular. Cine-RM demonstrando comunicação interventricular de via de entrada com extensão para a via de saída (seta fina). Observa-se o defeito septal relacionado à via de saída aórtica (seta grossa), não sendo possível avaliar a relação com as valvas atrioventriculares neste corte.

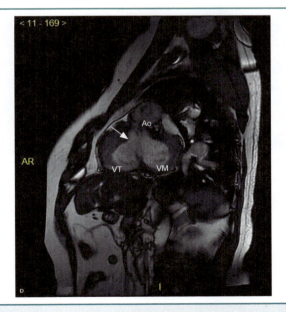

2.3.4. RMC. Comunicação interventricular. Cine-RM em eixo curto onde se visualiza comunicação interventricular de via de entrada com extensão para a via de saída (seta). Observa-se a relação do defeito septal interventricular com as valvas mitral, tricúspide e via de saída aórtica.

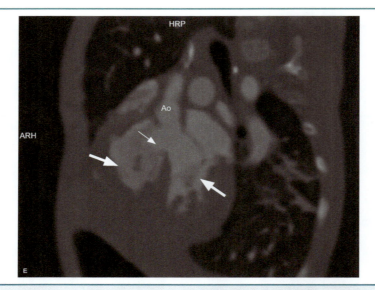

2.3.5. TC. Comunicação interventricular. Reconstrução tomográfica multiplanar em corte oblíquo demonstrando ampla comunicação interventricular (seta fina) de via de entrada com extensão para a via de saída aórtica e a sua relação com as valvas atrioventriculares (setas grossas).

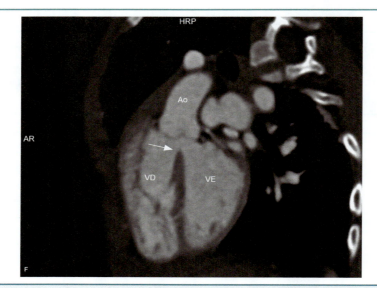

2.3.6. TC. Reconstrução tomográfica multiplanar em corte longo oblíquo demonstrando comunicação interventricular perimembranosa de via de saída (seta).

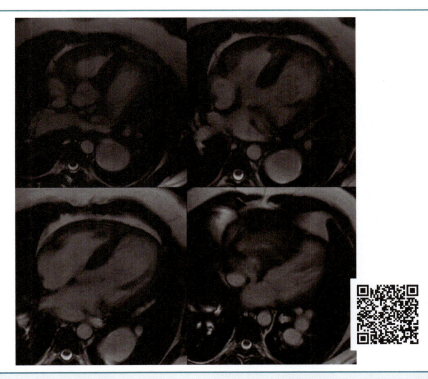

2.3.7. RMC. Comunicação interventricular de via de entrada com extensão para via de saída. Cine-RM com varredura em corte 4CH. Observa-se o defeito do septo interventricular relacionado à via de saída aórtica e às vias de entrada (valvas tricúspide e mitral) com *shunt* da esquerda para a direita.

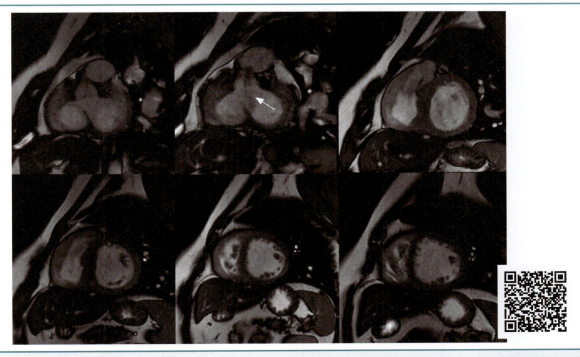

2.3.8. RMC. Comunicação interventricular de via de entrada com extensão para via de saída. Cine-RM com varredura em eixo curto. Observa-se, no segmento basal, a comunicação interventricular com *shunt* da esquerda para direita e sua relação com as valvas mitral, tricúspide e via de saída aórtica (seta). Há ainda obstrução subvalvar e dupla lesão valvar pulmonar.

2.4 DEFEITO DO SEPTO ATRIOVENTRICULAR

Autora: VANESSA AUGUSTO CANUTO NUNES

ECO

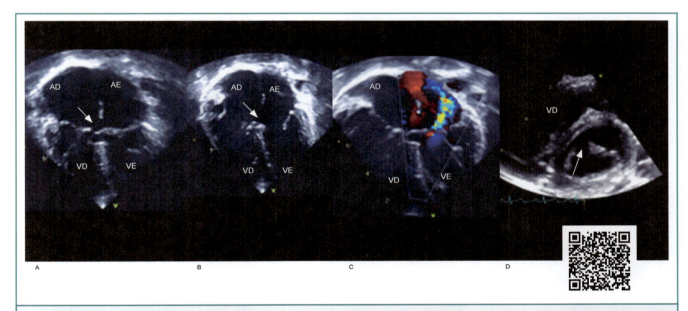

2.4.1.A, B, C e D. ECO TT 2D. Defeito do septo atrioventricular forma parcial. Em A, plano apical com valvas atrioventriculares no mesmo nível e CIA *ostium primum* (seta). Em B, plano apical em diástole demonstrando CIA *ostium primum* (seta) e os dois orifícios valvares distintos. Em C, plano apical com Doppler em cores demonstrando a insuficiência da valva atrioventricular esquerda em local de *cleft*. Em D, plano paraesternal eixo curto com *cleft* (seta).

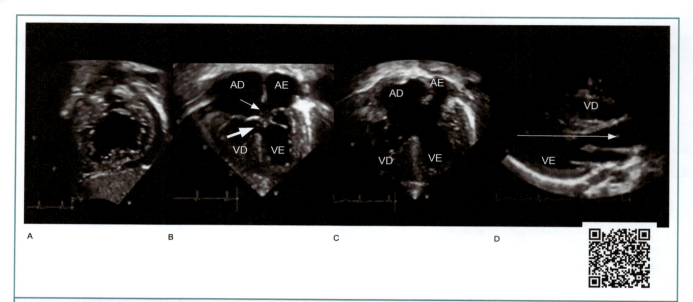

2.4.2.A, B, C e D. ECOTT 2D. Defeito do septo atrioventricular forma total. Em A, plano subcostal oblíquo anterior demonstrando valva atrioventricular única. Em B, plano apical com valva atrioventricular única, CIA *ostium primum* (seta fina) e CIV via de entrada (seta grossa). Em C, plano apical em diástole com ausência total do septo atrioventricular. Em D, plano paraesternal eixo longo com via de saída do VE alongada (seta).

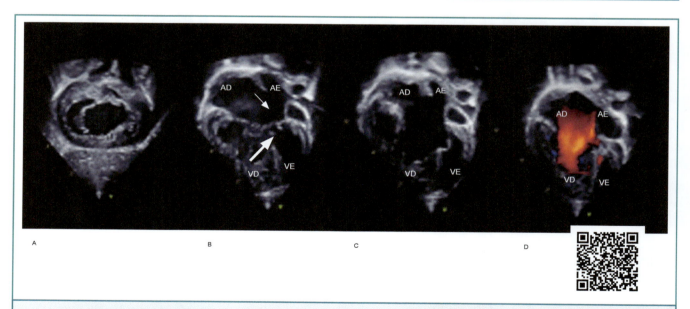

2.4.3.A, B, C e D. ECOTT 2D. Defeito do septo atrioventricular total desbalanceado com dominância direita. Em A, plano subcostal oblíquo anterior demonstrando desbalanceamento da relação da valva atrioventricular única com os ventrículos, estando mais relacionada ao VD. Em B, plano apical com CIA *ostium primum* (seta fina), CIV de via de entrada (seta grossa) e dominância das cavidades direitas. Em C, plano apical em diástole com valva atrioventricular única mais relacionada ao VD. Em D, plano apical com Doppler em cores demonstrando maior fluxo para o VD.

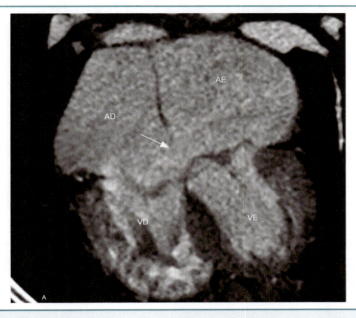

2.4.1. TC. Defeito do septo atrioventricular parcial. Reconstrução tomográfica multiplanar em corte 4CH. Observa-se valva atrioventricular com dois orifícios e no mesmo plano, com comunicação interventricular interatrial tipo *ostium primum* (seta) e comunicação interventricular ocluída.

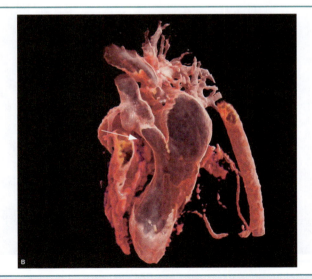

2.4.2. TC. Defeito do septo atrioventricular. Reconstrução tomográfica tridimensional com renderização volumétrica do tipo cavidade vazia, demonstrando a desproporção entre a via de entrada e a via de saída do ventrículo esquerdo, estando esta última alongada (*goose neck* - seta).

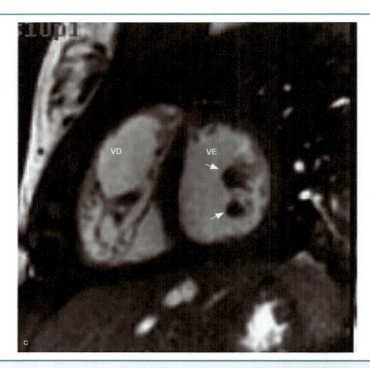

2.4.3. RMC. Defeito do septo atrioventricular. Corte em eixo curto demonstrando a alteração espacial dos papilares, com disposição anterossuperior e posteroinferior (setas).

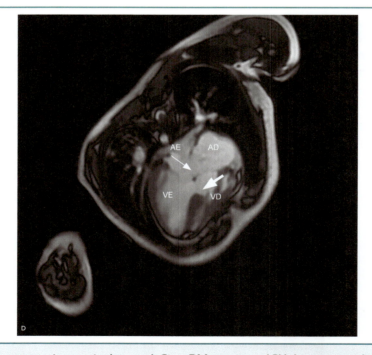

2.4.4. RMC. Defeito do septo atrioventricular total. Cine-RM em corte 4CH demonstrando comunicação interatrial tipo *ostium primum* (seta fina), ampla comunicação interventricular de via de entrada (seta grossa), valva atrioventricular única com desbalanceamento ventricular.

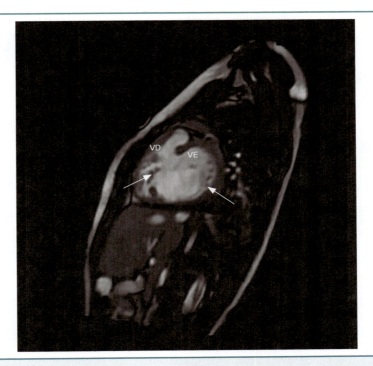

2.4.5. RMC. Defeito do septo atrioventricular total. Cine-RM em corte eixo curto. Observa-se valva atrioventricular única com cinco folhetos (setas).

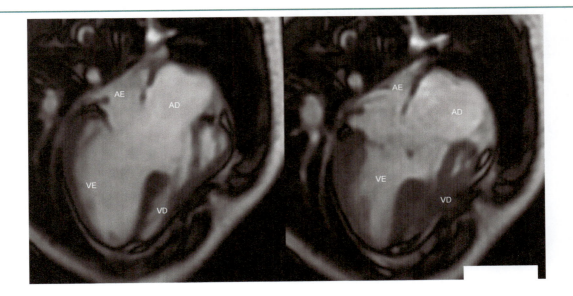

2.4.6. RMC. Defeito do septo atrioventricular total. Cine-RM em corte 4CH demonstrando a abertura da valva atrioventricular única, com desbalanceamento ventricular e cavidade ventricular direita de menores dimensões.

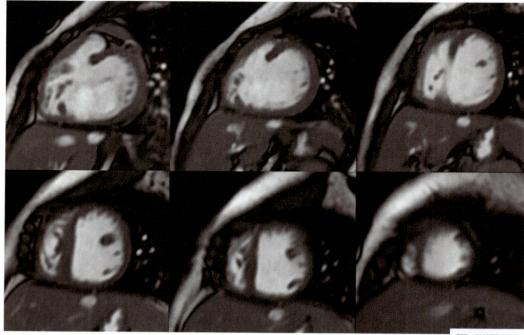

2.4.7. RMC. Defeito do septo atrioventricular total. Cine-RM em varredura de eixo curto demonstrando a abertura da valva atrioventricular única com cinco folhetos.

2.5 CANAL ARTERIAL/ JANELA AORTOPULMONAR

Autor: LEANDRO ALVES FREIRE

ECO

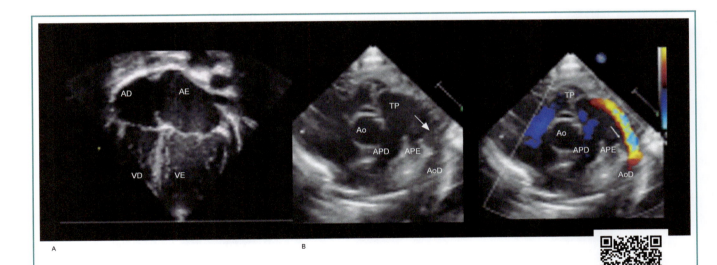

2.5.1.A e B. ECOTT 2D. Persistência de canal arterial. Em A, plano apical com dilatação das cavidades esquerdas. Em B, plano paraesternal eixo curto modificado (corte do canal) sem e com Doppler em cores e canal arterial amplo (seta).

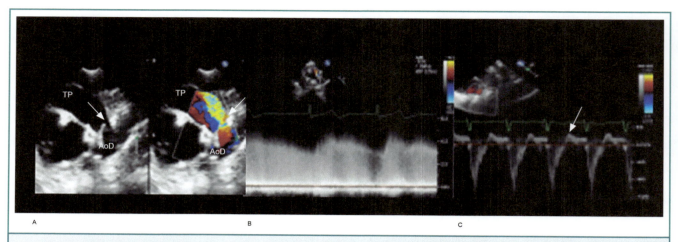

2.5.2.A, B e C. ECOTT 2D. Persistência de canal arterial. Em A, plano paraesternal eixo curto modificado (corte do canal) sem e com Doppler em cores demonstrando canal arterial (seta). Em B, Doppler contínuo demonstrando o padrão de fluxo em canal arterial. Em C, Doppler espectral em aorta descendente com o fluxo reverso (seta) por "roubo de fluxo".

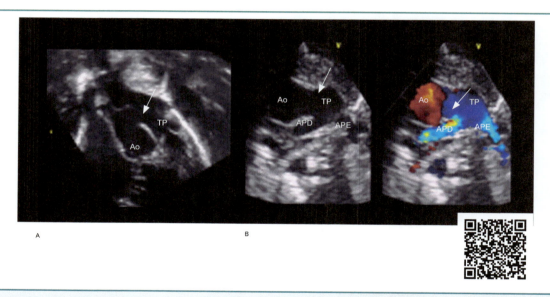

2.5.3.A e B. ECOTT 2D. Janela aortopulmonar. Presença de janela aortopulmonar entre aorta ascendente e tronco pulmonar (setas). Em A, plano subcostal coronal com a via de saída do VD. Em B, plano paraesternal eixo curto modificado, sem e com Doppler em cores.

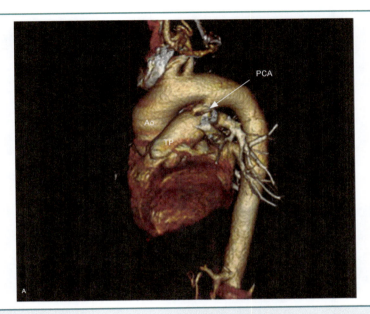

2.5.1. TC. Persistência do canal arterial. Reconstrução tridimensional em visão lateral, demonstrando o canal arterial pérvio.

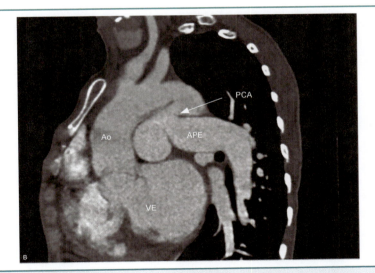

2.5.2. TC. Persistência do canal arterial. Projeção de intensidade máxima em corte sagital. Canal arterial pérvio (seta), com menor diâmetro na extremidade pulmonar e dilatação do território vascular pulmonar.

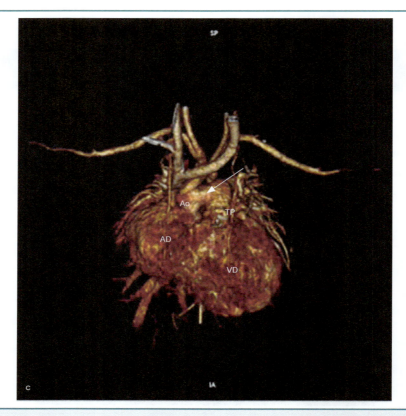

2.5.3. TC. Janela aortopulmonar. Reconstrução tridimensional demonstrando ampla comunicação entre a aorta ascendente distal e o tronco pulmonar (seta).

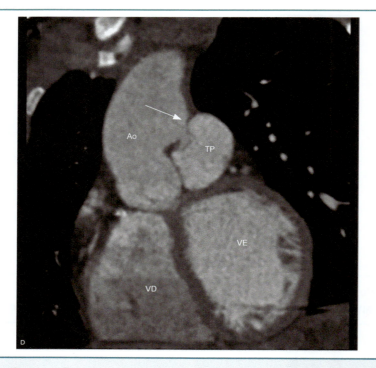

2.5.4. TC. Janela aortopulmonar. Projeção de intensidade máxima em corte oblíquo. Visualiza-se a janela aortopulmonar (seta) e dilatação da aorta ascendente.

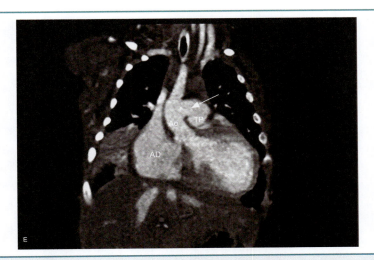

2.5.5. TC. Janela aortopulmonar. Projeção de intensidade máxima em corte coronal. Visualiza-se ampla janela aortopulmonar (seta).

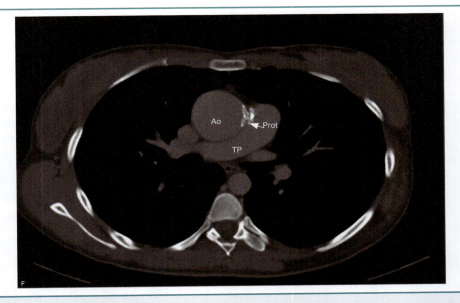

2.5.6. TC. Janela aortopulmonar. Projeção de intensidade máxima em corte axial demonstrando dispositivo oclusor (seta) em topografia de janela aortopulmonar.

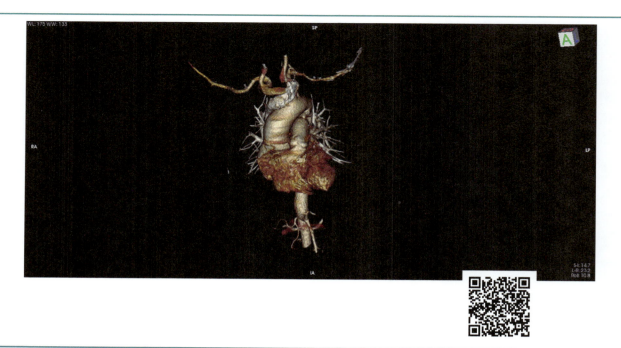

2.5.7. TC. Reconstrução tridimensional de tomografia computadorizada demonstrando a persistência do canal arterial e a dilatação do território vascular pulmonar.

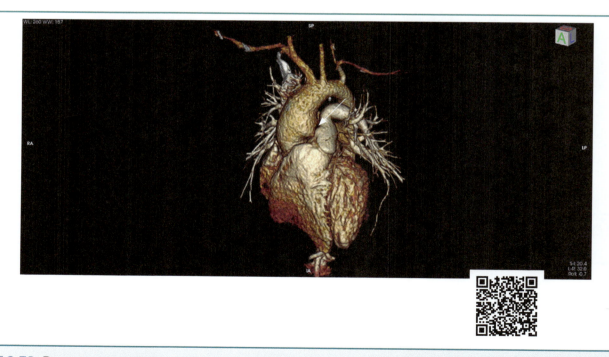

2.5.8. TC. Reconstrução tridimensional de tomografia computadorizada demonstrando janela aortopulmonar (seta).

2.6 ANOMALIA DE EBSTEIN DA VALVA TRICÚSPIDE

Autor: ALESSANDRO CAVALCANTI LIANZA

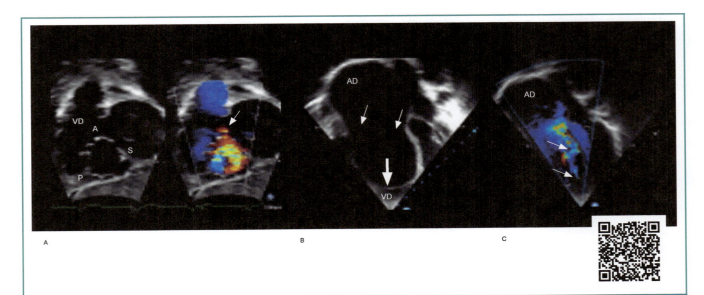

2.6.1.A, B e C. ECOTT 2D. Anomalia de Ebstein. Em A, plano subcostal sem e com Doppler em cores demonstrando as cúspides da valva tricúspide e a IT (seta). Em B, plano apical demonstrando a dilatação das cavidades direitas, junção atrioventricular (setas finas) e deslocamento apical da valva tricúspide (seta grossa). Em C, plano apical com Doppler em cores demonstrando IT importante através de múltiplos jatos (setas).

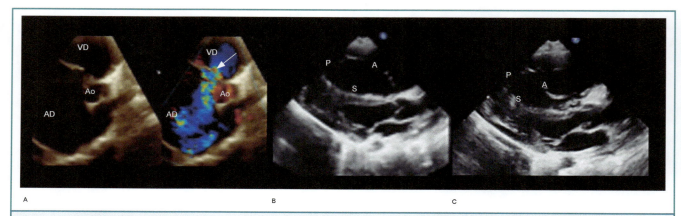

2.6.2.A, B e C. ECOTT 2D. Anomalia de Ebstein. Em A, plano paraesternal eixo curto, sem e com Doppler em cores demonstrando o deslocamento da valva tricúspide para a VSVD com IT importante (seta). Em B, plano paraesternal eixo longo demonstrando as cúspides da valva tricúspide em diástole. Em C, avaliação da valva tricúspide pelo plano paraesternal eixo longo demonstrando as cúspides da valva tricúspide em sístole.

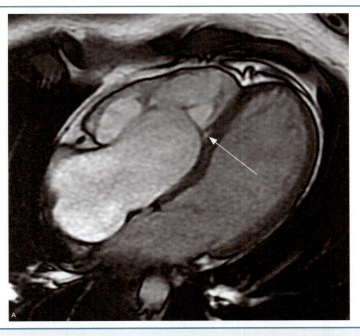

2.6.1. RM. Anomalia de Ebstein. Cine-RM em corte 4CH demonstrando o deslocamento apical da valva tricúspide (seta).

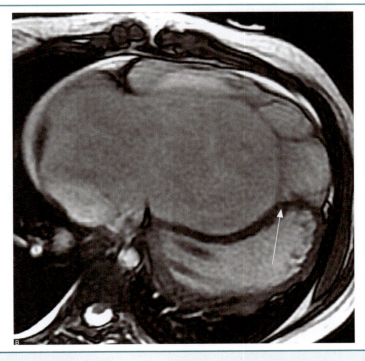

2.6.2. RMC. Anomalia de Ebstein. Cine-RM em corte 4CH demonstrando exuberante atrialização do ventrículo direito e deslocamento apical com aderência da cúspide septal (seta).

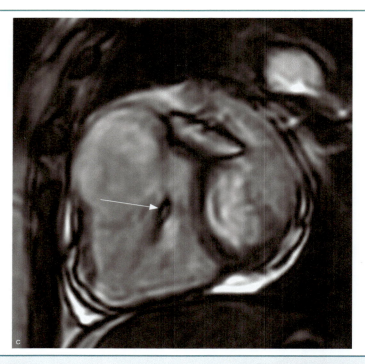

2.6.3. RMC. Anomalia de Ebstein. Corte de cine-RM demonstrando a falha de coaptação e o jato de insuficiência tricúspide (seta).

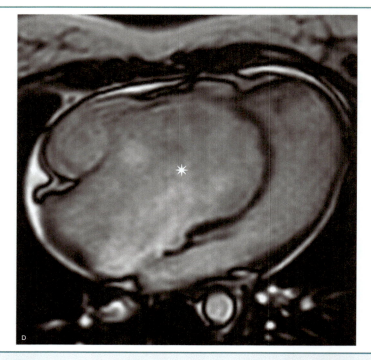

2.6.4. RMC. Anomalia de Ebstein. Corte de cine-RM em 4CH demonstrando a porção atrializada do ventrículo direito (*).

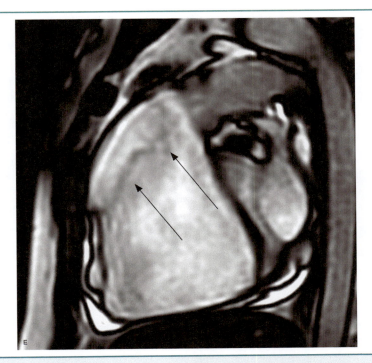

2.6.5. RMC. Anomalia de Ebstein. Cine-RM em corte de via de saída do ventrículo direito demonstrando a cúspide anterior da valva tricúspide redundante (setas).

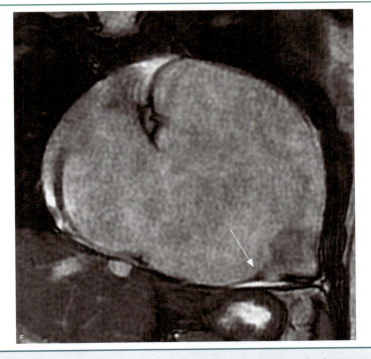

2.6.6. RMC. Anomalia de Ebstein. Cine-RM em corte 2CH do VD, mostrando o deslocamento apical da valva tricúspide, com aderência da cúspide posterior e afilamento parietal associado (seta).

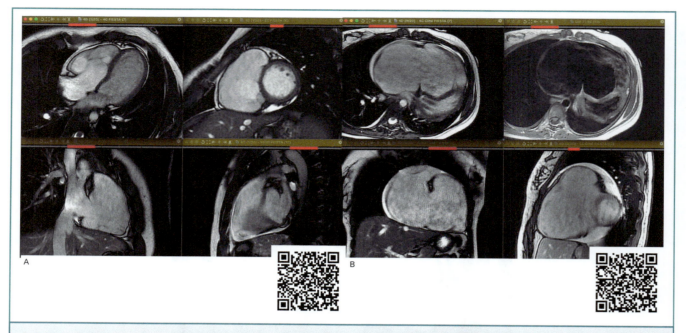

2.6.7.A e B. RMC. Imagens em cine-RM exemplificando alguns graus de atrialização do ventrículo direito.

2.7 TETRALOGIA DE FALLOT/ ATRESIA PULMONAR COM COMUNICAÇÃO INTERVENTRICULAR

Autora: BRUNA CLEMENC ESTEVES CEZAR

ECO

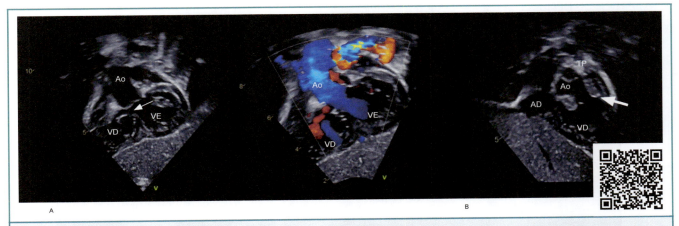

2.7.1.A e B. ECOTT 2D. Tetralogia de Fallot ao plano subcostal. Em A, CIV subaórtica com mau alinhamento (seta fina) sem e com mapeamento de fluxo em cores. Em B, desvio anterior do septo infundibular (seta grossa).

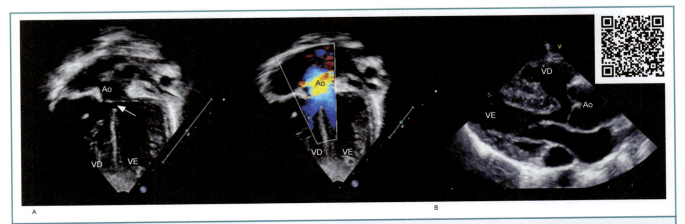

2.7.2.A e B. ECOTT 2D. Tetralogia de Fallot. Em A, plano apical sem e com mapeamento de fluxo em cores evidenciando a CIV subaórtica (seta), o cavalgamento da valva aórtica sobre a crista do septo interventricular e o fluxo dos dois ventrículos para a aorta. Em B, plano paraesternal eixo longo com Ao cavalgando o septo ventricular em 50%.

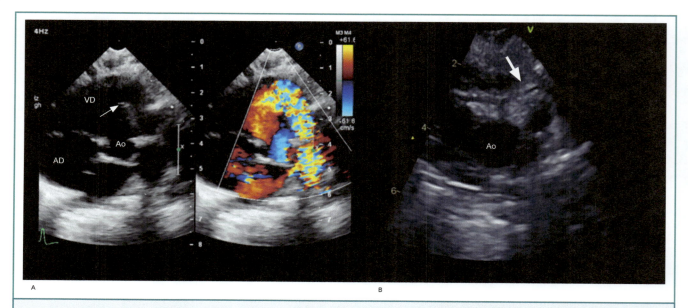

2.7.3.A e B. Tetralogia de Fallot. Em A, plano paraesternal eixo curto sem e com mapeamento de fluxo em cores, observe o desvio anterior do septo infundibular (seta) e a obstrução subvalvar e valvar pulmonar. Em B, plano paraesternal eixo curto com origem anômala da ADA, da ACD e cruzamento da VSVD (seta grossa), sendo a anomalia coronária mais frequente na tetralogia de Fallot.

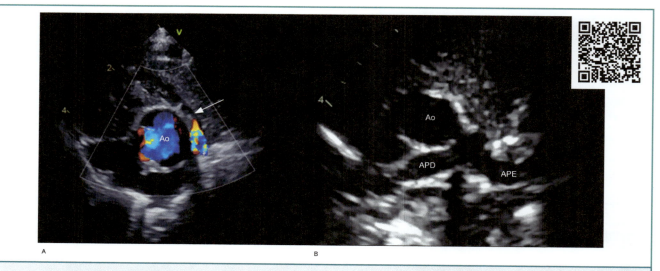

2.7.4.A e B. Atresia pulmonar com CIV. Em A, plano paraesternal eixo curto, ausência de fluxo na VSVD por atresia da valva pulmonar (seta). Em B, atresia pulmonar com AP's confluentes.

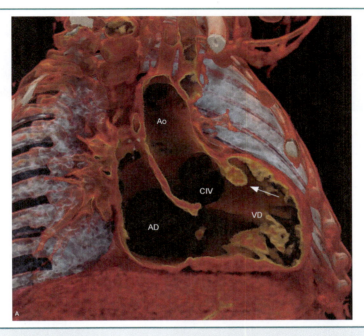

2.7.1. TC. Tetralogia de Fallot. Reconstrução tomográfica tridimensional com renderização volumétrica do tipo cavidade vazia. Projeção oblíqua anterior direita demonstrando o desvio anterior do septo infundibular (seta) e o cavalgamento da aorta sobre a comunicação interventricular.

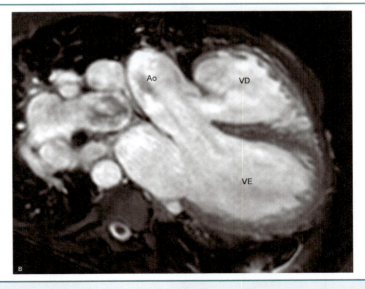

2.7.2. RMC. Tetralogia de Fallot. Cine-RM em corte longitudinal oblíquo demonstrando o cavalgamento da aorta no septo interventricular.

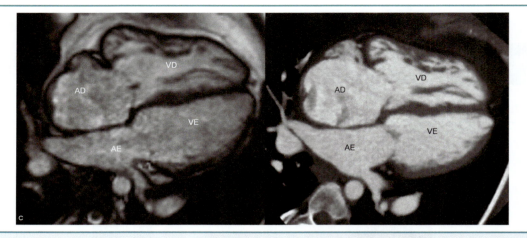

2.7.3. RMC e TC. Tetralogia de Fallot. Corte 4CH de RMC (à esquerda) e TC (à direita) do mesmo paciente, demonstrando a dilatação das câmaras direitas e a hipertrofia do ventrículo direito.

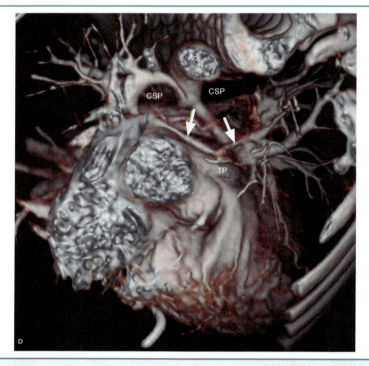

2.7.4. TC. Atresia pulmonar com comunicação interventricular. Reconstrução tomográfica tridimensional com renderização volumétrica. Projeção anterossuperior demonstrando o tronco pulmonar em fundo cego, hipoplasia de artérias pulmonares (setas), e duas calibrosas colaterais sistêmico-pulmonares com origem a partir da aorta descendente.

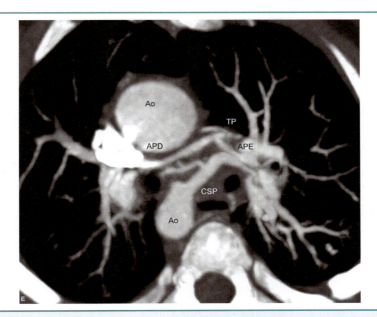

2.7.5. TC. Atresia pulmonar com comunicação interventricular. Imagem axial em projeção de intensidade máxima demonstrando o tronco pulmonar em fundo cego, hipoplasia de artérias pulmonares e calibrosa colateral sistêmico-pulmonar com origem na aorta descendente.

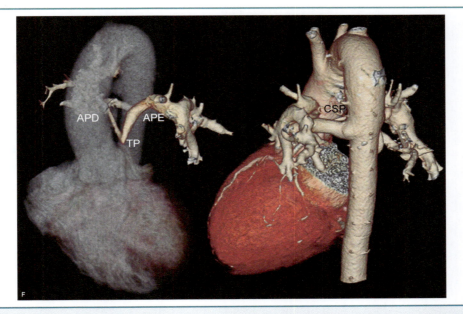

2.7.6. TC. Atresia pulmonar com comunicação interventricular. Reconstrução tomográfica tridimensional com renderização volumétrica. Projeção anterior à esquerda e posterior à direita demonstrando o tronco pulmonar em fundo cego, hipoplasia de artérias pulmonares e calibrosa colateral sistêmico-pulmonar com origem na aorta descendente.

2.8 TRANSPOSIÇÃO DAS GRANDES ARTÉRIAS

Autora: DANIELA LAGO KREUZIG

ECO

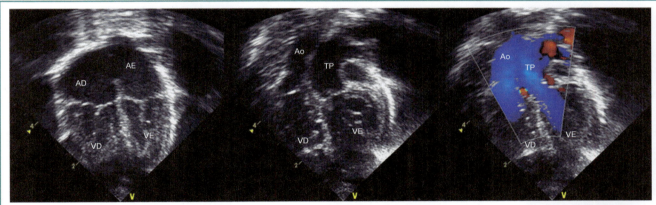

2.8.1.A e B. ECOTT 2D. Transposição das grandes artérias no plano apical. Em A, plano apical com cavidades cardíacas de dimensões normais. Em B, vias de saída sem e com Doppler em cores com os vasos em paralelo.

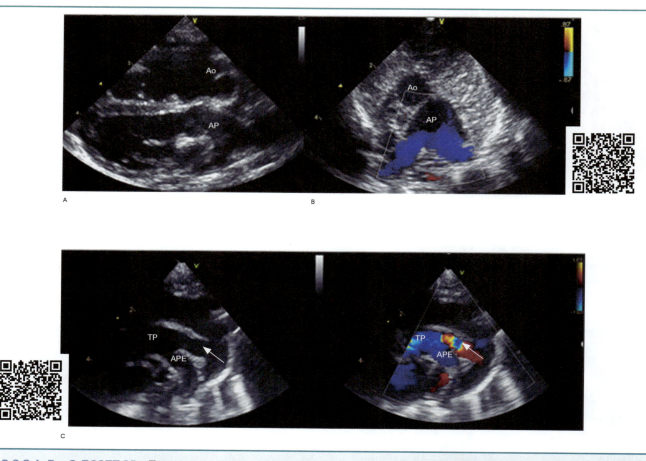

2.8.2.A, B e C. ECOTT 2D. Transposição das grandes artérias no plano paraesternal. Em A, eixo longo com vasos em paralelo, Ao anterior e AP posterior. Em B, eixo curto com Ao anterior e AP posterior. Em C, plano paraesternal modificado sem e com Doppler em cores e fluxo Ao-TP pelo canal arterial (seta).

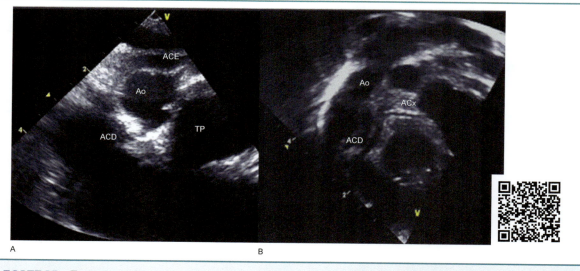

2.8.3.A e B. ECOTT 2D. Transposição das grandes artérias. Em A, plano paraesternal eixo curto alto com Ao anterior e origem normal das coronárias. Em B, plano subcostal com ACx originando-se da ACD.

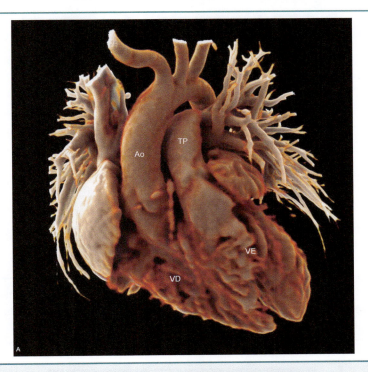

2.8.1. TC. Transposição das grandes artérias. Reconstrução tomográfica tridimensional com renderização volumétrica demonstrando a discordância ventriculoarterial e a relação espacial entre o vasos, com aorta anterior e à direita em relação ao tronco pulmonar.

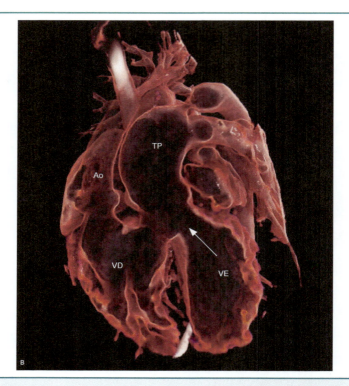

2.8.2. TC. Transposição das grandes artérias. Reconstrução tomográfica tridimensional com renderização volumétrica do tipo cavidade vazia onde se observam as vias de saída em paralelo e comunicação interventricular subpulmonar (seta).

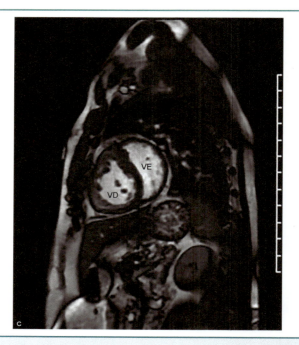

2.8.3. RMC. Transposição das grandes artérias. Cine-RM em corte eixo curto. Presença de hipertrofia exuberante do ventrículo direito secundária à conexão com o território sistêmico, observando projeção do septo interventricular para o ventrículo esquerdo.

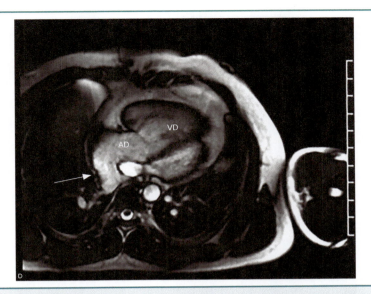

2.8.4. RMC. Transposição das grandes artérias. Cine-RM em corte oblíquo. Pós-operatório da cirurgia de Senning onde se observa tunelização das veias pulmonares para o átrio direito (seta).

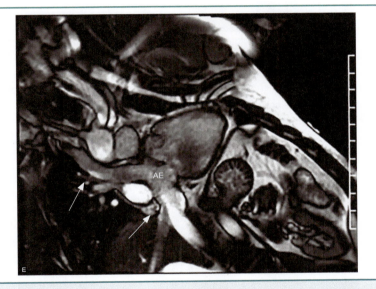

2.8.5. RMC. Transposição das grandes artérias. Cine-RM em corte oblíquo. Pós-operatório da cirurgia de Senning demonstrando a tunelização da veia cava superior e da veia cava inferior para o átrio esquerdo (setas).

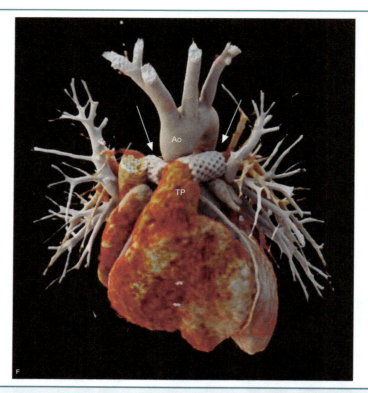

2.8.6. TC. Transposição das grandes artérias. Reconstrução tomográfica tridimensional com renderização volumétrica demonstrando o pós-operatório de cirurgia de Jatene onde se observa a disposição vascular das artérias pulmonares compatível com a realização da manobra de Lecompte, com *stents* locados na porção proximal de ambas as artérias (setas).

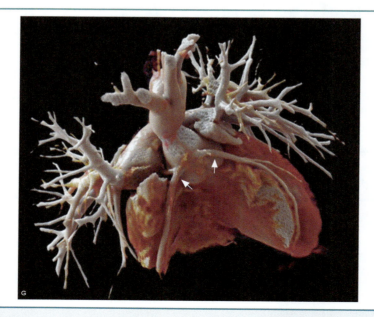

2.8.7. TC. Transposição das grandes artérias. Reconstrução tomográfica tridimensional com renderização volumétrica demonstrando o pós-operatório de cirurgia de Jatene, onde se observa reimplante coronariano na neoaorta sem pontos de redução luminal (setas).

2.9 TRANSPOSIÇÃO CORRIGIDA DAS GRANDES ARTÉRIAS

Autora CLAUDIA COSENTINO GALLAFRIO

ECO

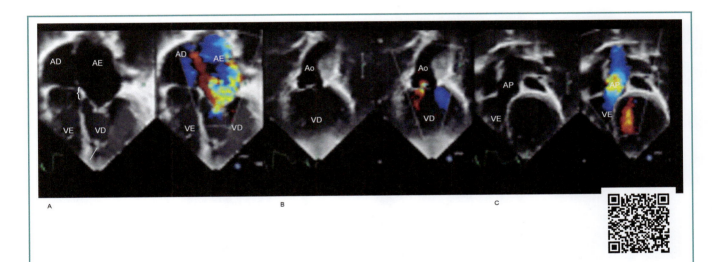

2.9.1.A, B e C. ECOTT 2D. Transposição corrigida das grandes artérias no plano apical, sem e com Doppler em cores. Em A, observa-se o *off setting* da valva tricúspide à esquerda e a porção do septo membranoso (chave). Ventrículo morfológico direito à esquerda com a presença da banda moderadora (seta). Notam-se ainda cordas da valva tricúspide com inserção no SIV e IT de grau importante. Em B, anteriorização do feixe de ultrassom demonstrando a discordância ventriculoarterial (conexão VD-Ao) e a insuficiência aórtica. Em C, anteriorização do feixe de ultrassom demonstrando a discordância ventriculoarterial (conexão VE-TP).

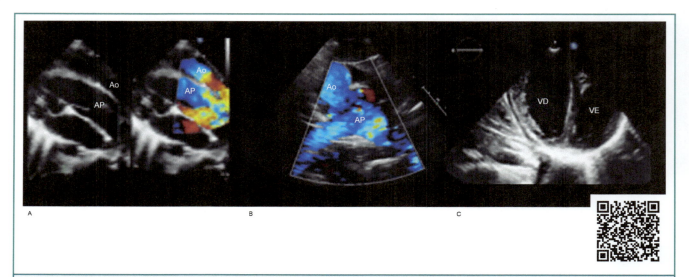

2.9.2.A, B e C. ECOTT 2D. Transposição corrigida das grandes artérias no plano paraesternal. Em A, eixo longo sem e com Doppler em cores, vasos em paralelo, com artéria pulmonar posterior e artéria aórtica anterior. Em B, eixo curto com relação anteroposterior dos vasos, aorta anterior e pulmonar posterior. Em C, eixo curto com SIV verticalizado.

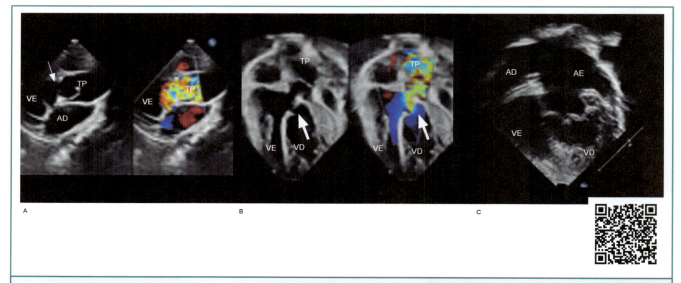

2.9.3.A, B e C. ECOTT 2D. Transposição corrigida das grandes artérias. Em A, plano paraesternal eixo longo com estenose subpulmonar (seta) e pulmonar (valva em domo). Em B, plano apical com anteriorização do feixe de ultrassom, demonstrando a localização subpulmonar da CIV (seta). Em C, plano apical com associação de anomalia de Ebstein da valva tricúspide.

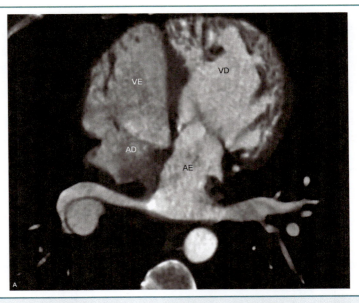

2.9.1. TC. Transposição corrigida das grandes artérias. Imagem axial oblíqua em projeção de intensidade máxima, demonstrando em corte 4CH a discordância atrioventricular e posição das valvas atrioventriculares.

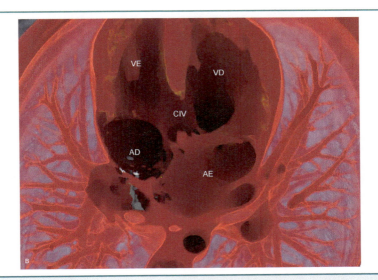

2.9.2. TC. Transposição corrigida das grandes artérias. Reconstrução tomográfica tridimensional com renderização volumétrica do tipo cavidade vazia. Projeção caudocranial em 4CH, demonstrando mesocardia, a discordância atrioventricular e a grande comunicação interventricular.

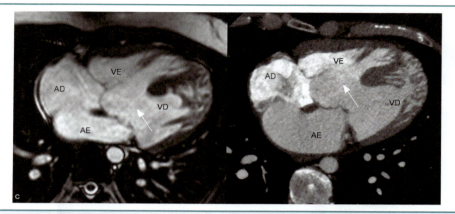

2.9.3. RMC e TC. Transposição corrigida das grandes artérias. Corte 4CH RMC (à esquerda) e TC (à direita) do mesmo paciente, demonstrando a discordância atrioventricular e grande comunicação interventricular (seta).

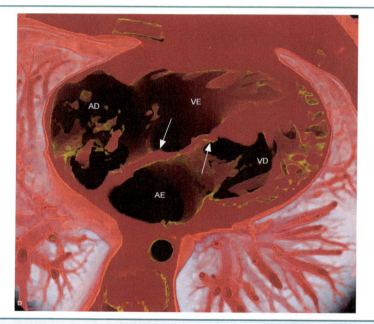

2.9.4. TC. Transposição corrigida das grandes artérias. Reconstrução tomográfica tridimensional com renderização volumétrica do tipo cavidade vazia. Projeção caudocranial em 4CH demonstrando as posições das valvas atrioventriculares (setas), com anomalia de Ebstein da valva tricúspide associada.

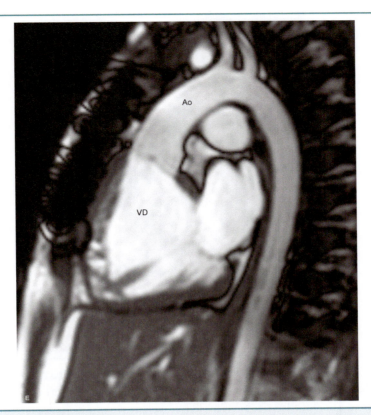

2.9.5. RMC. Transposição corrigida das grandes artérias. Cine-RM em corte sagital oblíquo, de via de saída do ventrículo direito, mostrando a emergência da aorta da porção infundibular do ventrículo direito.

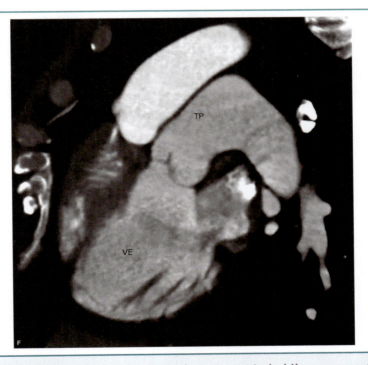

2.9.6. TC. Transposição corrigida das grandes artérias. Imagem sagital oblíqua, em corte de 3CH do ventrículo esquerdo, mostrando a emergência do tronco pulmonar da cavidade ventricular esquerda com continuidade mitropulmonar.

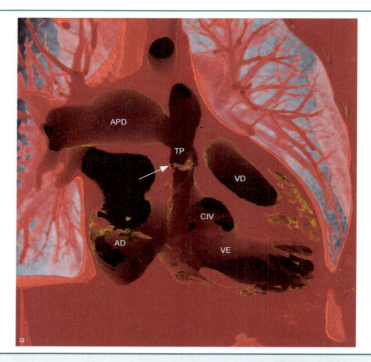

2.9.7. TC. Transposição corrigida das grandes artérias. Reconstrução tomográfica tridimensional com renderização volumétrica do tipo cavidade vazia. Projeção oblíqua anterior direita mostrando a discordância ventriculoarterial e os defeitos associados: comunicação interventricular e estenose pulmonar (seta).

2.10 COARCTAÇÃO DE AORTA/ INTERRUPÇÃO ARCO AÓRTICO

Autor: GUSTAVO ANTONIO GUIMARÃES FAVARO

ECO

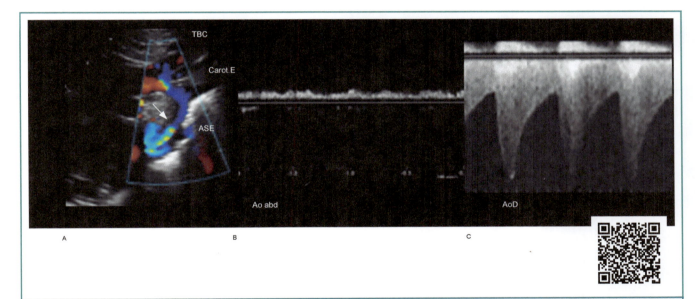

2.10.1.A, B e C. ECOTT 2D Coarctação de aorta. Em A, plano supraesternal com Doppler em cores com arco hipoplásico e aceleração de fluxo em local da coarctação (seta). Em B, Doppler espectral em aorta abdominal demonstrando padrão de fluxo de baixa velocidade e com ausência de pulsatilidade. Em C, curva de fluxo ao Doppler contínuo em aorta descendente com reforço diastólico, característico de coarctação acentuada.

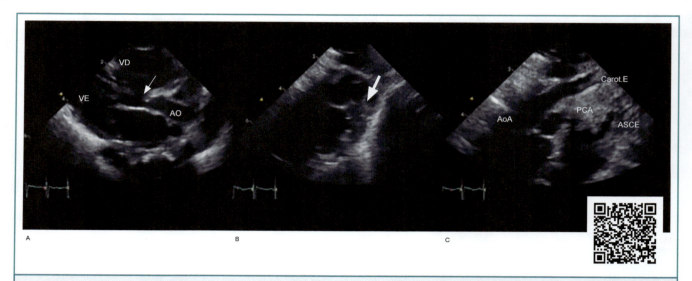

2.10.2.A, B e C. ECOTT 2D. Interrupção do arco aórtico tipo B. Em A, plano paraesternal eixo longo com CIV com desvio posterior do septo ventricular e obstrução da via de saída do VE (seta fina). Em B, plano paraesternal eixo curto evidenciando canal arterial (seta grossa) conectado à aorta descendente. Em C, plano supraesternal com IAAo entre as artérias carótida e subclávia esquerdas.

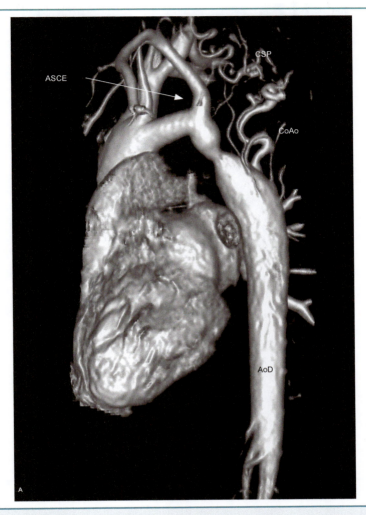

2.10.1. RMC. Coarctação da aorta. Reconstrução tridimensional com renderização volumétrica de angiorressonância demonstrando, em incidência posterior oblíqua esquerda, coarctação de aorta na região do istmo aórtico após emergência da artéria subclávia esquerda e a presença de vasos colaterais da aorta.

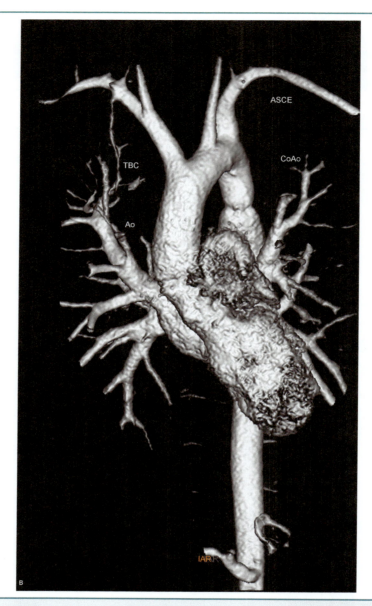

2.10.2. RMC. Coarctação da aorta. Reconstrução tridimensional com renderização volumétrica de angiorressonância demonstrando, em incidência anterior, coarctação de aorta na região do istmo aórtico após emergência da artéria subclávia esquerda.

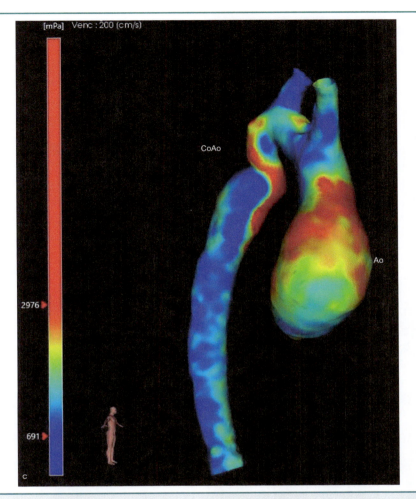

2.10.3. RMC. Coarctação da aorta. Sequência de fluxo em quatro dimensões (*4D-flow*), demonstrando o estresse de parede na raiz aórtica e no arco aórtico em caso de valva aórtica bicúspide, com dilatação da raiz aórtica e aorta ascendente e coarctação de aorta.

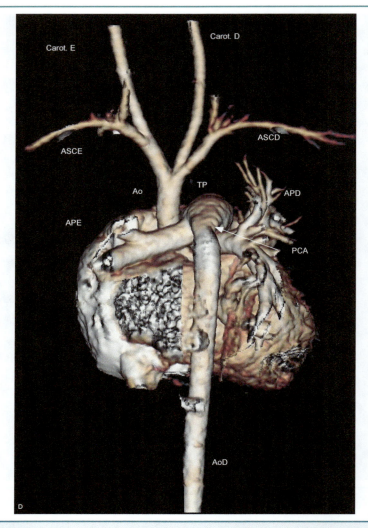

2.10.4. TC. Interrupção do arco aórtico tipo A. Reconstrução tomográfica tridimensional com renderização volumétrica em visão posterior demonstrando a presença de interrupção do arco aórtico após emergência da artéria subclávia direita e grande canal arterial em continuidade com a aorta descendente.

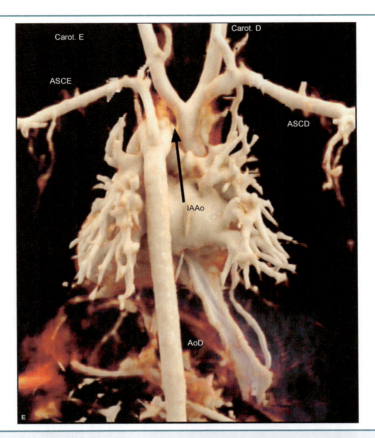

2.10.5. TC. Interrupção do arco aórtico tipo B. Reconstrução tomográfica tridimensional com renderização volumétrica em visão posterior demonstrando a presença de interrupção do arco aórtico entre a emergência da artéria carótida esquerda e a artéria subclávia esquerda.

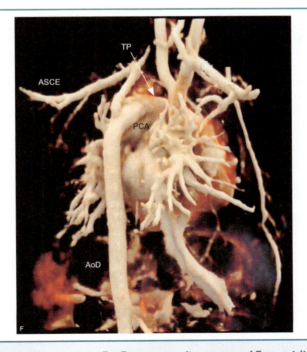

2.10.6. TC. Interrupção do arco aórtico tipo B. Reconstrução tomográfica tridimensional com renderização volumétrica demonstrando a presença de interrupção do arco aórtico após emergência da artéria carótida esquerda e grande canal arterial em continuidade com a aorta descendente.

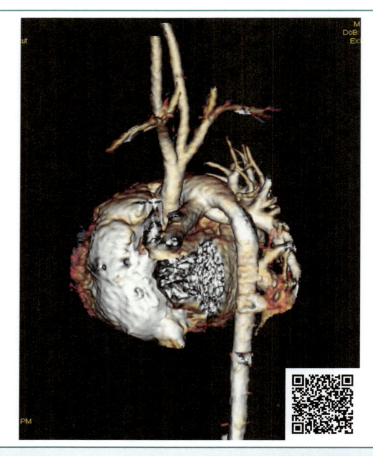

2.10.7. TC. Reconstrução tridimensional de tomografia computadorizada demonstrando interrupção do arco aórtico tipo A, com amplo canal arterial em continuidade com a aorta descendente.

2.11 ANEL VASCULAR

Autora: MARIA ELISA MARTINI ALBRECHT

ECO

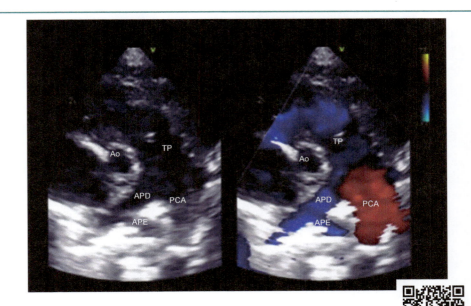

2.11.1. ECOTT 2D. *Sling* da APE. Plano paraesternal eixo curto sem e com Doppler em cores demonstrando *sling* da artéria pulmonar determinado pela origem da APE na APD. Note também canal arterial amplo.

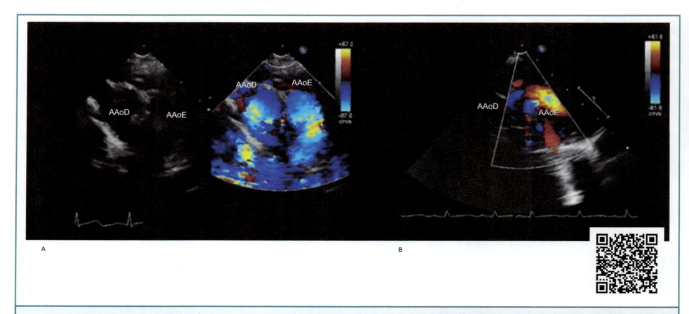

2.11.2.A e B. ECOTT 2D. Duplo arco aórtico. Em A, plano supraesternal sem e com Doppler em cores demonstrando imagem frontal dos dois arcos aórticos simultaneamente. Em B, plano supraesternal com Doppler em cores demonstrando imagem lateral dos dois arcos aórticos simultaneamente.

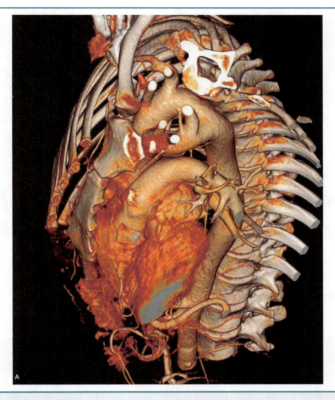

2.11.1. TC. Anel vascular. Reconstrução tomográfica tridimensional com renderização volumétrica caracterizando anel vascular por duplo arco aórtico.

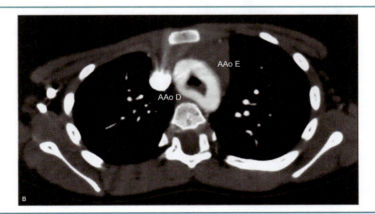

2.11.2. TC. Anel vascular. Imagem axial em projeção de intensidade máxima demonstrando duplo arco aórtico completo, com arco dominante à esquerda (AAo E), envolvendo circunferencialmente e comprimindo extrinsecamente a traqueia e o esôfago.

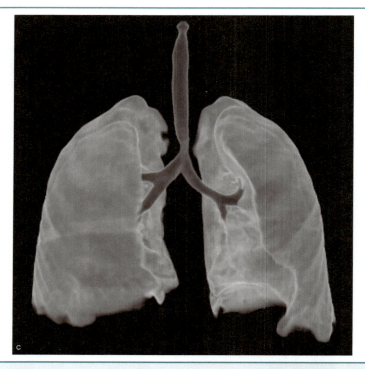

2.11.3. TC. Anel vascular. Reconstrução tomográfica tridimensional com renderização volumétrica da via aérea demonstrando a redução luminal focal da traqueia por compressão extrínseca vascular ocasionada pelo duplo arco aórtico.

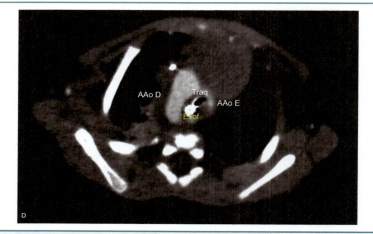

2.11.4. TC. Anel vascular. Imagem axial em projeção de intensidade máxima evidenciando duplo arco aórtico completo, que envolve a traqueia e o esôfago com compressão extrínseca destas estruturas, sendo o arco dominante à direita (AAo D) e o arco secundário à esquerda (AAo E), o qual contém curto segmento que não se opacifica pelo contraste configurando banda atrésica. A aorta descendente localiza-se à direita da coluna vertebral.

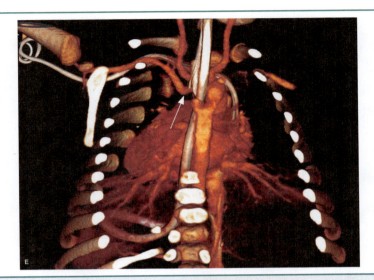

2.11.5. TC. Anel vascular. Reconstrução tomográfica tridimensional com renderização volumétrica em projeção posterior evidenciando duplo arco áortico com arco não dominante à esquerda com segmento atrésico (seta). Observa-se o envolvimento da traqueia e do tubo esofágico (que contêm cânula e sonda, respectivamente).

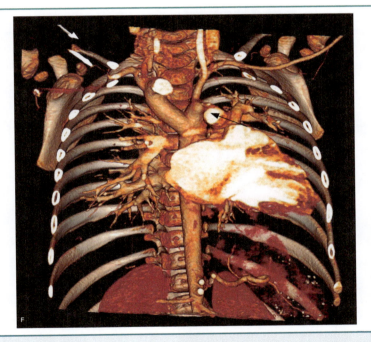

2.11.6. TC. Anel vascular. Reconstrução tomográfica tridimensional com renderização volumétrica evidenciando arco aórtico à direita com presença de artéria subclávia esquerda aberrante e divertículo de Kommerell (seta).

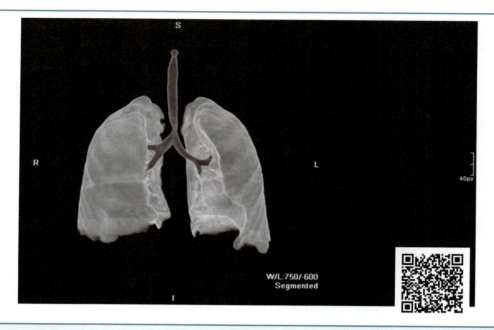

2.11.7. TC. Reconstrução tridimensional de tomografia computadorizada demonstrando a redução luminal focal da traqueia por compressão extrínseca vascular ocasionada pelo duplo arco aórtico.

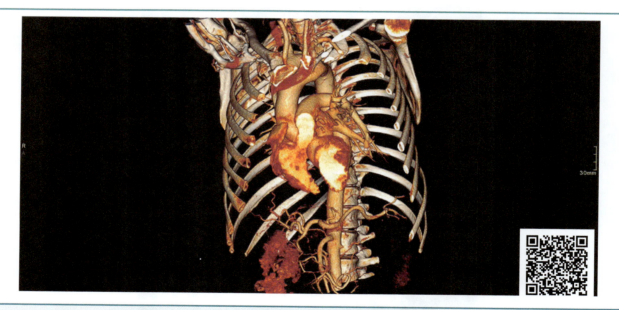

2.11.8. TC. Reconstrução tridimensional de tomografia computadorizada demonstrando anel vascular completo por duplo arco aórtico.

2.12 CONEXÃO ATRIOVENTRICULAR UNIVENTRICULAR

Autora: PAULYNE GOMES DA SILVA

ECO

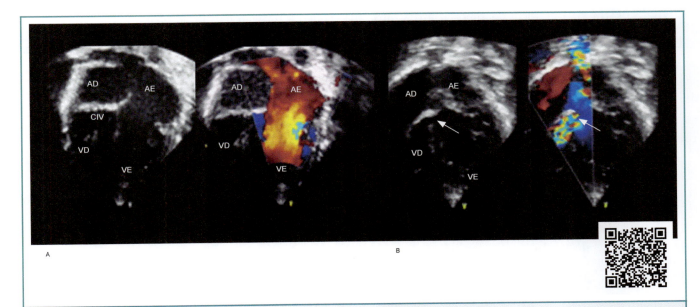

2.12.1.A e B. ECOTT 2D. Ausência de conexão atrioventricular direita (atresia tricúspide). Em A, plano apical sem e com Doppler em cores demonstrando atresia tricúspide (seta) e hipoplasia do VD. Em B, plano apical com anteriorização do feixe de ultrassom demonstrando a CIV (seta) e a via de saída do VE, sem e com Doppler em cores.

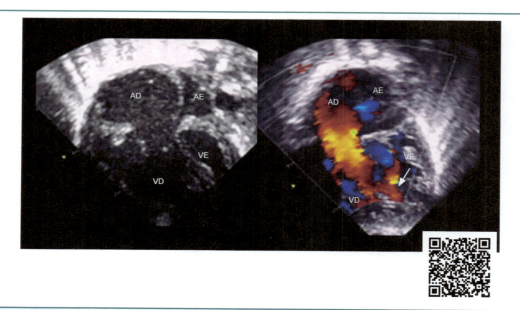

2.12.2. ECOTT 2D. Ausência de conexão atrioventricular esquerda (atresia mitral) ao plano apical sem e com Doppler em cores com VE hipoplásico à esquerda e CIV (seta).

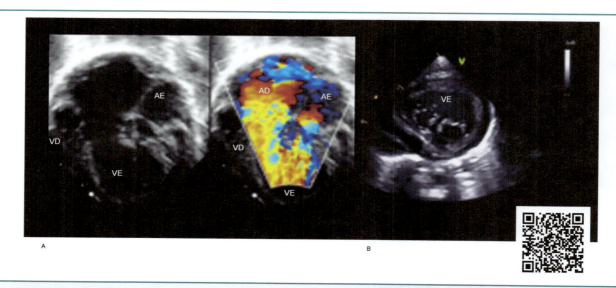

2.12.3.A e B. ECO TT 2D Dupla via de entrada de ventrículo esquerdo. Em A, plano apical sem e com Doppler em cores demonstrando a relação das valvas atrioventriculares direita e esquerda com o ventrículo principal esquerdo. Em B, paraesternal eixo curto ao nível das valvas atrioventriculares demonstrando a proximidade das duas valvas por ausência de septo de via de entrada.

| Autora | CINTIA ACOSTA MELO | RMC/TC |

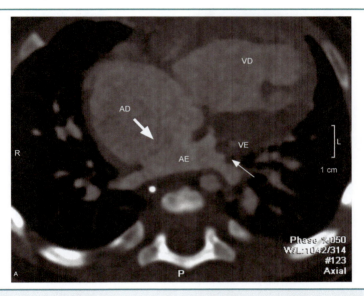

2.12.1. TC. Ausência de conexão atrioventricular esquerda – atresia mitral (seta fina). Reconstrução multiplanar em corte 4CH onde se observa ausência de comunicação entre o AE e o VE, ventrículo esquerdo hipoplásico e comunicação interatrial ampla (seta grossa).

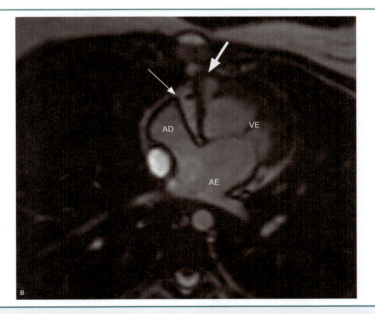

2.12.2. RMC. Ausência de conexão atrioventricular direita (atresia tricúspide). Cine-RM em corte 4CH demonstrando a ausência de conexão entre o átrio direito e o ventrículo direito por valva tricúspide atrésica (seta fina) e ventrículo direito hipoplásico (seta grossa).

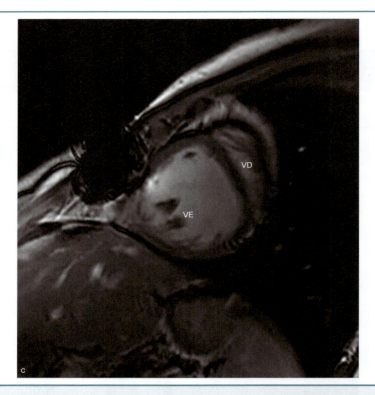

2.12.3. RMC. Ausência de conexão atrioventricular direita (atresia tricúspide). Cine-RM em corte eixo curto. Observa-se que o ventrículo anterior com morfologia de ventrículo direito é hipoplásico e o ventrículo posterior com morfologia de ventrículo esquerdo é o ventrículo dominante e encontra-se dilatado.

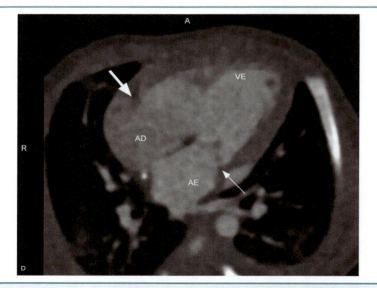

2.12.4 TC. Dupla via de entrada para ventrículo esquerdo. Reconstrução multiplanar em corte 4CH. Observam-se ambos os átrios comunicando-se predominantemente com o ventrículo esquerdo através das valvas mitral (seta fina) e tricúspide (seta grossa).

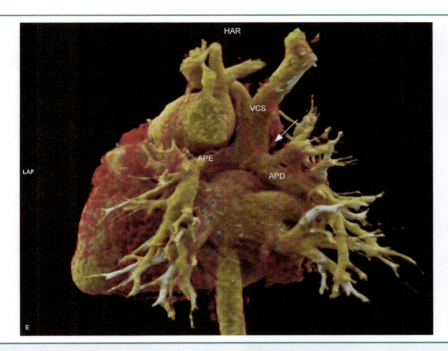

2.12.5. TC. Cirurgia de Glenn bidirecional. Reconstrução tomográfica tridimensional com renderização volumétrica em visão posterior, demonstrando a veia cava superior e o seu plano de anastomose com a artéria pulmonar direita (seta).

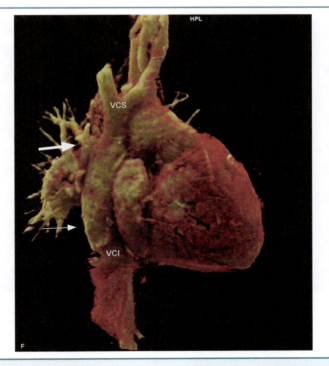

22.12.6. TC. Cirurgia de Fontan (derivação cavopulmonar total). Reconstrução tridimensional em visão lateral onde se observa o conduto extracardíaco (seta fina) conectando a veia cava inferior ao território pulmonar. A veia cava superior também anastomosada à artéria pulmonar direita (seta grossa).

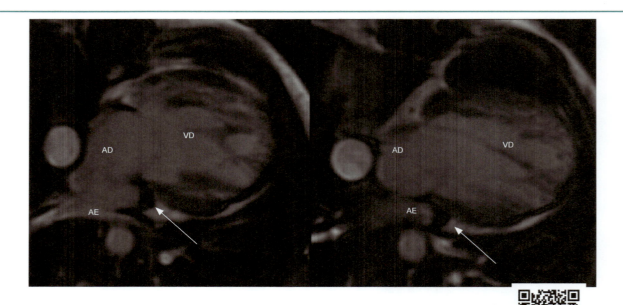

2.12.7. RMC. Ausência de conexão à esquerda. Cine-RM com varredura em corte 4CH demonstrando a ausência de conexão atrioventricular à esquerda com atresia mitral (seta) e ventrículo principal direito.

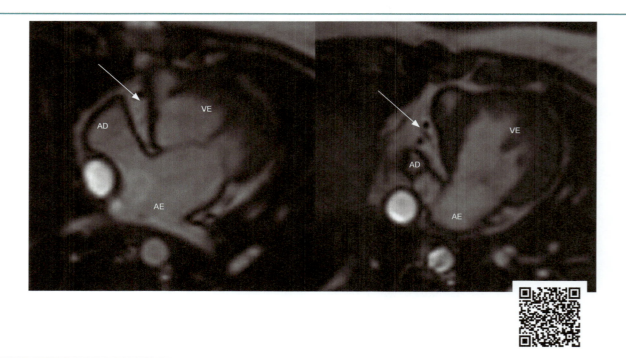

2.12.8. RMC. Ausência de conexão à direita. Cine-RM com varredura em corte 4CH demonstrando a ausência de conexão atrioventricular à direita com atresia tricúspide (seta) e ventrículo principal à esquerda.

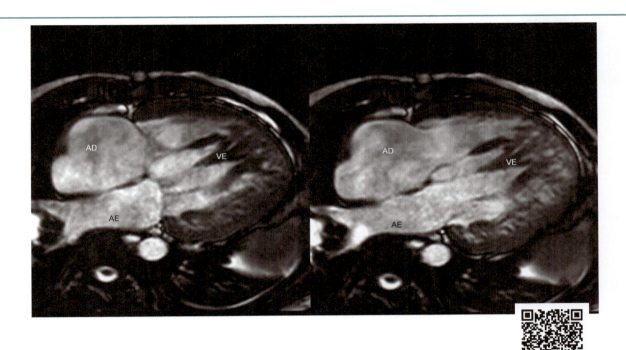

2.12.9. RMC. Dupla via de entrada de ventrículo esquerdo. Cine-RM com varredura em corte 4CH demonstrando a abertura de ambas as valvas atrioventriculares na cavidade ventricular esquerda principal.

2.13 ANOMALIAS DAS ARTÉRIAS CORONÁRIAS

Autor: ADAILSON WAGNER DA SILVA SIQUEIRA

ECO

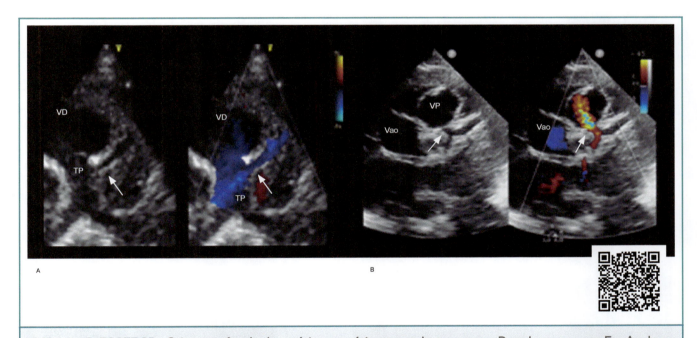

2.13.1.A e B. ECOTT 2D. Origem anômala de artéria coronária esquerda sem e com Doppler em cores. Em A, plano paraesternal eixo curto com a ACE originando-se no tronco da artéria pulmonar (seta). Em B, plano paraesternal eixo curto alto com ACE originando-se do seio posterior da valva pulmonar (seta) e fluxo reverso direcionado do interior da coronária para a valva pulmonar.

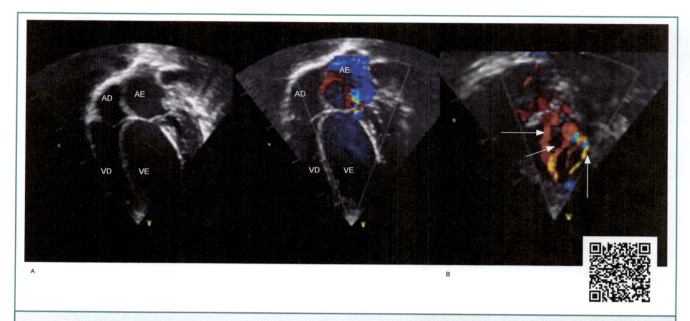

2.13.2. A e B. ECOTT 2D. Origem anômala de coronária esquerda. Em A, plano apical sem e com Doppler em cores com cavidades esquerdas dilatadas, hiper-refringência do aparelho subvalvar mitral e insuficiência mitral. Em B, plano apical com rede de colaterais (setas) conectando ACD com ACE.

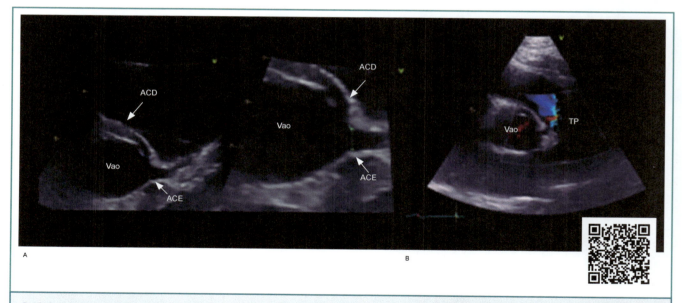

2.13.3. A e B. ECOTT 2D. Origem anômala de artéria coronária direita no plano paraesternal eixo curto. Em A, ACD originando-se do seio esquerdo (setas). Em B, Doppler em cores demonstrando o trajeto interarterial e intramural da ACD.

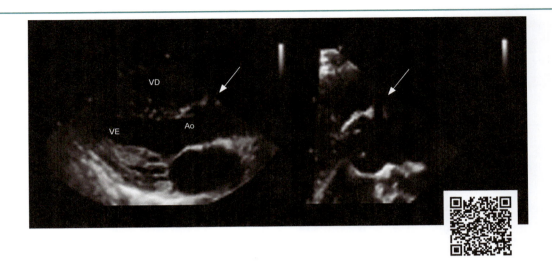

2.13.4. ECOTT 2D. Origem alta (*high take off*) da artéria coronária direita. Plano paraesternal eixo longo mostra artéria coronária direita originando-se da aorta ascendente, acima da região sinotubular (setas).

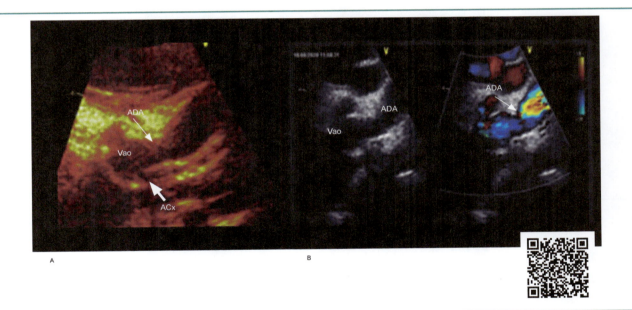

2.13.5.A e B. ECOTT 2D. Aneurisma de artéria coronária descendente anterior. Em A, plano paraesternal eixo longo com descendente anterior aneurismática (seta fina). Artéria circunflexa de dimensão normal (seta grossa). Em B, plano paraesternal eixo curto ao Doppler em cores com dilatação aneurismática de artéria descendente anterior e fluxo turbulento no seu interior (seta fina).

RMC/TC

VALÉRIA DE MELO MOREIRA

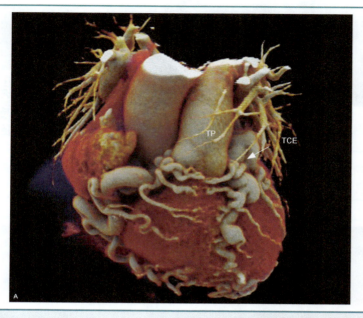

2.13.1. TC. Origem anômala de artéria coronária esquerda. Reconstrução tomográfica tridimensional com renderização volumétrica demonstrando a emergência do tronco da artéria coronária esquerda (seta) a partir do tronco pulmonar. Nota-se circulação coronariana ectásica e tortuosa associada a exuberante circulação colateral, sendo esta última responsável pela apresentação na forma adulta desta malformação.

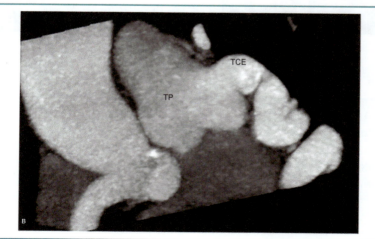

2.13.2. TC. Origem anômala de artéria coronária esquerda. Imagem oblíqua, em projeção de intensidade máxima, demonstrando a emergência do tronco da artéria coronária esquerda a partir do tronco pulmonar. A artéria coronária direita tem emergência habitual a partir do seio coronariano direito da aorta.

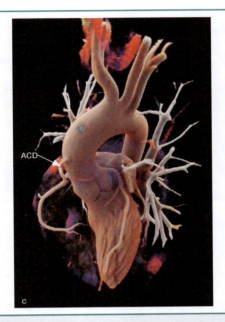

2.13.3. TC. Origem alta (*high take off*) da artéria coronária direita. Reconstrução tomográfica tridimensional com renderização volumétrica demonstrando a emergência alta da artéria coronária direita (*high take-off*), da porção ascendente da aorta (seta).

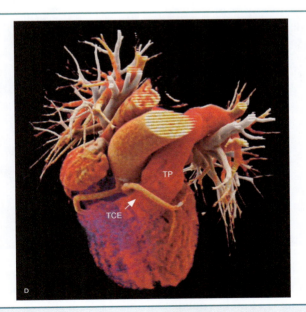

2.13.4. TC. Anomalia coronariana. Reconstrução tomográfica tridimensional com renderização volumétrica demonstrando a origem anômala do tronco da artéria coronária esquerda (seta), a partir do seio coronariano direito, com trajeto anterior ao tronco pulmonar.

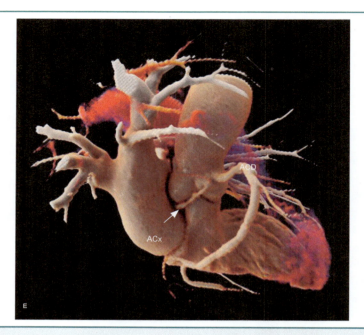

2.13.5. TC. Anomalia coronariana. Reconstrução tomográfica tridimensional com renderização volumétrica demonstrando a origem anômala da artéria circunflexa (seta), a partir do seio coronariano direito, com trajeto retroaórtico.

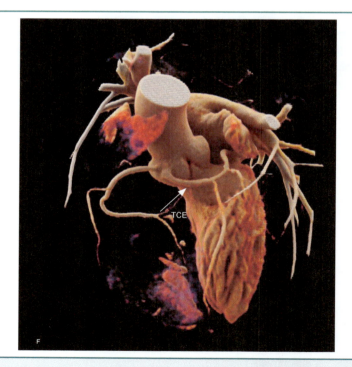

2.13.6. TC. Anomalia coronariana. Reconstrução tomográfica tridimensional com renderização volumétrica demonstrando a origem anômala da artéria coronária esquerda (seta) a partir do seio coronariano direito, com trajeto entre a aorta e o tronco pulmonar (trajeto interarterial). O tronco pulmonar foi removido na reconstrução para melhor visualização da emergência coronariana.

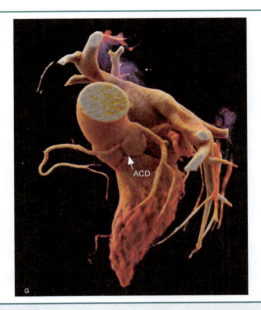

2.13.7. TC. Anomalia coronariana. Reconstrução tomográfica tridimensional com renderização volumétrica demonstrando a origem anômala da artéria coronária direita (seta) a partir do seio coronariano esquerdo, com trajeto entre a aorta e o tronco pulmonar (trajeto interarterial). Nota-se angulação da artéria coronária direita, com óstio em fenda (*slit like*) e afilamento proximal por compressão extrínseca pelo tronco pulmonar. O tronco pulmonar foi removido na reconstrução para melhor visualização da emergência coronariana.

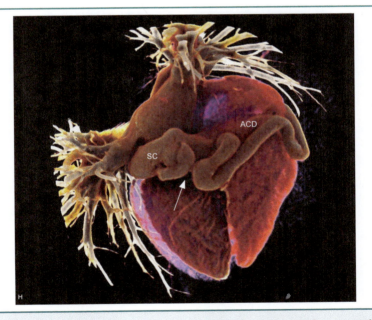

2.13.8. TC. Fístula coronariocavitária. Reconstrução tomográfica tridimensional com renderização volumétrica da face diafragmática do coração, onde se visualiza ectasia da artéria coronária direita com presença de trajeto fistuloso em sua porção distal com o seio coronário (seta), que se apresenta dilatado.

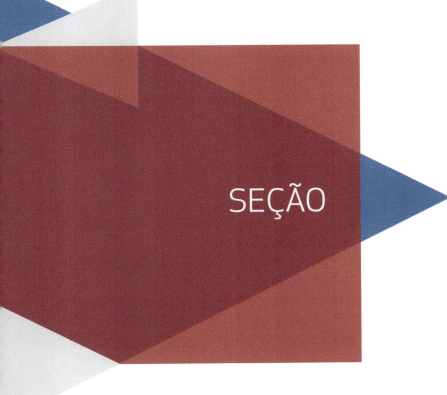

SEÇÃO 3

VALVOPATIAS

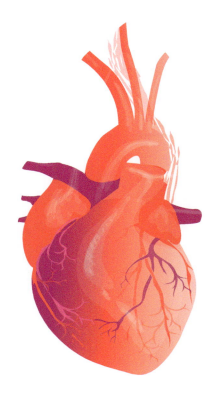

COORDENADORES DA SEÇÃO

 MARCELA MOMESSO PEÇANHA

 DAVID COSTA DE SOUZA LE BIHAN

 MARCELO IORIO GARCIA

 ADRIANO CAMARGO DE CASTRO CARNEIRO

 RENATA ÁVILA CINTRA

 SUSANA HOETTE

 ROGÉRIO DE SOUZA

3.1 VALVOPATIA MITRAL

Autoras: ADRIANA AGUIAR PÊPE DOS SANTOS | KAREN SAORI SHIRAISHI SAWAMURA | MARIA ROSA NASCIMENTO DANTAS

ECO

3.1.1 Síndrome do Prolapso de Valva Mitral x *Billowing*

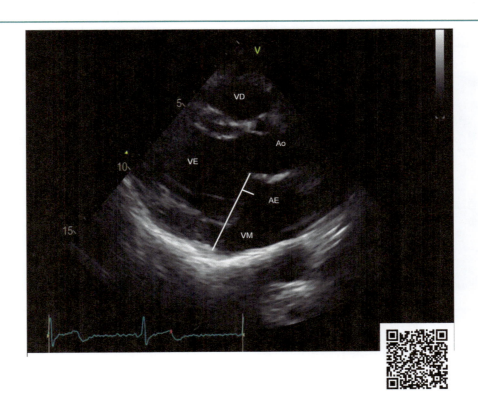

3.1.1.1. ECOTT 2D. Prolapso da VM. No plano paraesternal longitudinal, ambas as cúspides da VM ultrapassam o plano de fechamento valvar mais que 2 mm, caracterizando prolapso.

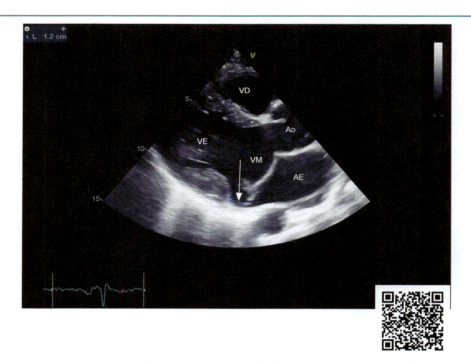

3.1.1.2. ECOTT 2D. Disjunção do anel mitral. No plano paraesternal longitudinal observa-se o prolapso da VM, com espessamento de suas cúspides e a presença da separação ou distanciamento entre o anel valvar e o miocárdio, caracterizando a disjunção (seta).

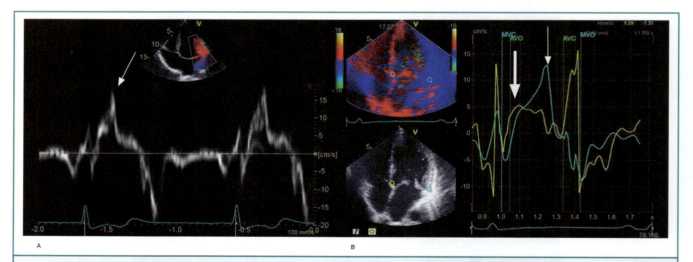

3.1.1.3. ECOTT 2D. Sinal de *pickelhaube*. Em A, o Doppler tecidual avaliando a velocidade do anel lateral da VM, mostra a velocidade de pico elevada, maior que 16 cm/s, caracterizando o sinal de *pickelhaube* (seta fina). Em B mostra outra forma de avaliação da onda S através das velocidades anulares da VM, utilizando *Q analysis*. A curva verde (seta fina), mostra a velocidade aumentada do anel lateral com curva apiculada, em contraste com a velocidade menor da curva amarela do anel medial e curva arredondada (seta grossa).

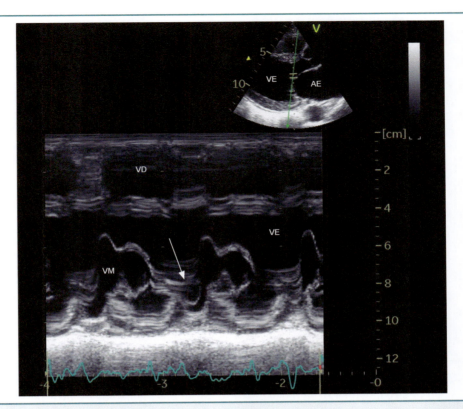

3.1.1.4. Modo M. Prolapso da VM. Observa-se a característica movimentação posterior (seta) das cúspides da VM na telessístole.

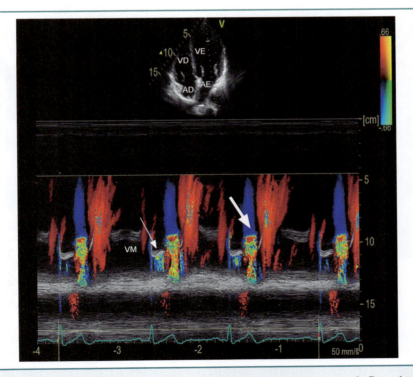

3.1.1.5. Modo M. Insuficiência mitral com reforço telessistólico. O posicionamento do Doppler em cores através da VM utilizando o Modo M demonstra uma característica da IM decorrente do prolapso: um jato de menor intensidade (seta fina) no início da sístole e com reforço na telessístole (seta grossa).

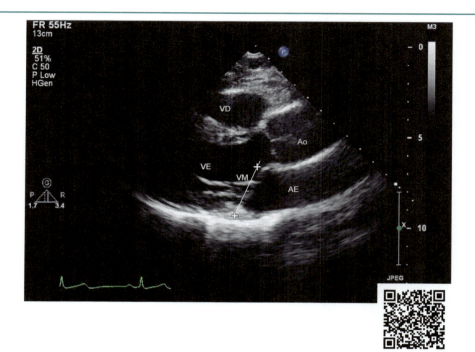

3.1.1.6. ECOTT 2D. Movimento sistólico posterior de ambas as cúspides. No plano paraesternal longitudinal observa-se o movimento sistólico posterior de ambas as cúspides sem ultrapassar 2 mm do plano valvar mitral, não preenchendo os critérios para diagnóstico de prolapso.

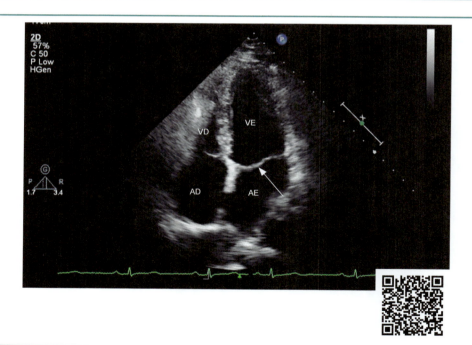

3.1.1.7. ECOTT 2D. Movimento sistólico posterior da cúspide anterior. No plano apical 4CH observa-se o movimento sistólico posterior da cúspide anterior com coaptação no plano valvar mitral, portanto, não preenche os critérios para diagnóstico de prolapso (seta).

3.1.2
Síndrome de Barlow x Degeneração Fibroelástica

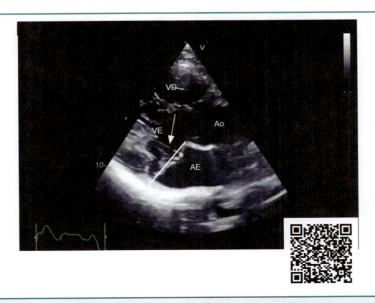

3.1.2.1. ECOTT 2D. Prolapso da VM (doença de Barlow). No plano paraesternal longitudinal observa-se o espessamento das cúspides da VM, ultrapassando o plano de fechamento valvar caracterizando o prolapso de ambas as cúspides, associado ao alongamento de cordas (seta) sem *flail*.

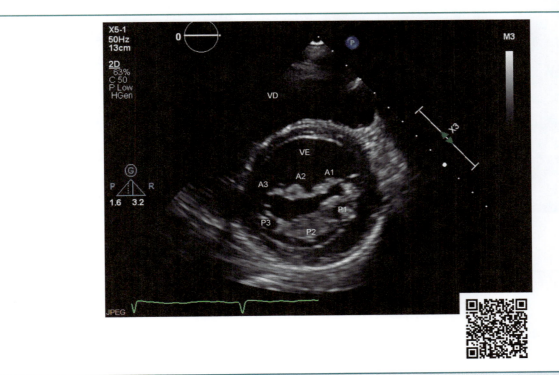

3.1.2.2. ECOTT 2D. Prolapso da VM (doença de Barlow). No plano transverso do VE, ao nível da VM, observa-se o espessamento de ambas as cúspides, principalmente dos segmentos P1 e P2 da cúspide posterior e dos segmentos A1 e A2 da cúspide anterior.

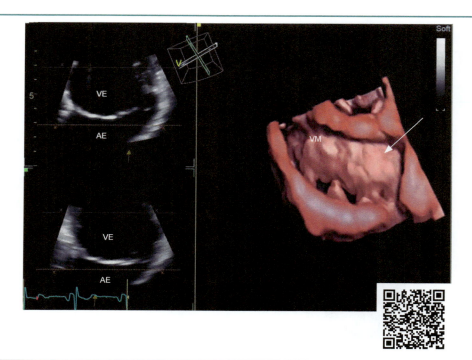

3.1.2.3. ECOTT 3D. Prolapso da VM (doença de Barlow). No plano apical 4CH, visão a partir da face atrial, observa-se o prolapso de ambas as cúspides, principalmente da cúspide anterior (seta). A imagem à esquerda ao bidimensional evidencia espessamento de ambas as cúspides.

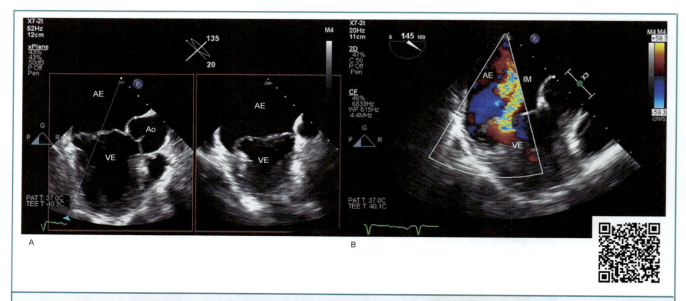

3.1.2.4.A e B. ECOTE 2D. Prolapso da VM (doença de Barlow). Em A, através de dois planos simultâneos, observa-se prolapso em ambas as cúspides evidenciado através do modo de fechamento valvar. Em B, presença de IM importante, principalmente através dos segmentos A2 e P2.

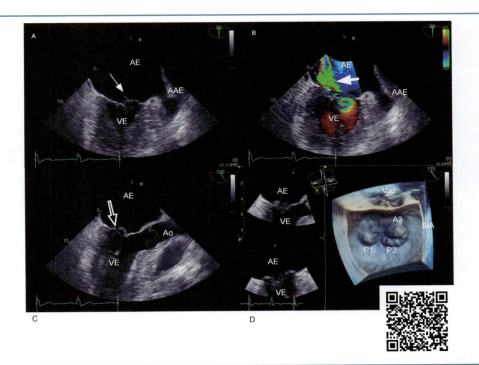

3.1.2.5.A, B, C e D. ECOTE 2D. Prolapso da VM localizado nos segmentos P1, A3 e P3. Em A, no plano em 90°, observa-se prolapso do segmento P1 associado à rotura de cordoalha (seta fina). Em B, o mesmo plano com Doppler em cores evidencia a IM importante e excêntrica (seta grossa), com grande convergência de fluxo relacionado ao segmento P1. Em C, no plano em 120°, observa-se prolapso dos segmentos A3 e P3 (seta sem preenchimento). Em D, ECOTE 3D. Visão a partir da face atrial, observa-se o prolapso dos seguintes segmentos P1 (relacionado a rotura de cordoalha), P3 e A3.

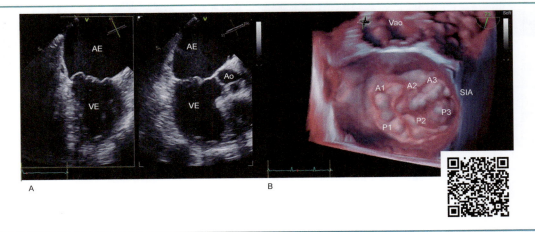

3.1.2.6A e B. ECOTE 2D. Prolapso da VM (doença de Barlow). Através de dois planos ortogonais simultâneos, nota-se prolapso em ambas as cúspides, principalmente do segmento P3 em torno de 60° e do segmento A2 em torno de 150°. Em B, ETE 3D. Através do 3D *zoom*, ratificação do acometimento difuso, principalmente dos segmentos A2, A3 e P3.

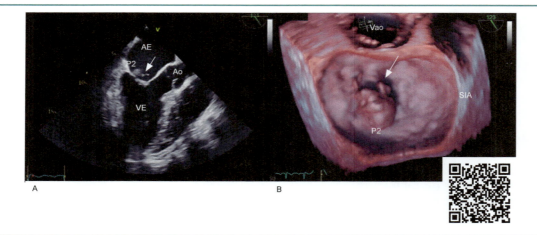

3.1.2.7.A e B. ECOTE 2D. Prolapso da VM (doença fibroelástica). No eixo longo, em 120°, observa-se o prolapso do segmento P2, com rotura de cordoalha neste segmento (seta). Em B, ECOTE 3D. Através da aquisição 3D *zoom*, visão a partir da face atrial, ratificação do prolapso apenas do segmento P2, com rotura de cordoalha associada (seta).

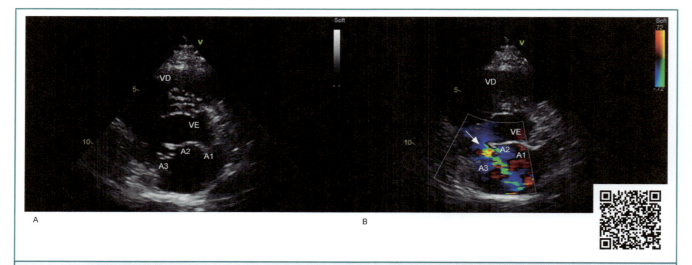

3.1.2.8.A e B. ECOTT 2D. Prolapso da VM (doença fibroelástica). Em A, no plano transverso do VE, ao nível da VM, observa-se próximo à comissura posteromedial o prolapso do segmento A3. Em B observa-se IM relacionada ao prolapso do segmento A3. Doppler em cores evidencia IM excêntrica, direcionada posteriormente (seta).

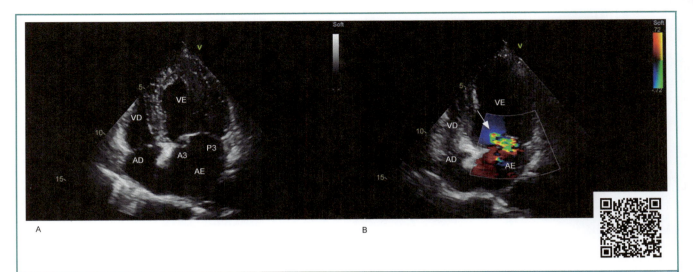

3.1.2.9.A e B. ECOTT 2D. Prolapso da VM (doença fibroelástica). Em A, no plano 4CH, observa-se o prolapso do segmento A3. Em B, Doppler em cores mostra IM excêntrica, direcionada posteriormente (seta).

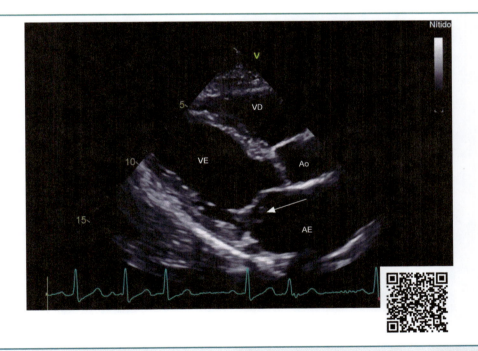

3.1.2.10. ECOTT 2D. Prolapso da VM (doença fibroelástica). No plano paraesternal longitudinal observa-se o prolapso e *flail* da cúspide posterior (seta).

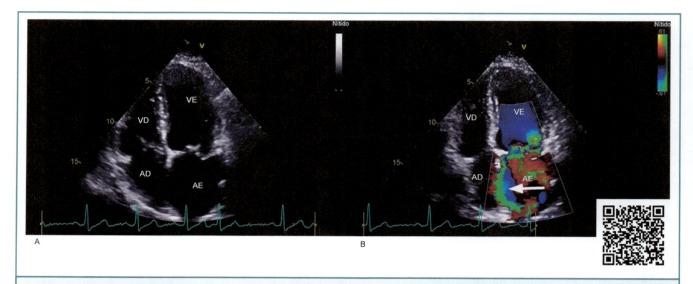

3.1.2.11.A e B. ECOTT 2D. Prolapso da VM (doença fibroelástica). Em A, no plano 4CH, observa-se o prolapso da cúspide posterior (seta fina). Em B, o Doppler em cores mostra IM excêntrica, direcionada ao septo interatrial (seta grossa).

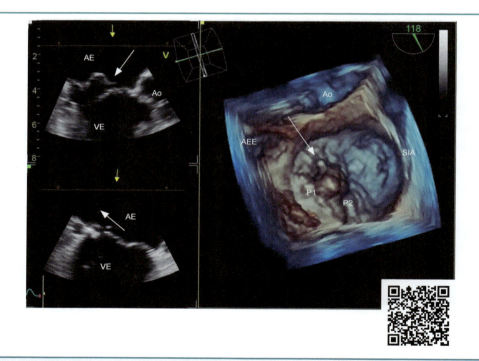

3.1.2.12. ECOTE 3D. Prolapso da VM (doença fibroelástica). Por meio da técnica tridimensional, com aquisição volumétrica em *zoom*, visão a partir da face atrial, observa-se o prolapso dos segmentos P1 e P2, sobretudo do segmento P1 associado à corda rota (seta).

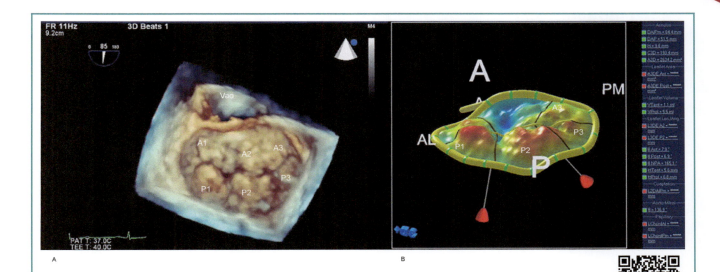

3.1.2.13.A e B. ECOTE 3D. Prolapso da VM (doença de Barlow). Aquisição 3D em *zoom*, visão a partir da face atrial. Em A nota-se claramente o espessamento e acometimento difuso valvar, com prolapso de todos os segmentos das cúspides anterior e posterior. Em B observa-se a reconstrução da valva utilizando um *software* dedicado que permite a obtenção de inúmeras medidas anatômicas do aparato valvar.

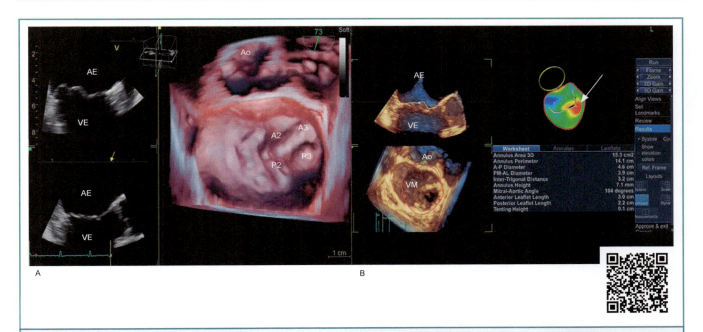

3.1.2.14.A e B. ECOTE 3D. Prolapso da VM (doença de Barlow). Em A, por meio da aquisição 3D em *zoom*, visão a partir da face atrial, nota-se o espessamento e acometimento difuso valvar, sobretudo dos segmentos A2, A3, P2 e P3. Em B observa-se a reconstrução da valva utilizando um *software* dedicado que permite a obtenção de medidas anatômicas do aparato valvar e visualização evidente do prolapso de ambas as cúspides com maior acometimento de A3 e P3 e pequena falha de coaptação entre estes (seta).

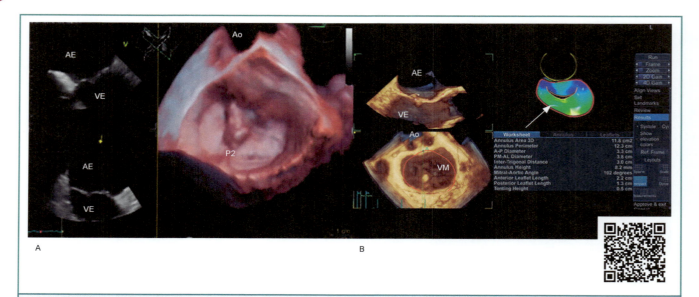

3.1.2.15. ECOTE 3D. Prolapso da VM (doença fibroelástica). Em A, por meio da aquisição 3D em *zoom*, visão a partir da face atrial, nota-se o espessamento e acometimento localizado apenas no segmento P2 da cúspide posterior. Em B observa-se a reconstrução da valva utilizando um *software* dedicado que permite a obtenção de medidas anatômicas do aparato valvar e visualização do prolapso localizado apenas na cúspide posterior (P2) (seta).

3.1.3
Doença Reumática

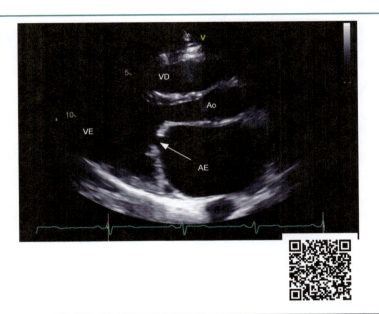

3.1.3.1. ECOTT 2D. Estenose mitral reumática. No plano paraesternal eixo longo observa-se VM espessada, cúspide anterior com abertura "em cúpula" (seta) e cúspide posterior fixa, determinando redução da área valvar.

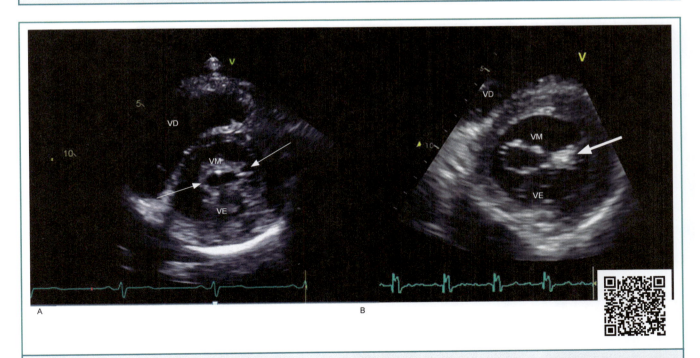

3.1.3.2. A e B. ECOTT 2D. Fusão comissural. Em A, no plano paraesternal eixo curto, observa-se fusão simétrica de ambas as comissuras (setas finas). Em B observa-se fusão comissural assimétrica, com predomínio da comissura anterolateral (seta grossa).

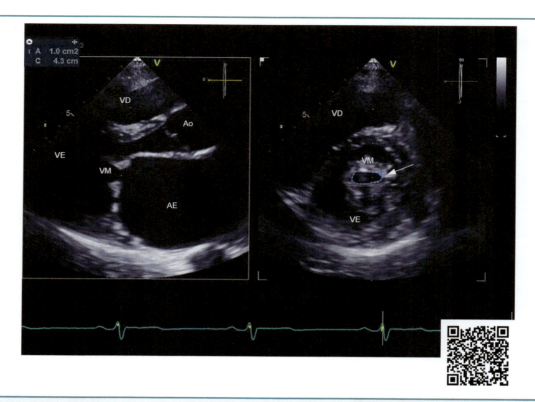

3.1.3.3. ECOTT 3D. Área valvar mitral por planimetria. Por meio da técnica tridimensional obtêm-se planos ortogonais simultâneos posicionados no ponto de menor abertura das cúspides e pode-se estimar a área valvar mitral pela planimetria com maior precisão (seta).

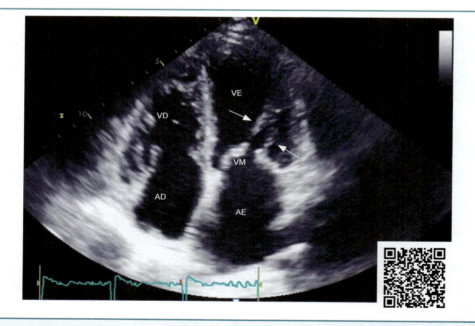

3.1.3.4. ECOTT 2D. Estenose mitral reumática. No plano apical 4CH observa-se VM espessada, cúspide anterior com abertura em cúpula e posterior fixa, determinando redução da abertura valvar. Notar o acometimento do aparato subvalvar, com espessamento e fusão de cordas tendíneas (setas).

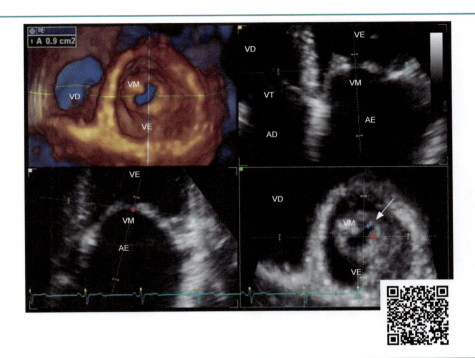

3.1.3.5. ECOTT 3D. Área valvar mitral por planimetria tridimensional. Por meio da técnica tridimensional, utilizando reconstrução multiplanar, realiza-se um corte na extremidade distal das cúspides (ponto de maior estenose) e a planimetria (seta) da área valvar mitral.

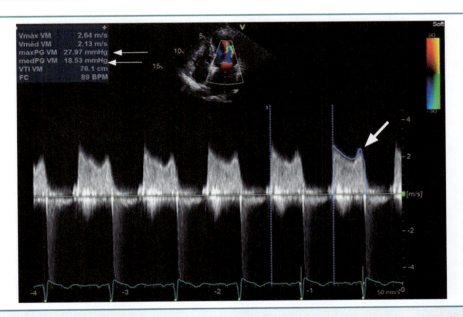

3.1.3.6. ECOTT 2D. Gradientes diastólicos transvalvares mitrais. No plano apical 4CH com Doppler contínuo, obtêm-se os gradientes diastólicos máximo e médio (setas finas) ao traçar o fluxo diastólico transvalvar mitral (seta grossa).

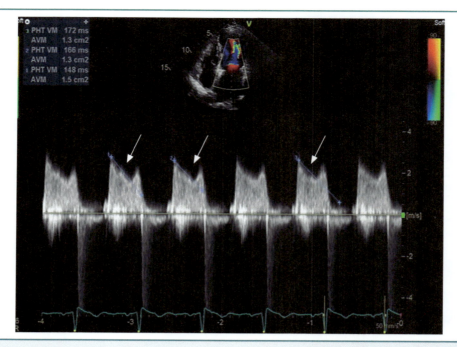

3.1.3.7. ECOTT 2D. Área valvar mitral pelo *pressure half-time*. No plano apical 4CH com Doppler contínuo do fluxo transvalvar mitral, realiza-se a medida da área valvar mitral pela técnica do *pressure half-time* (setas).

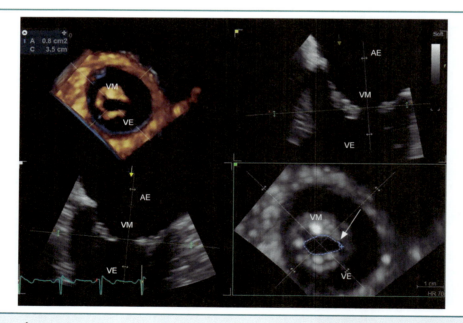

3.1.3.8. ECOTE 3D. Área valvar mitral por planimetria tridimensional. Por meio da técnica tridimensional, utilizando reconstrução multiplanar, pode-se fazer um corte na extremidade distal das cúspides (ponto de maior estenose) e realizar a planimetria (seta) da área valvar mitral.

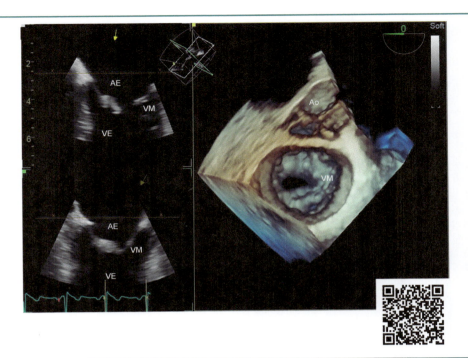

3.1.3.9. ECOTE 3D. VM reumática. No esôfago médio em 0 °, com aquisição tridimensional volumétrica em *zoom*, observa-se a VM a partir da sua face atrial (visão do cirurgião), com redução importante da sua abertura.

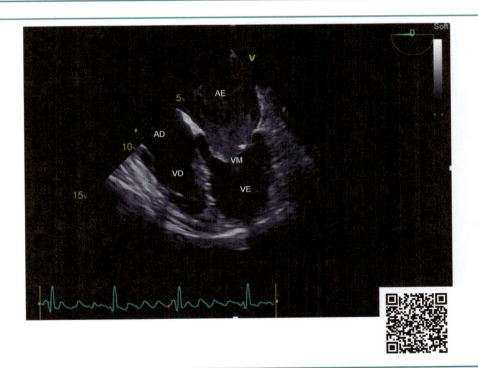

3.1.3.10. ECOTE 2D. Estenose mitral com contraste espontâneo em AE. No esôfago médio em 0° observa-se VM espessada, cúspide anterior com abertura em cúpula e posterior fixa, determinando redução importante da abertura valvar. Notar a presença de intenso contraste espontâneo no interior do AE.

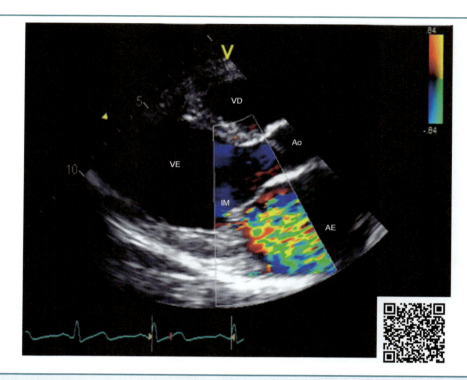

3.1.3.11. ECOTT 2D. Insuficiência mitral por doença reumática. No plano paraesternal eixo longo com Doppler em cores, nota-se dilatação das cavidades cardíacas esquerdas, VM espessada (sobretudo dos seus bordos), abertura em cúpula da cúspide anterior e IM importante direcionada à parede lateral do AE (jato posterior).

3.1.4
Calcificação do Anel Mitral

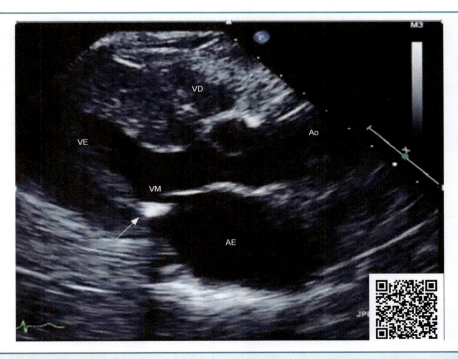

3.1.4.1. ECOTT 2D. Calcificação do anel mitral. No plano paraesternal eixo longo observa-se VM espessada e com calcificação em anel mitral posterior (seta). Notar a sombra acústica relacionada à calcificação.

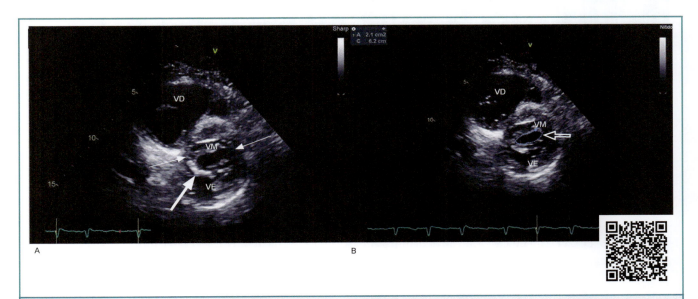

3.1.4.2.A e B. ECOTT 2D. Calcificação do anel mitral. Em A, no plano paraesternal eixo curto, observa-se acometimento da VM de etiologia degenerativa, com espessamento de suas cúspides e discreta redução da sua abertura. Notar a ausência de fusão comissural (setas finas) e a presença de calcificação moderada do anel mitral posterior (seta grossa). Em B, área valvar mitral estimada pela técnica de planimetria bidimensional (seta sem preenchimento).

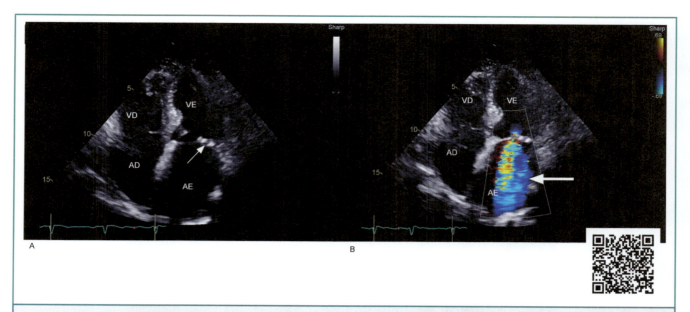

3.1.4.3.A e B. ECOTT 2D. Calcificação do anel mitral. Em A, no plano apical 4CH, observa-se a calcificação do anel mitral que se estende para a cúspide posterior ocasionando restrição de sua mobilidade (seta fina). Em B, ao Doppler em cores, nota-se IM importante associada (seta grossa).

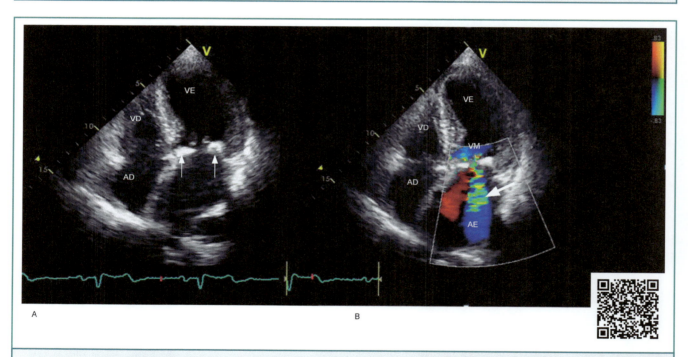

3.1.4.4.A e B. ECOTT 2D. Calcificação do anel mitral. Em A, no plano apical 4CH, observa-se intensa calcificação do anel mitral (setas finas) que se estende para ambas as cúspides ocasionando restrição da mobilidade e abertura valvar. Em B, ao Doppler em cores nota-se IM moderada associada (seta grossa).

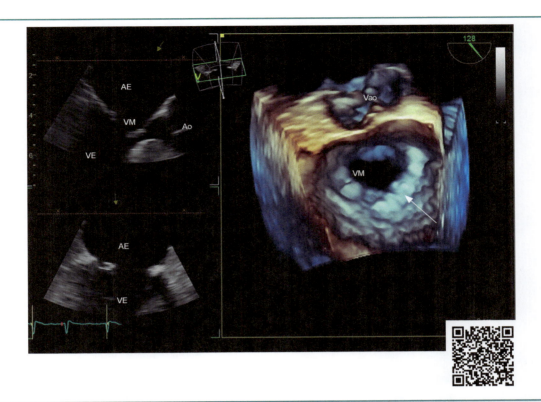

3.1.4.5. ECOTE 3D. Calcificação do anel mitral. Em esôfago médio em 128°, com aquisição tridimensional volumétrica em *zoom*, observa-se a VM com visão a partir da sua face atrial (visão do cirurgião) com intensa calcificação em anel posterior (seta).

3.1.5
Calcificação Caseosa do Anel Mitral

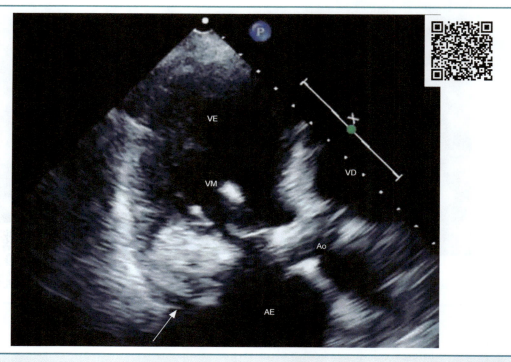

3.1.5.1. ECOTT 2D. Calcificação caseosa do anel mitral. No plano apical 4CH observa-se a presença de calcificação caseosa do anel mitral posterior (seta), com aparente restrição da abertura valvar mitral.

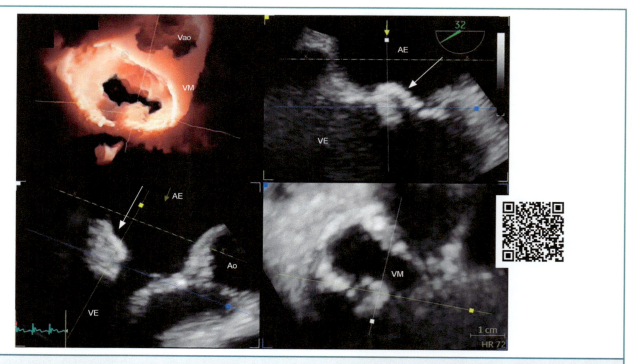

3.1.5.2. ECOTE 3D. Calcificação caseosa do anel mitral. Por meio da técnica tridimensional a partir de reconstrução multiplanar, observa-se a presença de degeneração caseosa do anel mitral posterior (setas).

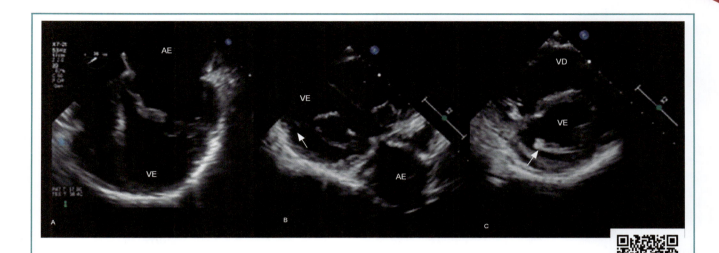

3.1.6.A, B e C. VM em paraquedas. Em A, ECOTE 2D. Plano 4CH com VM com aspecto de paraquedas (cordas convergindo para músculo papilar único). Em B, ECOTT 2D. Plano paraesternal eixo longo modificado com músculo papilar único (seta). Em C, ECOTT 2D. Plano paraesternal eixo curto evidenciando músculo papilar único (seta).

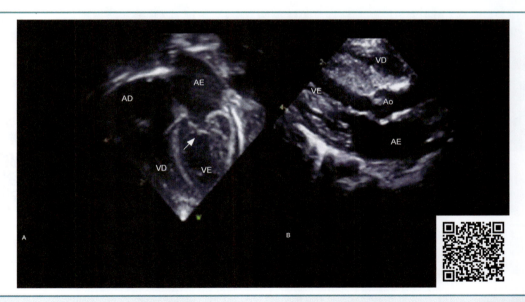

3.1.7.A e B. ECO TT 2D. VM em arcada. Em A, plano apical em diástole demonstrando as cordas muscularizadas e curtas (seta). Em B, plano paraesternal eixo longo em diástole evidenciando cordas curtas e espessadas.

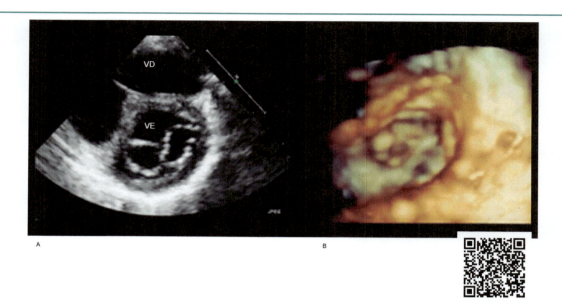

3.1.8.A e B. Duplo orifício mitral. Em A, ECOTT 2D. Plano paraesternal eixo curto. Em B, ECOTT 3D. Plano paraesternal eixo curto.

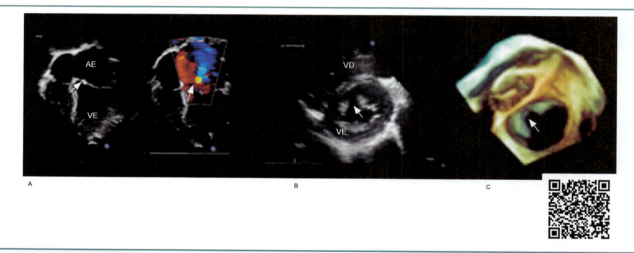

3.1.9.A, B e C. *Cleft* mitral isolado. Em A, ECOTT 2D. Plano apical sem e com Doppler em cores com *cleft* em cúspide anterior (seta). Em B, ECOTT 2D. Plano paraesternal eixo curto com *cleft* (seta). Em C, ECOTT 3D. Plano paraesternal eixo curto com *cleft* em cúspide anterior (seta).

Autores

GABRIELA LIBERATO DE SOUSA | ANTONIO TITO PALADINO FILHO
RICARDO PAULO DE SOUSA ROCHA

3.1.1
Síndrome do Prolapso de Valva Mitral x *Billowing*

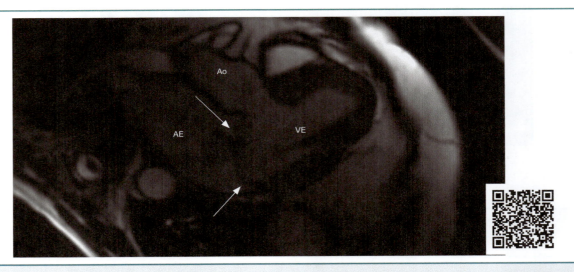

3.1.1.1. RMC. Prolapso da VM. Imagem em cine-RM SSFP no plano 3CH mostrando prolapso das cúspides anterior e posterior da VM (seta).

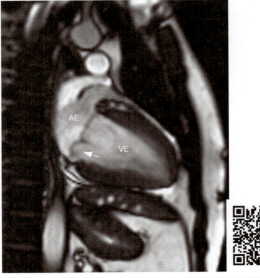

3.1.1.2. RMC. Prolapso da VM. Imagem em cine-RM SSFP no plano 2CH evidenciando prolapso da cúspide posterior da VM (seta).

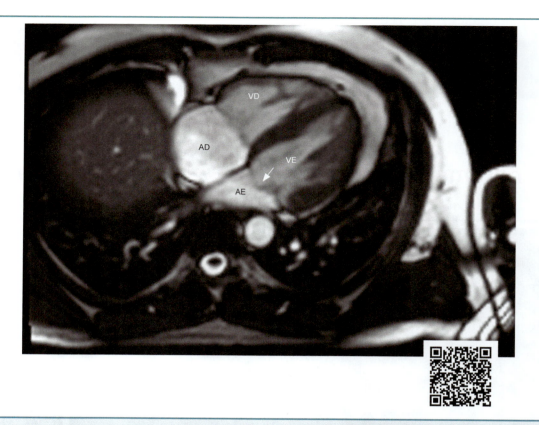

3.1.1.3. RMC. Prolapso da VM. Imagem em cine-RM SSFP no plano 4CH evidenciando prolapso da cúspide anterior da VM (seta).

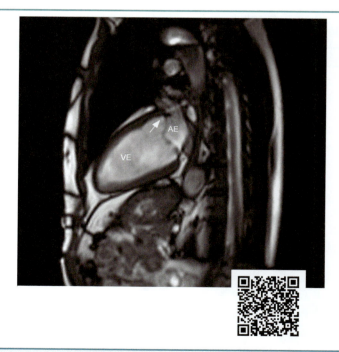

3.1.1.4. RMC. Prolapso da VM com disjunção do anel mitral. Imagens de cine-RM SSFP no plano 2CH mostrando prolapso da VM associado a disjunção do anel mitral (seta). No vídeo 3.1.1.4 é possível visualizar o descolamento superior das raízes do anel valvar do miocárdio ventricular.

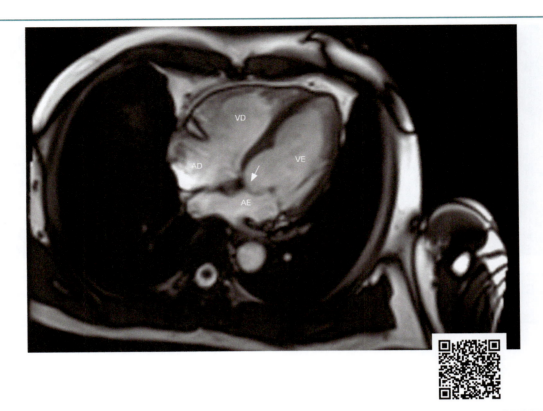

3.1.1.5. RMC. Prolapso da VM com disjunção do anel mitral. Imagem de cine-RM SSFP no plano 4CH mostrando prolapso da VM associado a disjunção do anel mitral (seta).

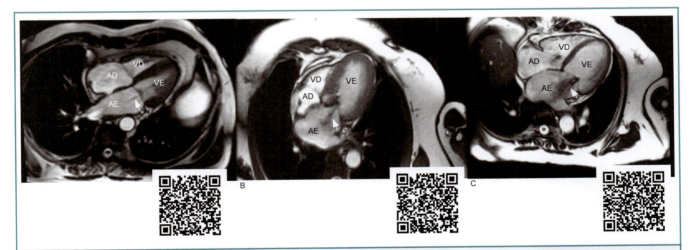

3.1.1.6. A, B e C. RMC. Insuficiência da valva mitral. Imagens de cine-RM SSFP em 4CH evidenciam jato de insuficiência mitral, com análise visual discreta (A), moderada (B) e importante (C), respectivamente (setas).

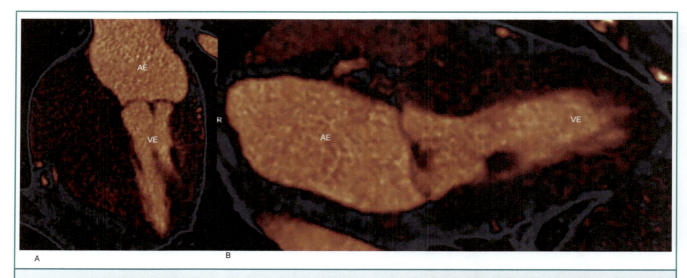

3.1.1.7.A e B. TC. Prolapso de VM. Imagens de TC com contraste no plano 4CH (A) e no 2CH (B) evidenciando VM com prolapso sem degeneração mixomatosa.

3.1.2
Degeneração Mixomatosa

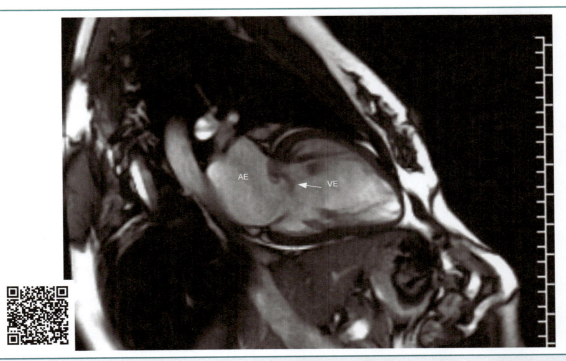

3.1.2.1. RMC. Degeneração mixomatosa. Imagem de cine-RM SSFP no plano 2CH mostrando prolapso da VM associado à presença de degeneração mixomatosa (seta). No vídeo 3.1.2.1 é possível visualizar insuficiência mitral de grau moderado.

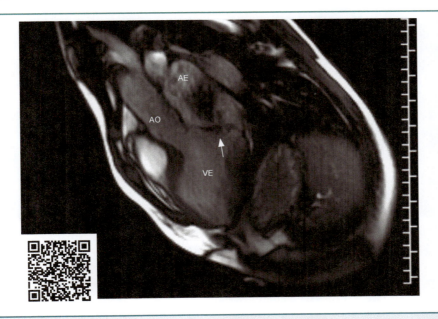

3.1.2.2. RMC. Degeneração mixomatosa. Imagem de cine-RM SSFP no plano 3CH mostrando prolapso da VM (seta) associado à presença de degeneração mixomatosa. Nota-se espessamento das cúspides e insuficiência mitral.

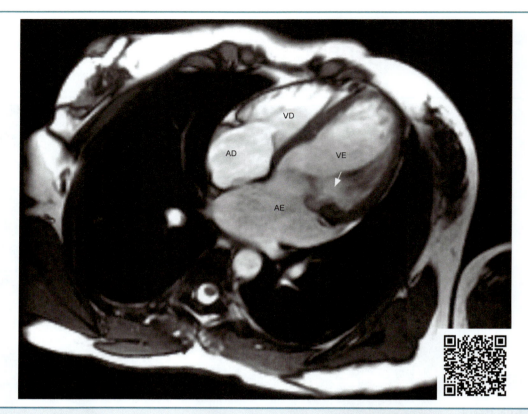

3.1.2.3. RMC. Degeneração mixomatosa. Imagem de cine-RM SSFP no plano 4CH mostrando prolapso da VM (seta) associado à a presença de degeneração mixomatosa. Nota-se ainda dilatação de átrio e ventrículo esquerdos.

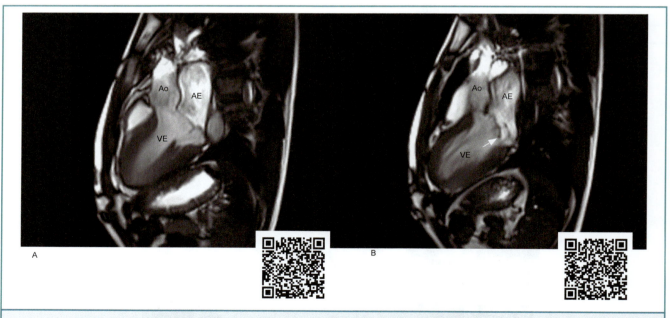

3.1.2.4.A e B. RMC. VM com *flail* e rotura da cúspide. Imagens de cine-RM SSFP no plano 3CH (A e B) mostrando insuficiência mitral importante associada à presença de degeneração mixomatosa. Observa-se a ponta da cúspide mitral, durante a sístole ventricular, evertendo para o AE (seta), caracterizando o *flail* mitral. Nota-se ainda dilatação de câmaras cardíacas esquerdas.

Seção 3 – Valvopatias

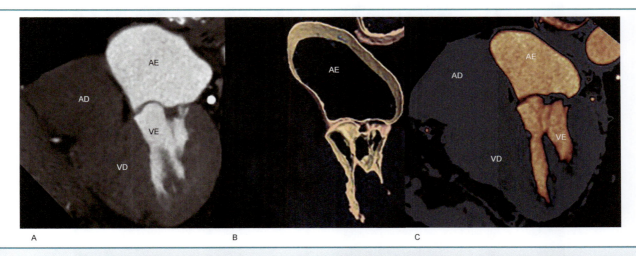

3.1.2.5.A, B e C. TC. VM com prolapso e degeneração mixomatosa. Imagens de TC com contraste em reconstrução multiplanar (A) e 3D VRT (B e C) evidenciando VM com prolapso e degeneração mixomatosa.

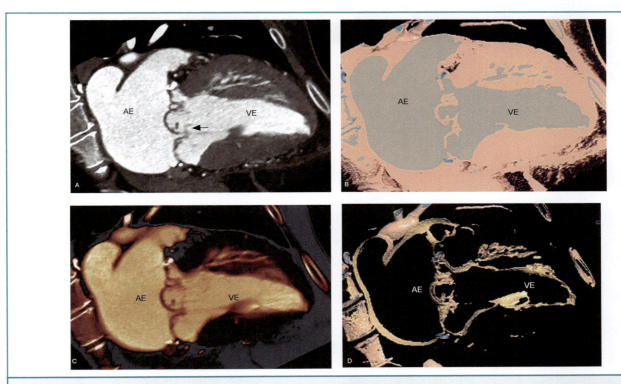

3.1.2.6.A, B, C e D. TC. VM com prolapso e degeneração mixomatosa. Imagens de TC com contraste em reconstrução multiplanar (A) e 3D VRT (B, C e D) evidenciando VM (seta) com prolapso com degeneração mixomatosa e disjunção do anel mitral.

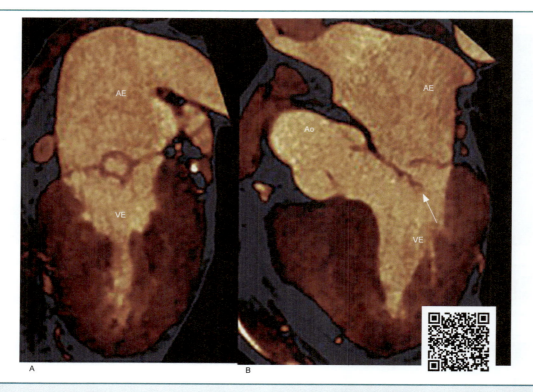

3.1.2.7.A e B. TC. VM com prolapso e degeneração mixomatosa. Imagens de TC com contraste em reconstrução multiplanar (A) e 3D VRT (B) evidenciando VM (seta) com *flail* e rotura de cordoalha (P2).

3.1.3
Doença Reumática

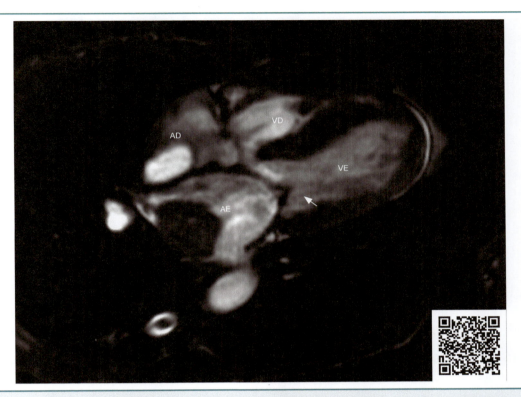

3.1.3.1. RMC. Estenose mitral reumática. Imagem em cine-RM SSFP no plano 4CH mostrando VM com espessamento e fusão das extremidades das cúspides com abertura em domo (seta). Nota-se presença de grande trombo no AE.

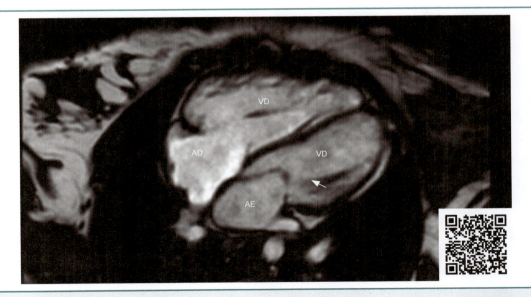

3.1.3.2. RMC. Estenose mitral reumática. Imagem em cine-RM SSFP no plano 4CH mostrando VM com espessamento e fusão das extremidades das cúspides com abertura em domo (seta).

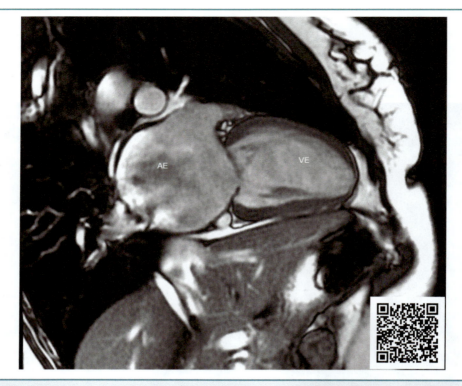

3.1.3.3. RMC. Dupla disfunção mitral. Imagem em cine-RM SSFP no plano 2CH mostrando VM com espessamento das cúspides, com abertura limitada na diástole ventricular e presença de refluxo mitral, denotando estenose importante e insuficiência moderada. Nota-se ainda dilatação importante do AE.

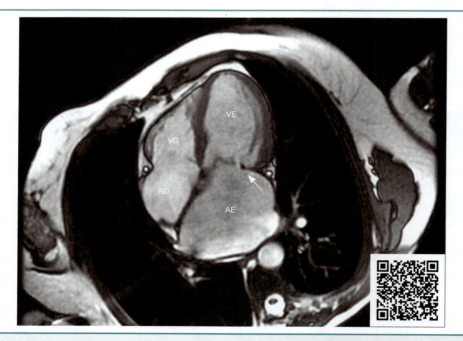

3.1.3.4. RMC. Dupla disfunção mitral. Imagem em cine-RM SSFP no plano 4CH mostrando VM com espessamento das cúspides, com abertura limitada na diástole ventricular e presença de refluxo mitral, denotando estenose importante e insuficiência moderada. Nota-se ainda dilatação importante do AE.

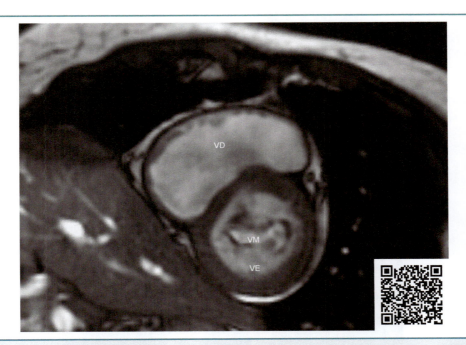

3.1.3.5. RMC. Dupla disfunção mitral. Imagem em cine-RM SSFP no plano da VM (planimetria mitral), caracterizando espessamento das cúspides e restrição de abertura.

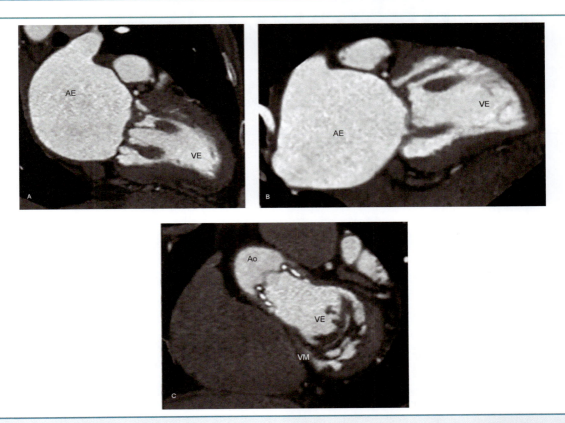

3.1.3.6.A, B e C. TC. VM reumática. Imagens de TC com contraste com no plano 2CH (A e B) e eixo curto no plano VM (C) evidenciando VM e cordoalhas espessadas com fusão de suas cúspides sugestiva de acometimento reumático.

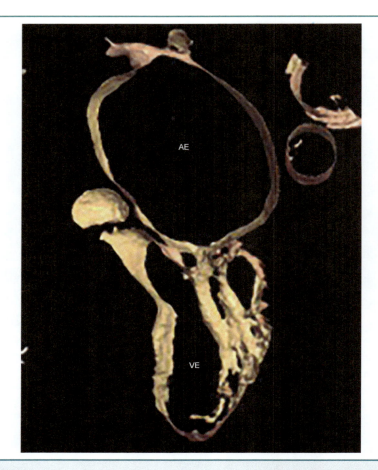

3.1.3.7. TC. VM reumática. Imagens de TC com contraste em reconstrução 3D VRT evidenciando VM e cordas espessadas com fusão de suas cúspides sugestivas de acometimento reumático. Nota-se aumento do AE.

3.1.4
Calcificação do Anel Mitral

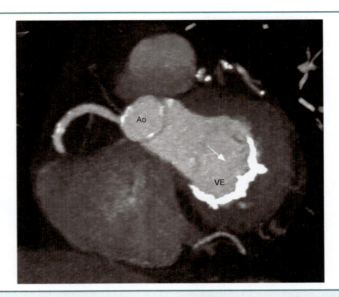

3.1.4.1. TC. Calcificação do anel mitral. Imagem de TC com contraste no plano da VM evidenciando calcificação de todo o aparato valvar (seta).

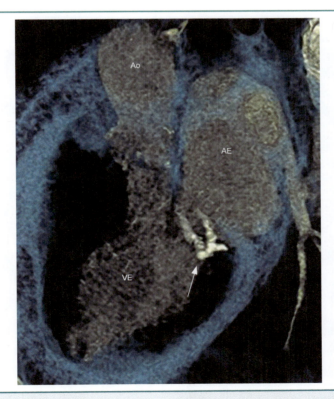

3.1.4.2. TC. Calcificação do anel mitral. Imagem de TC com contraste no plano três câmaras evidenciando calcificação de todo o aparato valvar (seta).

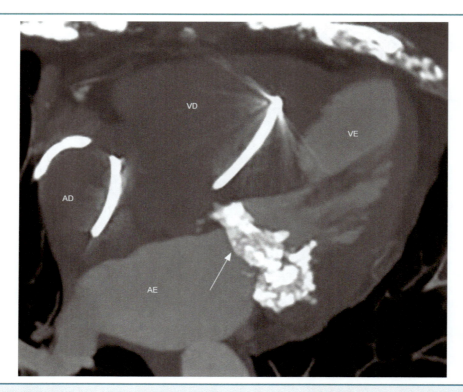

3.1.4.3. TC. Calcificação do anel mitral. Imagem de TC com contraste em 4CH evidenciando calcificação acentuada da VM (seta). Nota-se artefato devido à presença de dispositivo cardíaco em câmaras cardíacas direitas.

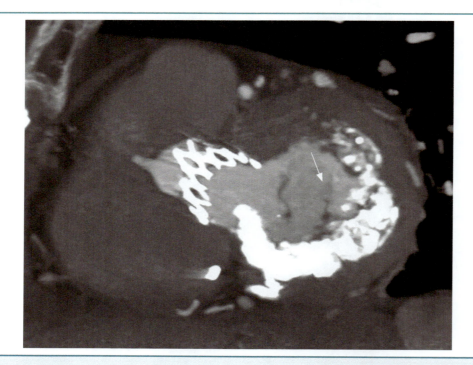

3.1.4.4. TC. Calcificação do anel mitral. Imagem de TC com contraste em eixo curto evidenciando calcificação acentuada da VM (seta). Nota-se artefato devido a prótese metálica em valva aórtica.

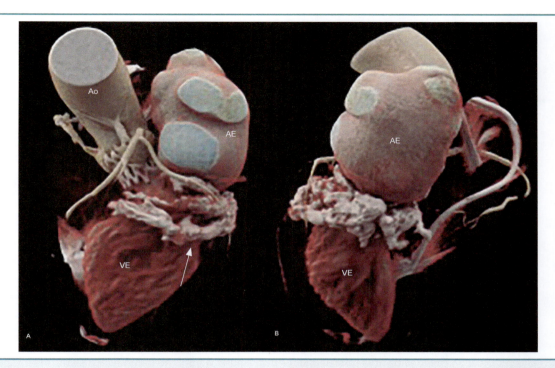

3.1.4.5.A e B. TC. Calcificação do anel mitral. Imagens de TC cardíaca com contraste em reconstrução 3D em 3CH (A) e 2CH (B) evidenciando calcificação acentuada da VM (seta).

3.1.5
Calcificação Caseosa do Anel Mitral

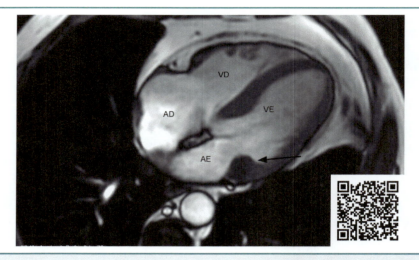

3.1.5.1. RMC. Calcificação caseosa do anel mitral. Imagem em cine-RM SSFP no plano 4CH mostrando imagem arredondada e de baixo sinal no anel valvar mitral posterior (seta).

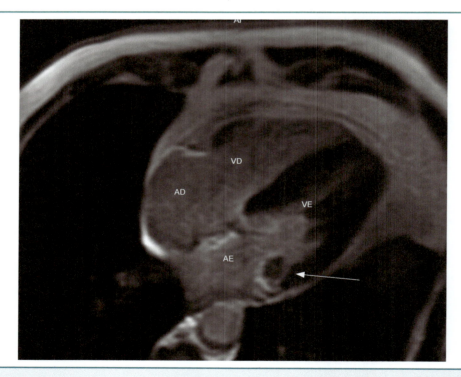

3.1.5.2. RMC. Calcificação caseosa do anel mitral. Imagem no plano 4CH na técnica de realce tardio, mostrando imagem arredondada no anel valvar mitral posterior sem captação de contraste (seta).

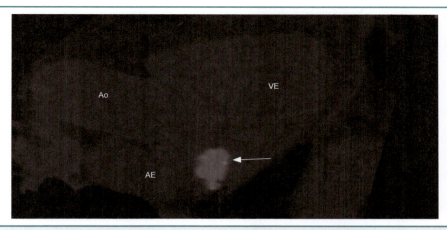

3.1.5.3. TC. Calcificação caseosa do anel mitral. TC sem contraste em 3CH, mostrando imagem arredondada e hiperdensa no anel valvar mitral posterior (seta).

3.2 VALVOPATIA TRICÚSPIDE

Autora JULIANA BARBOSA SOBRAL

ECO

3.2.1
Síndrome Carcinoide

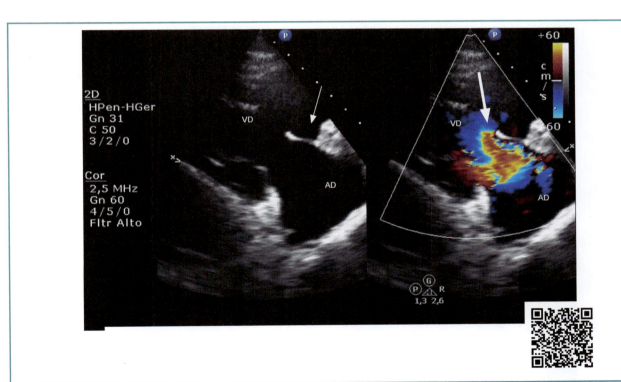

3.2.1.1. ECO TT 2D. Síndrome carcinoide. No plano paraesternal longitudinal da via de entrada do VD nota-se, à esquerda, espessamento da VT com redução da excursão de suas cúspides (seta fina), o que gera falha de coaptação e refluxo importante ao Doppler em cores, visualizado à direita (seta grossa).

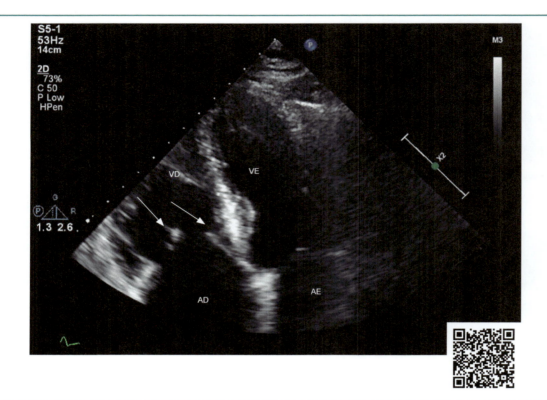

3.2.1.2. ECO TT 2D. Síndrome carcinoide. No plano apical 4CH nota-se espessamento da VT com redução da excursão de suas cúspides (setas finas). Em sístole observa-se permanência da abertura da VT e, por consequência, falha de coaptação.

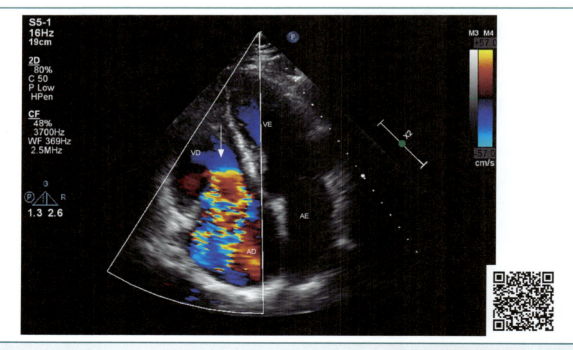

3.2.1.3. ECO TT 2D. Síndrome carcinoide. No plano apical 4CH com Doppler em cores nota-se dilatação das cavidades cardíacas direitas, espessamento da VT com redução da mobilidade de suas cúspides, falha de coaptação e IT importante (seta).

3.2.2
Acometimento Reumático da Valva Tricúspide

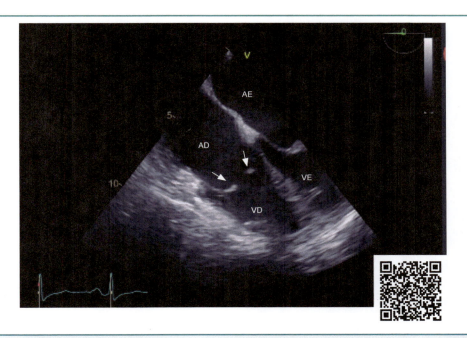

3.2.2.1. ECOTE 2D. Acometimento reumático da VT. No esôfago médio em 0°, direcionado para as câmaras direitas, nota-se abertura em cúpula da VT e restrição de sua abertura (setas).

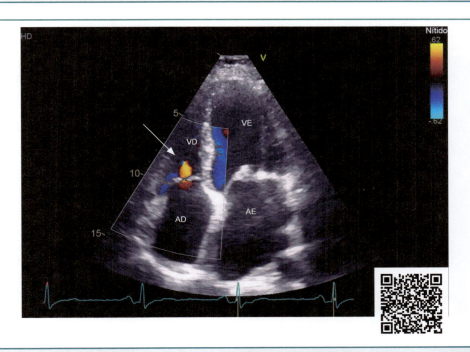

3.2.2.2. ECOTT 2D. Acometimento reumático da VT. Em plano apical 4CH observa-se acometimento reumático das valvas mitral e tricúspide (seta) com espessamento de ambas as valvas e restrição da mobilidade na diástole de suas cúspides.

3.2.3
Trauma

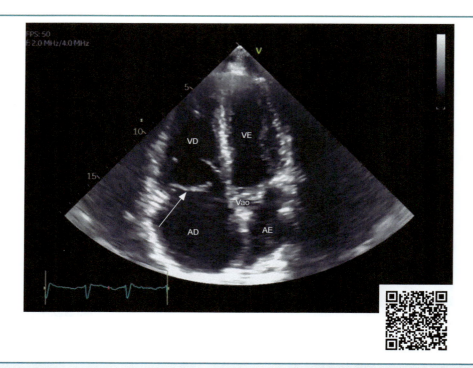

3.2.3.1. ECOTT 2D. Lesão por trauma da VT. No plano apical de 4CH visualiza-se a presença de dilatação das cavidades cardíacas direitas e eversão da cúspide anterior da VT para o interior do AD (seta).

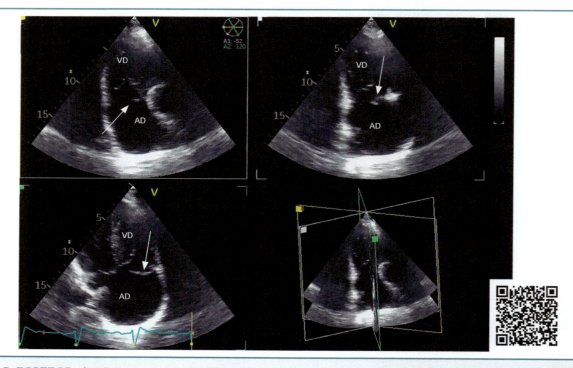

3.2.3.2. ECOTT 3D. Lesão por trauma da VT. Por meio da técnica tridimensional utilizando reconstrução multiplanar, observa-se eversão da cúspide anterior da VT para o interior do AD (setas).

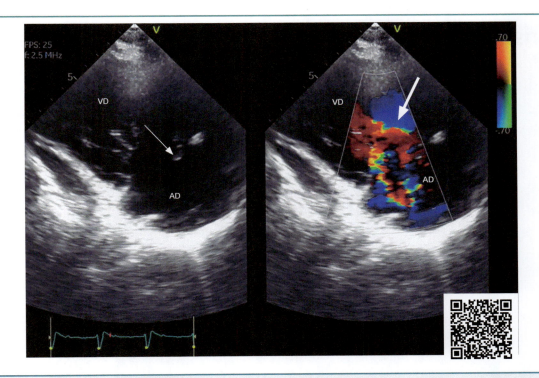

3.2.3.3. ECOTT 2D. Lesão por trauma da VT. Em janela paraesternal longitudinal (via de entrada do VD) observa-se, à esquerda, imagem sugestiva de rotura de corda associada à eversão da cúspide anterior da VT (seta fina), o que gera ao Doppler em cores (à direita) IT importante (seta grossa).

3.2.4
Insuficiência Tricúspide por Cabo de Marca-Passo e Dilatação do Anel

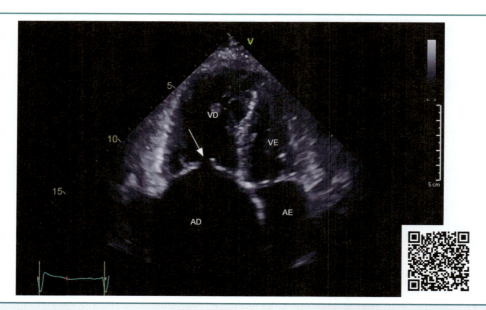

3.2.4.1. ECOTT 2D. Falha de coaptação da VT. No plano apical 4CH nota-se dilatação importante das cavidades cardíacas direitas associada à dilatação do anel tricúspide, gerando falha de coaptação valvar (seta).

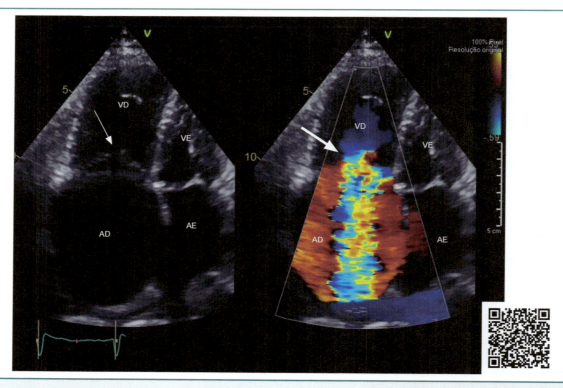

3.2.4.2. ECOTT 2D. Falha de coaptação da VT. No plano apical 4CH nota dilatação importante das cavidades cardíacas direitas associada à dilatação do anel tricúspide, o que gera falha de coaptação valvar (seta fina) e IT central de grau importante ao Doppler em cores (seta grossa).

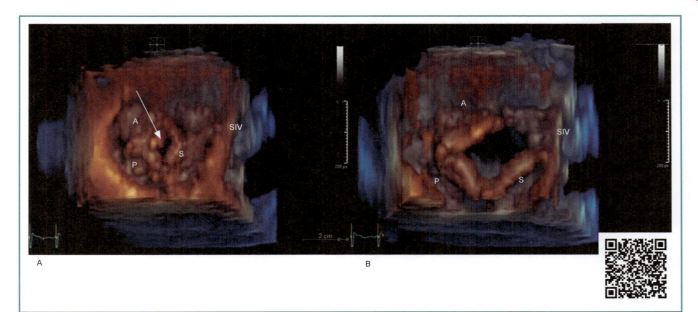

3.2.4.3.A e B. ECOTT 3D. Falha de coaptação da VT. Através do método tridimensional com aquisição volumétrica em *zoom* e visão a partir da face ventricular, nota-se em A (sístole) falha de coaptação central entre as cúspides da VT (seta). Em B, (diástole) nota-se integridade das cúspides da VT.

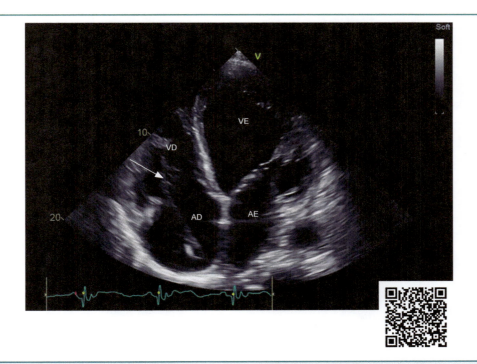

3.2.4.4. ECOTT 2D. Lesão de tricúspide por cabo de marca-passo. No plano apical 4CH observa-se cabo de marca-passo entremeado à VT (seta).

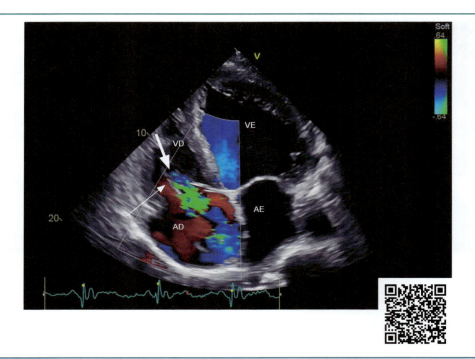

3.2.4.5. ECOTT 2D. Lesão de tricúspide por cabo de marca-passo. No plano apical 4 CH observa-se cabo de marca-passo entremeado à VT (seta fina) associado a IT (seta grossa).

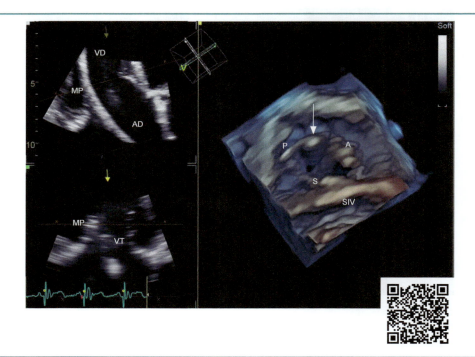

3.2.4.6. ECOTT 3D. Lesão de tricúspide por cabo de marca-passo. Através do método tridimensional com aquisição volumétrica em *zoom* e visão a partir da face ventricular, observa-se cabo de marca-passo entremeado à cúspide posterior da VT (seta). Notam-se cúspides anterior e septal íntegras.

Autores

GABRIELA LIBERATO DE SOUSA | ANTONIO TITO PALADINO FILHO
RICARDO PAULO DE SOUSA ROCHA

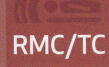

RMC/TC

3.2.1
Síndrome Carcinoide

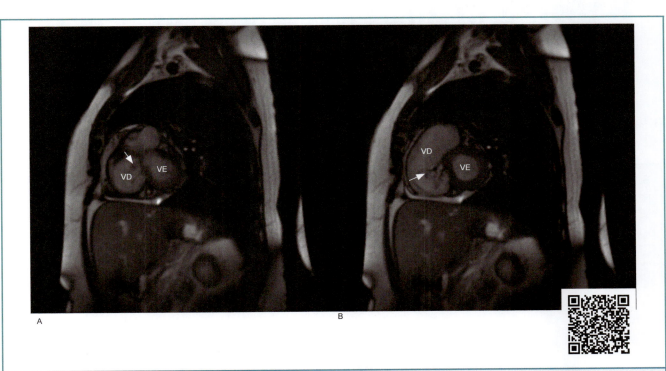

3.2.1.1.A e B. RMC. Síndrome carcinoide. Imagens em cine-RM SSFP no plano eixo curto mostrando cortes basais dos ventrículos na sístole (A) e na diástole (B), com a falha de coaptação das cúspides espessadas da valva tricúspide (seta branca). Nota-se presença de discreto derrame pericárdico.

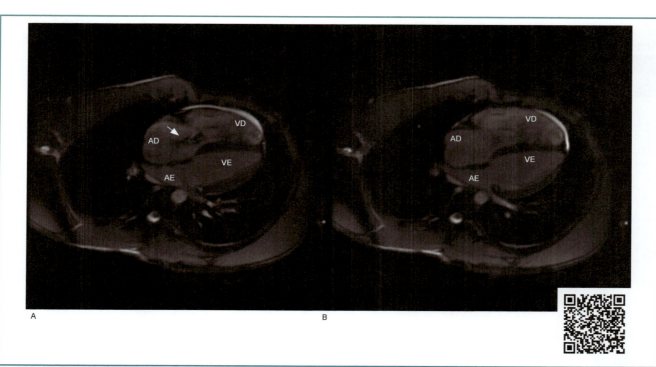

3.2.1.2.A e B. RMC. Síndrome carcinoide. Imagens em cine-RM SSFP no plano 4CH mostrando dilatação das câmaras cardíacas direitas, com insuficiência importante da VT. À esquerda durante a diástole e à direita em sístole, as cúspides espessadas (seta branca) da VT com falha de coaptação. Nota-se presença de discreto derrame pericárdico.

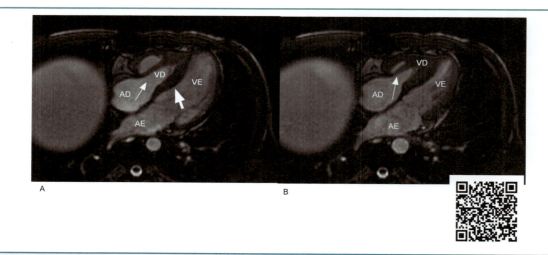

3.2.1.3. RMC. Síndrome carcinoide. Imagens no plano 4CH mostrando o espessamento da VT e cordoalhas (seta fina). A sobrecarga de volume do VD é destacada pela conformação do septo interventricular (seta grossa). Imagens A e B: cine-RM SSFP em diástole e sístole, respectivamente.

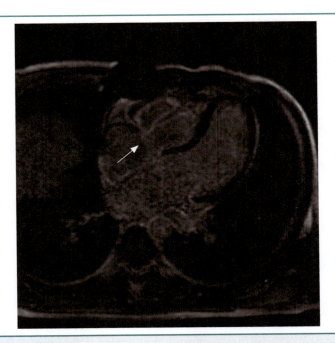

3.2.1.4. RMC. Síndrome carcinoide. Imagem de realce tardio miocárdico no plano 4CH evidenciando fibrose em todo o aparato valvar tricúspide (seta).

3.3
VALVOPATIA AÓRTICA

Autores: ANA CAROLINA CAIXETA BOVENDORP | LUCAS VELLOSO DUTRA

ECO

3.3.1
Unicomissural

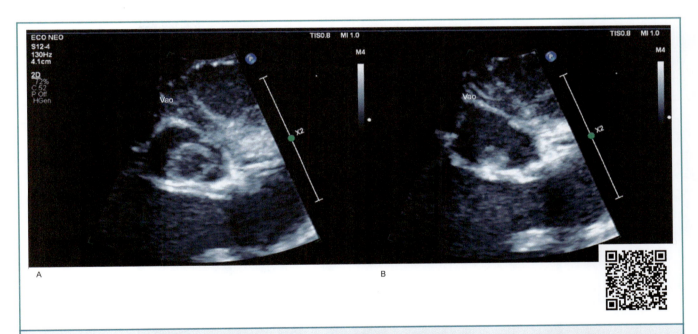

3.3.1.1.A e B. ECOTT 2D. Vao unicomissural. Plano paraesternal eixo curto evidencia valva aórtica com apenas uma comissura. Em A visualiza-se, na sístole, a abertura univalvular. Em B nota-se valva aórtica unicomissural fechada na diástole.

3.3.2
Bivalvular

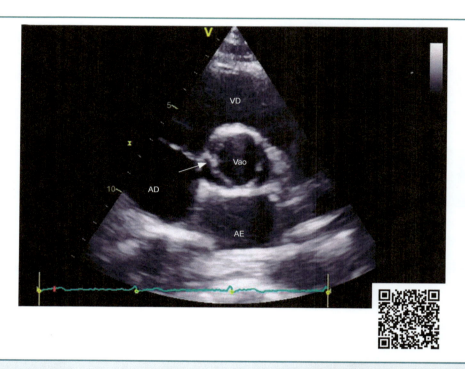

3.3.2.1. ECOTT 2D. Vao bivalvular. Plano paraesternal de eixo curto evidenciando Vao bivalvular com rafe entre as válvulas coronariana direita e não coronariana (seta).

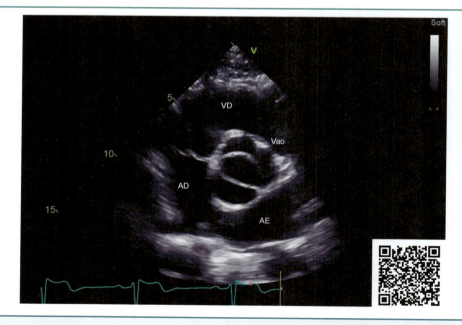

3.3.2.2. ECOTT 2D. Vao bivalvular. Plano paraesternal de eixo curto evidenciando Vao sem rafe.

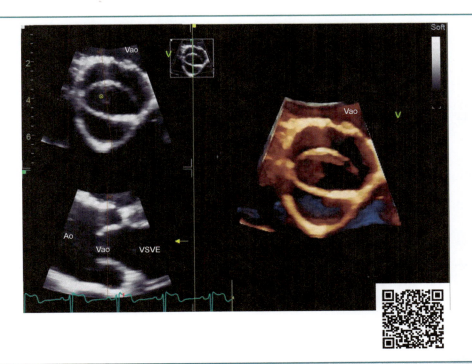

3.3.2.3. ECOTT 3D. Vao bivalvular. Por meio da técnica tridimensional, com aquisição volumétrica em *zoom*, visualiza-se valva aórtica bivalvular sem rafe.

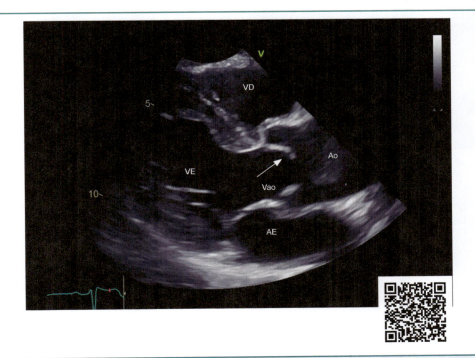

3.3.2.4. ECOTT 2D. Vao bivalvular. Plano paraesternal longitudinal evidencia abertura em domo da valva aórtica (seta), achado comum em valva aórtica bivalvular.

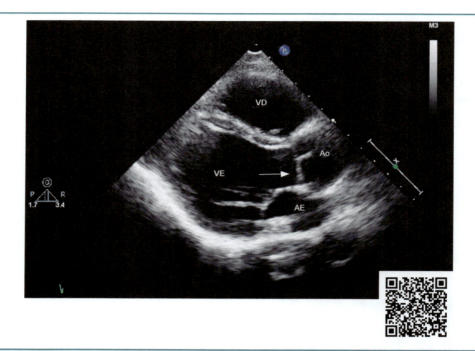

3.3.2.5. ECOTT 2D. Vao bivalvular. Plano paraesternal longitudinal evidencia, em diástole, a presença de assimetria entre as válvulas coronariana direita e não coronariana (seta), achado frequente em Vao bivalvular.

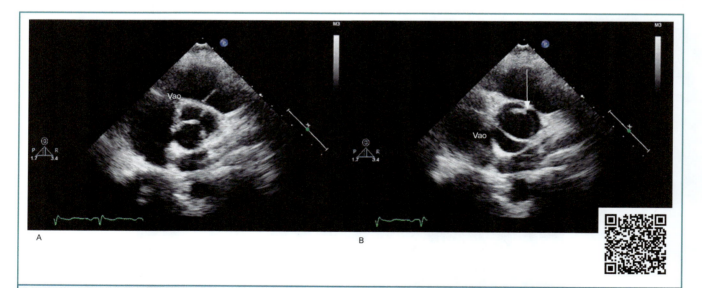

3.3.2.6.A e B. ECOTT 2D. Vao bivalvular. Em A observa-se ao plano paraesternal de eixo curto (diástole) aparente Vao trivalvular, fato esse que não se confirma em B, ao se observar a presença da abertura bivalvular com rafe entre as válvulas coronariana direita e esquerda (seta) em sístole.

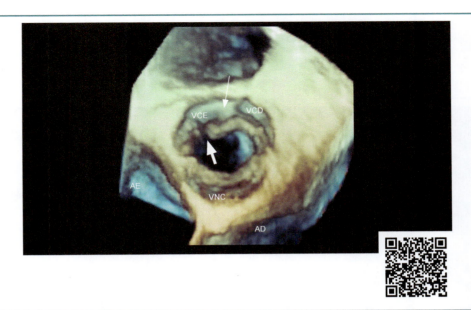

3.3.2.7. ECOTT 3D. Vao bivalvular. Por meio da técnica tridimensional, com aquisição volumétrica em *zoom*, visualiza-se Vao em posição anatômica com rafe entre as válvulas coronariana direita e esquerda (seta fina). Nota-se artefato de *dropout* causado pela calcificação da base da valva (seta grossa).

3.3.3
Quadrivalvular

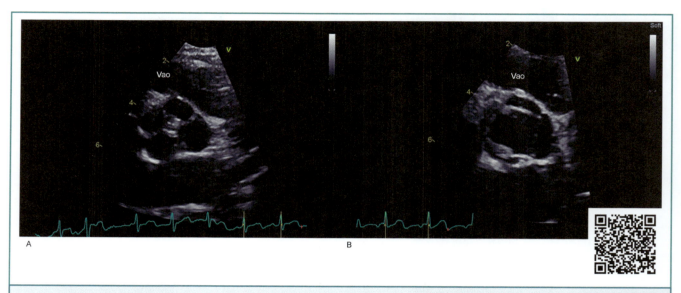

3.3.3.1.A e B. ECOTT 2D. Vao quadrivalvular. Plano paraesternal eixo curto evidencia Vao com quatro comissuras. Em A visualizam, na diástole, quatro comissuras da Vao. Em B, Vao com abertura quadrivalvular na sístole.

3.3.4
Prolapso da Valva Aórtica

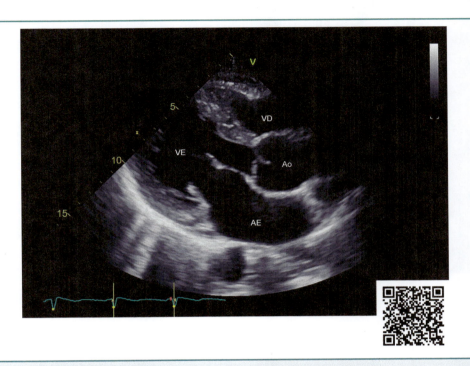

3.3.4.1. ECOTT 2D. Prolapso da Vao. Plano paraesternal de eixo longo evidenciando prolapso da VNC (seta).

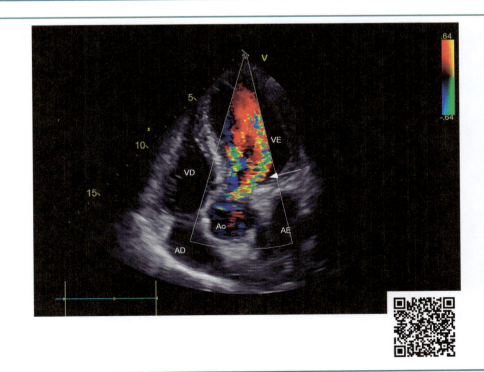

3.3.4.2. ECOTT 2D. Prolapso da Vao. Plano apical de 5CH evidenciando IAo importante ao Doppler em cores (seta).

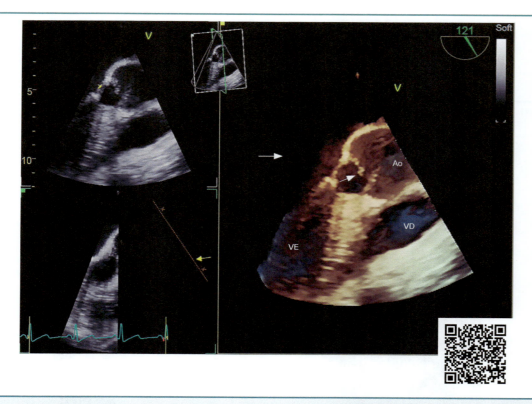

3.3.4.3. ECOTE 3D. Prolapso da Vao. Através da aquisição em tempo real, observa-se o prolapso da válvula não coronariana (seta).

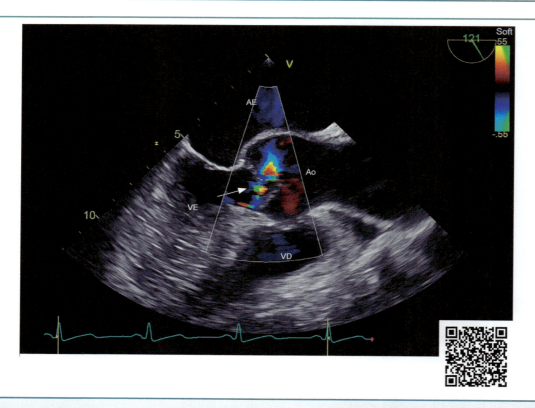

3.3.4.4. ECOTE 2D. Prolapso da Vao. Plano de esôfago médio em 120° evidenciando prolapso e IAo ao Doppler em cores (seta).

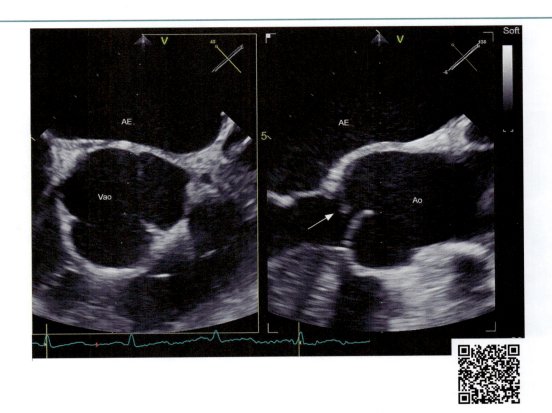

3.3.4.5. ECOTE 3D. Prolapso da Vao. Através de dois planos ortogonais simultâneos evidenciando prolapso da válvula não coronariana (seta).

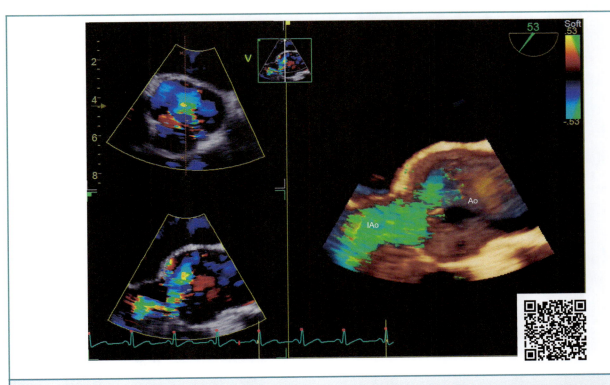

3.3.4.6. ECOTE 3D. Prolapso da Vao. Prolapso com Doppler em cores evidenciando IAo importante.

3.3.4
Doença Reumática

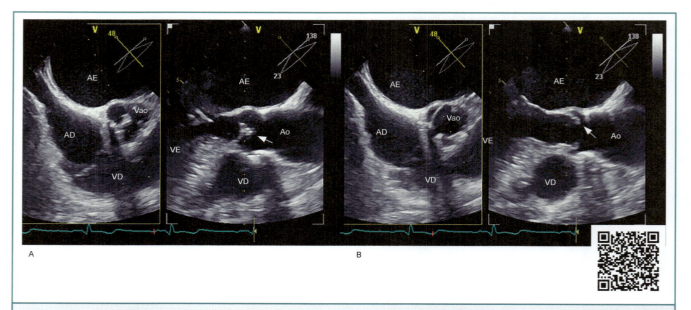

3.3.5.1.A e B. ECOTE 3D. Valvopatia aórtica reumática. Em A, através de dois planos ortogonais simultâneos, evidencia-se espessamento dos bordos livres (seta) da Vao em diástole. Em B, abertura em cúpula da Vao (seta).

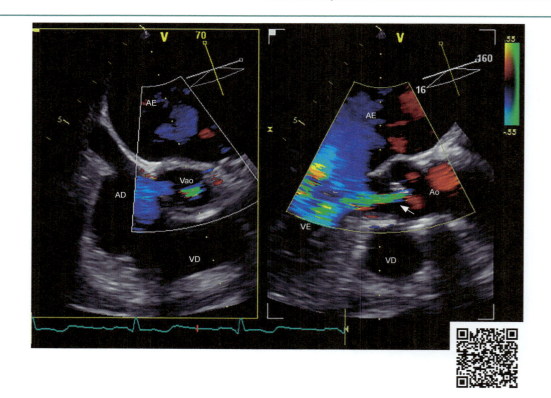

3.3.5.2. ECOTE 3D. Valvopatia aórtica reumática. Através de dois planos ortogonais simultâneos com detecção de insuficiência aórtica ao Doppler em cores (seta).

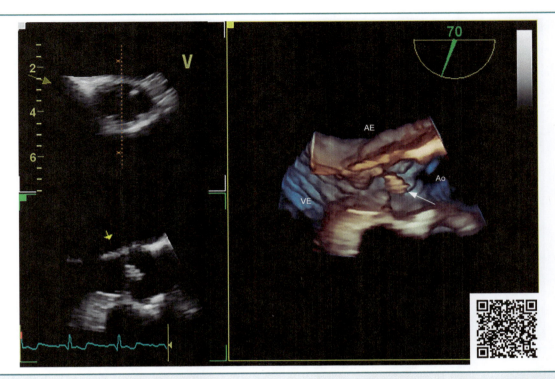

3.3.5.3. ECOTE 3D. Valvopatia aórtica reumática. *Birds view* evidenciando espessamento em bordos livres da Vao (seta).

3.3.6
Lesão por Radioterapia

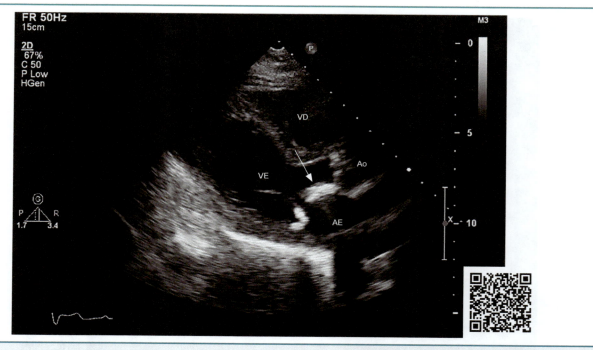

3.3.6.1. ECOTT 2D. Lesão valvar aórtica e mitral por radioterapia. Plano paraesternal de eixo longo evidenciando espessamento e calcificação em valvas aórtica e mitral com maior acometimento da região de continuidade fibrosa mitroaórtica (seta), característico de lesão por radioterapia.

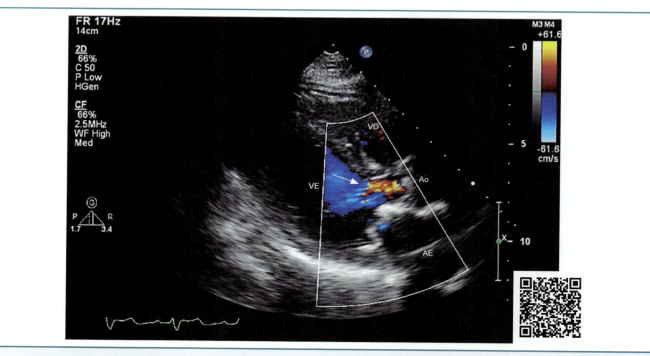

3.3.6.2. ECOTT 2D. Lesão valvar aórtica e mitral por radioterapia. Plano paraesternal de eixo longo evidenciando espessamento e calcificação em valvas aórtica e mitral com característico acometimento da região de continuidade fibrosa mitroaórtica e detecção de insuficiência aórtica ao Doppler em cores (seta).

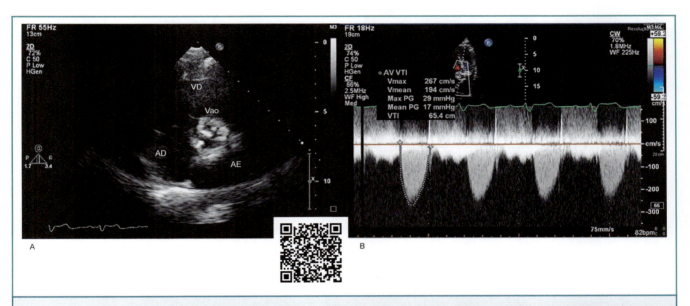

3.3.6.3.A e B. ECOTT 2D. Lesão valvar aórtica por radioterapia. Em A, plano paraesternal de eixo curto evidenciando espessamento e calcificação de Vao. Em B, Doppler contínuo evidenciando gradiente transvalvar aórtico.

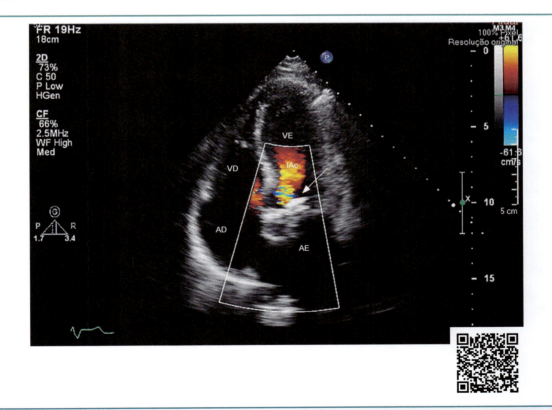

3.3.6.4. ECOTT 2D. Lesão valvar aórtica e mitral por radioterapia. Plano apical de 5CH demonstrando espessamento e calcificação em valvas aórtica e mitral com acometimento característico da região de continuidade fibrosa mitroaórtica (seta) e detecção de insuficiência aórtica ao Doppler em cores.

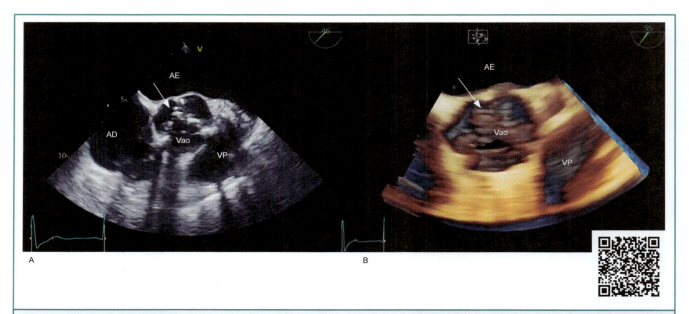

3.3.7. ECOTE 2D. Doença degenerativa da valva aórtica. Em A, esôfago médio, plano de eixo curto da valva aórtica em 46°, evidencia-se intensa calcificação valvar associada a redução de sua abertura (seta). Em B, ECOTE 3D. Doença degenerativa da valva aórtica. Em esôfago médio ao exame tridimensional, plano de eixo curto da valva aórtica, em 55°, evidencia-se redução importante da abertura da Vao (seta).

Autores

GABRIELA LIBERATO DE SOUSA | ANTONIO TITO PALADINO FILHO
RICARDO PAULO DE SOUSA ROCHA

RMC/TC

3.3.2
Bivalvular

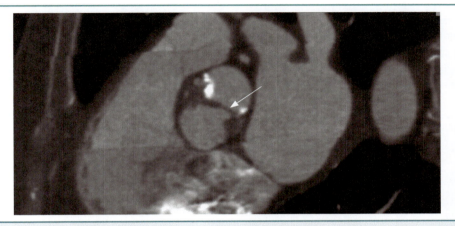

3.3.2.1. TC. Valva aórtica bivalvular Sievers 0. Imagem no plano sagital mostrando Vao bivalvular num plano transversal com calcificação e espessamento das válvulas (seta).

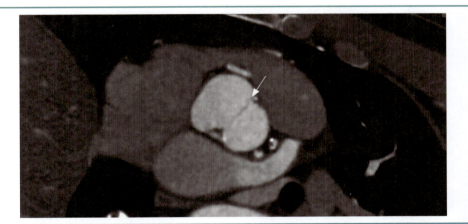

3.3.2.2. TC. Valva aórtica bivalvular *Sievers* 0. Imagem no plano sagital mostrando Vao bivalvular num plano transversal sem calcificação e espessamento das válvulas (seta).

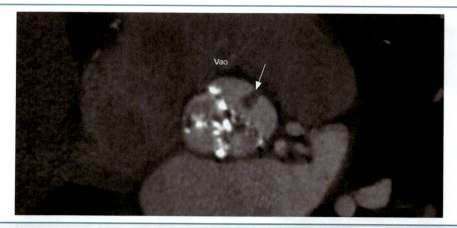

3.3.2.3. TC. Valva aórtica bivalvular Sievers 1. Imagem oblíqua mostrando Vao bivalvular num plano transversal com calcificação e espessamento das válvulas. Nota-se presença de rafe ocasionando fusão entre as válvulas coronarianas direita e esquerda (seta).

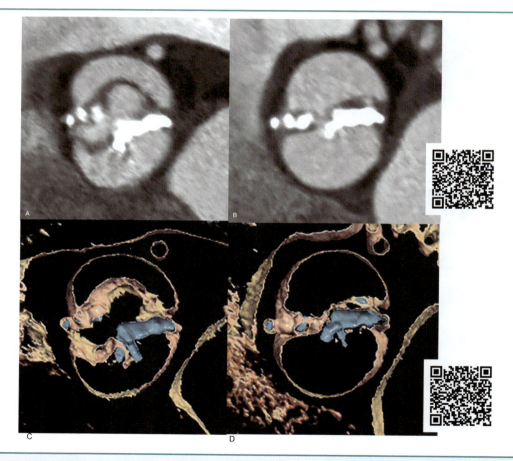

3.3.2.4.A, B, C e D. TC. Valva aórtica bivalvular Sievers 0. Imagens oblíquas de reconstrução multiplanar mostrando Vao bivalvular Siervers Tipo 0 anteroposterior na sístole (A) e na diástole (B). As imagens C e D são reconstruções em VRT *thin* na sístole e na diástole, respectivamente.

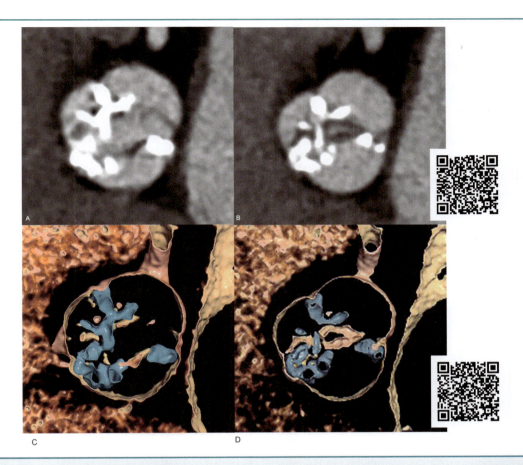

3.3.2.5. A, B, C e D. TC. Valva aórtica bivalvular Sievers 1. Imagens oblíquas de reconstrução multiplanar mostrando Vao bivalvular Siervers Tipo 1 *right-left* na sístole (A) e na diástole (B). As imagens C e D são reconstruções em VRT *thin* na sístole e na diástole, respectivamente. Nota-se presença de calcificação nas válvulas.

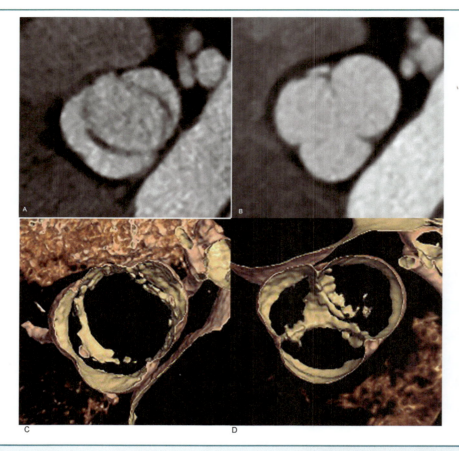

3.3.2.6.A, B, C e D. TC. Valva aórtica bivalvular Sievers 1. Imagens oblíquas de reconstrução multiplanar mostrando Vao bivalvular Siervers Tipo 1 direita não coronariana na sístole (A) e na diástole (B). As imagens C e D são reconstruções em VRT *thin* na sístole e na diástole, respectivamente.

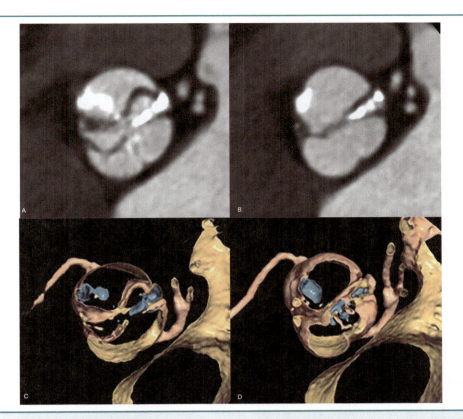

3.3.2.7.A, B, C e D. TC. Valva aórtica bivalvular Sievers 1. Imagens oblíquas de reconstrução multiplanar mostrando valva aórtica bivalvular Siervers Tipo 1 esquerda não coronariana na sístole (A) e na diástole (B). As imagens C e D são reconstruções em VRT *thin* na sístole e na diástole, respectivamente.

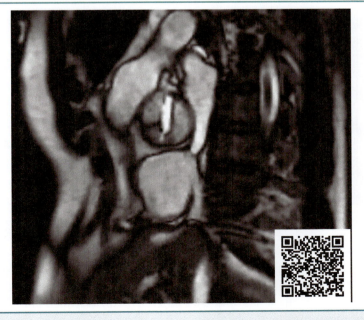

3.3.2.8. RMC. Valva aórtica bivalvular Sievers 0. Imagem de cine-RM em SSFP no plano valvar aórtico com a presença de Vao bivalvular tipo 0 anteroposterior.

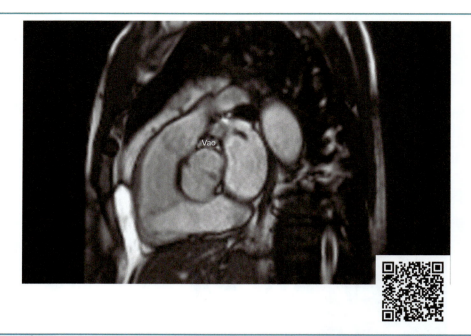

3.3.2.9. RMC. Valva aórtica bivalvular Sievers 0. Imagem de cine-RM em SSFP no plano valvar aórtico com a presença de Vao bivalvular tipo 0 lateral.

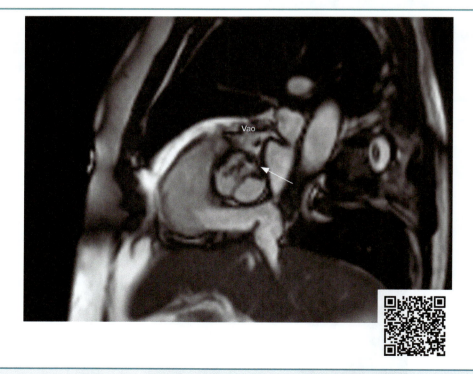

3.3.2.10. RMC. Valva aórtica bivalvular Sievers tipo 1. Imagem de cine-RM em SSFP no plano valvar aórtico com a presença de Vao bivalvular tipo 1 direita-esquerda. Nota-se a presença de rafe ocasionando fusão entre as válvulas coronarianas direita e esquerda (seta). No vídeo 3.3.2.10 pode-se observar a restrição de abertura resultando em estenose importante.

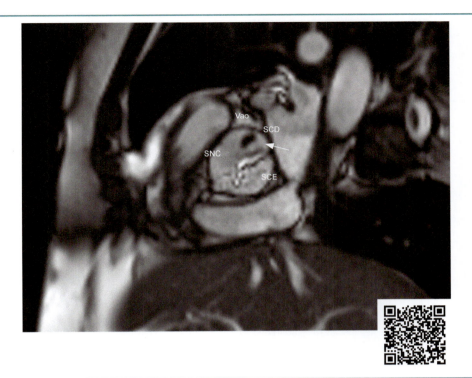

3.3.2.11. RMC. Valva aórtica bivalvular Sievers tipo 1. Imagem de cine-RM em SSFP no plano valvar aórtico com a presença de Vao bivalvular tipo 1 direita-esquerda. Nota-se a presença de rafe ocasionando fusão entre as válvulas coronarianas direita e esquerda (seta).

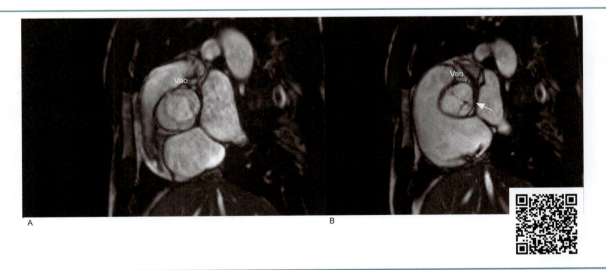

3.3.2.12.A e B. RMC Valva aórtica bivalvular Sievers tipo 1. Imagem de cine-RM em SSFP no plano valvar aórtico com a presença de valva aórtica bivalvular tipo 1 direita não coronariana. Nota-se a presença de rafe ocasionando fusão entre as válvulas coronariana direita e não coronariana (seta), na sístole ventricular (A) e na diástole ventricular (B).

3.3.3
Quadrivalvular

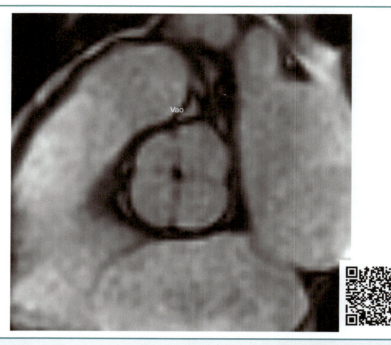

3.3.3.1. RMC. Valva aórtica quadrivalvular. Imagem de cine-RM no plano valvar aórtico evidenciando Vao com quatro válvulas.

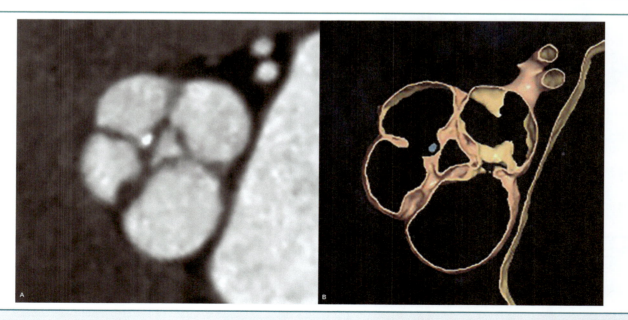

3.3.3.2. A e B. TC. Valva aórtica quadrivalvular. TC com contraste no plano valvar aórtico em reconstrução multiplanar (A) e em reconstrução 3D (B) com quatro válvulas.

3.3.5
Doença Reumática

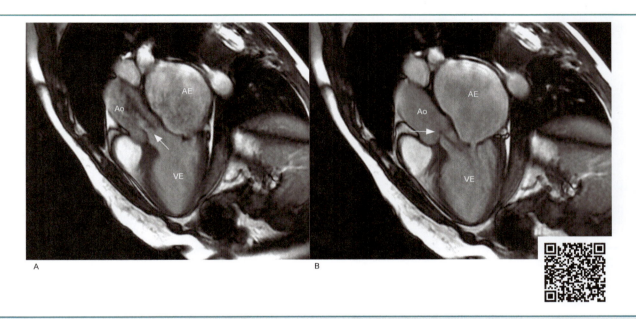

3.3.5.1.A e B. RMC. Valva aórtica reumática. Imagens de cine-RM SSFP no plano 3CH evidenciando dupla lesão aórtica. (A) Jato de aceleração em Vao (seta) caracterizando estenose aórtica. (B) Jato de insuficiência aórtica (seta). Nota-se ainda VM espessada e aumento de câmaras esquerdas.

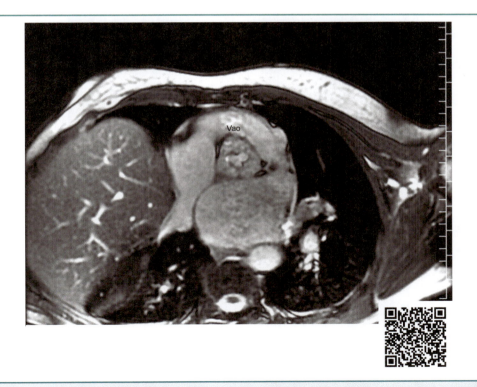

3.3.5.2. RMC. Valva aórtica reumática. Imagens de cine-RM SSFP no plano da valva aórtica evidenciando restrição de abertura valvar e discreto espessamento das válvulas.

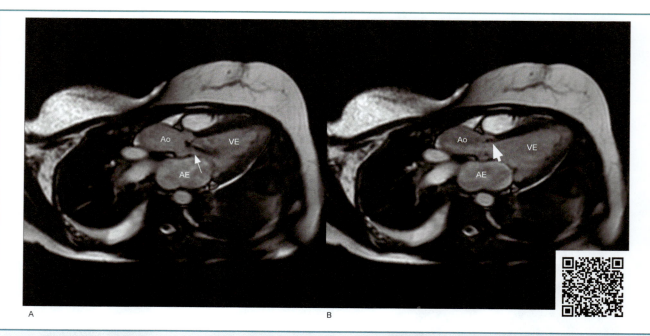

3.3.5.3.A e B. RMC. Valva aórtica reumática. Em A, imagem de cine-RM SSFP em diástole, no plano 3CH, mostrando a valva aórtica com falha de coaptação central associada a jato de insuficiência (seta fina). Em B, imagem de cine-RM SSFP em sístole, no plano 3CH, evidenciando Vao trivalvular com espessamento de suas válvulas (seta grossa). A análise da sequência de fluxo na valva aórtica demonstra insuficiência aórtica moderada com fração regurgitante de 40% e volume regurgitado de 14 mL. Nota-se ainda a presença de acometimento reumático mitral e derrames pericárdico e pleural discretos.

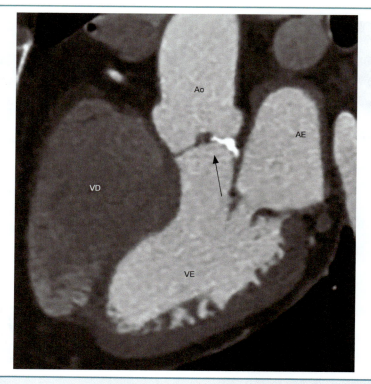

3.3.5.4. TC. Valva aórtica reumática. Imagem de TC com contraste no plano 3CH evidenciando valva aórtica com espessamento e calcificação em paciente com febre reumática prévia (seta).

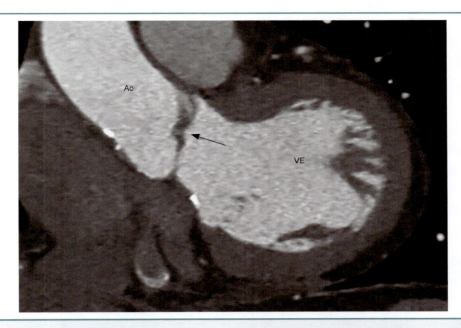

3.3.5.5. TC. Valva aórtica reumática. TC com contraste no plano via de saída do ventrículo esquerdo evidenciando Vao com espessamento e calcificação em paciente com febre reumática prévia (seta).

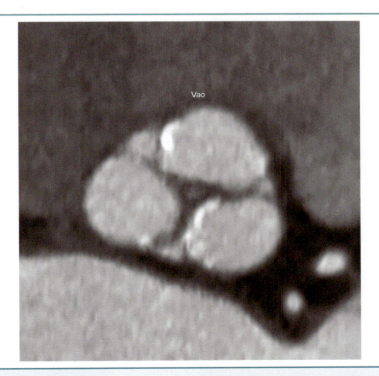

3.3.5.6. TC. Valva aórtica reumática. TC com contraste no plano valvar aórtico evidenciando Vao com espessamento e calcificação.

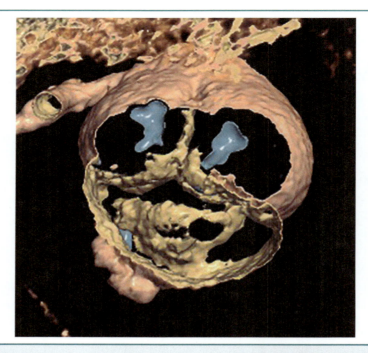

3.3.5.7. TC. Valva aórtica reumática. TC com contraste em reconstrução 3D VRT no plano valvar aórtico fase diastólica evidenciando valva com perfuração da válvula aórtica direita e insuficiência importante de paciente com febre reumática prévia.

3.3.7
Doença Degenerativa

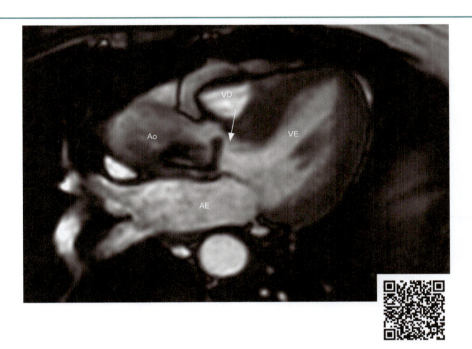

3.3.7.1. RMC. Estenose aórtica degenerativa. Imagens em cine-RM SSFP no plano 3CH mostrando Vao espessada, com abertura reduzida e com fluxo turbulento sistólico (seta).

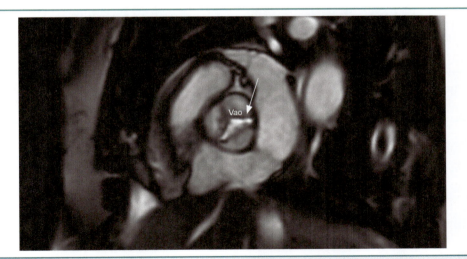

3.3.7.2. RMC. Estenose aórtica degenerativa. Imagens em cine-RM SSFP do eixo curto da Vao mostrando espessamento das válvulas e abertura reduzida (seta).

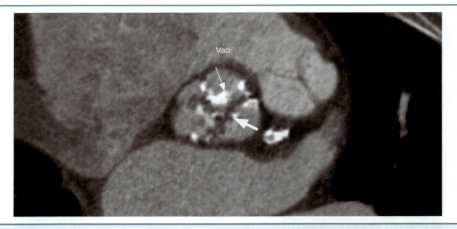

3.3.7.3. TC. Estenose aórtica degenerativa. Imagens do eixo curto da Vao mostrando espessamento e calcificação das válvulas (setas fina e grossa).

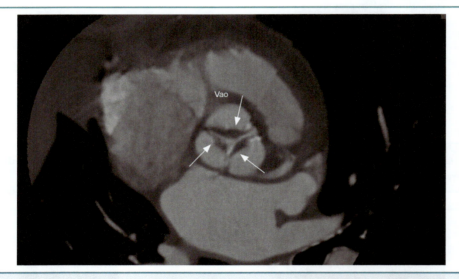

3.3.7.4. TC. Estenose aórtica degenerativa. Imagens do eixo curto da Vao mostrando espessamento e calcificação das válvulas (setas).

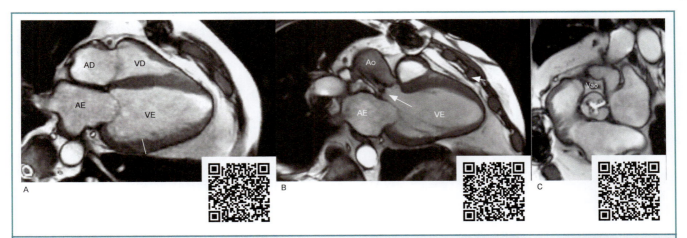

3.3.7.5. RMC. Estenose aórtica degenerativa. Imagens em cine-RM SSFP resumindo os principais achados da estenose da Vao: (A) plano 4CH com hipertrofia ventricular, (B) plano 3CH com presença de jato de aceleração na sístole ventricular (seta), e (C) plano eixo curto da valva aórtica mostrando espessamento das válvulas, calcificações e abertura reduzida.

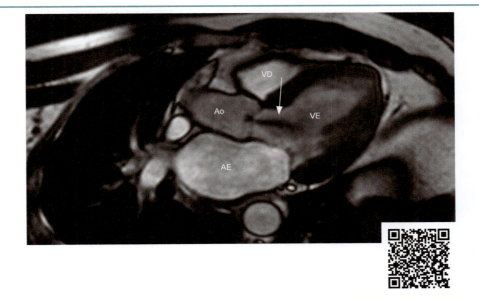

3.3.7.6. RMC. Insuficiência aórtica degenerativa. Imagens em cine-RM SSFP no plano 3CH mostrando Vao espessada e a sua insuficiência (seta).

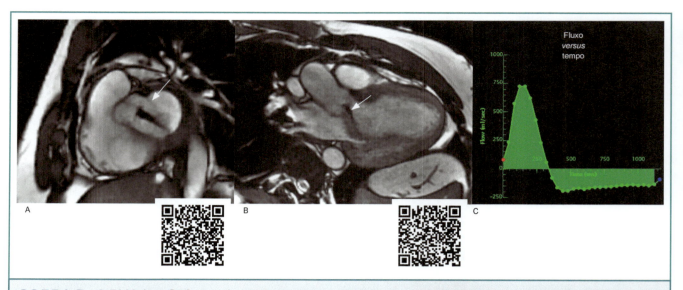

3.3.7.7.A, B e C. RMC. Insuficiência aórtica degenerativa. Imagens em cine-RM SSFP no eixo curto da Vao (A) e no plano 3CH (B) mostrando valva aórtica espessada com abertura jato de insuficiência (seta). A imagem C ilustra graficamente a insuficiência da Vao.

3.4
VALVOPATIA PULMONAR

Autora DANIELA LAGO KREUZIG

ECO

3.4.1
Doença Carcinoide

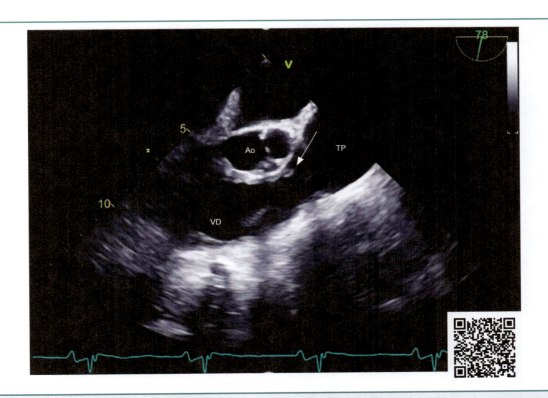

3.4.1.1. ECOTE 2D. Valva pulmonar na síndrome carcinoide. Plano curto da valva aórtica modificado para avaliação da valva pulmonar, em 78°, evidenciando espessamento e encurtamento das válvulas pulmonares (seta).

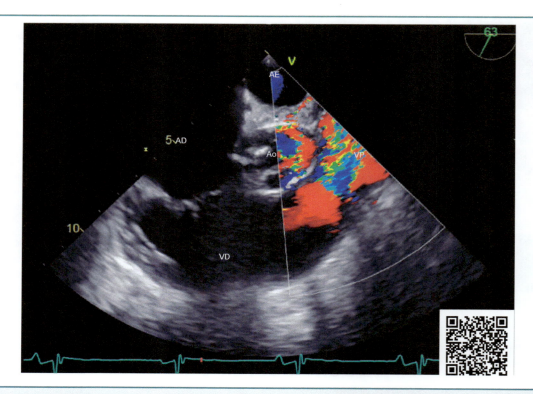

3.4.1.2. ECOTE 2D. Valva pulmonar na síndrome carcinoide. Plano curto da valva aórtica, em 63°, com Doppler em cores evidenciando fluxo sistólico turbulento através da valva pulmonar.

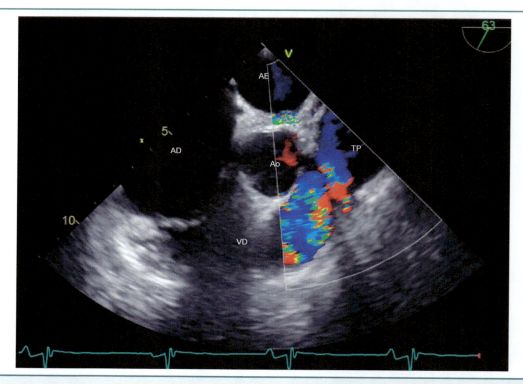

3.4.1.3. ECOTE 2D. Valva pulmonar na síndrome carcinoide. Plano curto da valva aórtica, em 63°, com mapeamento em cores, evidenciando insuficiência importante da valva pulmonar.

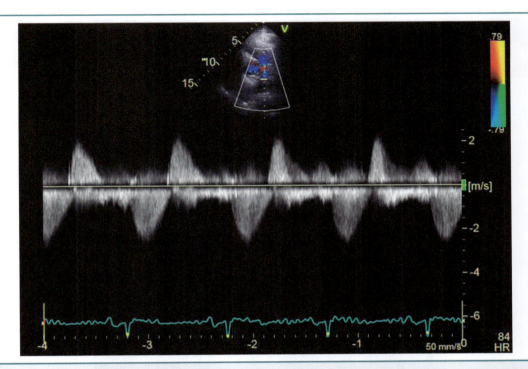

3.4.1.4. ECOTT 2D. Dupla lesão da valva pulmonar na síndrome carcinoide. Doppler contínuo obtido no plano paraesternal eixo curto da valva pulmonar, evidenciando estenose discreta e insuficiência importante.

RMC/TC

Autores

GABRIELA LIBERATO DE SOUSA | ANTONIO TITO PALADINO FILHO
RICARDO PAULO DE SOUSA ROCHA

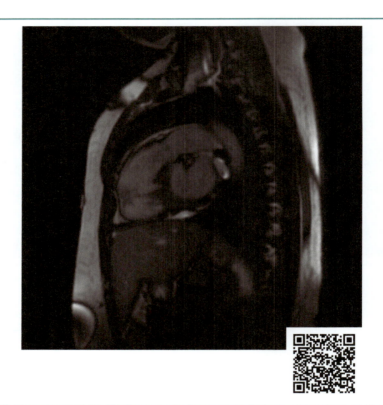

3.4.1. RMC. Insuficiência pulmonar. Imagem de cine-RM SSFP no plano da via de saída do VD evidenciando valva pulmonar com insuficiência discreta.

3.5 HIPERTENSÃO PULMONAR PRIMÁRIA E SECUNDÁRIA

Autoras: JULIANA BARBOSA SOBRAL | LEINA ZORZANELLI

ECO

3.5.1 Hipertensão Pulmonar Primária

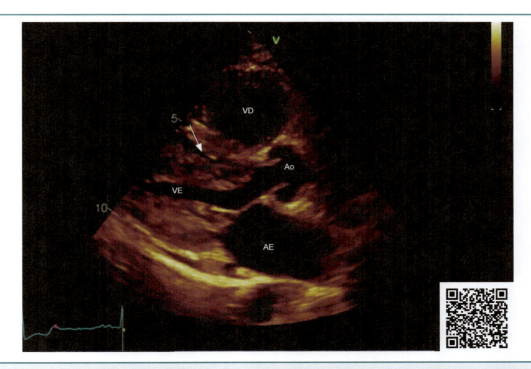

3.5.1.1. ECOTT 2D. HP idiopática. No plano paraesternal longitudinal observa-se importante movimento paradoxal do septo interventricular (seta) e hipertrofia do VD.

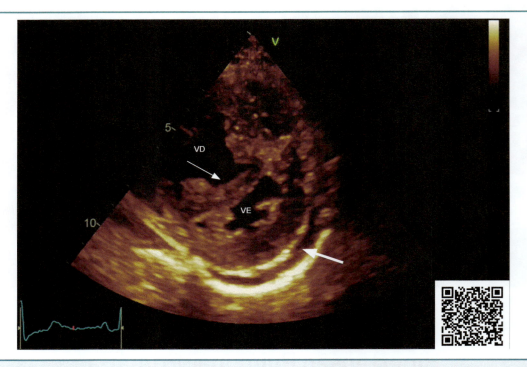

3.5.1.2. ECOTT 2D. HP idiopática. No plano paraesternal eixo curto, VE com perda de sua forma circular, *D-shape* (seta fina). Observa-se também presença de derrame pericárdico (seta grossa), sinal de prognóstico reservado nos pacientes com HP do grupo I.

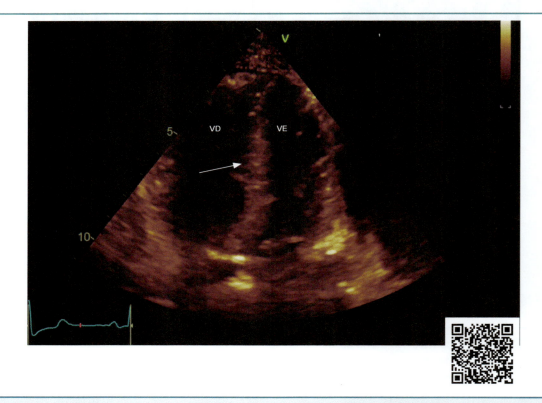

3.5.1.3. ECOTT 2D. HP idiopática. Plano apical 4CH evidenciando dilatação do VD e, novamente, movimento paradoxal do septo interventricular (seta).

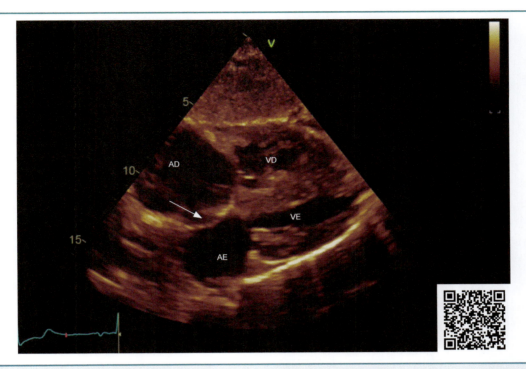

3.5.1.4. ECOTT 2D. HP idiopática. Plano subcostal mostrando o aumento das câmaras direitas, VD hipertrofiado e desvio do septo interatrial para esquerda (seta).

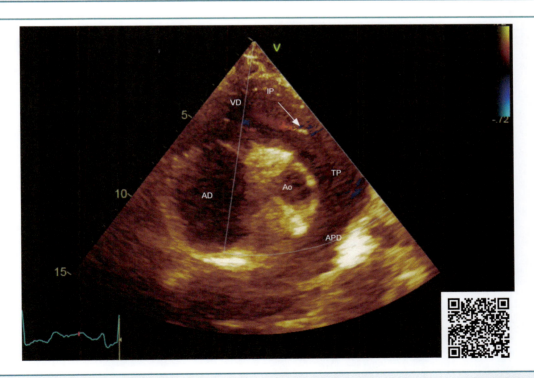

3.5.1.5. ECOTT 2D. HP idiopática. Plano paraesternal eixo curto mostrando a dilatação das câmaras direitas e do tronco pulmonar, com foco na VSVD evidenciando a IP, através do qual é possível realizar a estimativa das pressões diastólica e média em artéria pulmonar e da resistência vascular pulmonar (através do cálculo da integral velocidade-tempo).

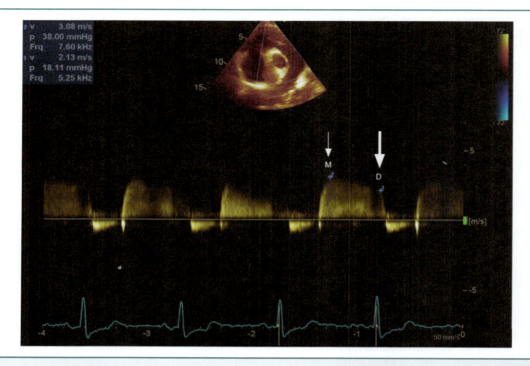

3.5.1.6. ECOTT 2D. HP idiopática. Estimativa das pressões média (seta fina) e diastólica (seta grossa) em artéria pulmonar através da curva de IP obtida pelo Doppler na VSVD. A estimativa da pressão no AD (através da variação inspiratória da VCI) deve ser somada a cada valor obtido.

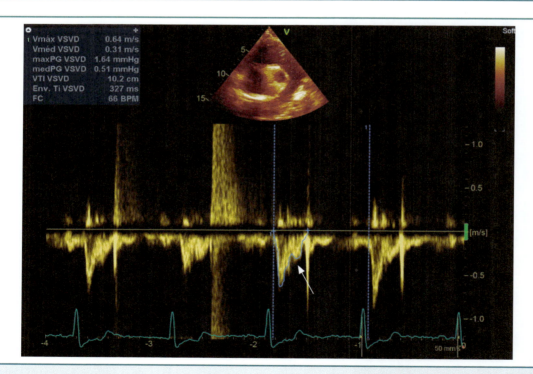

3.5.1.7. ECOTT 2D. HP idiopática. Doppler na VSVD com a medida da integral velocidade-tempo (VTI). Observa-se presença de entalhe mesossistólico (seta) na curva de fluxo na via de saída do VD, sinal bastante específico de HP.

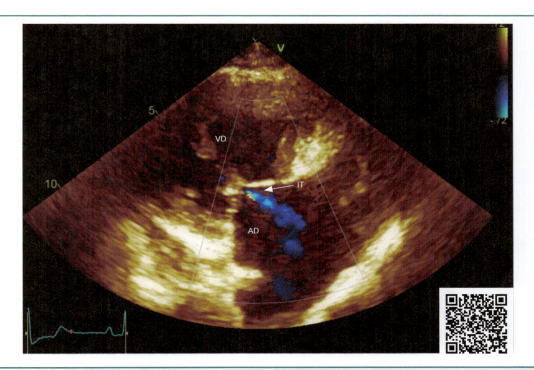

3.5.1.8. ECOTT 2D. HP idiopática. Plano paraesternal longitudinal modificado, com foco na via de entrada do VD, mostrando o jato da insuficiência tricúspide. Notam-se também dilatação das câmaras direitas e hipertrofia do VD.

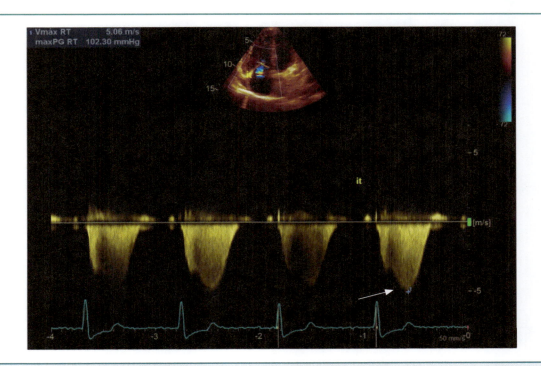

3.5.1.9. ECOTT 2D. HP idiopática. Curva do Doppler contínuo demonstrando a IT (seta) obtida no plano apical 4CH. Nota-se velocidade do jato da insuficiência (5,06 m/s) denotando significativo gradiente entre o átrio e o VD (102 mmHg).

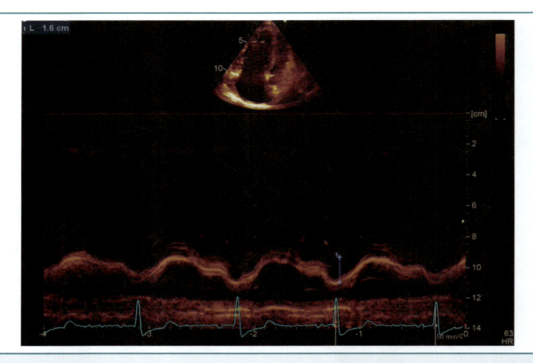

3.5.1.10. ECOTT 2D. HP idiopática. Modo M demonstrando a medida da excursão sistólica no plano do anel da VT (TAPSE), um dos parâmetros utilizados para avaliação da função sistólica do VD.

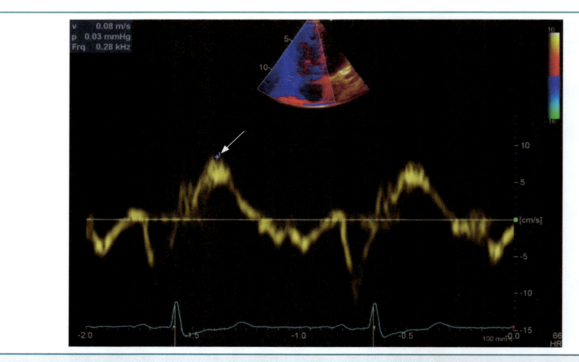

3.5.1.11. ECOTT 2D. HP idiopática. Curva do Doppler tecidual no plano do anel da VT demonstrando a velocidade da onda S' (seta), outro parâmetro utilizado para avaliação da função sistólica do VD.

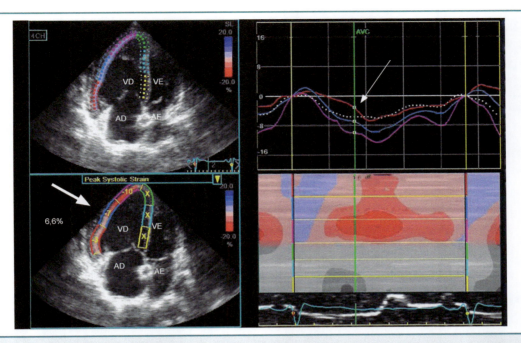

3.5.1.12. ECOTT 2D. HP idiopática. Imagem demonstrando a medida do *strain* longitudinal de pico sistólico da parede livre do VD, outro importante parâmetro utilizado para avaliação da função sistólica do VD. Observamos as curvas de *strain* segmentar (seta fina), os valores de *strain* segmentar exibidos no pico sistólico (seta grossa) e o valor absoluto do *strain* de parede livre do VD de 6,6% (média dos três segmentos da parede livre).

3.5.2
Hipertensão Pulmonar Secundária

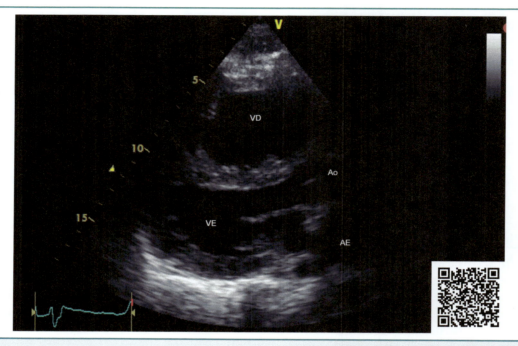

3.5.2.1. ECOTT 2D. HP secundária a tromboembolismo pulmonar (grupo 4), com importante disfunção do VD. No plano paraesternal de eixo longo observa-se dilatação do VD com disfunção.

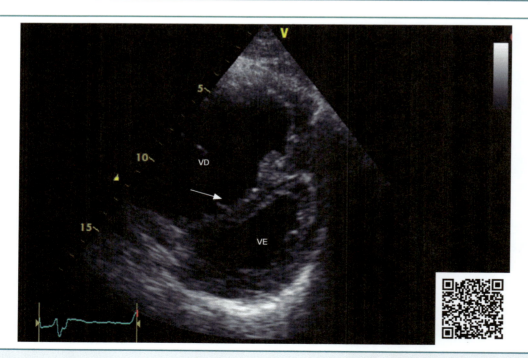

3.5.2.2. ECOTT 2D. HP secundária a tromboembolismo pulmonar (grupo 4), com importante disfunção do VD. No plano paraesternal de eixo curto observa-se dilatação do VD e retificação do SIV (seta).

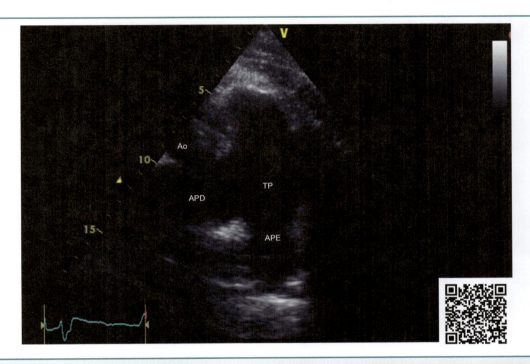

3.5.2.3. ECOTT 2D. HP secundária a tromboembolismo pulmonar (grupo 4). No plano paraesternal de eixo curto visualizamos importante dilatação do tronco da artéria pulmonar e seus ramos.

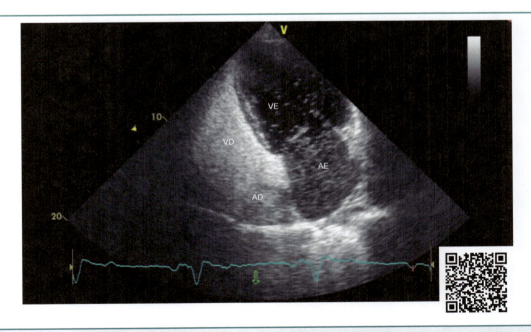

3.5.2.4. ECOTT 2D. Síndrome hepatopulmonar com injeção salina para documentação de *shunt* intrapulmonar. No plano apical 4CH observa-se início da injeção, com opacificação tardia das cavidades esquerdas, após o terceiro ciclo cardíaco.

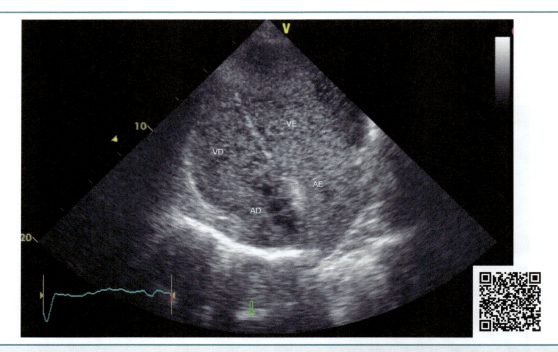

3.5.2.5. ECOTT 2D. Síndrome hepatopulmonar com injeção salina para documentação de *shunt* intrapulmonar. No plano apical 4CH observa-se final da injeção, com opacificação completa das cavidades esquerdas, após o terceiro ciclo cardíaco (diferenciando dos *shunts* intracardíacos, que ocorrem logo após a injeção salina).

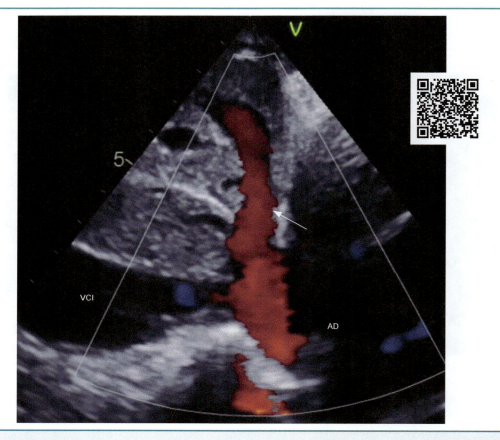

3.5.2.6. ECOTT 2D. HP secundária à cardiopatia congênita. No plano subcostal observam-se dilatação da VCI e veias supra-hepáticas com presença de fluxo reverso em seu interior (seta).

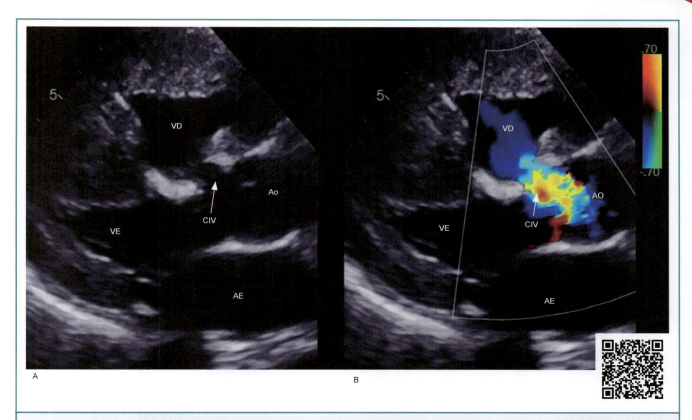

3.5.2.7.A e B. ECOTT 2D. HP secundária à cardiopatia congênita. No plano paraesternal longitudinal observamos CIV (seta) com fluxo bidirecional (preferencial direita-esquerda), em paciente de 26 anos, com síndrome de Down e defeito do septo atrioventricular corrigido aos 6 meses de vida. Permaneceu com CIV residual e apresentou evolução para hipertensão pulmonar (síndrome de Einsenmenger). Nota-se também importante hipertrofia do VD.

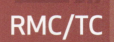

RMC/TC

GABRIELA LIBERATO DE SOUSA | ANTONIO TITO PALADINO FILHO
RICARDO PAULO DE SOUSA ROCHA

Autores

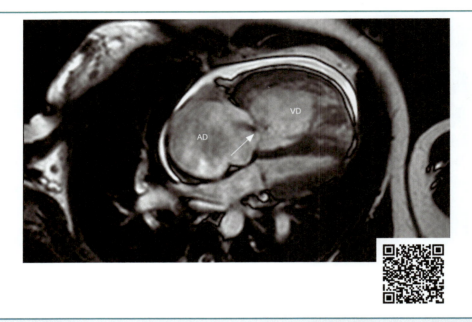

3.5.1. RMC. Hipertensão arterial pulmonar idiopática. Na sequência de cine-RM SSFP no plano 4CH observam-se dilatação do AD e VD e jato de insuficiência tricúspide (seta).

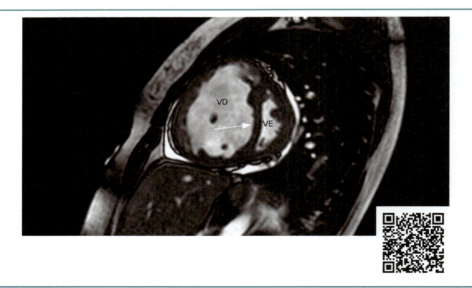

3.5.2. RMC. Hipertensão pulmonar idiopática. Na sequência de cine-RM SSFP no plano eixo curto observam-se movimento paradoxal do septo interventricular e abaulamento com compressão do ventrículo esquerdo (seta).

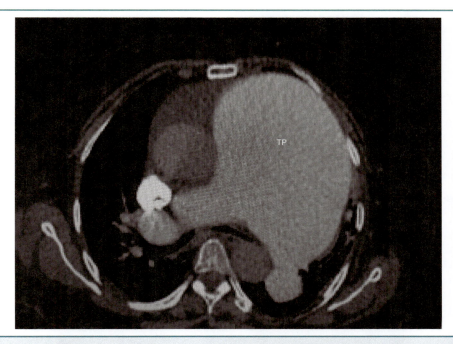

3.5.3. TC. Hipertensão pulmonar secundária à esquistossomose. Observa-se dilatação importante do tronco da artéria pulmonar.

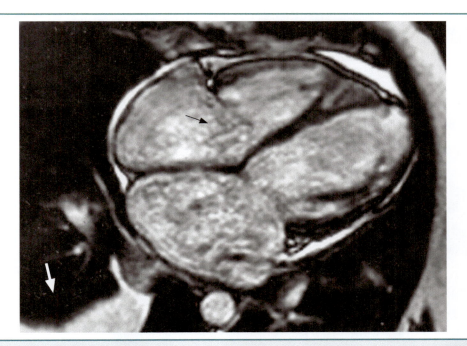

3.5.4. RMC. Hipertensão pulmonar devida a doença cardíaca esquerda. Na sequência de cine-RM no plano 4CH observam-se dilatação e disfunção biventricular em paciente com infarto miocárdico e hipertensão pulmonar. Presença de jato de insuficiência tricúspide (seta fina) e derrame pleural à direita (seta grossa).

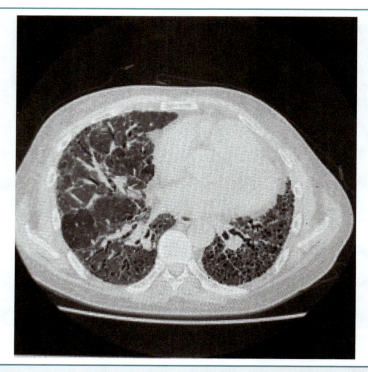

3.5.5. TC de tórax. Hipertensão pulmonar secundária à doença pulmonar. Observam-se sinais de intersticiopatia parenquimatosa fibrosante, redução volumétrica do parênquima pulmonar e bronquiectasias de tração bilateralmente.

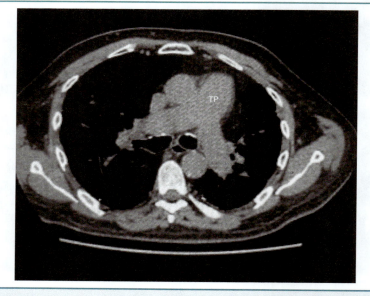

3.5.6. TC de tórax. Hipertensão pulmonar secundária à doença pulmonar. Observa-se dilatação do tronco da artéria pulmonar.

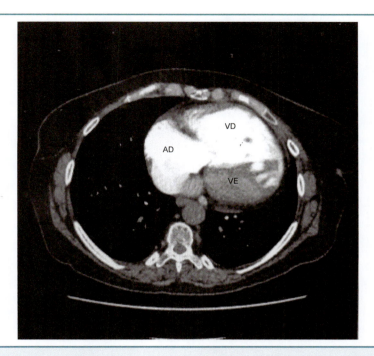

3.5.7. TC. Hipertensão pulmonar secundária a tromboembolismo pulmonar. Observa-se dilatação importante do AD e do VD.

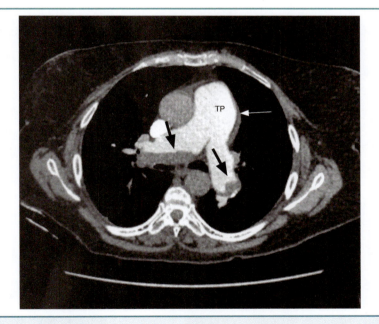

3.5.8. TC. Hipertensão pulmonar secundária a tromboembolismo pulmonar. Observam-se dilatação do tronco da artéria pulmonar (seta fina) e trombos murais nas artérias pulmonares direita e esquerda (setas grossas).

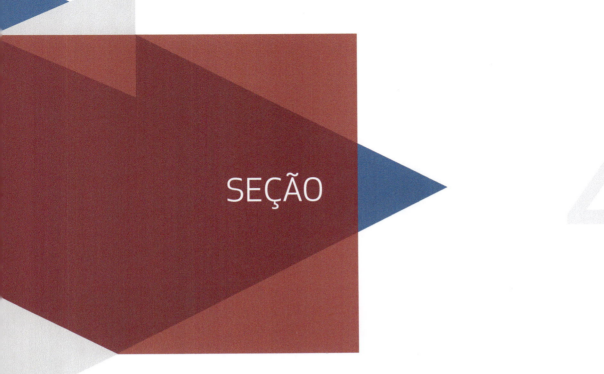

MIOCARDIOPATIAS

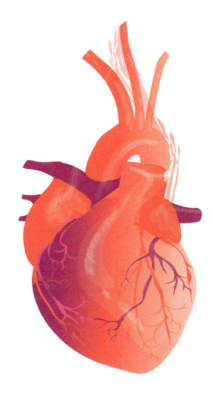

COORDENADORES DA SEÇÃO

 CECÍLIA BEATRIZ BITTENCOURT VIANA CRUZ

 DANIELA DO CARMO RASSI FROTA

 JOSÉ LUIZ BARROS PENA

 VERA MARIA CURY SALEMI

 ISABELA BISPO SANTOS DA SILVA COSTA

 CARLOS EDUARDO ROCHITTE

 LUDHMILA ABRAHÃO HAJJAR

 LARA CRISTIANE TERRA FERREIRA CARREIRA

 RONALDO DE SOUZA LEÃO LIMA

 SIMONE CRISTINA SOARES BRANDÃO

4.1 CARDIOMIOPATIA CHAGÁSICA

Autores: FÁBIO LUÍS DE JESUS SOARES | GEORGIA DOS SANTOS COUTO

ECO

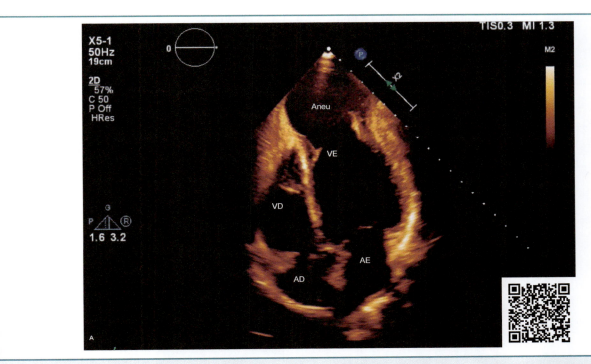

4.1.1.A. ECOTT 2D. Aneu apical por cardiomiopatia chagásica. Plano apical 4CH demonstra grande Aneu apical, sem trombos no seu interior, em paciente com cardiomiopatia chagásica crônica e redução da FEVE.

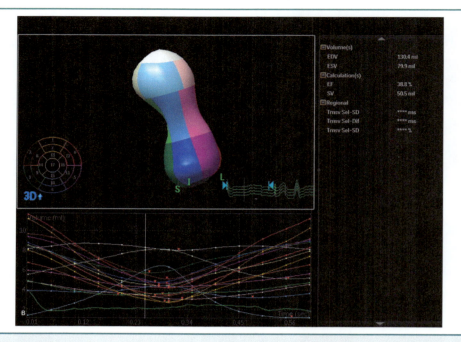

4.1.1.B. ECOTT 3D. Avaliação tridimensional do VE demonstra grande Aneu apical com disfunção sistólica moderada do VE (FE estimada em 38%). Análise das curvas relacionadas à variação volumétrica dos segmentos do VE evidencia padrão não homogêneo.

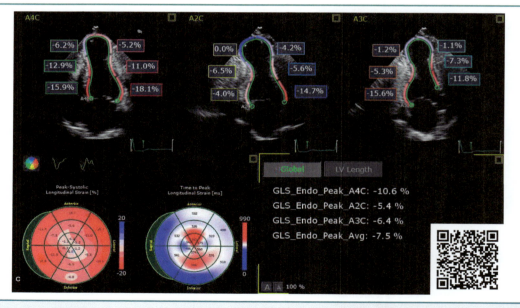

4.1.1.C. ECOTT 2D. Avaliação do *strain* global longitudinal do VE por meio do método automático, em paciente com cardiomiopatia chagásica e Aneu apical, demonstrando redução em seu valor absoluto (7,5%), sendo esta redução mais acentuada nos segmentos apicais.

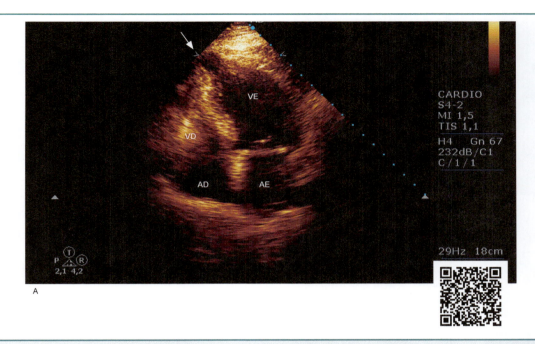

4.1.2.A. ECOTT 2D. Aneu apical por cardiomiopatia chagásica. Plano apical 4CH de paciente com cardiomiopatia chagásica crônica demonstra Aneu típico, vorticilar (seta), localizado no ápice do VE, sem trombos no seu interior.

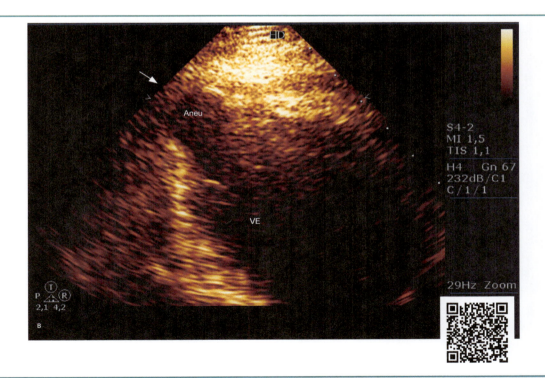

4.1.2.B. ECOTT 2D. Plano apical 4CH do mesmo paciente com foco no ápice do VE demonstra pequeno Aneu digitiforme (seta), sem trombos no seu interior.

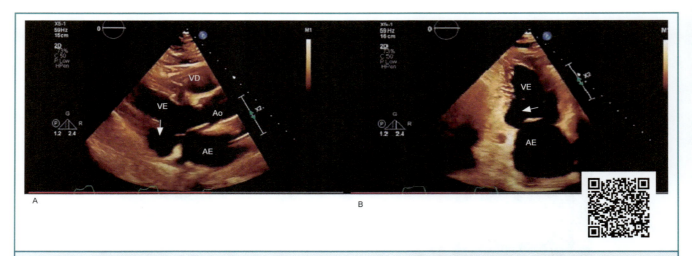

4.1.3.A. e B ECOTT 2D. Acometimento do VE por cardiomiopatia chagásica. Em A, plano paraesternal longitudinal demonstra acinesia do segmento basal da PIL (seta), local comum de acometimento segmentar na cardiomiopatia chagásica crônica. Em B, da mesma forma, observa-se no plano apical 2CH acinesia do segmento basal da PI (seta).

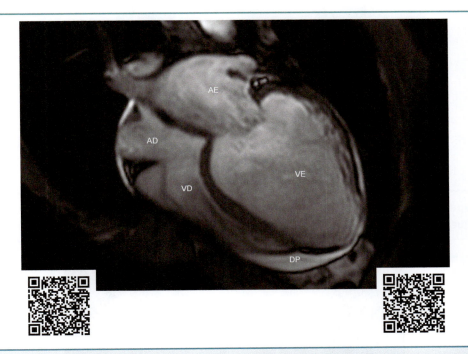

4.1.1. RMC. Cardiomiopatia chagásica. Imagem de cine-RM SSFP em 4CH, fase diastólica, com dilatação de câmaras cardíacas esquerdas e aneurisma em ponta do VE. Nota-se presença de discreto derrame pericárdico. Nos vídeos 4.1.1.A e B é possível visualizar hipocinesia difusa do ventrículo esquerdo, disfunção ventricular importante e insuficiência de Vao.

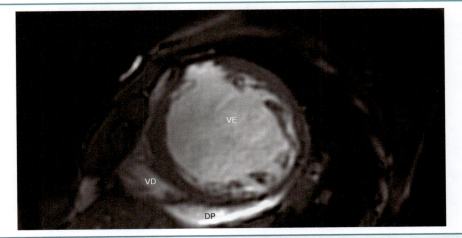

4.1.2. RMC. Imagem de cine-RM SSFP em eixo curto, fase diastólica, com dilatação de câmaras ventriculares esquerdas e afilamento miocárdico inferior e anterosseptal. Nota-se a presença de discreto DP.

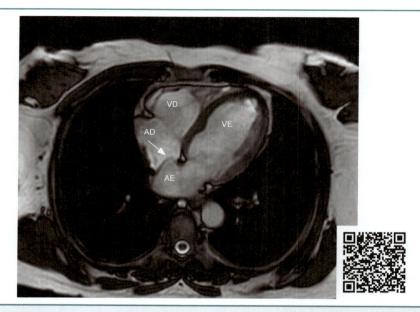

4.1.3. RMC. Imagem e vídeo de cine-RM SSFP em 4CH, com dilatação ventricular e aneurisma do septo do átrio esquerdo (seta).

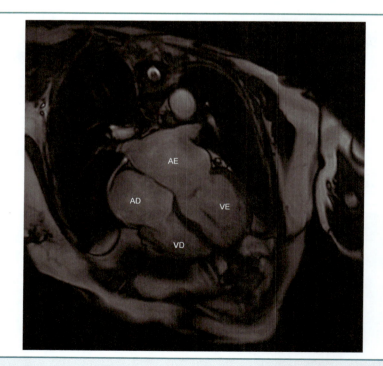

4.1.4. RMC. Imagem de cine-RM SSFP em 4CH, com dilatação importante de AE e VE. Nota-se presença de insuficiência mitral.

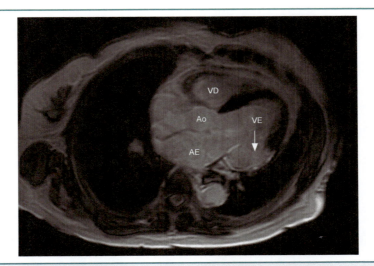

4.1.5. RMC. Imagem de realce tardio miocárdio: no eixo longo, com presença de áreas de realce transmural na parede lateral basal do VE.

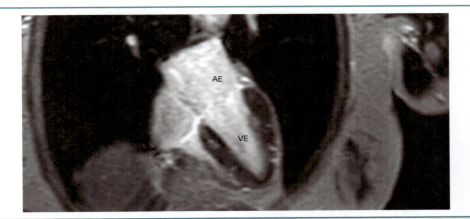

4.1.6. RMC. Imagem de realce tardio miocárdio em 4CH, com presença de áreas de realce mesocárdio no septo do VE.

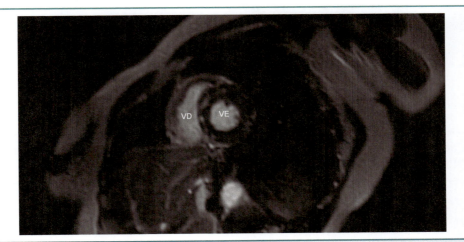

4.1.7. RMC. Imagem de realce tardio miocárdio em eixo curto, com presença de áreas de realce mesocárdio no septo do VE.

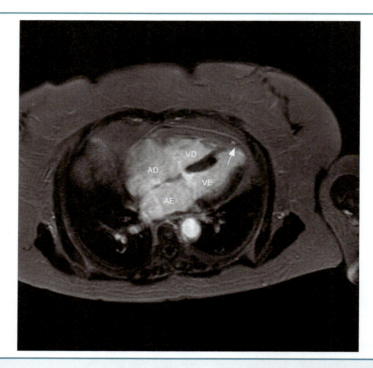

4.1.8. RMC. Imagem de realce tardio miocárdico em 4CH, com presença de áreas de realce transmural em região anterosseptal e ápice de VE (seta).

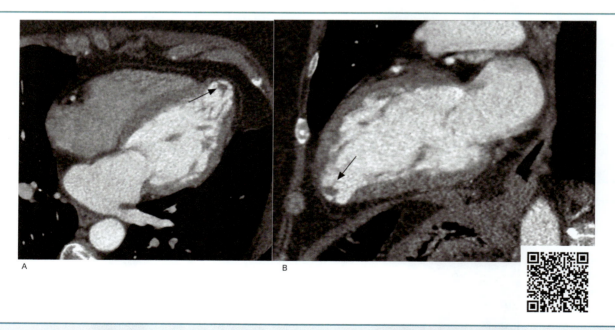

4.1.9.A e B. TC. Cardiomiopatia chagásica. Imagens de angiotomografia cardíaca nos planos axial, em 4CH (A) e 2CH (B). Nota-se presença de aneurisma em "dedo de luva" com microtrombo (seta) em seu interior.

MEDICINA NUCLEAR

ADRIANA SOARES XAVIER DE BRITO

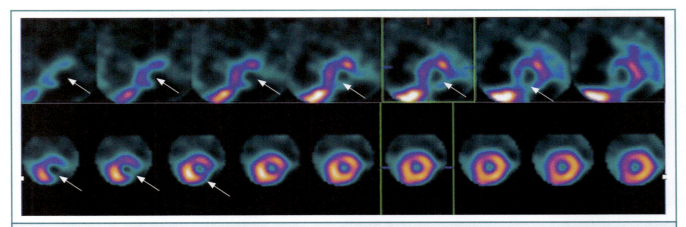

4.1.1. Cintilografia Cardíaca com ^{123}I-mIBG e cintilografia de perfusão miocárdica com ^{99m}Tc-MIBI. Imagens de repouso de paciente com cardiomiopatia chagásica crônica e taquiarritmia ventricular sustentada. As imagens do eixo curto tomográfico demonstram extensa área com ausência de captação do ^{123}I-mIBG nas paredes inferior, lateral e apical do VE (fileira superior) e pequena área de hipocaptação do ^{99m}Tc-MIBI nos segmentos inferolateral médio e lateroapical do VE (fileira inferior) que denota o *mismatch* inervação/perfusão.

4.2 MIOCÁRDIO NÃO COMPACTADO

Autora: CAMILA ROCON DE LIMA

ECO

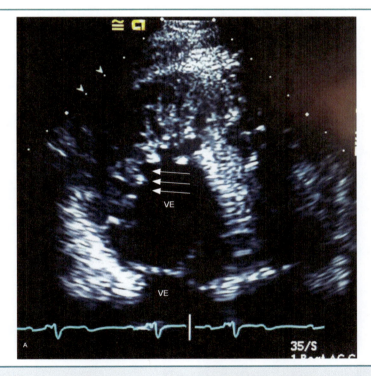

4.2.1.A. ECOTT 2D. Miocárdio não compactado. No plano apical 4CH são observadas trabeculações proeminentes, com recessos intertrabeculares profundos que se comunicam com a cavidade do VE (setas).

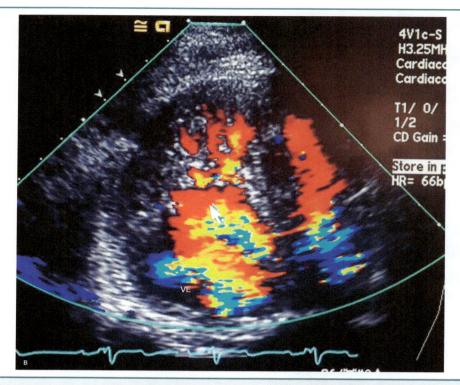

4.2.1.B. ECOTT 2D. No plano apical 4CH, o Doppler em cores demonstra o fluxo sanguíneo penetrando nos recessos intertrabeculares profundos (seta), típico de miocárdio não compactado.

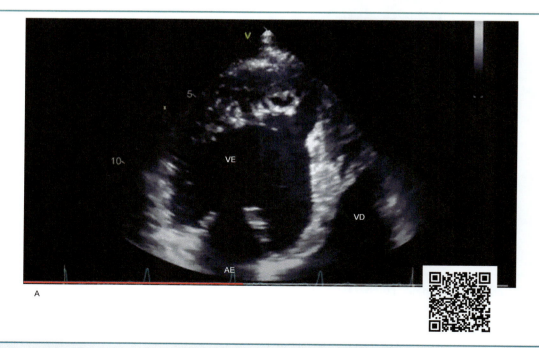

4.2.2.A. ECOTT 2D. No plano apical 4CH são observadas trabeculações proeminentes em PAL e na região apical do VE, com recessos intertrabeculares profundos que se comunicam com a cavidade ventricular. Comprometimento sistólico difuso do VE de grau importante associado com movimento assincrônico do SIV.

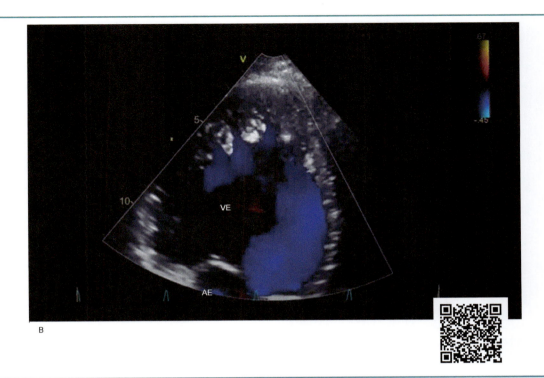

4.2.2.B. ECOTT 2D. No plano apical 4CH são observadas trabeculações proeminentes em PAL e na região apical do VE, com recessos intertrabeculares profundos que se comunicam com a cavidade ventricular. O Doppler em cores demonstra o fluxo sanguíneo preenchendo os recessos intertrabeculares.

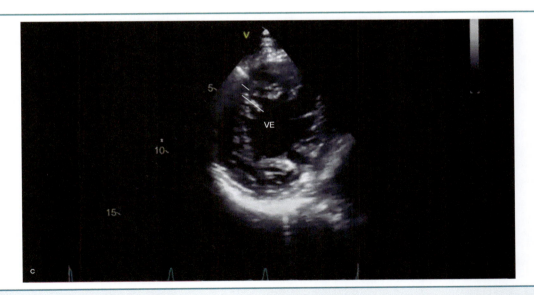

4.2.2.C. ECOTT 2D. No plano paraesternal eixo curto, observam-se trabeculações proeminentes, com recessos intertrabeculares profundos que se comunicam com a cavidade do VE. Comprometimento sistólico difuso do VE de grau importante. Relação miocárdio não compactado/compactado de 2.2.

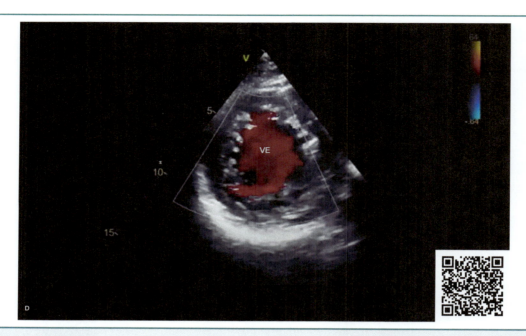

4.2.2.D. ECOTT 2D. No plano paraesternal eixo curto observam-se trabeculações proeminentes, com recessos intertrabeculares profundos que se comunicam com a cavidade do VE em paciente com comprometimento sistólico difuso do VE de grau importante. O Doppler em cores demonstra o fluxo sanguíneo preenchendo os recessos intertrabeculares.

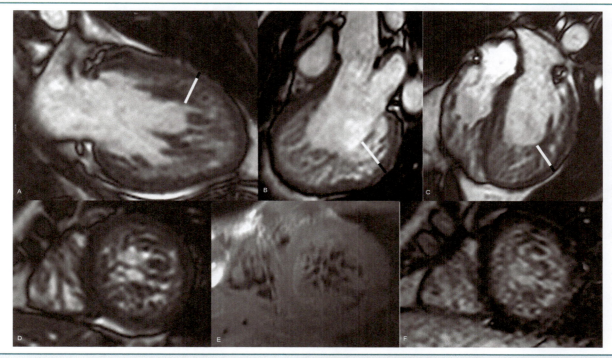

4.2.1.A, B, C, D, E e F. RMC. Miocárdio não compactado. Imagens de cine-RM, na diástole final, em 2CH (A), 3CH (B), 4CH e em eixo curto (D) evidenciando aumento de trabeculação, com relação miocárdio não compactado (branco)/miocárdio compactado (preto) maior que 2,3. Sequência *black blood* (E) também evidenciando o aumento da trabeculação no segmento apical e realce tardio miocárdico (F) sem evidência de fibrose focal.

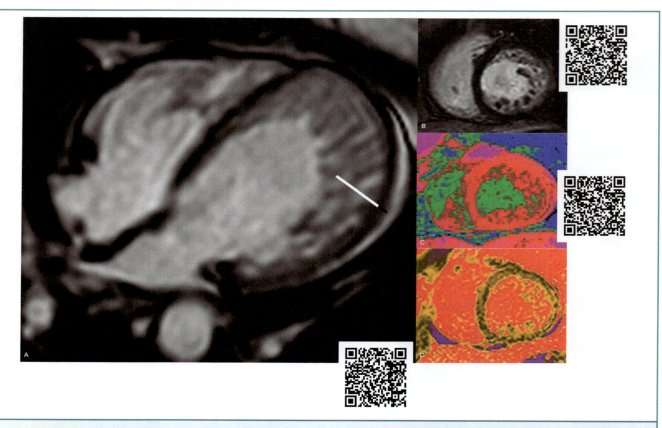

4.2.2.A, B, C e D. RMC. Miocárdio não compactado. Imagem de cine-RM em 4CH (A) evidenciando aumento de trabeculação, com relação miocárdio não compactado (branco)/miocárdio compactado (preto) maior que 2,3. Sequência de realce tardio miocárdico (B) sem evidências de fibrose focal no septo interventricular. Mapeamento T1 com distribuição de valores de T1 nativo relativamente homogênea – cores vermelhas na região compactada (C), e presença de regiões de T1 pós-contraste de menor valor – cores amarelas na região compactada (D). O valor do volume extracelular calculado no septo interventricular foi 31%, sugerindo aumento de matriz extracelular.

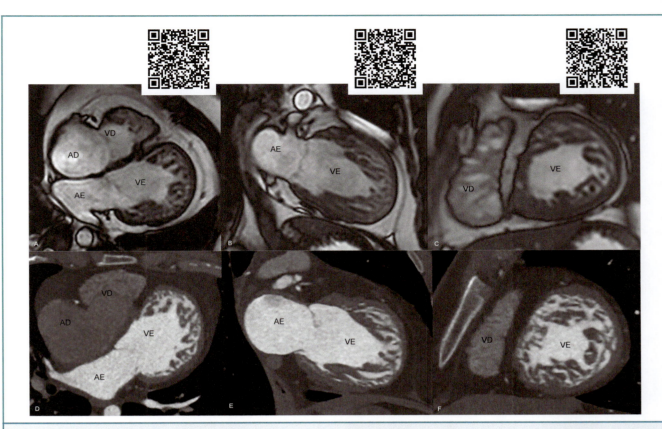

4.2.3.A, B, C, D, E e F. RMC e TC. Miocárdio não compactado. Imagens A (4CH), B (2CH) e C (Ec): cine-RM SSFP na fase diastólica final demonstrando o aumento da trabeculação ventricular (VD e VE). Imagens D (4CH), E (2CH) e F (Ec): TC com contraste nos mesmos planos da RMC.

4.3 CARDIOMIOPATIA ARRITMOGÊNICA

Autores: DANILO BORA MOLETA | MARCELA PAGANELLI DO VALE

ECO

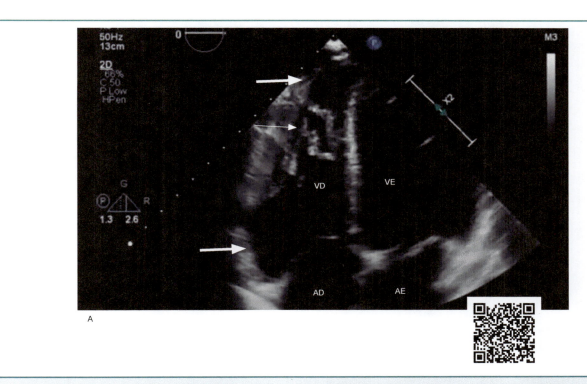

4.3.1.A. ECOTT 2D. Cardiomiopatia arritmogênica do VD. No plano apical 4CH observam-se alterações características da doença: aumento de trabeculação (seta fina) nos segmentos médio e apical do VD e dilatação (setas grossas) dos segmentos apical e basal da parede livre.

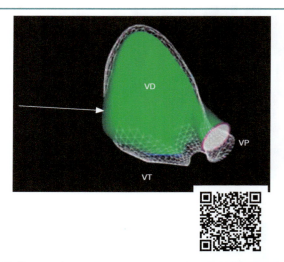

4.3.1.B. ECOTT 3D. Representação tridimensional demonstra dilatação do segmento basal da parede livre do VD (seta).

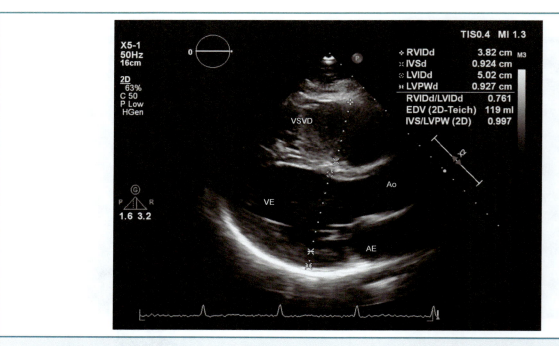

4.3.2.A. ECOTT 2D. Cardiomiopatia arritmogênica do VD. A medida do VD no plano paraesternal longitudinal demonstra aumento de seu diâmetro.

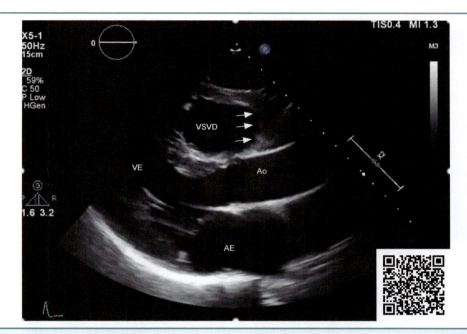

4.3.2.B. ECOTT 2D. Plano paraesternal eixo longo mostra pequenas dilatações saculares (setas) visibilizadas em VSVD proximal.

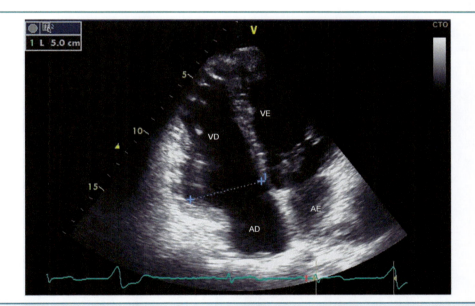

4.3.2.C. ECOTT 2D. No plano apical 4CH focado em VD observa-se aumento do diâmetro do segmento basal do VD em diástole.

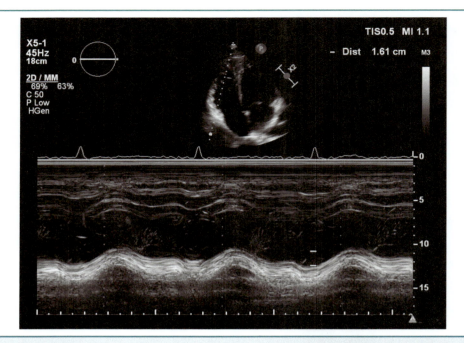

4.3.2.D. ECOTT 2D. No plano apical 4CH observa-se redução do valor da medida da excursão sistólica do anel lateral da valva tricúspide (TAPSE) avaliada pelo modo M.

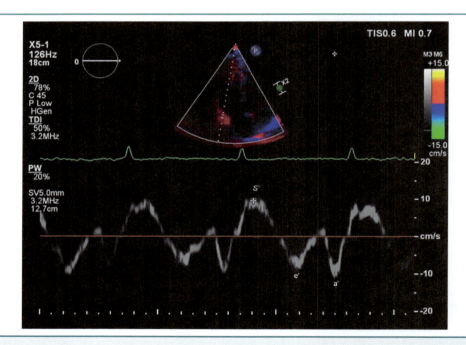

4.3.2.E. ECOTT 2D. No plano apical 4CH, observa-se redução da velocidade de pico sistólico do anel tricúspide lateral, com o uso do Doppler tecidual (onda S').

Seção 4 – Miocardiopatias

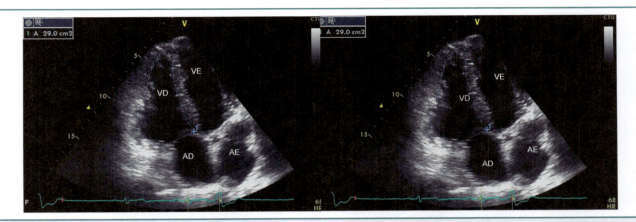

4.3.2.F. ECOTT 2D. No plano apical 4CH focado em VD, o cálculo da variação da área fracional demonstra redução de seu valor.

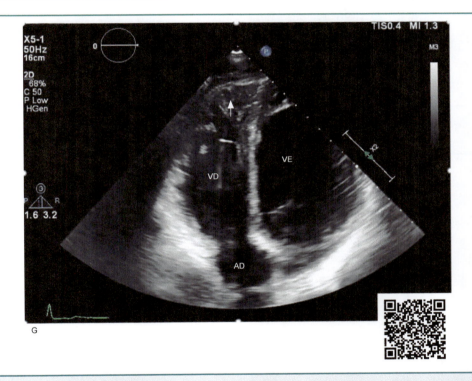

4.3.2.G. ECOTT 2D. No plano apical 4CH, visualiza-se acinesia apical da parede livre do VD (seta).

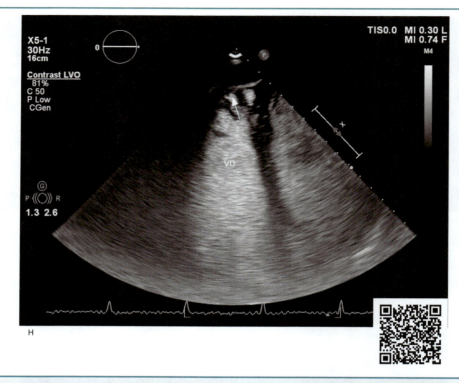

4.3.2.H. ECOTT 2D. No plano apical 4CH, após utilização de agente de realce ultrassonográfico, observa-se acinesia do segmento apical da parede livre do VD (seta).

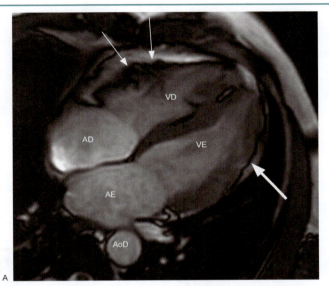

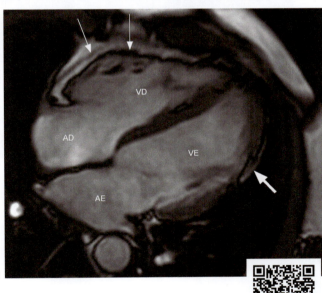

4.3.1.A e B. RMC. Cardiomiopatia arritmogênica. Imagem de cine-RM SSFP em 4CH, fases sistólica (A) e diastólica (B). Nota-se dilatação de VD e presença de pequenos aneurismas em parede livre ventricular, associada a presença de tecido adiposo (setas finas). Observam-se também regiões aneurismáticas junto à parede lateral do VE (setas grossas) identificando acometimento de ambos os ventrículos neste caso.

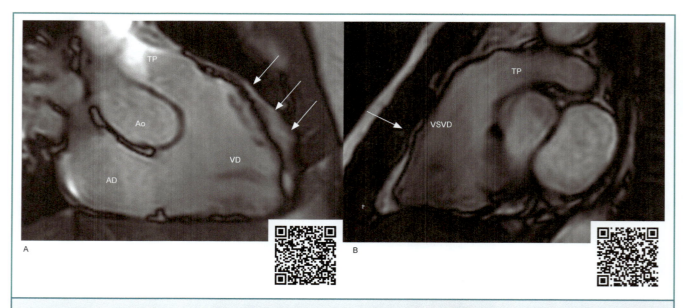

4.3.2.A e B. RMC. Imagem de cine-RM SSFP de câmaras direitas. Observa-se dilatação de VD associada à presença de tecido adiposo adjacente à parede livre (setas).

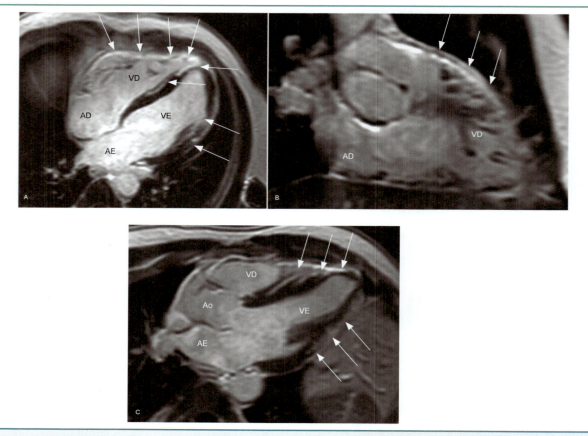

4.3.5.A, B e C. RMC. Cardiomiopatia arritmogênica. Imagem de realce tardio em 4CH (A), VSVD (B) e 3CH (C). Nota-se a presença de realce tardio em toda a parede livre da via de saída do ventrículo direito, bem como presença de realce tardio mesocárdico em septo interventricular medioapical. Na imagem C observa-se também realce tardio epicárdico junto à parede lateral do VE, compatível com o acometimento destes segmentos pela patologia (setas).

4.4

TAKOTSUBO

Autor: FÁBIO LUÍS DE JESUS SOARES

ECO

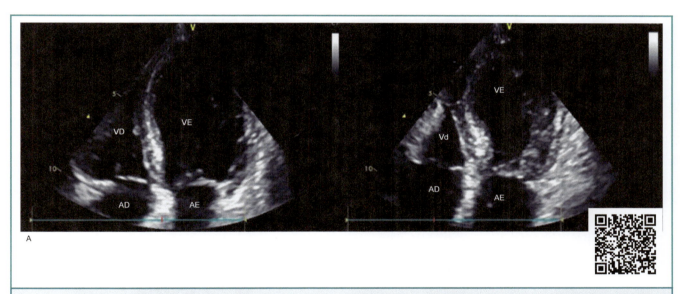

4.4.1.A. ECOTT 2D. Cardiomiopatia de *takotsubo* com apresentação medioapical. No plano apical 4CH observa-se acinesia dos segmentos médio e apicais das paredes inferior e lateral na diástole (A) e na sístole (B).

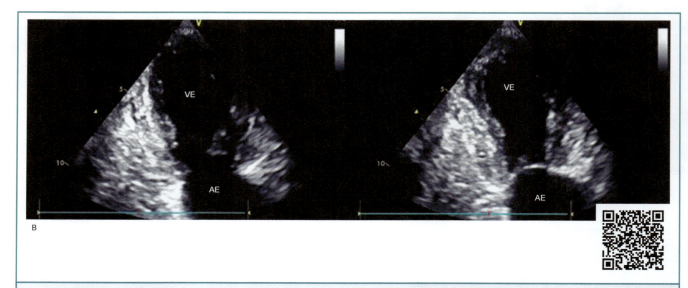

4.4.1.B. ECOTT 2D. No plano apical 2CH, observa-se acinesia dos segmentos médios e apicais das paredes inferior e anterior na diástole (A) e sístole (B).

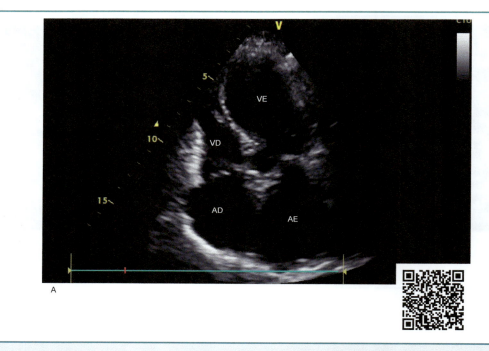

4.4.2.A. ECOTT 2D. Cardiomiopatia de *takotsubo* acometendo VE e VD. Plano apical 4CH demonstra disfunção sistólica biventricular importante. Nota-se hipercinesia dos segmentos basais e acinesia dos segmentos médios e apicais de ambos os ventrículos.

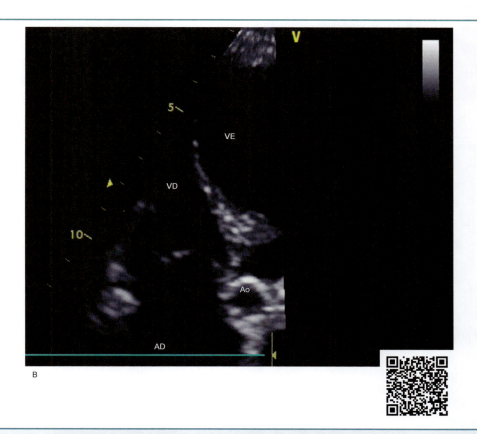

4.4.2.B. ECOTT 2D. Plano apical focado no VD demonstra hipercinesia do segmento basal da parede livre e acinesia dos segmentos médio e apical do VD.

RMC/TC

JULIANO DE LARA FERNANDES

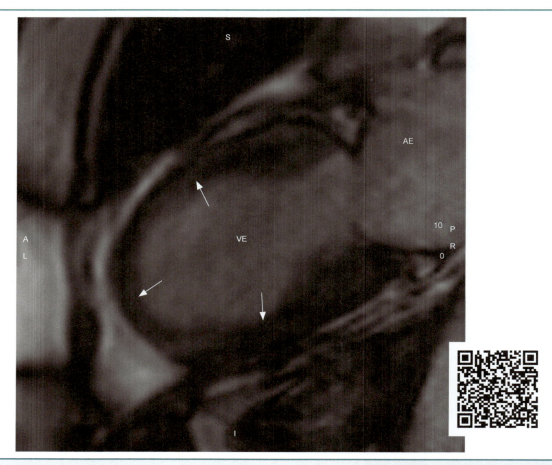

4.4.1. RMC. *Takotsubo.* Imagem de cine-RM em eixo longo 2CH em fase sistólica indicando contratilidade preservada em base do VE, mas acinesia de toda a parede anterior e inferior mediobasal. As setas indicam os segmentos acinéticos. O vídeo 4.4.1 mostra a disfunção regional dinâmica durante todas as fases do ciclo cardíaco. O padrão de disfunção corresponde a um caso de *takotsubo* clássico, com formato característico.

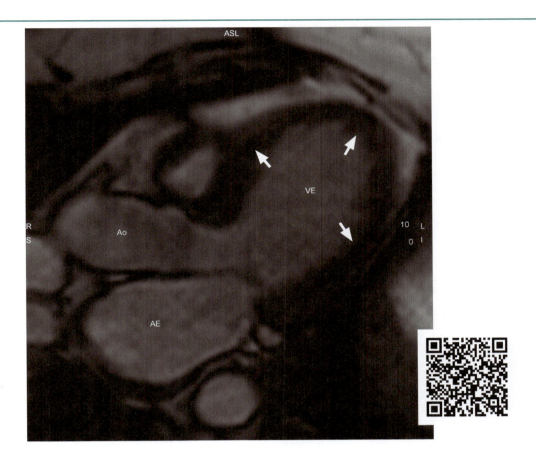

4.4.2. RMC. *Takotsubo.* Imagem de cine-RM em eixo longo da via de saída do ventrículo esquerdo em fase sistólica indicando contratilidade preservada em base do VE, mas acinesia da parede anterosseptal e lateral medioapical. As setas indicam os segmentos acinéticos. O vídeo 4.4.2 mostra a disfunção regional dinâmica durante todas as fases do ciclo cardíaco.

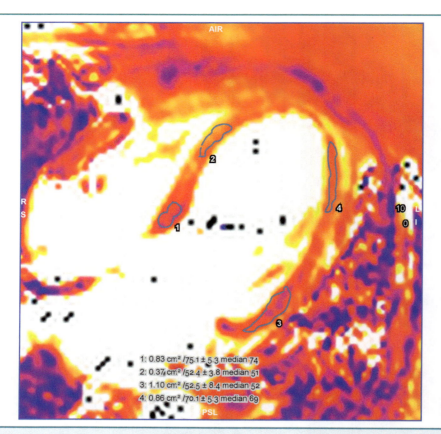

4.4.3. RMC. *Takotsubo.* Mapa de T2 nativo em eixo longo 4CH do VE em 1.5T. As imagens dos mapas de T2 nos segmentos medioapicais mostram valores elevados entre 70-75 ms em comparação aos valores normais da base do ventrículo esquerdo em 52 ms. O padrão dos mapas é compatível com edema/inflamação destes segmentos, colocalizados às alterações de contratilidade regional identificadas nas Figuras 4.4.1 e 4.4.2. As imagens de realce tardio (não representadas aqui) eram normais, indicando ausência de cicatrizes miocárdicas, caracterizando o caráter transitório do edema/inflamação identificado apenas com o mapa de T2.

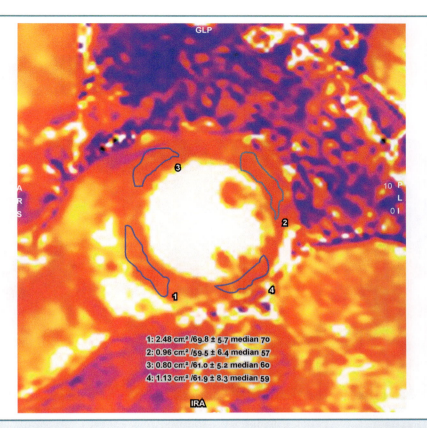

4.4.4. RMC. *Takotsubo*. Mapa de T2 nativo em eixo curto no terço médio do VE em 1.5T. Nestas imagens identificam-se valores de T2 aumentados difusamente em todas as quatro paredes ventriculares no terço médio do VE. O aumento difuso nesta porção do VE é característica típica do *takotsubo*, que tem um acometimento mais amplo, usualmente acometendo segmentos contíguos, porém não correlacionados a uma distribuição territorial coronária, como no caso de síndrome isquêmica aguda. Estes achados, em conjunto com um realce tardio normal e coronárias sem estenoses, favorecem bastante o diagnóstico de *takotsubo* por RMC.

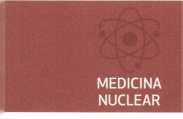

MEDICINA NUCLEAR

ADRIANA SOARES XAVIER DE BRITO

Autora

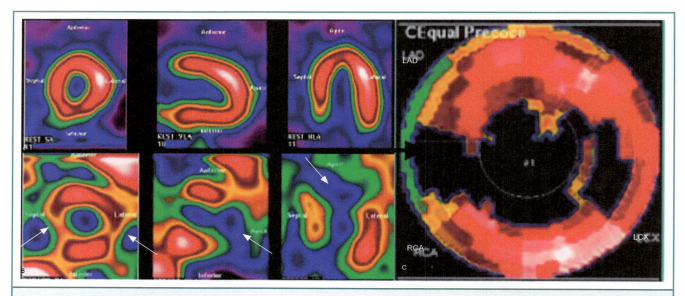

4.4.1.A, B e C. Cintilografia de perfusão miocárdica com ^{99m}Tc-MIBI (A) e cintilografia cardíaca com ^{123}I-mIBG (B e C). Cardiomiopatia de *takotsubo*. Imagens tomográficas de repouso nos eixos curto, longitudinal vertical e longitudinal horizontal demonstram perfusão miocárdica preservada (fileira superior) e hipocaptação acentuada de ^{123}I-mIBG no ápice e demais segmentos apicais (fileira inferior e mapa polar à direita), que mostram áreas de significativo comprometimento da inervação autonômica simpática, o que caracteriza o *mismatch* inervação/perfusão comumente observado nessa patologia.

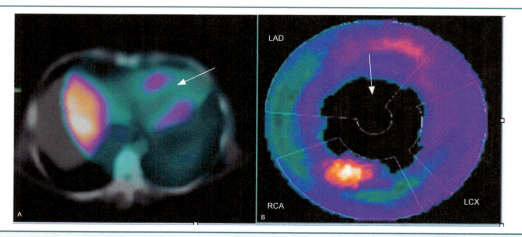

4.4.2.A e B. SPECT-CT cardíaco com ^{123}I-mIBG. Cardiomiopatia de *takotsubo*. Imagens de fusão do eixo tomográfico axial (A) e mapa polar (B) de uma paciente com cardiomiopatia adrenérgica – síndrome de *takotsubo*. As imagens demonstram ausência de captação do radiotraçador no ápice e demais segmentos apicais do VE, indicando comprometimento significativo da inervação autonômica simpática nessa topografia.

4.5 SÍNDROME HIPEREOSINOFÍLICA (ENDOCARDITE DE LOEFFLER)

Autores: ANGELO ANTUNES SALGADO | DANIEL VALENTE BATISTA

ECO

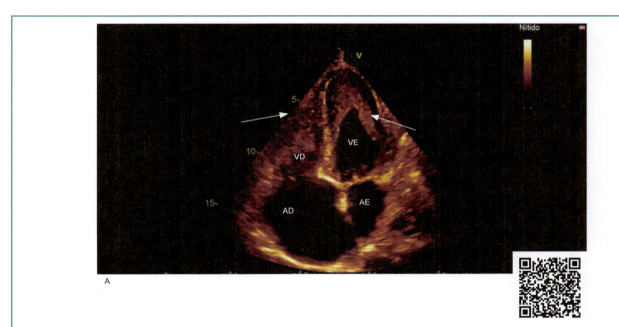

4.5.1.A. ECOTT 2D. Síndrome hipereosinofílica. Plano apical 4CH demonstra acentuada obliteração das regiões apicais do VE e VD (setas).

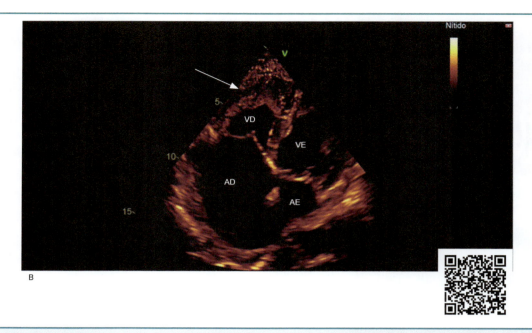

4.5.1.B. ECOTT 2D. Plano apical focado no VD evidencia de forma mais detalhada a obliteração da região apical desta câmara (seta).

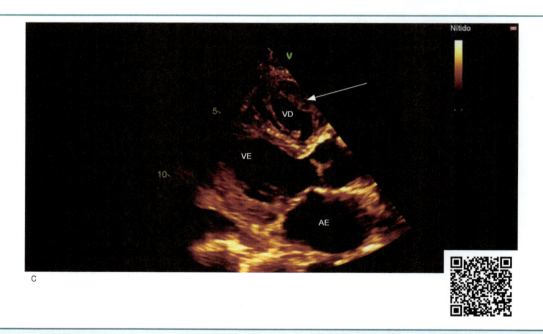

4.5.1.C. ECOTT 2D. Plano paraesternal longitudinal do VE demonstra acometimento do VD, com depósito de material fibroso (seta).

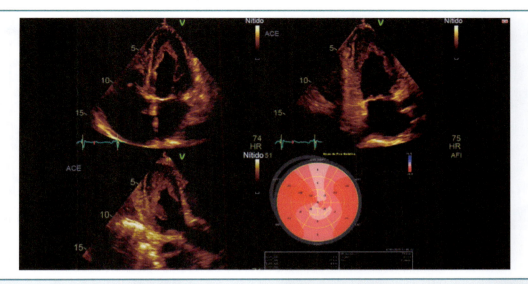

4.5.1.D. ECOTT 2D. *Strain* longitudinal 2D do VE mostra comprometimento da deformação longitudinal do VE, apesar da FEVE preservada. O valor absoluto do *strain* global longitudinal alcançou 11%.

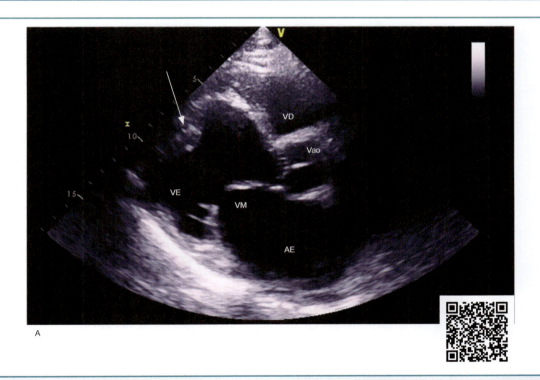

4.5.2.A. ECOTT 2D. Endomiocardiofibrose. Plano paraesternal longitudinal demonstra preenchimento do segmento apical do VE (seta), além do aumento do diâmetro anteroposterior do AE.

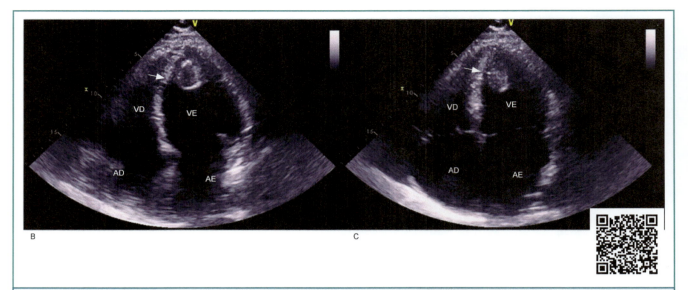

4.5.2.B e C. ECOTT 2D. No plano apical 4CH observa-se obliteração da região apical do VE (seta) em paciente com diagnóstico de endomiocardiofibrose, na diástole, em A, assim como na sístole, em B. A refringência é semelhante à do miocárdio adjacente, associada a pontos de calcificação na região. O diagnóstico diferencial com trombo deve ser realizado. Contudo, um dado importante é o fato de a contratilidade segmentar estar preservada nesta região, o que torna este diagnóstico menos provável. Há aumento importante biatrial, sugerindo síndrome restritiva.

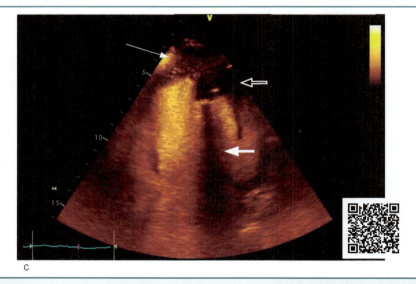

4.5.3. ECOTT 2D. O emprego do agente de realce ultrassonográfico no plano apical 4CH mostra um melhor delineamento da área obliterada na região apical do VE (seta fina). Observa-se que há redução na quantidade de contraste na região da obliteração (indicando que essa área tem baixa perfusão), e que há pontos de maior refringência correspondendo a pontos de calcificação, inclusive resultando em sombra acústica posterior (seta grossa). Além disso, pode haver formação de trombo associado à área de fibrose (seta sem preenchimento). O uso do agente de realce ultrassonográfico confirmou a contratilidade segmentar apical preservada. Achados como a ausência de perfusão, presença de calcificação e contratilidade miocárdica preservada são típicos da infiltração fibrótica em pacientes com endomiocardiofibrose e auxiliam no diagnóstico diferencial com outras etiologias que podem cursar com alterações na região apical, tais como trombo isolado do ventrículo, miocárdio não compactado e a CMH apical.

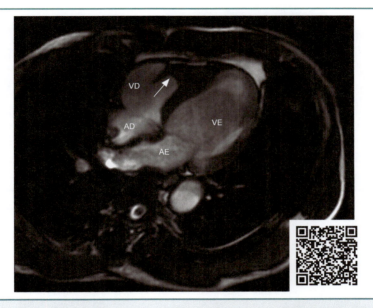

4.5.1. RMC. Endomiocardiofibrose. Imagem de cine-RM em 4CH evidenciando VD com preenchimento do ápice por material com isossinal em relação ao miocárdio (seta). VE com dimensões aumentadas, com hipertrofia excêntrica. Aumento de átrio direito. Notam-se áreas de hipossinal junto ao subendocárdio em todas as porções da parede anterior e em septo apical, sugestivas de calcificação.

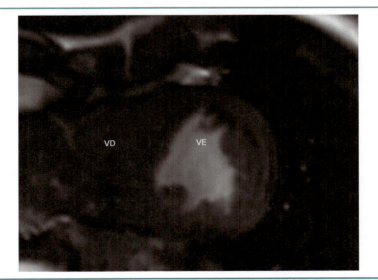

4.5.2. RMC. Endomiocardiofibrose. Imagem de cine-RM em eixo curto evidenciando VD com preenchimento do ápice por material com isossinal em relação ao miocárdio. Ventrículo esquerdo com dimensões aumentadas, com hipertrofia excêntrica. Notam-se áreas de hipossinal junto ao subendocárdio em todas as porções da parede anterior e em septo apical, sugestivas de calcificação.

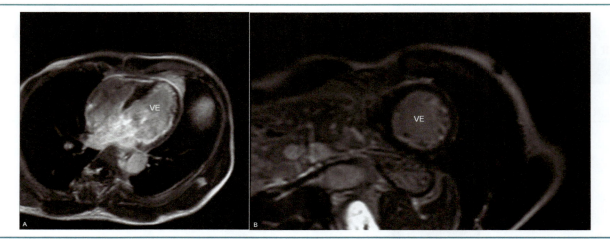

4.5.3. RMC. Endomiocardiofibrose. Imagem de realce tardio em 4CH (A) e eixo curto (B), respectivamente. Presença de áreas de realce tardio junto ao subendocárdio circunferencial em todas as porções do VE, sugestivas de fibrose.

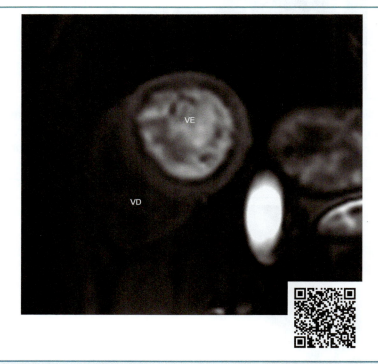

4.5.4. RMC. Endomiocardiofibrose. Vídeo de perfusão miocárdica em eixo curto. Presença de defeitos de perfusão de primeira passagem em ápice do VD. Presença de defeito de perfusão junto ao subendocárdio circunferencial em todas as porções do VE.

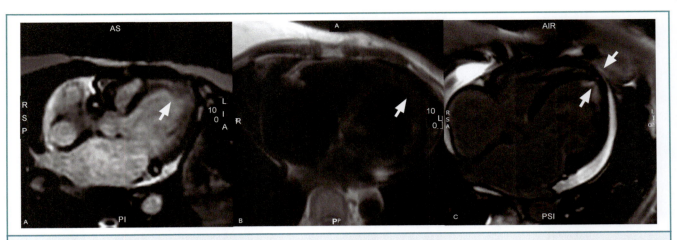

4.5.5.A, B e C. RMC. Endomiocardiofibrose. Imagem de cine-RM em 4CH (A) e imagem de sequência de *black blood* (B), evidenciando presença de imagem hipossinal no ápice do ventrículo esquerdo. Na imagem (C) de realce tardio, adquirida após injeção do contraste, nota-se sinal do "V", presença de realce tardio na região caracterizando sinal sugestivo de endomiocardiofibrose.

4.6 CARDIOMIOPATIA HIPERTRÓFICA

Autor
ANGELO ANTUNES SALGADO

ECO

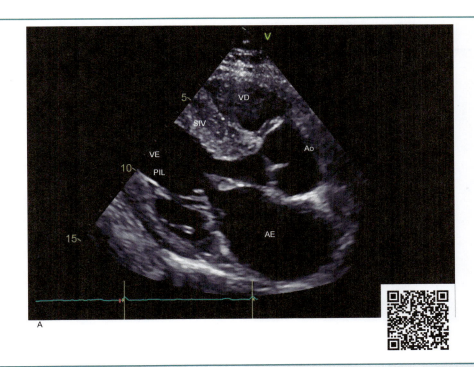

4.6.1.A. ECOTT 2D. CMH. Plano paraesternal eixo longo do VE demonstra aumento da espessura do SIV com espessura da PIL do VE preservada, compatível com cardiomiopatia hipertrófica assimétrica.

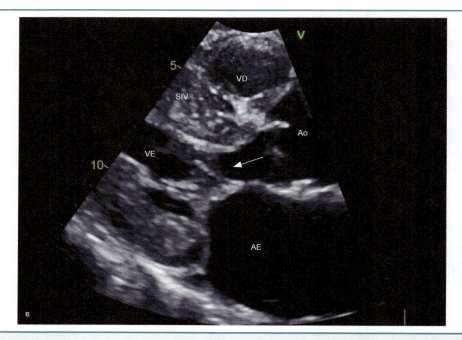

4.6.1.B. ECOTT 2D. Plano paraesternal eixo longo do VE demonstra movimento anterior sistólico da VM (seta).

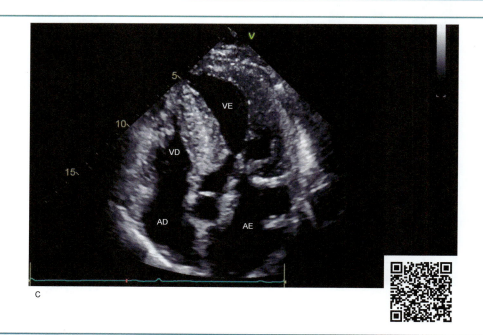

4.6.1.C. ECOTT 2D. No plano apical 5CH observa-se aumento da espessura do SIV e movimento anterior sistólico das cúspides da VM em direção à VSVE.

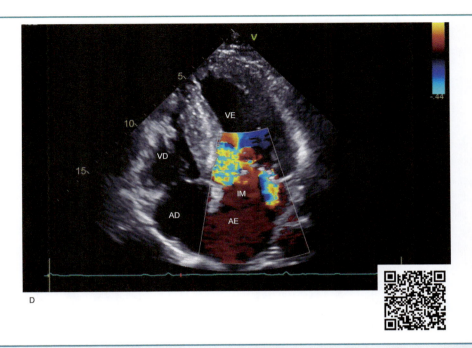

4.6.1.D. ECOTT 2D. No plano apical 4CH demonstra-se, ao Doppler em cores, jato excêntrico da IM direcionado para a parede lateral do AE.

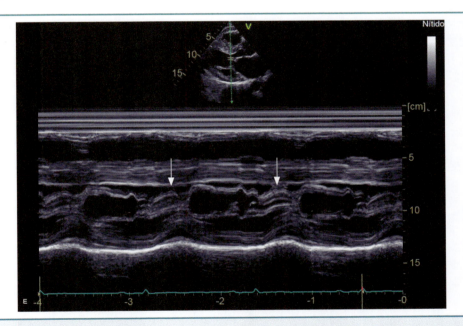

4.6.1.E. ECOTT 2D. No plano paraesternal eixo longo do VE observa-se, ao modo M, movimento anterior sistólico das cúspides da VM (setas).

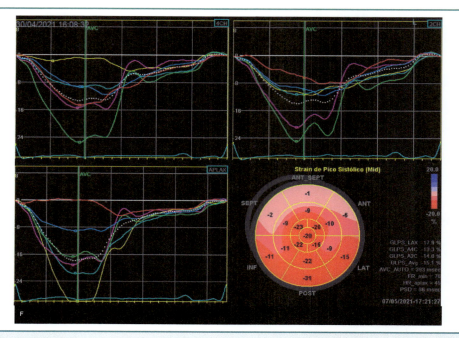

4.6.1.F. ECOTT 2D. Deformação miocárdica avaliada pelo método de *speckle tracking* nos planos apicais de 2CH, 3CH e 4CH do VE. Observam-se as curvas de deformação em cada plano. Representação em *bull's-eye* demonstra redução do *strain* sistólico longitudinal global do VE (valor absoluto medido em 15,1%).

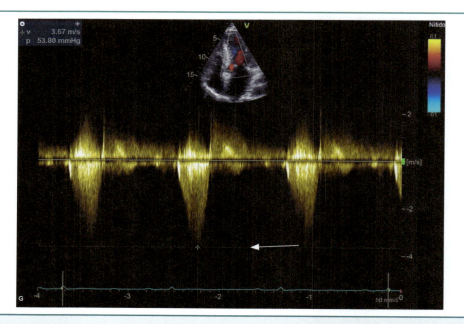

4.6.1.G. ECOTT 2D. No plano apical 5CH o Doppler contínuo do fluxo da VSVE em repouso demonstra aceleração mesossistólica e pico tardio (formato de adaga) gerando gradiente sistólico máximo de 53,8 mmHg (seta).

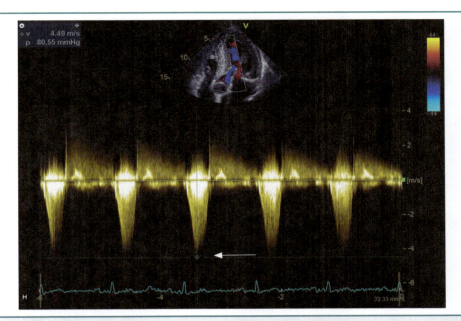

4.6.1.H. ECOTT 2D. No plano apical 5CH o Doppler contínuo do fluxo da VSVE após a manobra de Valsalva demonstra aumento do gradiente sistólico de 53,8 mmHg (em repouso) para 80,5 mmHg (seta).

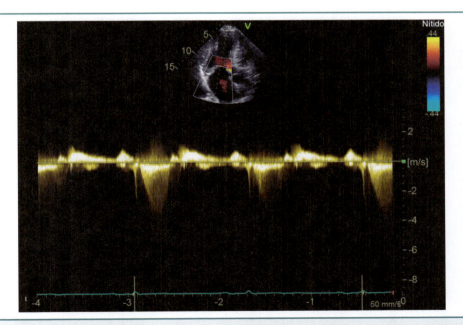

4.6.1.I. ECOTT 2D. No plano apical 3CH o Doppler contínuo destaca a IM (jato menos denso que começa no início da sístole e com aceleração rápida) e o fluxo da VSVE (jato mais denso, com aumento gradual da velocidade no início da sístole, aceleração na mesossístole e pico tardio). Observe que o jato da VSVE poupa o tempo de contração isovolumétrico e o tempo de relaxamento isovolumétrico.

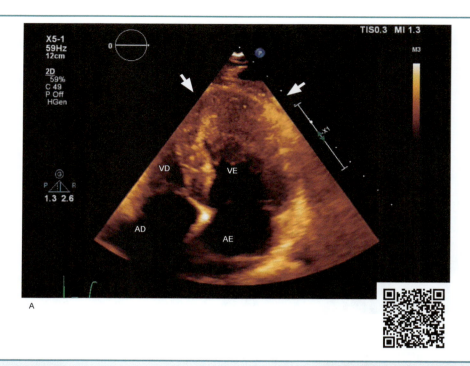

4.6.2.A. ECOTT 2D. CMH. Plano apical 4CH de paciente com janela ecocardiográfica demonstra aumento da espessura das paredes do VE, mais acentuada nos segmentos apicais (setas), compatível com cardiomiopatia hipertrófica apical.

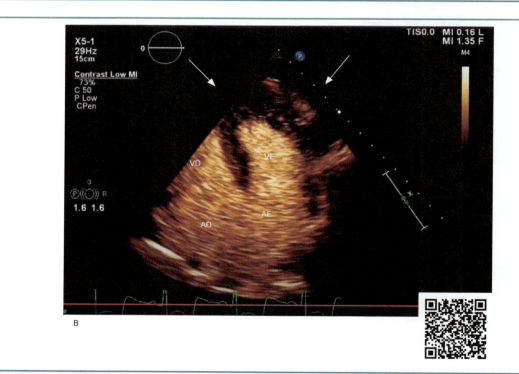

4.6.2.B. ECOTT 2D. Plano apical 4CH, após o emprego de agente de realce ultrassonográfico, demonstra opacificação dos bordos endocárdicos e perfusão miocárdica das paredes do VE, com melhor visibilização da hipertrofia acentuada dos segmentos apicais (setas).

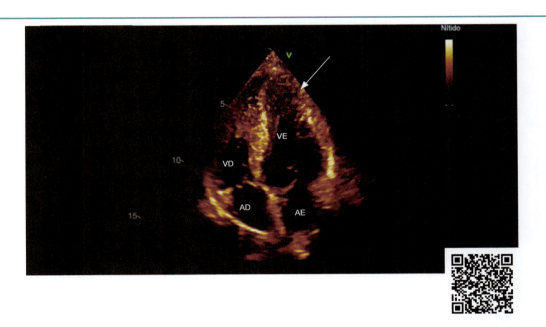

4.6.3.A. ECOTT 2D. CMH. Plano apical 4CH demonstra acentuada hipertrofia na região apical do VE (seta). Nota-se, além disso, a hipertrofia em região apical do VD.

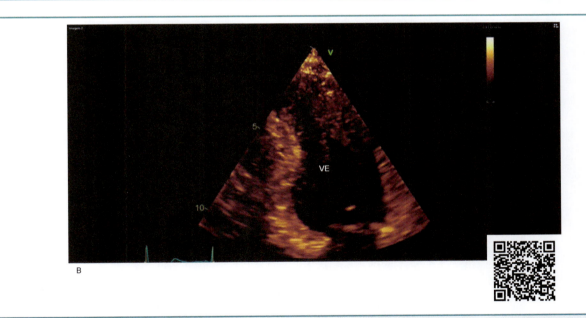

4.6.3.B. ECOTT 2D. Plano apical 2CH demonstra acentuada hipertrofia na região apical do VE. Nota-se diferença entre a espessura dos segmentos apicais em relação aos demais segmentos.

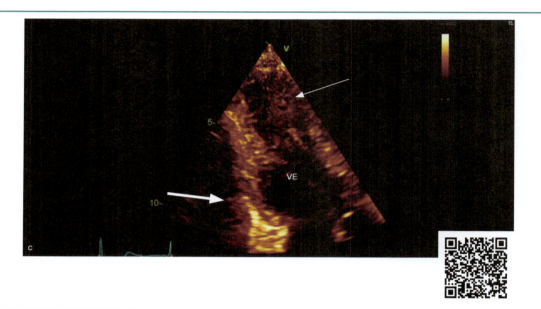

4.6.3.C. ECOTT 2D. Plano apical 3CH demonstra acentuada hipertrofia na região apical do VE. Nota-se diferença entre a espessura dos segmentos apicais (seta fina) em relação aos demais segmentos, sobretudo em relação ao segmento basal da PIL (seta grossa).

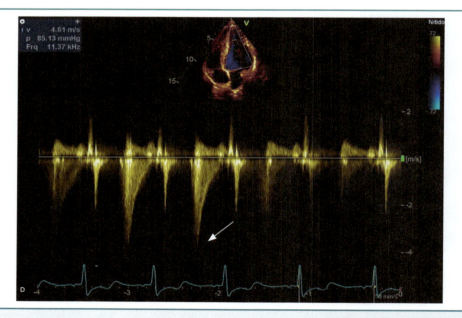

4.6.3.D. ECOTT 2D. Doppler contínuo posicionado no VE demonstra fluxo sistólico obstrutivo na região apical (seta).

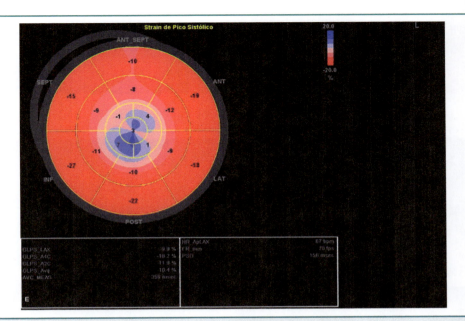

4.6.3.E. ETT 2D. Representação paramétrica do *strain* sistólico longitudinal global em *bull's-eye* demonstra comprometimento da deformação na região apical do VE, causado pela hipertrofia apical (coloração azul) e preservação da deformação nos demais segmentos miocárdicos (coloração vermelha). Valor absoluto do *strain* global longitudinal do VE medido em 10,4%.

RMC/TC

THAIS PINHEIRO LIMA

Autora

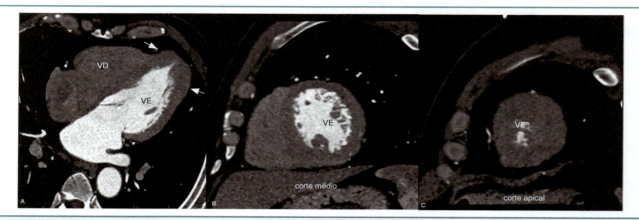

4.6.1.A, B e C. Ângio-TC. Cardiomiopatia hipertrófica apical. Imagem de angiotomografia de artérias coronárias, no plano 4CH (A) e cortes de eixo curto médio e apical durante a diástole (B e C), nos quais se observa o aumento da espessura miocárdica nos segmentos apicais do VE (seta).

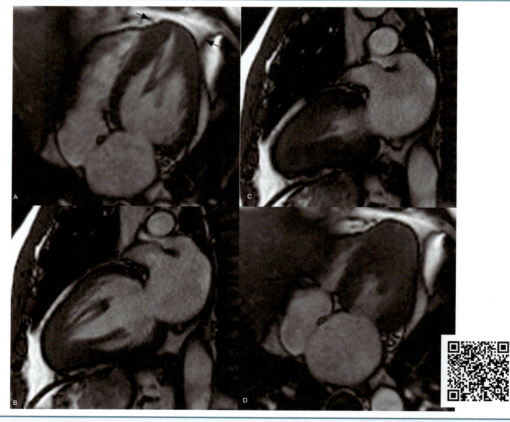

4.6.2.A, B, C e D. RMC. Cardiomiopatia hipertrófica apical (Yamagushi). Imagens de cine-RM SSFP no plano 4CH (A e B) e 2CH (C e D). Na linha superior, imagens obtidas durante a diástole e na linha inferior, imagens obtidas na sístole. Observa-se hipertrofia dos segmentos apicais do VE (seta), com configuração semelhante ao que seria o "naipe de espadas" na ventriculografia.

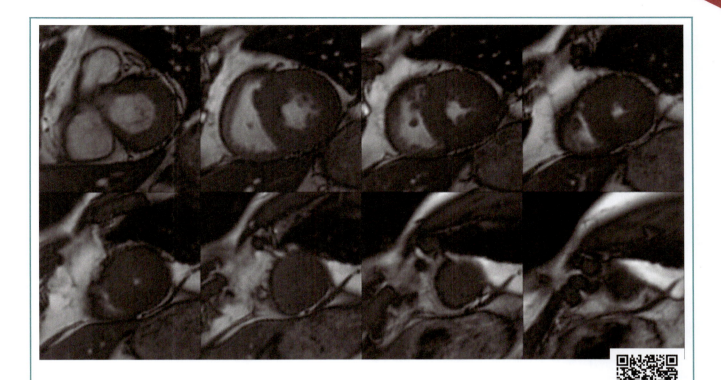

4.6.3. RMC. Cardiomiopatia hipertrófica apical (Yamagushi). Imagens de cine-RM SSFP no eixo curto mostrando o espessamento miocárdico dos segmentos apicais do VE e a obliteração sistólica da cavidade.

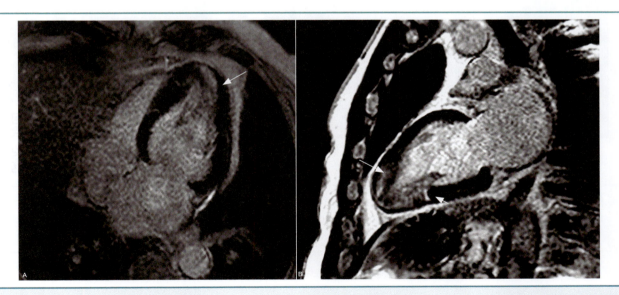

4.6.4.A e B. RMC. Cardiomiopatia hipertrófica apical (Yamagushi). Imagens na técnica de realce tardio no plano 4CH (A) e 2CH (B), respectivamente, destacando a fibrose miocárdica nos segmentos apicais (setas).

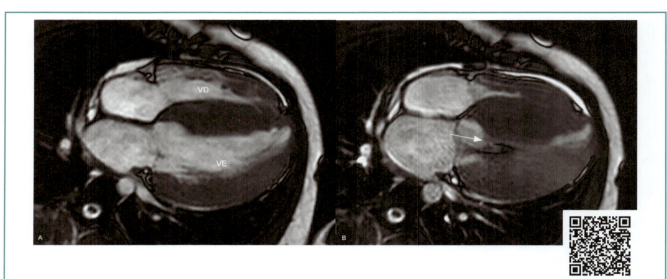

4.6.5.A e B. RMC. Cardiomiopatia hipertrófica medioventricular. Imagens de cine-RM SSFP no plano 4CH durante a diástole (A) e sístole (B) mostrando a hipertrofia dos segmentos médios do VE gerando fluxo de aceleração sistólico (seta).

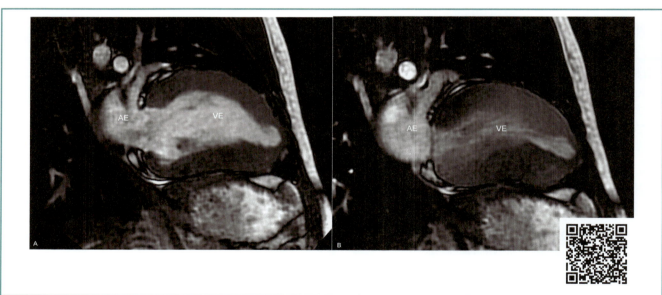

4.6.6.A e B. RMC. Cardiomiopatia hipertrófica medioventricular. Imagens de cine-RM SSFP no plano 2CH durante a diástole (A) e sístole (B) mostrando a hipertrofia dos segmentos médios e poupando os segmentos apicais do VE.

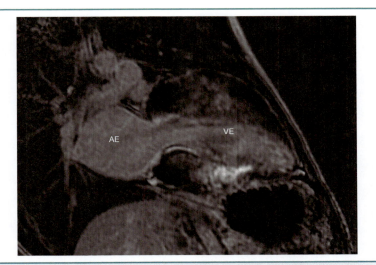

4.6.7. RMC. Cardiomiopatia hipertrófica medioventricular. Imagem na técnica de realce tardio no plano 2CH destacando a fibrose miocárdica nos segmentos médios anterior e inferior.

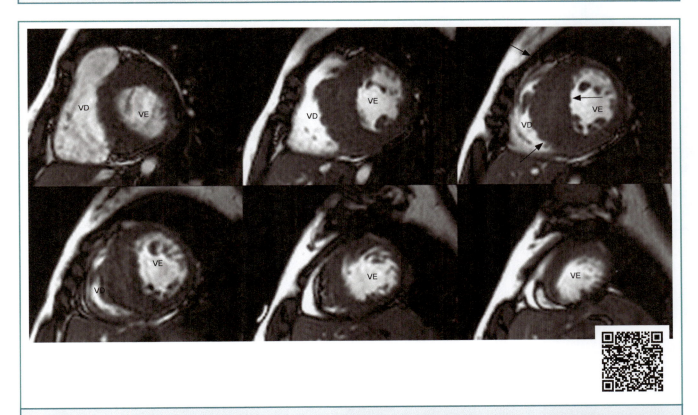

4.6.8. RMC. Cardiomiopatia hipertrófica assimétrica. Imagens de cine-RM SSFP em eixo curto durante a diástole, destacando a hipertrofia assimétrica predominantemente septal.

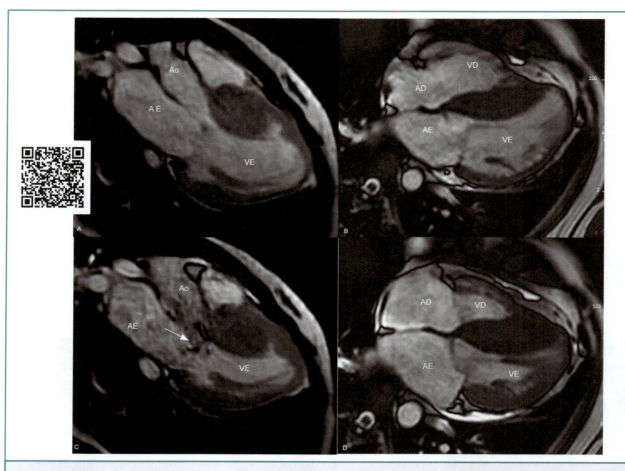

4.6.9.A, B, C e D. RMC. Cardiomiopatia hipertrófica assimétrica. Imagens de cine-RM SSFP na projeção de 3CH (A e C) e 4CH (B e D). Na linha superior as imagens foram adquiridas na fase diastólica e na linha inferior as imagens foram adquiridas na fase sistólica, mostrando a hipertrofia nos segmentos septais ocasionando obstrução da via de saída do VE (seta).

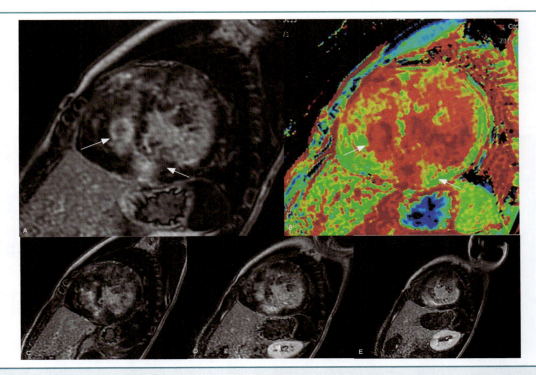

4.6.10.A, B, C, D e E. RMC. Cardiomiopatia hipertrófica assimétrica. Imagens de sequência de realce tardio nos cortes em eixo curto mostrando fibrose miocárdica correspondendo aos segmentos de maior hipertrofia: parede anterior e septo. Na linha superior nota-se a perfeita correlação do realce tardio (A) com o volume extracelular aumentado, identificado pela coloração vermelha (B) (setas).

MEDICINA NUCLEAR

ELRY MEDEIROS VIEIRA SEGUNDO NETO

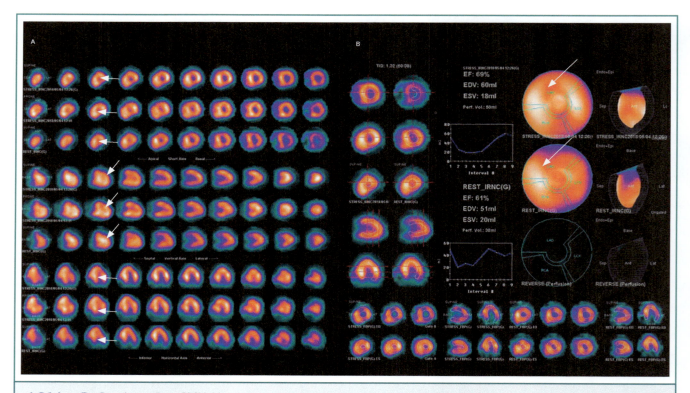

4.6.1.A e B. Cintilografia de perfusão miocárdica (SPECT) com ^{99m}Tc-MIBI. CMH. Nas imagens tomográficas de perfusão (A) nos eixos curto, longo vertical e longo horizontal e no mapa polar (B) observa-se aumento da concentração de ^{99m}Tc-MIBI na parede septal (setas) secundário à hipertrofia miocárdica assimétrica. Não há evidência de isquemia miocárdica. As imagens após estresse obtidas nas posições supina e prona (duas primeiras fileiras superiores) mostram perfusão relativa das paredes miocárdicas do VE com o mesmo padrão de distribuição das imagens de repouso (fileiras inferiores).

4.7 DOENÇAS INFILTRATIVAS E DE DEPÓSITO

Autores: SANDRA MARQUES E SILVA | ARISTÓTELES COMTE DE ALENCAR NETO

ECO

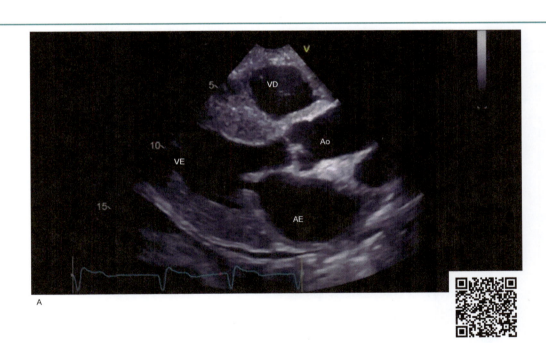

4.7.1.A. ECOTT. Amiloidose do tipo TTR. Plano paraesternal eixo longo demonstra aumento da espessura miocárdica com aspecto granuloso e brilhante, espessamento das cúspides da VM e DP mínimo.

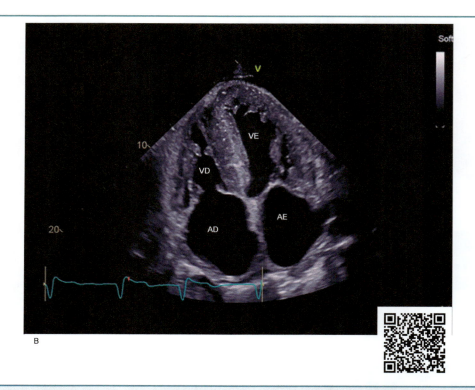

4.7.1.B. ECOTT. Plano apical 4CH demonstra dilatação importante de ambos os átrios, aumento da espessura miocárdica biventricular, com aspecto granuloso, além de espessamento da VM, da VT e do SIA.

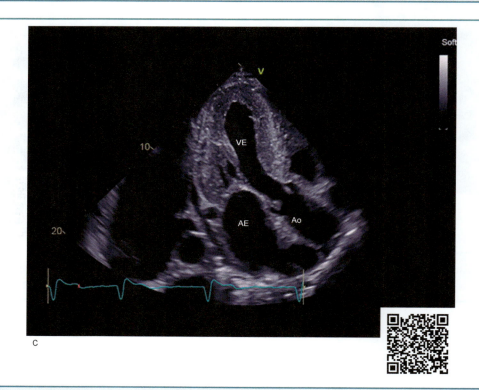

4.7.1.C. ECOTT 2D. Plano apical 3CH demonstra aumento da espessura miocárdica do VE e do M Pap. Observa-se ainda dilatação do AE, DP mínimo e derrame pleural à esquerda acentuado.

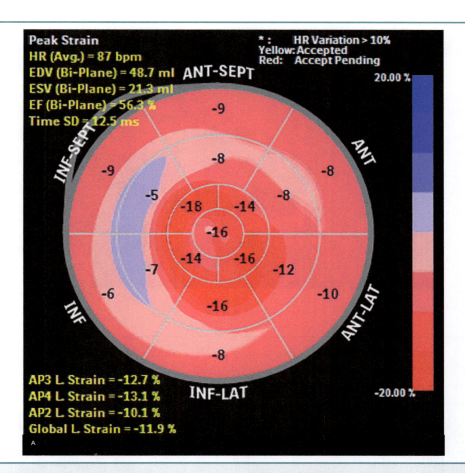

4.7.1.D. ECOTT 2D. Representação paramétrica do *strain* sistólico longitudinal global em *bull's-eye* demonstrando redução do *strain* longitudinal global nos segmentos basais e médios, com *strain* preservado na região apical (vermelho vivo), padrão chamado de *apical sparing*, sugestivo de amiloidose cardíaca.

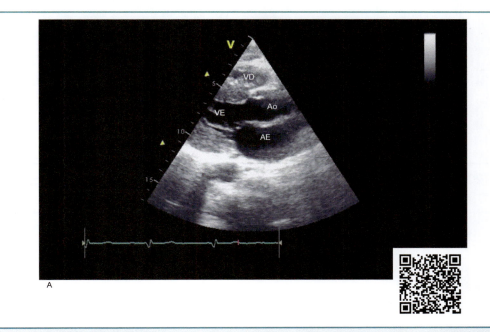

4.7.2.A. ECOTT 2D. Ataxia de Friedreich. Plano paraesternal eixo longo do VE demonstra aumento da espessura das paredes do VE, com áreas de maior ecogenicidade no miocárdio.

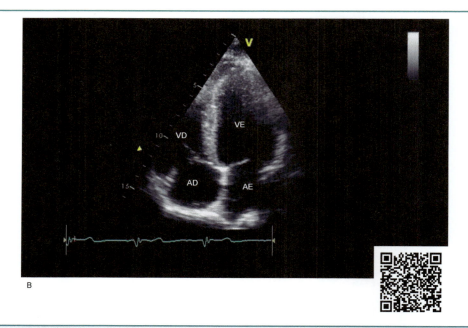

4.7.2.B. ECOTT 2D. Plano apical 4CH demonstra aumento da espessura das paredes com ecogenicidade aumentada.

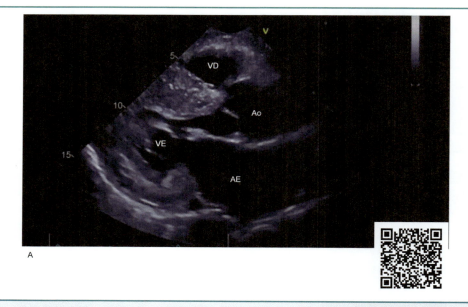

4.7.3.A. ECOTT 2D. Doença de Fabry. Plano paraesternal eixo longo demonstra aumento da espessura miocárdica do VE, do M Pap e dilatação do AE.

Seção 4 – Miocardiopatias 351

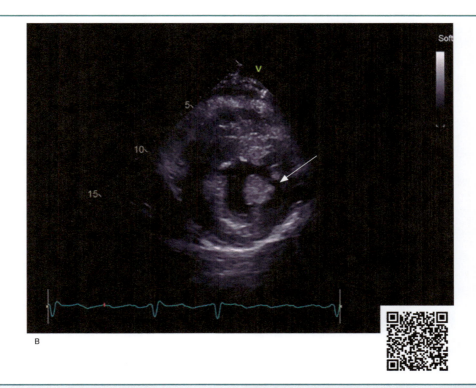

4.7.3.B. ECOTT 2D. Plano paraesternal eixo curto demonstra espessamento miocárdico importante e do M Pap (seta).

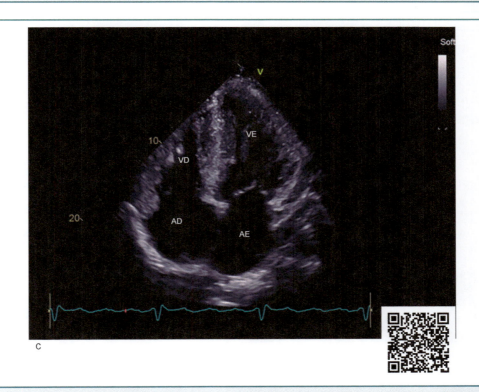

4.7.3.C. ECOTT 2D. Plano apical 4CH demonstra espessamento miocárdico importante biventricular, além de aumento biatrial importante.

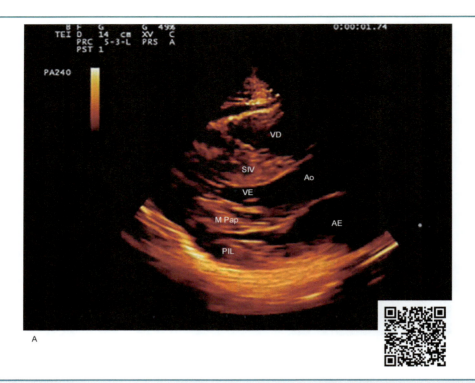

4.7.4.A. ECOTT 2D. Doença de Danon (mutação gene LAMP 2 – Val164AsnfsTer11). Plano paraesternal longitudinal demonstra aspecto heterogêneo e aumento da espessura de PAS e PIL, além do acometimento dos músculos papilares.

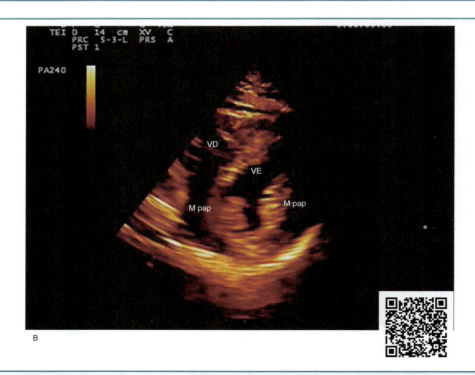

4.7.4.B. ECOTT 2D. Plano paraesternal transversal ao nível dos músculos papilares evidencia aumento acentuado da espessura das paredes do VE e dos músculos papilares.

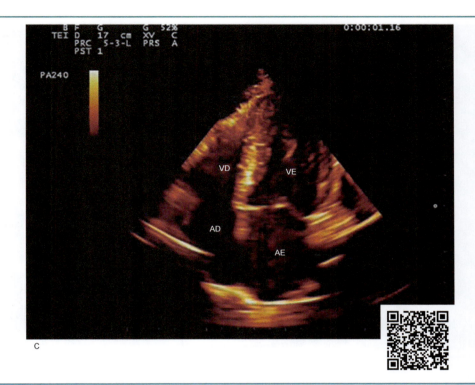

4.7.4.C. ECOTT 2D. Plano apical 4CH demonstra miocárdio de aspecto heterogêneo. VE exibe aumento da espessura e redução da cavidade ventricular. A função sistólica do VE está preservada.

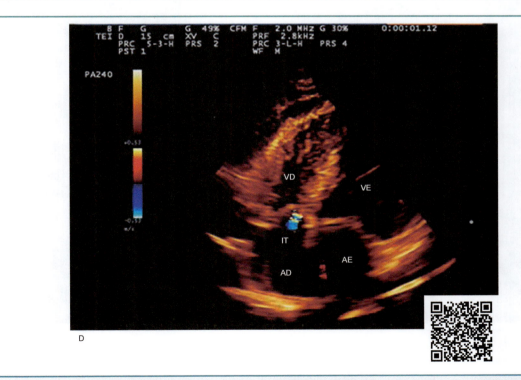

4.7.4.D. ECOTT 2D. Plano apical 4CH demonstra VD com aumento da espessura e aspecto heterogêneo, além de IT discreta.

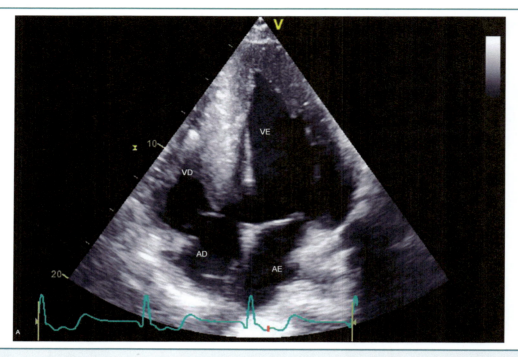

4.7.5.A. ECOTT 2D. Síndrome do PRKAG2. Plano apical 4CH demonstra aumento significativo da espessura das paredes do VE e VD, com ecogenicidade aumentada, envolvendo os músculos papilares.

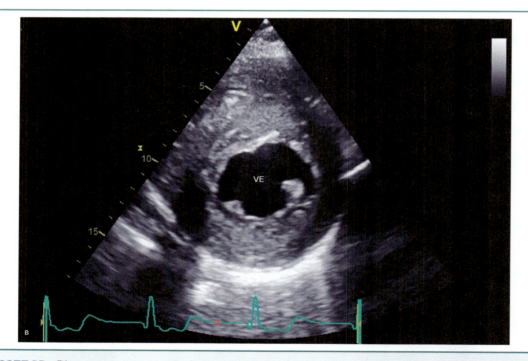

4.7.5.B. ECOTT 2D. Plano eixo curto ao nível dos ventrículos mostra aumento da espessura das paredes do VE.

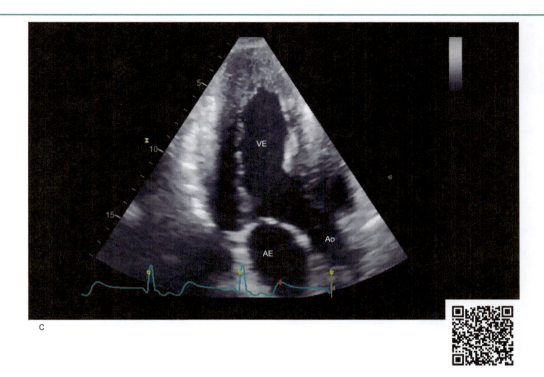

4.7.5.C. ECOTT 2D. Plano apical 3CH demonstra aumento da espessura das paredes do VE, com ecogenicidade aumentada, envolvendo os músculos papilares.

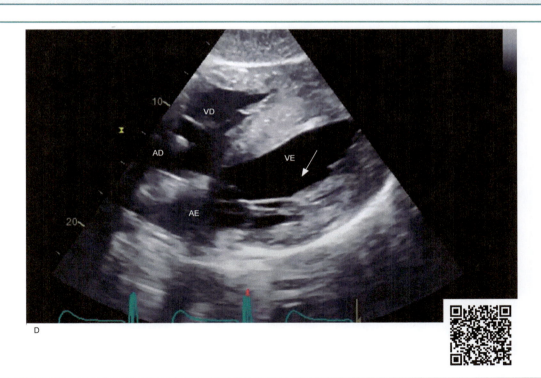

4.7.5.D. ECOTT 2D. Plano subcostal demonstra aumento da espessura das paredes do VE e VD envolvendo os músculos papilares (seta).

RMC/TC

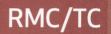

MARIA HELENA ALBERNAZ SIQUEIRA | MARLY MARIA UELLENDAHL LOPES
THAMARA CARVALHO MORAIS

Autoras

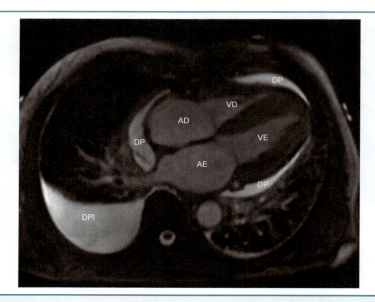

4.7.1.1. RMC. Amiloidose cardíaca. Imagem de cine-RM em 4CH com aumento de espessura miocárdica difusamente. Nota-se presença de DP e DPI, mais acentuado à direita.

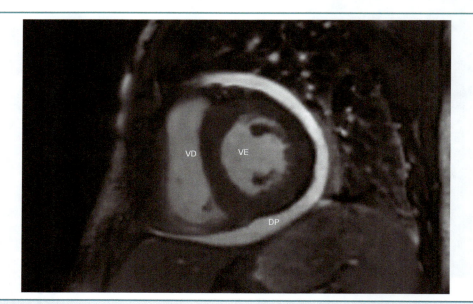

4.7.1.2. RMC. Amiloidose cardíaca. Imagem de cine-RM em eixo curto com aumento de espessura miocárdica difusamente. Nota-se presença de DP associado junto à parede anterior, lateral e inferior do VE predominantemente.

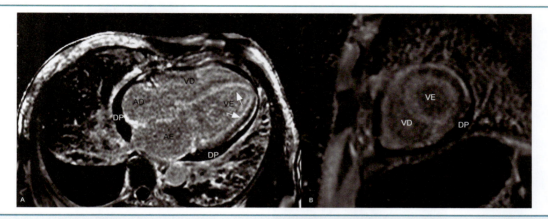

4.7.1.3.A e B. RMC. Amiloidose cardíaca. Imagens de realce tardio miocárdico em 4CH (A) e eixo curto (B) com presença de realce tardio subendocárdico difuso, comprometimento de toda a extensão do ventrículo esquerdo, identificado pelo depósito de contraste circunferencialmente (setas).

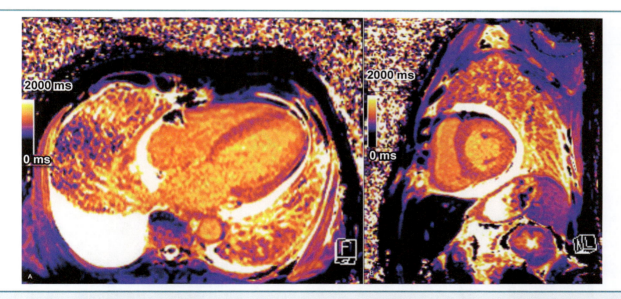

4.7.1.4.A e B. RMC. Amiloidose cardíaca. Imagem de mapeamento miocárdico em T1 nativo (sem contraste) em 4CH (A) e eixo curto (B), respectivamente. O mapa T1 nativo quantificado foi de 1.239 ms, bastante acima do valor normal em 1,5 T de 1.000 ms nesta técnica.

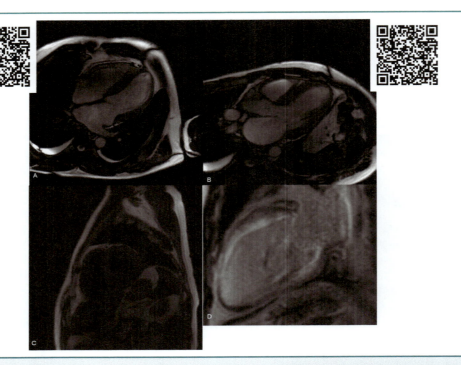

4.7.1.5. RMC. Amiloidose cardíaca. Observa-se aumento concêntrico da espessura miocárdica em todas as sequências representadas, ausência de edema miocárdico e presença de realce tardio distribuído difusamente pela borda endomiocárdica do ventrículo esquerdo. Nota-se restrição ao enchimento ventricular esquerdo e aumento importante de átrio esquerdo. (A) Imagem de cine-RM SSFP em 4CH, (B) imagem de cine-RM SSFP em 3CH, (C) imagem de sequência de *black blood* em eixo curto e (D) sequência de realce tardio.

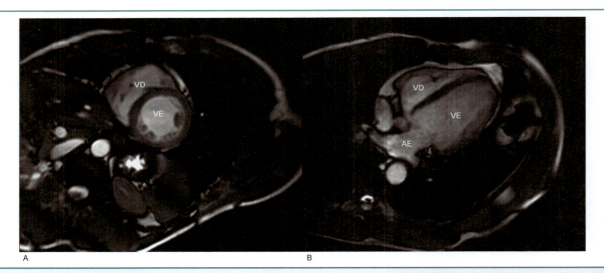

4.7.2.1.A. e B. RMC. Hemocromatose. Imagem de cine-RM em eixo curto (A) e 4CH (B), com câmaras cardíacas preservadas e sem aumento de espessura miocárdica, com função sistólica global preservada.

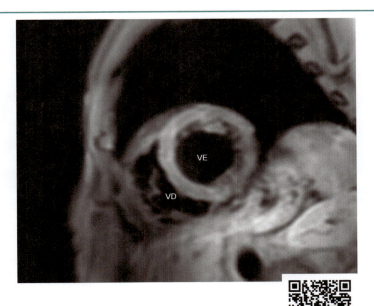

4.7.2.2. RMC. Hemocromatose. Imagem de RMC sequência gradiente-eco em *black blood* em eixo curto, com múltiplos tempos de eco (imagem mostrando apenas primeiro TE = 1,3 ms). O rápido decaimento do sinal com miocárdio cada vez mais escuro com tempos de eco mais longos demonstra a elevada concentração de ferro. Curva de decaimento T2* calculando valor de 18 ms (valor de referência >20 ms), correspondente à concentração de ferro miocárdico de 1,3 mg/g (valor de referência < 1,16 mg/g).

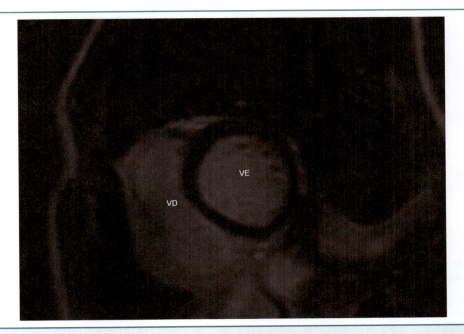

4.7.2.3. RMC. Hemocromatose. Imagem de RMC sequência de realce tardio em eixo curto, ponderada em T1. Não se observa presença de realce tardio, padrão usual nesta patologia.

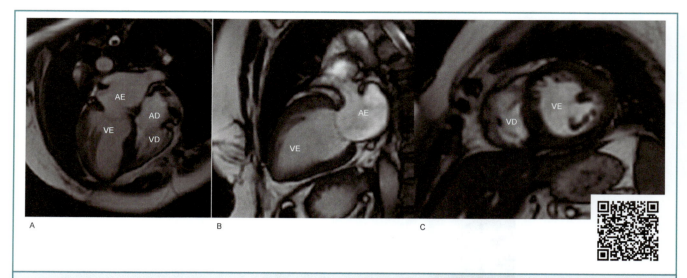

4.7.3.1.A, B e C. RMC. Sarcoidose cardíaca. Imagens de cine-RM SSFP em 4CH (A), 2CH (B) e eixo curto (C), respectivamente. Nota-se dilatação do VE e aumento da espessura miocárdica.

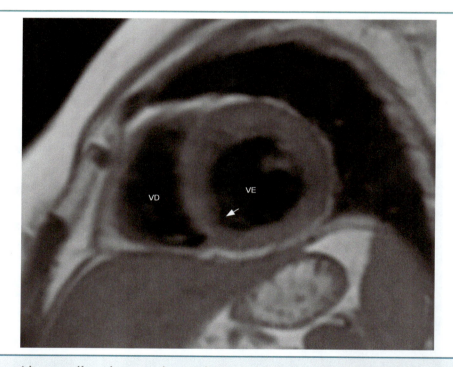

4.7.3.2. RMC. Sarcoidose cardíaca. Imagem de sequência de *black blood double* IR em eixo curto, demonstrando edema miocárdico na parede inferosseptal, com sinal discretamente aumentado na ponderação em T2 (seta).

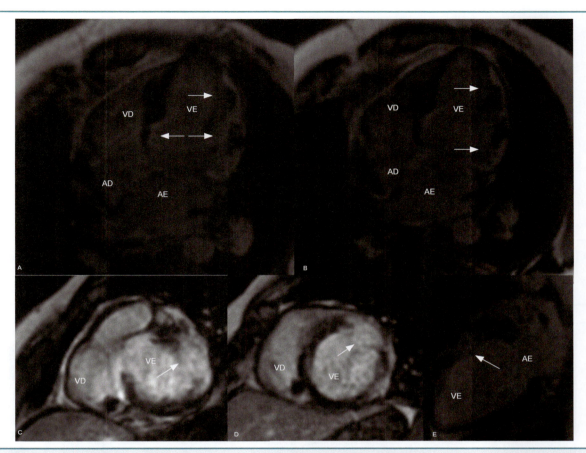

4.7.3.3.A, B, C, D e E. RMC. Sarcoidose cardíaca. Imagem de realce tardio em 4CH (A e B), eixo curto (C e D) e 2CH (E). Observa-se presença de realce heterogêneo, transmural, mesocárdico e epicárdico, difusamente distribuído no ventrículo esquerdo (setas). Nota-se presença de artefato de fio de marca-passo em topografia de VD.

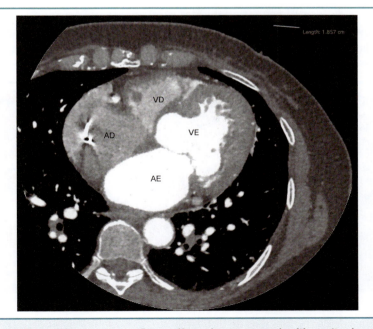

4.7.3.4. TC. Sarcoidose cardíaca. Angiotomografia cardíaca demonstrando dilatação do ventrículo esquerdo e aumento da espessura miocárdica, intercalados com áreas de afilamento (septo interventricular basal).

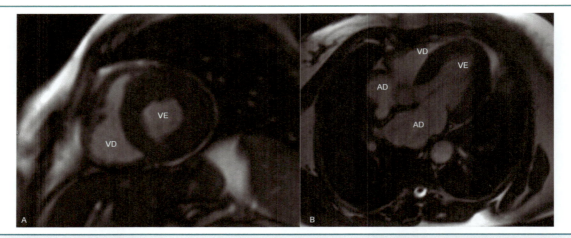

4.7.4.1.A e B. RMC. Doença de Fabry. Imagens de cine-RM em eixo curto (A) e em 4CH (B) mostrando VE com aumento concêntrico da espessura miocárdica, discreto aumento na espessura da parede livre do ventrículo direito e aumento discreto do átrio esquerdo.

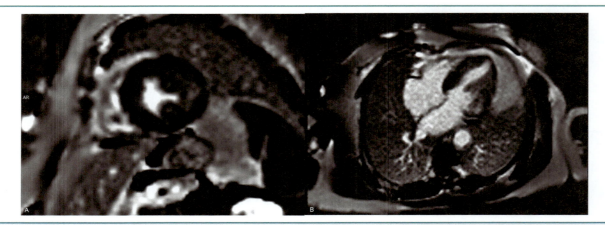

4.7.4.2.A e B. RMC. Doença de Fabry. Imagens adquiridas tardiamente após a injeção de contraste em eixo curto (A) e 4CH (B); na qual se observa a presença de realce tardio envolvendo o endocárdio e mesocárdio localizado nas paredes inferolateral e lateral do ventrículo esquerdo.

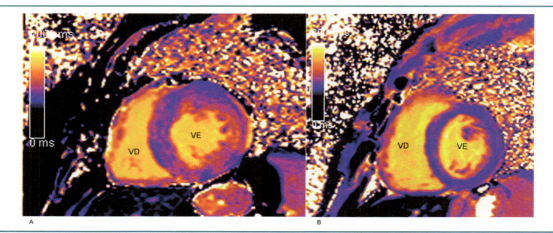

4.7.4.3.A e B. RMC. Doença de Fabry. Imagens de VEC em eixo curto adquiridas a partir do mapeamento de T1 nativo e pós-contraste, mostrando um valor discretamente reduzido de VEC nos cortes médio (A) e basal (B), compatível com doença de Fabry.

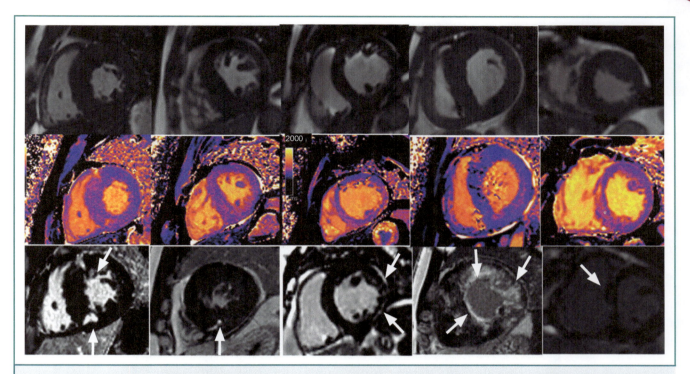

4.7.5.1. RMC. Síndrome PRKAG2. Imagens ilustrativas de uma sequência de casos de pacientes com a síndrome de PRKAG2. Na linha superior, imagens de cine-RM em eixo curto. Na linha média, imagens de VEC em eixo curto, adquiridas a partir do mapeamento de T1. Na linha inferior, imagens de RMC adquiridas tardiamente após a administração de contraste paramagnético (realce tardio). Nas imagens observa-se um aumento importante na espessura miocárdica do ventrículo esquerdo, com diferentes padrões e, em alguns casos, com hipertrofia do ventrículo direito associada. As imagens de realce tardio mostram diferentes formas de acometimento, que podem ser epicárdico, mesocárdico, endocárdico e difuso. O VEC é caracteristicamente baixo nesta doença. Os achados de imagem, associados à presença de distúrbio de condução e pré-excitação ventricular (não demonstrados aqui), são compatíveis com a síndrome PRKAG2.

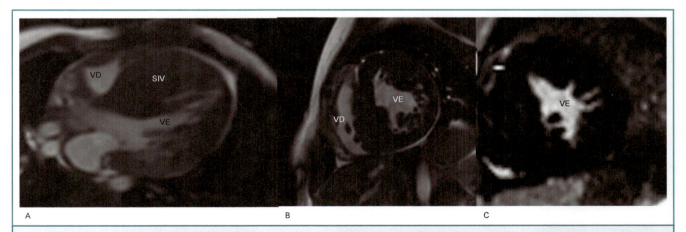

4.7.5.2.A, B e C. RMC Síndrome PRKAG2. Imagens de cine-RM em 4CH (A) e eixo curto (B) com a presença de hipertrofia do ventrículo esquerdo de grau importante, com predomínio septal. Nota-se presença de realce tardio epicárdico (C).

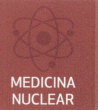

MEDICINA NUCLEAR

JOSÉ SOARES JUNIOR | PRISCILA CESTARI QUAGLIATO

Autores

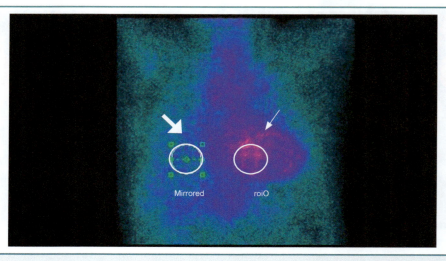

4.7.1. Cintilografia cardíaca com ^{99m}Tc-PYP.

ACTTR. Imagem plana em projeção anterior de tórax adquirida após 1 hora da administração intravenosa de ^{99m}Tc-PYP. Presença de captação acentuada do radiofármaco na área cardíaca. Uma região de interesse (roi) foi desenhada sobre a área cardíaca – C (seta fina) e outra em espelho contralateral – CL (seta grossa). As contagens radioativas entre C e CL representam a relação C/CL que em valores superiores a 1,5 são sugestivas de ACTTR com alta sensibilidade e especificidade.

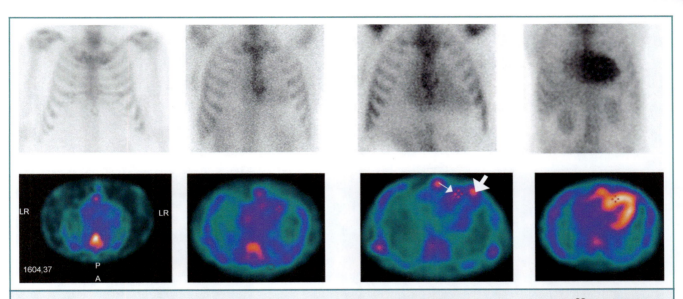

4.7.2. Cintilografia cardíaca com ^{99m}Tc-PYP.

ACTTR. Imagens adquiridas 3 horas após administração intravenosa de ^{99m}Tc-PYP. Fileira superior: imagens planas na projeção anterior de tórax. Fileira inferior: cortes axiais de aquisição tomográfica de tórax (SPECT) de cada imagem plana acima correspondente. Da esquerda para a direita observam-se diferentes intensidades de captação do radiofármaco na área cardíaca. Na primeira imagem observa-se ausência de captação cardíaca do radiofármaco na imagem plana, com discreta atividade na cavidade ventricular (*pool* sanguíneo) sem delimitação do miocárdio no corte tomográfico (exame negativo para ACTTR). Na segunda imagem observa-se hipercaptação cardíaca discreta do radiofármaco, em intensidade inferior à do gradeado costal, caracterizando o grau 1 do escore de Perugini. As imagens SPECT permitem a delimitação das paredes do VE, diferenciando-as do *pool* cardíaco intraventricular. Com este grau de captação, na ausência de gamopatia monoclonal no exame laboratorial, considerar a possibilidade de ACTTR incipiente. Na terceira imagem observa-se hipercaptação cardíaca moderada do radiofármaco em intensidade semelhante à do gradeado costal, caracterizando o escore 2 de Perugini. As imagens SPECT permitem uma delimitação mais nítida das paredes ventriculares esquerdas, com maior concentração do traçador no septo (seta fina) e ápice (seta grossa) ventriculares. Este padrão pode estar associado à ACTTR, a depender do contexto clínico/laboratorial. Quarta imagem: hipercaptação cardíaca acentuada do radiofármaco, em intensidade superior à do gradeado costal, caracterizando o escore 3 de Perugini. As imagens tomográficas permitem avaliar uma captação difusa e acentuada do traçador nas paredes do VE e VD. Este padrão é fortemente sugestivo de ACTTR.

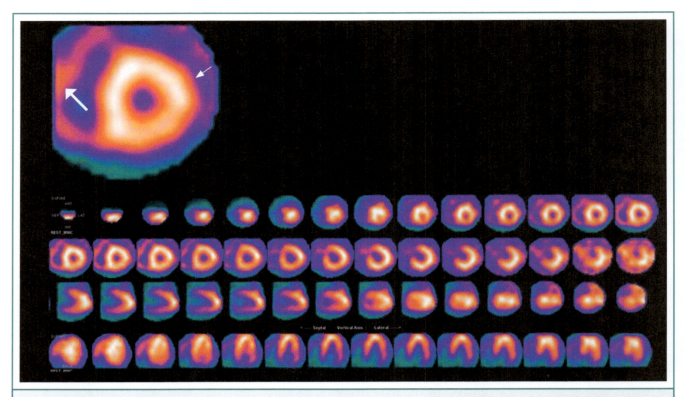

4.7.3. Cintilografia cardíaca com ⁹⁹ᵐTc-PYP. ACTTR. Imagens tomográficas (SPECT) nos eixos curto, longo vertical e longo horizontal adquiridas 3 horas após a administração intravenosa de ⁹⁹ᵐTc-PYP. Observa-se hiperconcentração difusa e homogênea do traçador nas paredes miocárdicas do VE (seta fina) e VD (seta grossa).

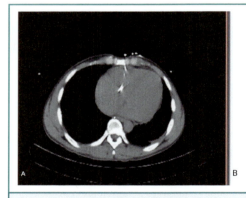
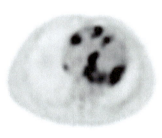
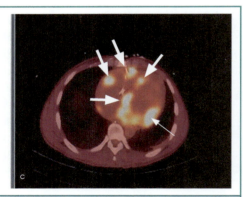

4.7.4.A, B e C. ¹⁸F-FDG PET-CT. Sarcoidose cardíaca. Corte axial de tórax. (A: TC; B: PET; C: fusão PET-CT). Observam-se áreas focais com hipercaptação acentuada de ¹⁸F-FDG (SUVmáx. = 8,2) no VD e na parede septal do VE (setas grossas), bem como na parede inferolateral do VE (seta fina).

4.8 CARDIOMIOPATIA DILATADA IDIOPÁTICA
(AVALIAÇÃO DE DISSINCRONISMO)

Autor: RODRIGO BELLIO DE MATTOS BARRETTO

ECO

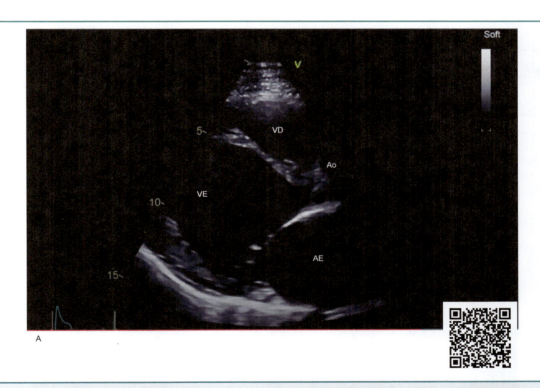

4.8.1.A. ECOTT 2D. Cardiomiopatia dilatada. No plano paraesternal longitudinal observa-se dilatação acentuada de câmaras esquerdas e do VD em paciente com MCPD e FEVE reduzida.

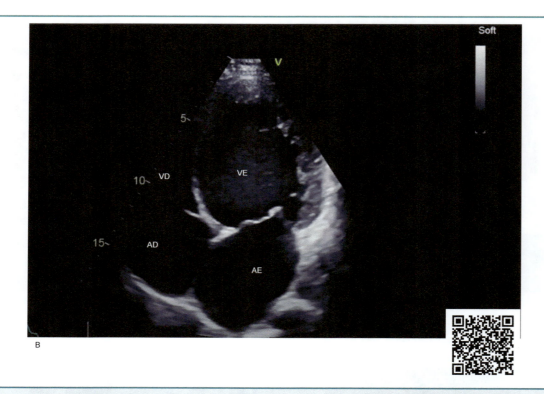

4.8.1.B. ECOTT 2D. No plano apical 4CH demonstra-se dilatação global das câmaras cardíacas, o *tethering* da VM devido ao deslocamento dos músculos papilares e tracionamento das cordas tendíneas em paciente com MCPD e FEVE reduzida.

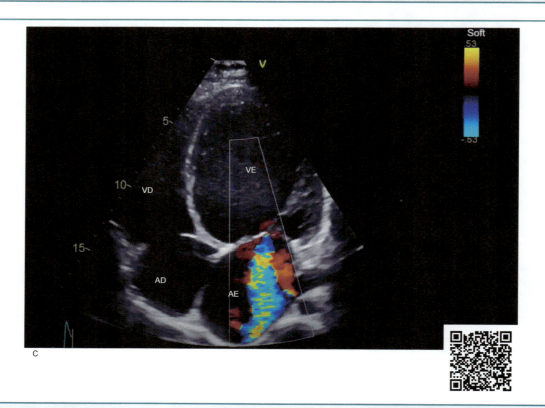

4.8.1.C. ECOTT 2D. No plano apical 4CH nota-se IM importante secundária à dilatação do anel mitral, ao deslocamento apical dos músculos papilares e à tração das cordas tendíneas. Observa-se dilatação global de câmaras cardíacas em paciente com MCPD e FEVE reduzida.

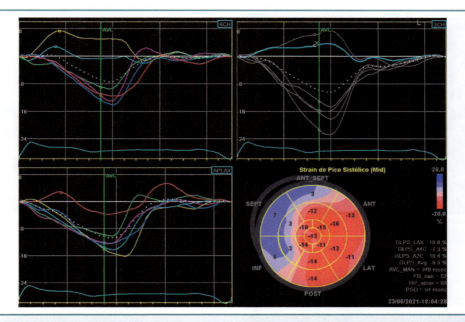

4.8.1.D. ECOTT 2D. Avaliação do *strain* global longitudinal do VE pela técnica de *speckle tracking* em paciente com MCPD demonstra redução de seu valor global (9,5%), com predomínio nos segmentos médios e basais das PI, PIS e PAS.

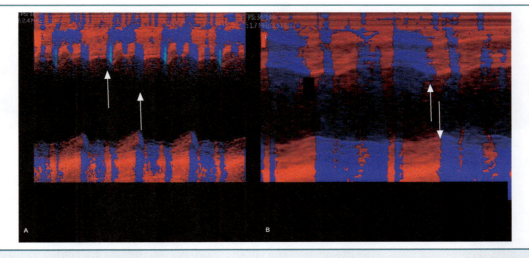

4.8.2.A. ECOTT 2D. Terapia de ressincronização em paciente com MCPD. Em A, Modo M com Doppler tecidual de um paciente pré-terapia de ressincronização demonstra atraso do pico da contração sistólica entre a PAS e a PIL (setas). Em B, após a terapia de ressincronização observa-se diminuição desse atraso de forma significativa (setas).

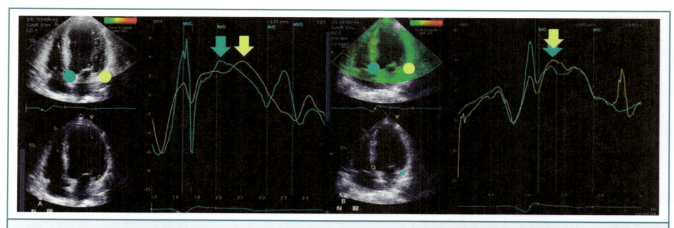

4.8.2.B. ECOTT 2D. Análise por meio do Doppler tecidual colorido das velocidades dos segmentos basais das PIS (seta verde) e PAL (seta amarela) do VE pré e pós-terapia de ressincronização, respectivamente. As setas indicam a velocidade de pico de contração sistólica das paredes correspondentes e demonstram a diminuição desse intervalo.

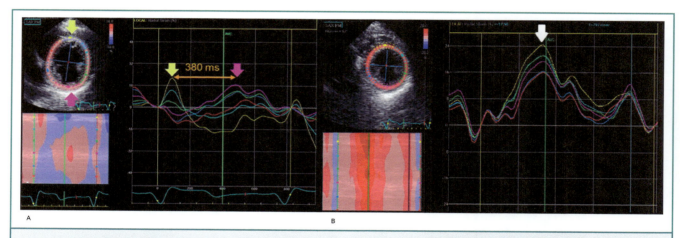

4.8.2.C. ECOTT 2D. Análise do *strain* radial demonstra aumento do intervalo entre o pico sistólico na PAS (seta amarela) e a PIL (seta rosa) do VE pré-ressincronização. Após a terapia de ressincronização observa-se redução significativa do intervalo do pico sistólico entre os segmentos do VE (seta branca).

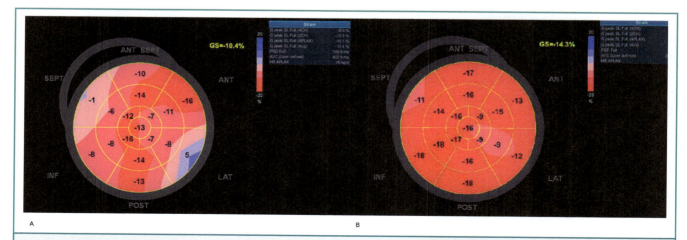

4.8.2.D. ECOTT 2D. Análise do *strain* global longitudinal do VE demonstra a melhora da deformidade miocárdica com aumento do seu valor absoluto pré e pós-terapia de ressincronização cardíaca (A e B, respectivamente).

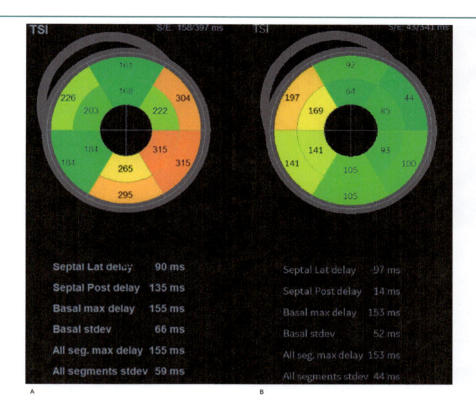

4.8.2.E. ECOTT 2D. Na análise do *tissue synchronization imaging* do VE, são representados os segmentos com tempo de contração normal na cor verde, na cor amarela/laranja os de atraso moderado e na cor vermelha os de maior atraso. As imagens A e B demonstram uma diminuição do tempo de contração entre as paredes opostas, principalmente entre a PAS e a PIL após a terapia de ressincronização (135 ms *vs.* 14 ms).

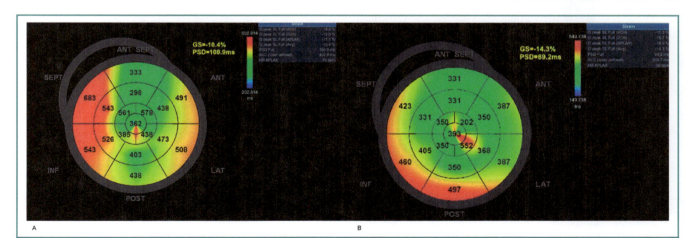

4.8.2.F. ECOTT 2D. Análise do tempo do pico sistólico através do *strain* longitudinal do VE demonstra a diminuição do desvio padrão do pico sistólico (PSD) dos segmentos (100,9 ms *vs.* 69,2 ms) quando se compara pré e pós-terapia de ressincronização (A e B, respectivamente).

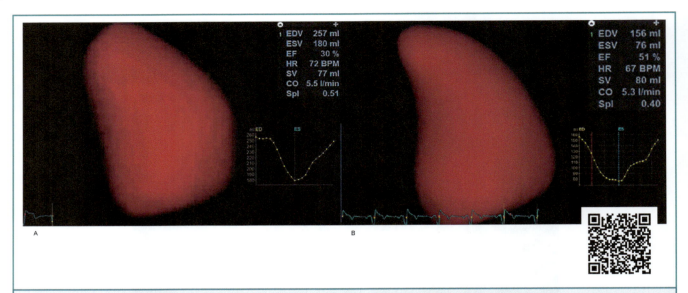

4.8.2.G. ECOTT 3D. Avaliação tridimensional demonstra melhora significativa da FEVE quando comparados seus valores pré e pós-terapia de ressincronização (A e B, respectivamente).

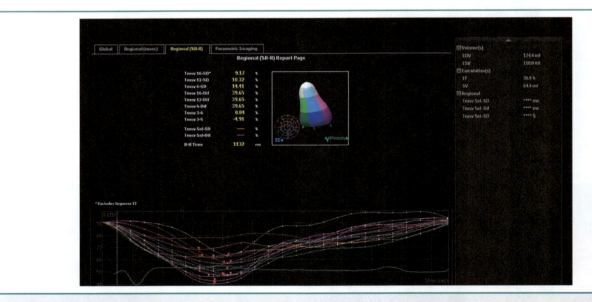

4.8.3.A. ECOTT 3D. Terapia de ressincronização em paciente com MCPD. Análise da sincronia cardíaca de paciente com MCPD e com FEVE reduzida demonstra aumento do índice de dissincronia do VE (Tmsv-16 = 9,17%: valor normal < 5%).

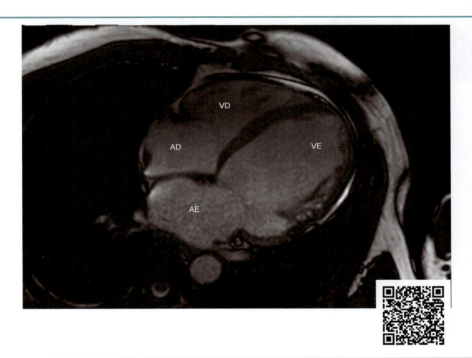

4.8.1. RMC. Cardiomiopatia dilatada idiopática. Imagem de cine-RM SSFP em 4CH. Nota-se dilatação acentuada do ventrículo esquerdo.

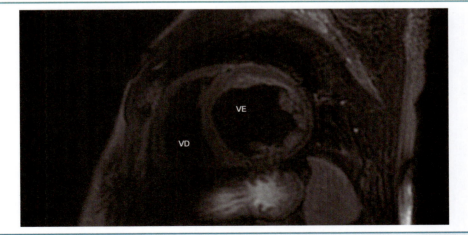

4.8.2. RMC. Cardiomiopatia dilatada idiopática. Imagem de sequência de *black blood triple* IR em EC com dilatação e afilamento miocárdico do VE.

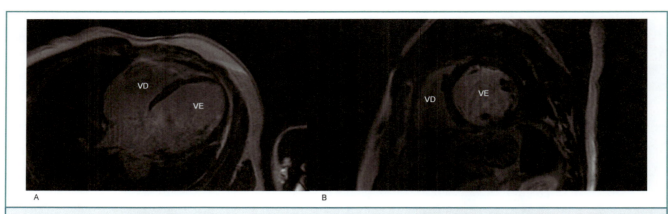

4.8.3.A e B. RMC Cardiomiopatia dilatada idiopática. Imagem de realce tardio em 4CH (A) e EC (B). Nota-se presença de realce mesocárdico juncional no SIV.

Autores

CLAUDIO TINOCO MESQUITA | ERIVELTON ALESSANDRO DO NASCIMENTO

MEDICINA NUCLEAR

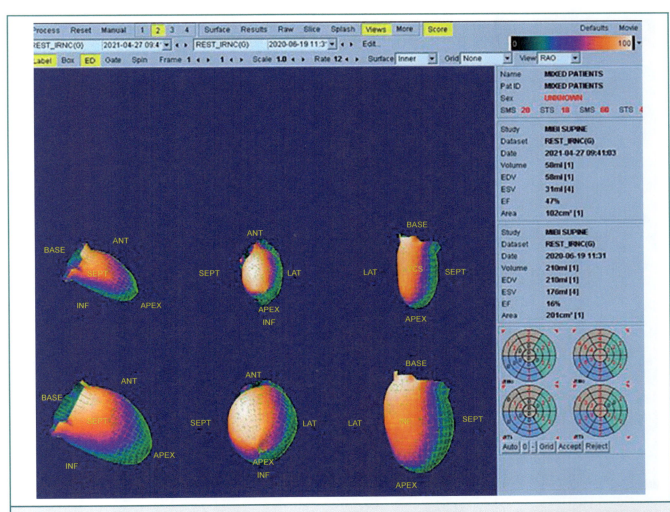

4.8.1. Gated SPECT da cintilografia de perfusão miocárdica com ^{99m}Tc-MIBI pré e pós-terapia de ressincronização cardíaca (TRC). ICFER. Análise da função sistólica do VE antes e após a TRC com o *software* de análise quantitativa da função contrátil QGS. Na fileira inferior observamos a função sistólica e os volumes do VE antes da ressincronização (volume diastólico final = 210 mL, volume sistólico final = 176 mL e FEVE = 16%). Na linha superior evidenciamos importante melhora desses parâmetros após 6 meses do implante do marca-passo ressincronizador (TRC), indicando uma super-resposta à TRC (volume diastólico final = 58 mL, volume sistólico final = 31 mL e FEVE = 47%).

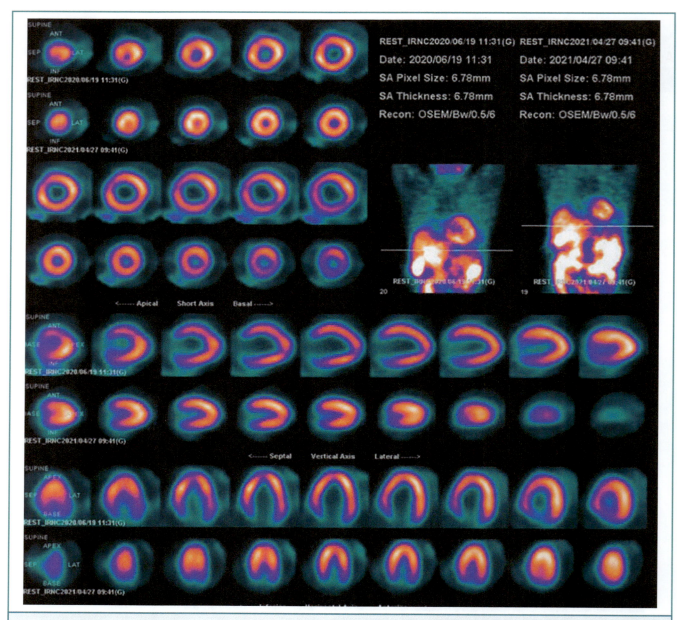

4.8.2. Cintilografia de perfusão miocárdica com ^{99m}Tc-MIBI, antes e 6 meses após terapia de ressincronização cardíaca (TRC). ICFER. As imagens SPECT de perfusão miocárdica mostram VE dilatado pré-TRC (de cima para baixo, fileiras 1ª, 3ª, 5ª e 7ª) com normalização do volume da cavidade ventricular esquerda após TRC (fileiras 2ª, 4ª, 6ª e 8ª).

SEÇÃO 5

DOENÇA ATEROSCLERÓTICA

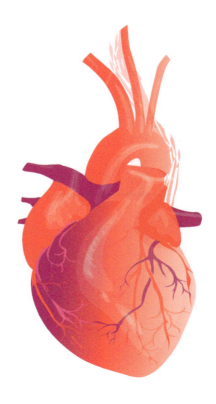

COORDENADORES DA SEÇÃO

 BRUNA MORHY BORGES LEAL ASSUNÇÃO

 FABIO VILLAÇA GUIMARÃES FILHO

 CARLOS EDUARDO ROCHITTE

 RODRIGO JULIO CERCI

 MARCIO SOMMER BITTENCOURT

 LARA CRISTIANE TERRA FERREIRA CARREIRA

 RONALDO DE SOUZA LEÃO LIMA

 SIMONE CRISTINA SOARES BRANDÃO

5.1 PLACA ATEROSCLERÓTICA

Autores: MARCIO SOMMER BITTENCOURT | RAUL SERRA VALÉRIO

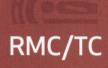

RMC/TC

Tabela 5.1 Classificação da redução luminal coronariana de acordo com a SCCT e CD-RADS.

Classificação do grau de redução luminal coronariana	Terminologia
0%	Ausência de estenose visível
1-24%	Mínima estenose
25-49%	Discreta estenose
50-69%	Moderada estenose
70-99%	Grave estenose
100%	Oclusão

Fonte: Adaptada de Narula J, Chandrashekhar Y, Ahmadi A, Abbara S, Berman DS, Blankstein R, et al. SCCT 2021 expert consensus document on coronary computed tomographic angiography: A report of the Society of Cardiovascular Computed Tomography. J Cardiovasc Comput Tomogr [Internet]. 2020. doi: https://doi.org/10.1016/j.jcct.2020.11.001.

Tabela 5.2 Critérios de vulnerabilidade da placa aterosclerótica de acordo com o CAD-RADS e a SCCT.

Critério	Descrição	Característica da Placa
Remodelamento positivo	Presença de placa aterosclerótica com remodelamento excêntrico, com aumento de 10% do lúmen do vaso	
Baixa densidade	Densidade da placa medindo < 30 HU	Demonstra maior conteúdo lipídico da placa ou centro necrótico da placa aterosclerótica
Napking ring	Presenaça de um anel perférico de alta atenuação com centro da placa com baixa densidade	Demonstra placa com possível centro necrótico
Ponto de cálcio	Ponto de cálcio na placa aterosclerótica em apenas uma secção	

Fonte: Adaptada de Cury RC, Abbara S, Achenbach S, Agatston A, Berman DS, Budoff MJ, et al. CAD-RADSTM Coronary Artery Disease – Reporting and Data System. An expert consensus document of the Society of Cardiovascular Computed Tomography (SCCT), the American College of Radiology (ACR) and the North American Society for Cardiovascular Imaging (NA. J Cardiovasc Comput Tomogr [Internet]. 2016;10(4):269–81. doi: http://dx.doi.org/10.1016/j.jcct.2016.04.005.

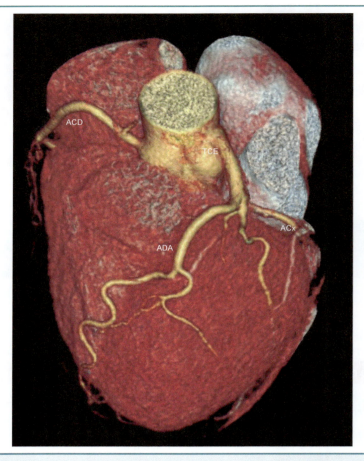

5.1.1. Ângio-TC de coronárias. Coronárias normais. Reconstrução 3D mostrando as artérias coronárias sem obstruções. CAD-RADS: 0.

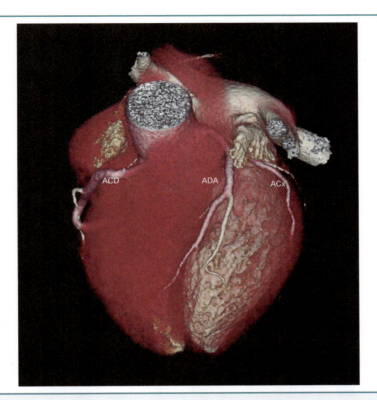

5.1.2. Ângio-TC de coronárias. Coronárias normais. Reconstrução 3D mostrando as artérias coronárias sem obstruções. CAD-RADS: 0.

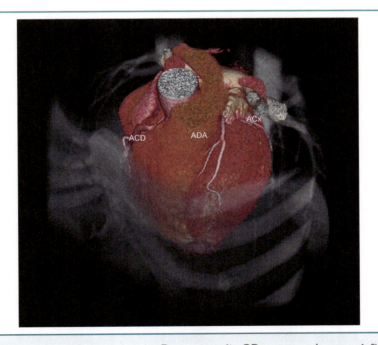

5.1.3. Ângio-TC de coronárias. Coronárias normais. Reconstrução 3D mostrando a posição anatômica cardíaca e a relação das artérias coronárias, que não apresentam obstruções. CAD-RADS: 0.

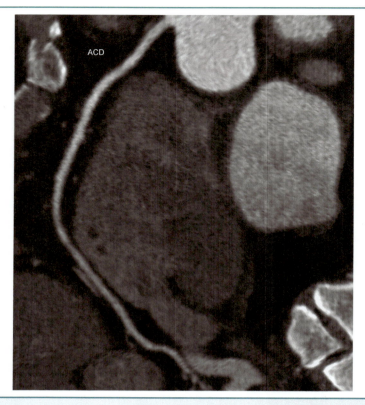

5.1.4. Ângio-TC de coronárias. ACD normal. Reconstrução multiplanar curva da ACD sem placas ou redução luminal. CAD-RADS: 0.

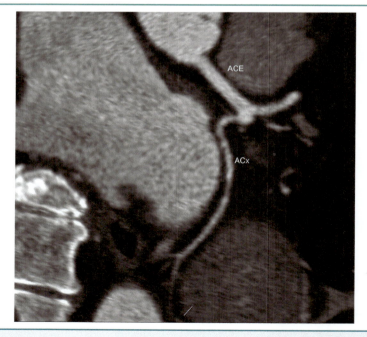

5.1.5. Ângio-TC de coronárias. ACx normal. Reconstrução multiplanar curva da ACx sem placas ou redução luminal. CAD-RADS: 0.

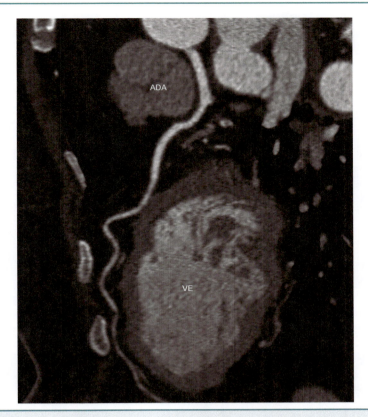

5.1.6. Ângio-TC de coronárias. ADA normal. Reconstrução multiplanar curva da ADA sem placas ou redução luminal. CAD-RADS: 0.

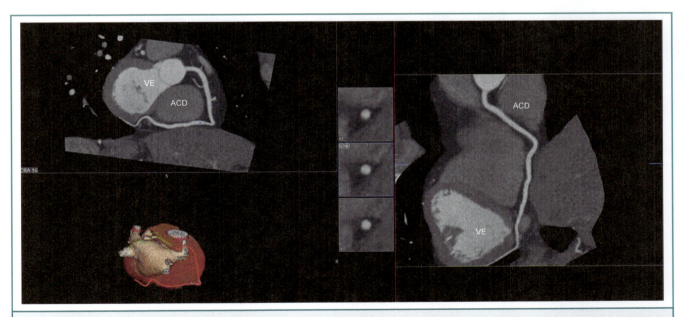

5.1.7. Ângio-TC de coronárias. ACD normal. Cortes seccionais da ACD sem placas ou redução luminal. CAD-RADS: 0.

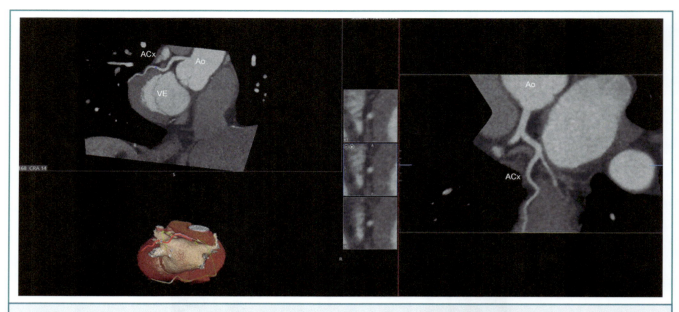

5.1.8. Ângio-TC de coronárias. ACx normal. Cortes seccionais da ACx sem placas ou redução luminal. CAD-RADS: 0.

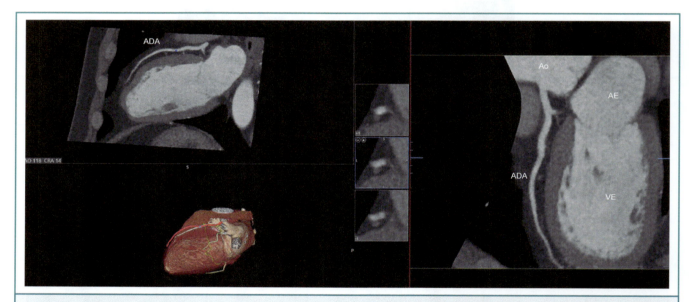

5.1.9. Ângio-TC de coronárias. ADA normal. Cortes seccionais da ADA sem placas ou redução luminal. CAD-RADS: 0.

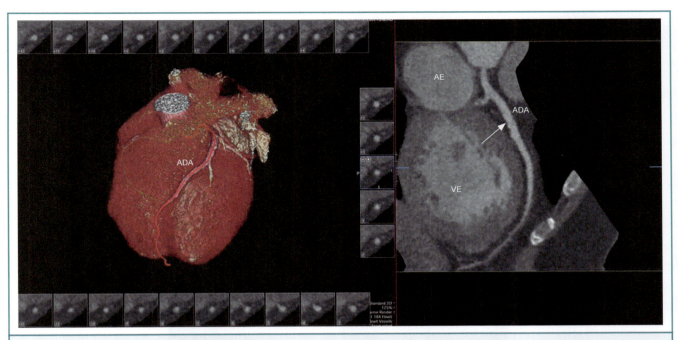

5.1.10. Ângio-TC de coronárias. Placa aterosclerótica em ADA. Reconstrução multiplanar curva da ADA mostrando placa (seta) levando a redução luminal mínima. CAD-RADS: 1.

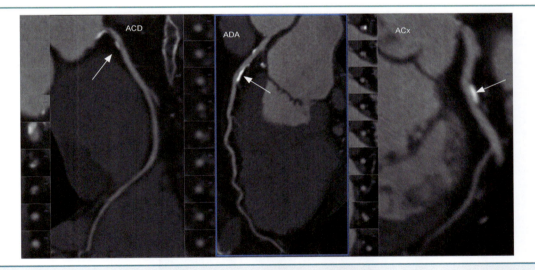

5.1.11. Ângio-TC de coronárias. Reconstruções multiplanares curvas demonstrando placas ateroscleróticas em ACD, ADA e ACx. Placas ateroscleróticas predominantemente calcificadas (seta fina) em ACD, ADA e ACx levando a redução luminal discreta. CAD-RADS: 2.

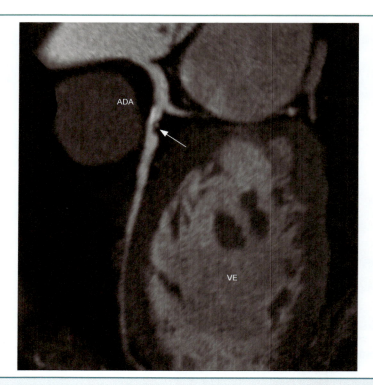

5.1.12. Ângio-TC de coronárias. Placa aterosclerótica em ADA. Reconstrução multiplanar curva da ADA evidenciando placa parcialmente calcificada (seta) em terço proximal levando a redução luminal moderada (50% de estenose). CAD-RADS: 3.

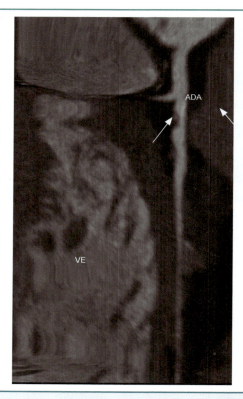

5.1.13. Ângio-TC de coronárias. Placa aterosclerótica em ADA. Reconstrução multiplanar retificada da ADA evidenciando placa parcialmente calcificada (seta) em terço proximal levando a redução luminal moderada (50% de estenose). CAD-RADS: 3.

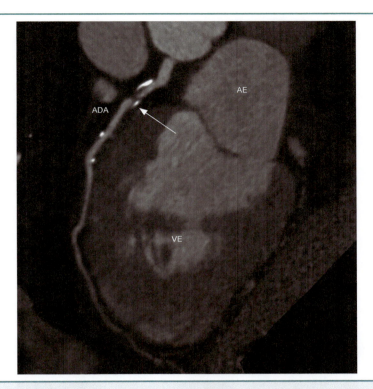

5.1.14. Ângio-TC de coronárias. Placa aterosclerótica em ADA. Reconstrução multiplanar curva da ADA evidenciando placa parcialmente calcificada (seta) levando a redução luminal importante. CAD-RADS: 4-A.

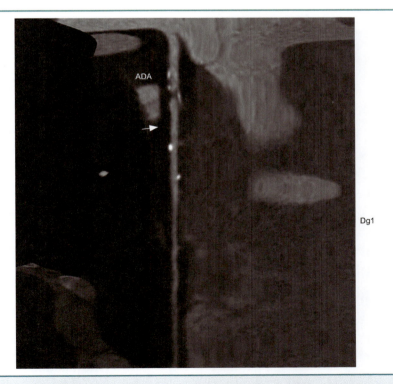

5.1.15. Ângio-TC de coronárias. Placa aterosclerótica em ADA. Reconstrução multiplanar retificada da ADA evidenciando placa parcialmente calcificada (seta) levando a redução luminal importante. CAD-RADS: 4-A.

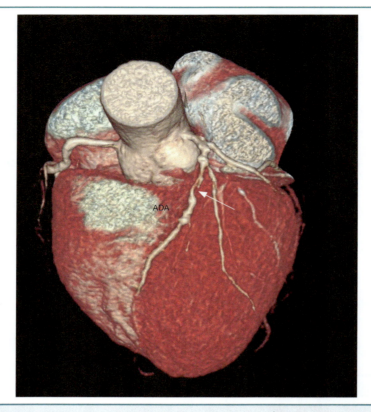

5.1.16. Ângio-TC de coronárias. Placa aterosclerótica em ADA. Reconstrução 3D mostrando ADA com placa parcialmente calcificada (seta) levando a redução luminal importante. CAD-RADS: 4-A.

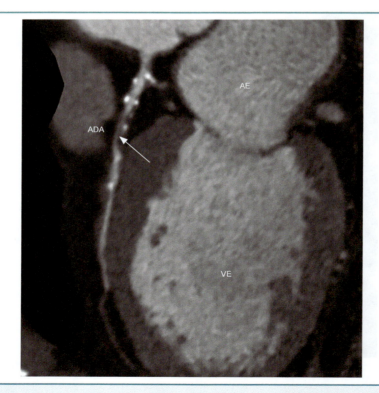

5.1.17. Ângio-TC de coronárias. Placa aterosclerótica em ADA. Reconstrução multiplanar curva da ADA demonstrando placa parcialmente calcificada (seta) levando a redução luminal importante. CAD-RADS: 4-A.

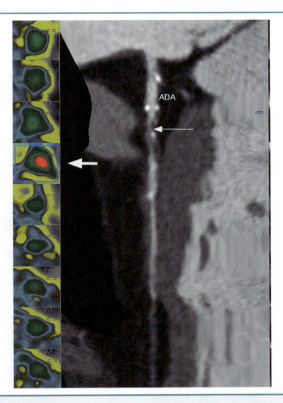

5.1.18. Ângio-TC de coronárias. Placa aterosclerótica em ADA. Reconstrução multiplanar retificada da ADA demonstrando placa parcialmente calcificada (seta fina) levando a redução luminal importante. Na seta grossa podemos observar a redução luminal e o remodelamento da placa em corte seccional. CAD-RADS: 4-A.

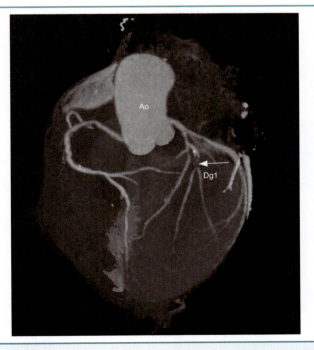

5.1.19. Ângio-TC de coronárias. Placa aterosclerótica em ramo primeiro diagonal (Dg1). Reconstrução 3D com análise dos vasos evidenciando placa aterosclerótica (seta) levando a redução luminal importante da artéria. CAD-RADS: 4-A.

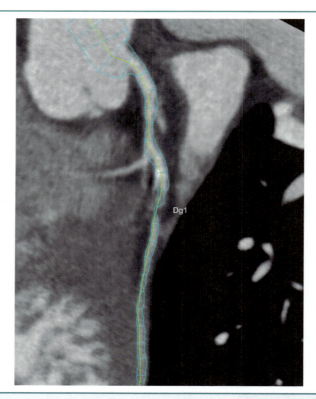

5.1.20. Ângio-TC de coronárias. Placa aterosclerótica em Dg1. Reconstrução multiplanar curva da Dg1 demonstrando placa parcialmente calcificada levando a redução luminal importante (com visualização dos contornos usados para medida quantitativa do grau de estenose). CAD-RADS: 4-A.

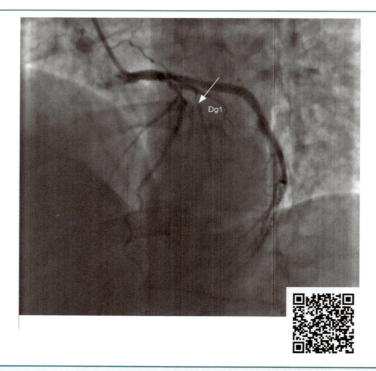

5.1.21. Coronariografia invasiva. Placa aterosclerótica em Dg1. Imagem estática da cinecoronariografia invasiva evidenciando a redução luminal importante em Dg1 (seta) da mesma lesão vista pela ângio-TC das imagens 5.1.19 e 5.1.20.

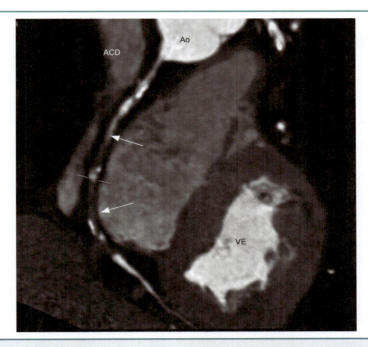

5.1.22. Ângio-TC de coronárias. Oclusão de ACD. Reconstrução multiplanar curva da ACD demonstrando múltiplas placas ateroscleróticas levando a oclusão do vaso (setas). CAD-RADS: 5.

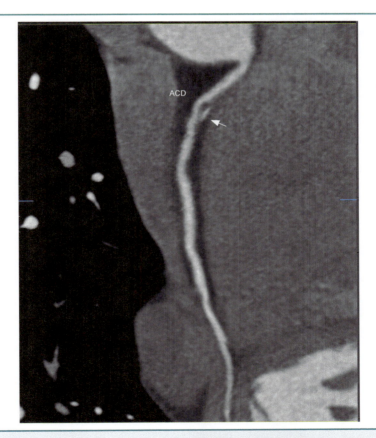

5.1.23. Ângio-TC de coronárias. Placa aterosclerótica ACD. Reconstrução multiplanar curva da ACD demonstrando placa parcialmente calcificada (seta), com remodelamento positivo e sinais de vulnerabilidade pelos critérios do CAD-RADS e redução luminal discreta. CAD-RADS: 2-V.

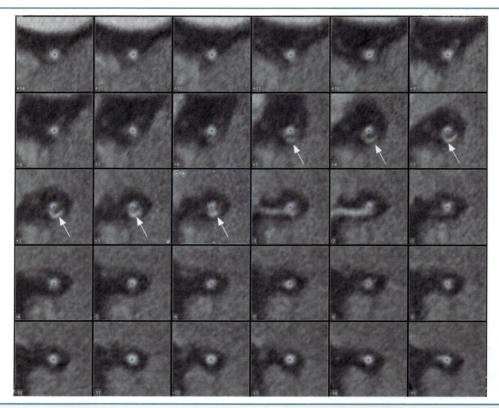

5.1.24. Ângio-TC de coronárias. Placa aterosclerótica ACD. Cortes axiais da ACD demonstrando placa parcialmente calcificada (seta), com remodelamento positivo, baixa densidade e *napkin ring sign*. Configurando placa vulnerável pelos critérios do CAD-RADS. CAD-RADS: 2-V.

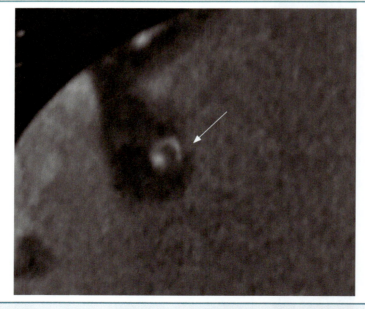

5.1.25. Ângio-TC de coronárias. Placa aterosclerótica ACD. Corte axial da ACD demonstrando placa parcialmente calcificada (seta), com remodelamento positivo, baixa densidade e *napkin ring sign*. Configurando placa vulnerável pelos critérios do CAD-RADS. CAD-RADS: 2-V.

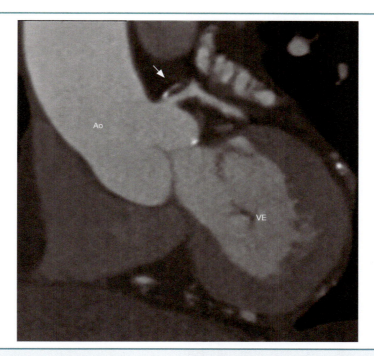

5.1.26. Ângio-TC de coronárias. Placa aterosclerótica TCE. Corte seccional do TCE demonstrando placa parcialmente calcificada (seta), com remodelamento positivo, baixa densidade e *napkin ring sign*. Configurando placa vulnerável pelos critérios do CAD-RADS. CAD-RADS: 2-V.

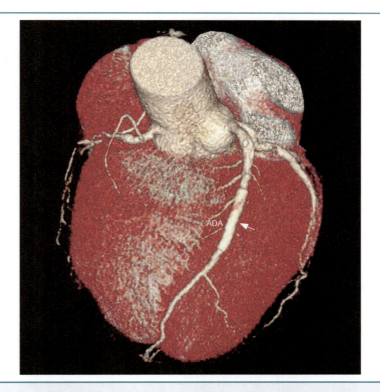

5.1.27. Ângio-TC de coronárias. *Stent* pérvio em ADA. Reconstrução 3D demonstrando *stent* pérvio em ADA (seta).

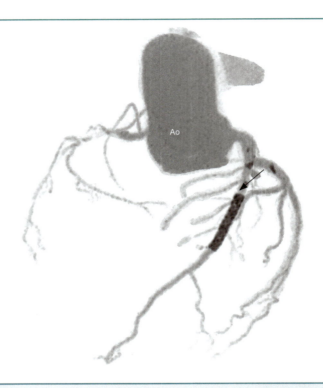

5.1.28. Ângio-TC de coronárias. *Stent* pérvio em ADA. Reconstrução com visão angiográfica demonstrando *stent* pérvio em ADA (seta).

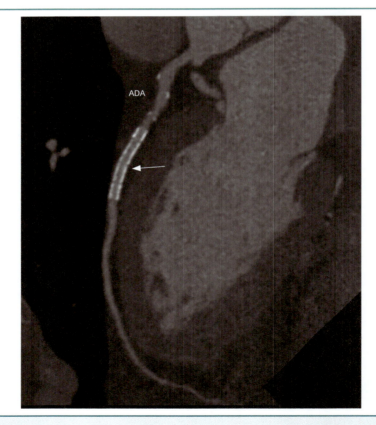

5.1.29. Ângio-TC de coronárias. *Stent* pérvio em ADA. Reconstrução multiplanar curva da ADA demonstrando *stent* pérvio em ADA (seta).

Seção 5 – Doença Aterosclerótica 395

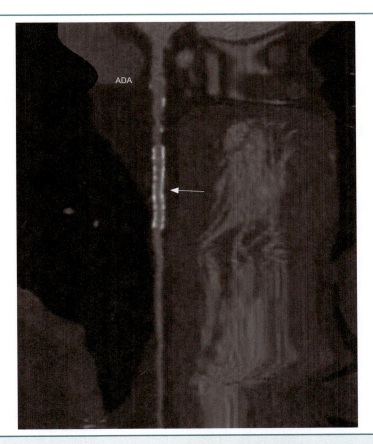

5.1.30. Ângio-TC de coronárias. *Stent* pérvio em ADA. Reconstrução multiplanar retificada da ADA demonstrando *stent* pérvio em ADA (seta).

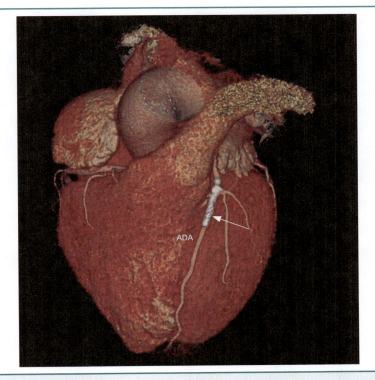

5.1.31. Ângio-TC de coronárias. *Stent* pérvio em ADA. Reconstrução 3D demonstrando *stent* pérvio em ADA (seta).

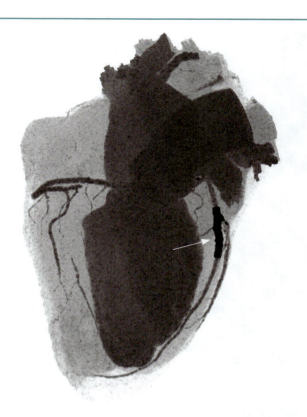

5.1.32. Ângio-TC de coronárias. *Stent* pérvio em ADA. Reconstrução com visão angiográfica demonstrando *stent* pérvio em ADA (seta).

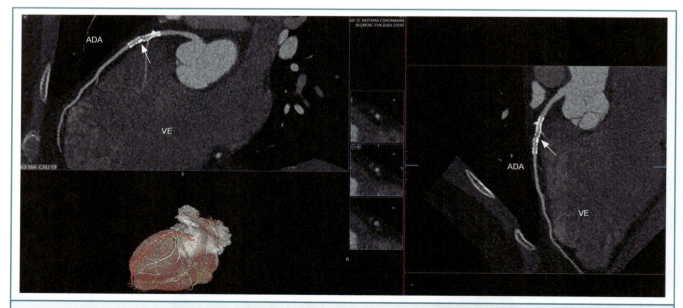

5.1.33. Ângio-TC de coronárias. *Stent* pérvio em ADA. Reconstrução multiplanar curva, reconstrução 3D e corte seccional em ADA demonstrando *stent* pérvio.

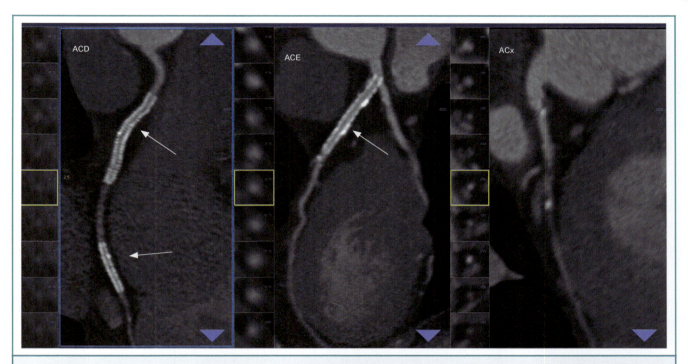

5.1.34. Ângio-TC de coronárias. Múltiplos *stents* em artérias coronárias. Reconstruções multiplanares curvas da ACD, ACE e ACx demonstrando *stents* (setas) em segmentos de ACD e ADA.

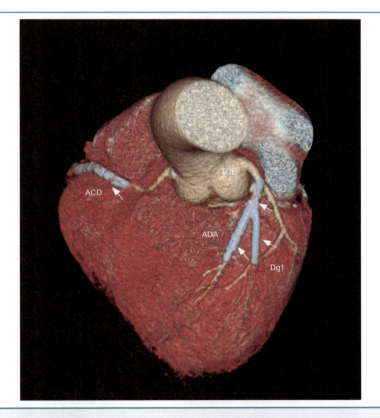

5.1.35. Ângio-TC de coronárias. Múltiplos *stents* em artérias coronárias. Reconstrução 3D da árvore coronariana com presença de *stents* (seta) em ACD, TCE e bifurcação ADA -Dg1.

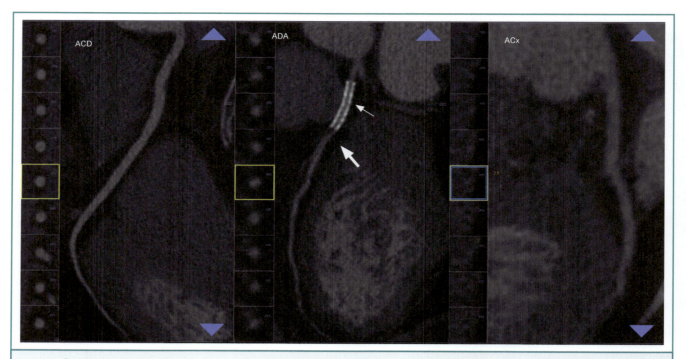

5.1.36. Ângio-TC de coronárias. *Stent* em ADA. Reconstruções multiplanares curvas demonstrando *stent* em ADA (seta fina) e redução luminal importante pós-*stent* (seta grossa). CAD-RADS: 4-A-S.

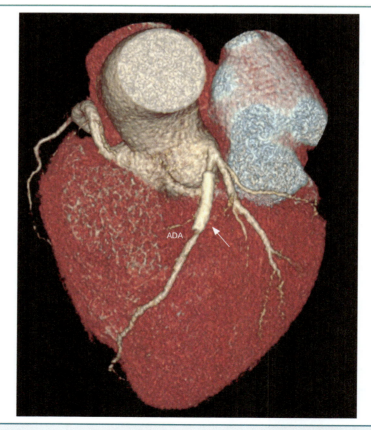

5.1.37. Ângio-TC de coronárias. *Stent* em ADA. Reconstrução 3D de *stent* em ADA pérvio com redução luminal importante pós-*stent*. CAD-RADS: 4-A-S.

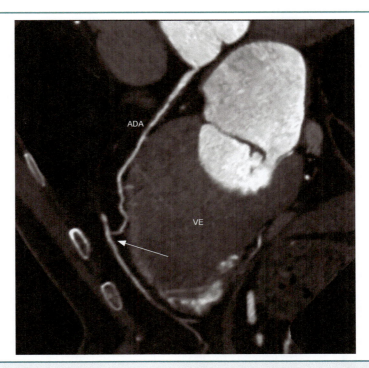

5.1.38. Ângio-TC de coronárias. Enxerto da ATIE para ADA. Reconstrução multiplanar curva da ADA demonstrando a anastomose (seta) pérvia e sem redução luminal com enxerto da ATIE.

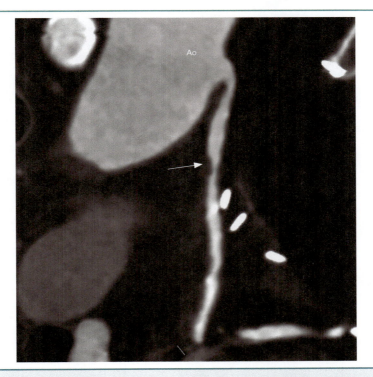

5.1.39. Ângio-TC de coronárias. Enxerto venoso com placa aterosclerótica. Reconstrução multiplanar curva de enxerto venoso demonstrando placa não calcificada (seta) levando a redução luminal moderada.

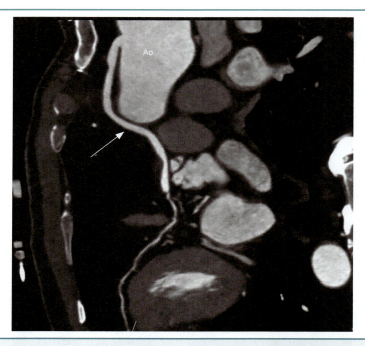

5.1.40. Ângio-TC de coronárias. Enxerto venoso direcionado para Dg1. Reconstrução multiplanar curva de enxerto venoso pérvio e com anastomose pérvia e sem redução luminal (seta).

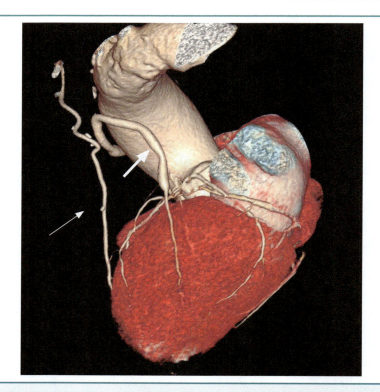

5.1.41. Ângio-TC de coronárias. Enxertos vasculares. Reconstrução 3D demonstrando enxerto arterial (ATIE – seta fina) e enxerto venoso (seta grossa) pérvios e sem redução luminal.

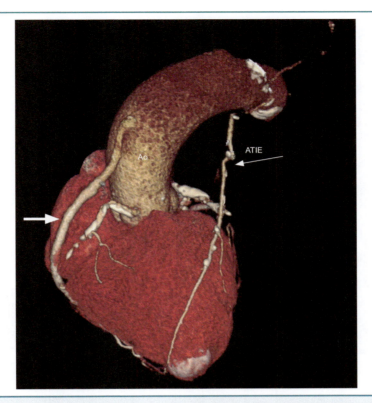

5.1.42. Ângio-TC de coronárias. Enxertos vasculares. Reconstrução 3D demonstrando enxerto arterial (seta fina) e enxerto venoso (seta grossa) pérvios e sem redução luminal (seta).

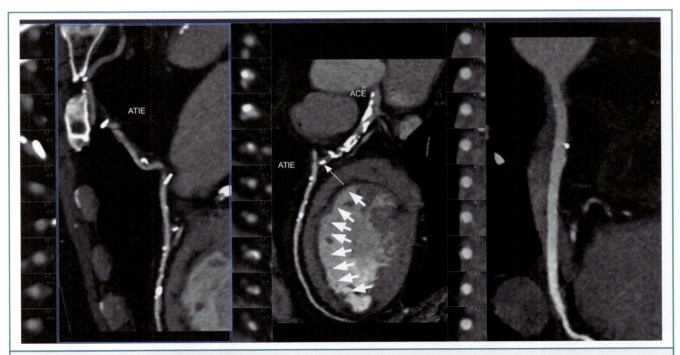

5.1.43. Ângio-TC de coronárias. Enxertos vasculares. Reconstruções multiplanares curvas da ATIE, anastomose ADA-ATIE (seta fina) e enxerto venoso pérvio e sem redução luminal. Nas setas grossas, destaca-se área de hipoperfusão miocárdica correspondente a IAM prévio à revascularização.

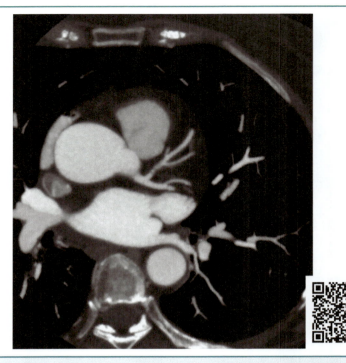

5.1.44. Ângio-TC de coronárias. Imagem em plano axial de uma ângio-TC de coronárias em MIP evidenciando a origem da ACE. O vídeo ilustra a aquisição no plano axial da ângio-TC de coronárias em MIP após a administração de contraste, onde se observam as artérias coronárias repletas de contraste e ausência de placas ou lesões obstrutivas.

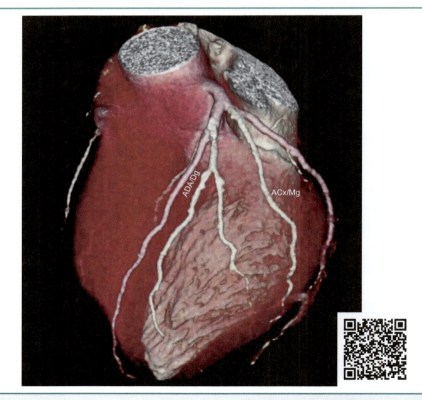

5.1.45. Ângio-TC de coronárias. Reconstrução 3D da árvore coronariana sem placas ou redução luminal. O vídeo ilustra a reconstrução 3D de uma ângio-TC com coronárias normais.

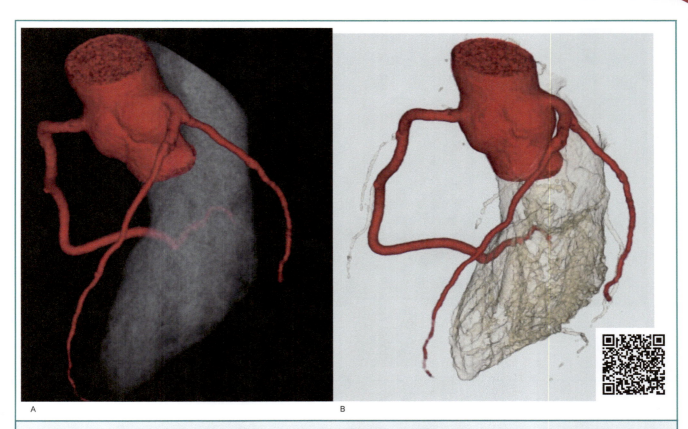

5.1.46.A e B. Ângio-TC de coronárias. Reconstrução 3D com filtro da árvore coronariana. O vídeo ilustra a possibilidade de reconstrução 3D (A e B) com filtros de um ângio-TC com coronárias normais.

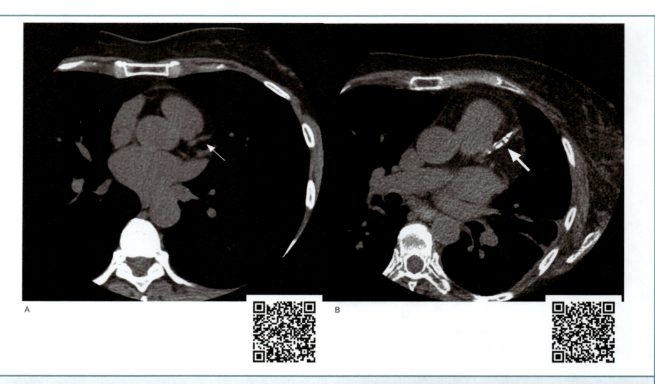

5.1.47.A e B. Escore de cálcio. Imagem de TC de tórax sem contraste sincronizada ao eletrocardiograma para aquisição do escore de cálcio. Na imagem A, não há calcificação na artéria coronária (seta fina). Em B nota-se a presença de calcificação em ADA (seta grossa). O escore de cálcio coronário é uma ferramenta importante para estimativa de risco cardiovascular. O grau de calcificação coronariana varia de acordo com sexo, idade e etnia.

5.2

ISQUEMIA

Autores

FÁBIO LUÍS DE JESUS SOARES | ARTHUR CORTEZ GONÇALVES
LAUDENOR PEREIRA LEMOS JUNIOR | LETÍCIA BRAGA PACIELLO DA SILVA | VITOR TAKAO OMORI
VITÓRIA RÉGIA BESERRA BARBOSA XIMENES

ECO

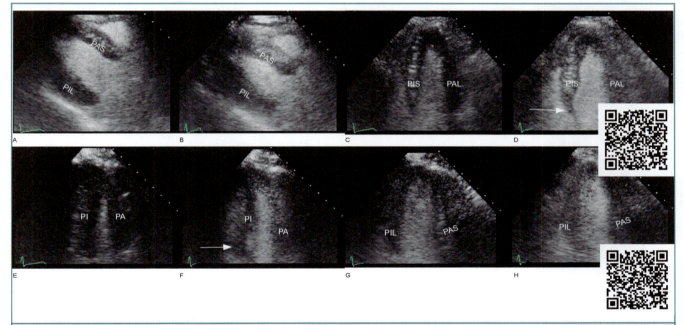

5.2.1. ECOTT 2D. Isquemia dos segmentos basais da PI e da PIS devida a lesão da ACD. Em A, em repouso, no plano paraesternal longitudinal, com o uso intravenoso de agente de realce ultrassonográfico, observa-se a contratilidade preservada da PAS e da PIL. Em B, no exame sob estresse, em uso do inotrópico dobutamina, alcançada a frequência cardíaca desejada, a contratilidade dos segmentos no mesmo plano está preservada. Em C, em repouso, no plano 4CH, a contratilidade da PIS e da PAL apresenta-se preservada. Em D, em uso de dobutamina, alcançada a frequência cardíaca desejada, observa-se hipocinesia do segmento basal da PIS (seta), com a permanência do agente de realce ultrassonográfico nessa região, em contraste com a imagem em repouso. Em E, no plano 2CH, em repouso, presença de contratilidade preservada dos segmentos da PI e da PA. Em F, no exame sob estresse farmacológico (dobutamina), alcançada a frequência cardíaca desejada, observa-se hipocinesia do segmento basal da PI (seta), com a permanência do agente de realce ultrassonográfico nessa região, em contraste com a imagem em repouso. Em G, em repouso, no plano 3CH, a contratilidade da PIL e da PAS apresenta-se preservada. Em H, em uso de dobutamina, alcançada a frequência cardíaca desejada, observa-se contratilidade normal destas paredes.

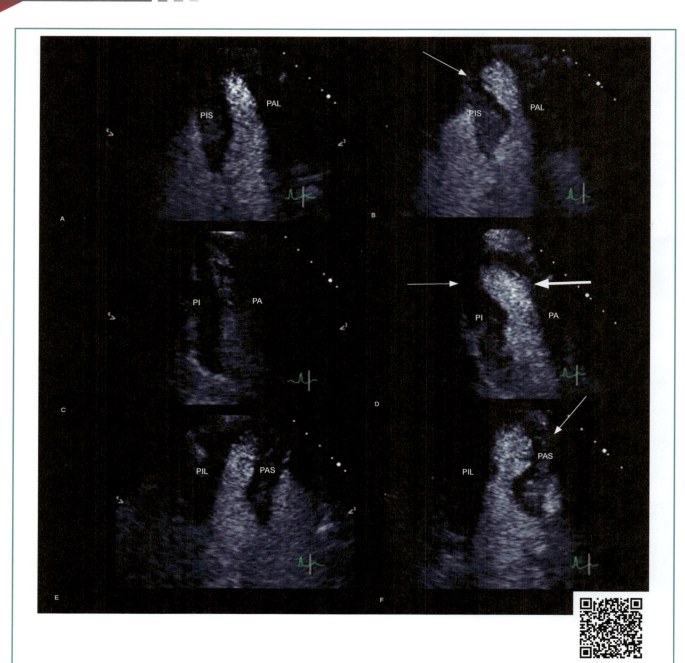

5.2.2. ECOTT 2D. Isquemia dos segmentos apicais do VE devida à lesão distal da ADA. Em A, em repouso, no plano 4CH, a contratilidade apresenta-se preservada da PIS e da PAL. Em B, em uso de dobutamina e de agente de realce ultrassonográfico, alcançada a frequência cardíaca desejada, observa-se acinesia dos segmentos septal apical e ápice (seta fina), com a permanência do agente de realce ultrassonográfico nessas regiões, em contraste com a imagem em repouso. Em C, no plano 2CH, em repouso, presença de contratilidade preservada dos segmentos da PI e PA. Em D, no exame sob estresse, em uso de dobutamina, alcançada a frequência cardíaca desejada, observa-se hipocinesia do segmento apical da PI (seta fina) e do segmento apical da PA (seta grossa), com a permanência do agente de realce ultrassonográfico nessas regiões, em contraste com a imagem em repouso. Em E, em repouso, no plano 3CH, a contratilidade apresenta-se preservada da PIL e da PAS. Em F, em uso de dobutamina, alcançada a frequência cardíaca desejada, observa-se a acinesia dos segmentos septal apical e ápice (seta fina), com a permanência do agente de realce ultrassonográfico nessas regiões, em contraste com a imagem em repouso.

Autores

CARLOS HENRIQUE REIS ESSELIN RASSI | ADRIANO CAMARGO DE CASTRO CARNEIRO

RMC/TC

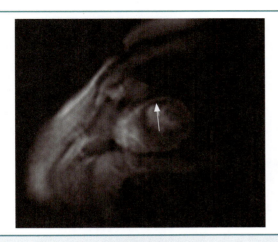

5.2.1. RMC. Isquemia miocárdica. Imagens de perfusão na RMC adquiridas em repouso (vídeo 5.2.1A) e após a injeção de dipiridamol (vídeo 5.2.1B), nas quais se nota a entrada do meio de contraste inicialmente no ventrículo direito, seguido do ventrículo esquerdo e miocárdio. Nas imagens adquiridas após a administração do dipiridamol, nota-se área de isquemia miocárdica (seta) nas paredes anterosseptal e anterior do ventrículo esquerdo. Nas imagens de repouso não se observam defeitos perfusionais (mas há presença de pequenos artefatos facilmente identificáveis).

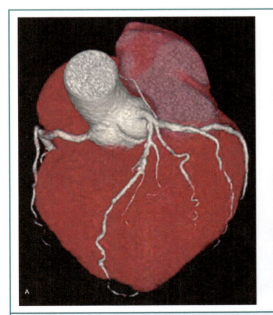
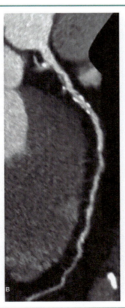
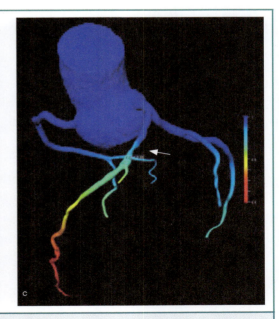

5.2.2.A, B e C. Ângio-TC coronárias. Reserva de fluxo fracionada pela tomografia. Imagens de angiotomografia de artérias coronárias (A) reconstrução 3D, (B) reconstrução multiplanar curva e (C) imagem 3D de RFF-TC. Nas imagens é possível observar uma placa parcialmente calcificada envolvendo os segmentos proximal e médio da artéria descendente anterior, causando redução luminal moderada. Na avaliação de fluxo não se detectou presença de isquemia.

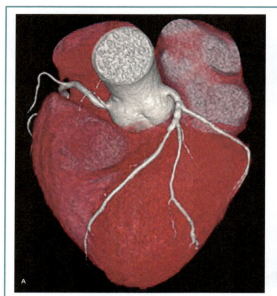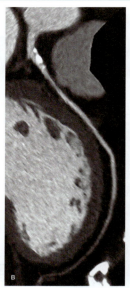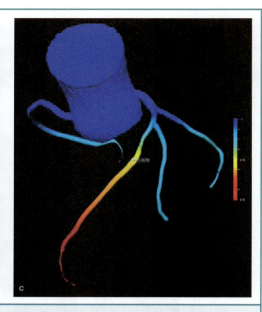

5.2.3.A, B e C. Ângio-TC coronárias. Reserva de fluxo fracionada pela tomografia. Imagens de angiotomografia de artérias coronárias (A) reconstrução 3D, (B) reconstrução multiplanar curva e (C) imagem em 3D de RFF-TC. Nas imagens é possível observar uma placa parcialmente calcificada no segmento proximal da artéria descendente anterior causando redução luminal moderada. Na avaliação de fluxo por RFF-TC detectou-se queda significativa do fluxo após a estenose, configurando a presença de isquemia miocárdica. Valores < 0,8 são indicativos da presença de isquemia miocárdica.

Autores

LARA CRISTIANE TERRA FERREIRA CARREIRA | FERNANDA MELLO ERTHAL CERBINO
LUCAS CRONEMBERGER MAIA MENDES | RAFAEL WILLAIN LOPES
RONALDO DE SOUZA LEÃO LIMA | GABRIEL LEO BLACHER GROSSMAN | PANITHAYA CHAREONTHAITAWEE

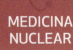

MEDICINA NUCLEAR

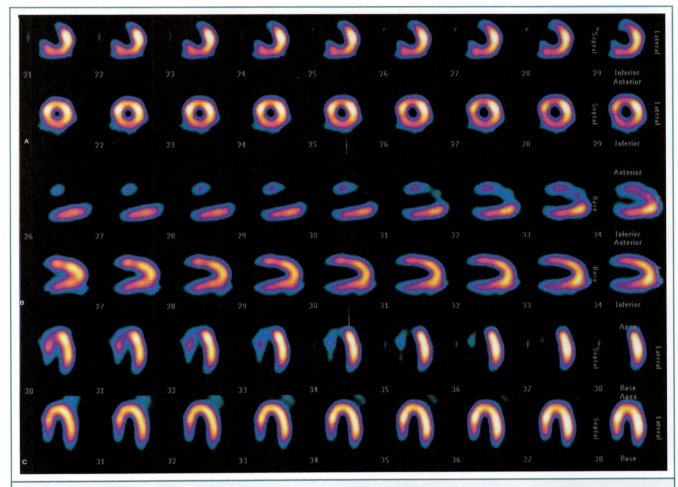

5.2.1.A. Cintilografia de perfusão miocárdica com ^{99m}Tc-MIBI. Isquemia miocárdica em território de ADA. SPECT com cortes tomográficos nos eixos curto (A), longo vertical (B) e longo horizontal (C). Observa-se na fase de estresse (linha superior) hipocaptação acentuada do radiotraçador no ápice, septo, região anterosseptal e PA do VE. As imagens de repouso (linha inferior) mostram melhora completa da hipocaptação nas áreas descritas.

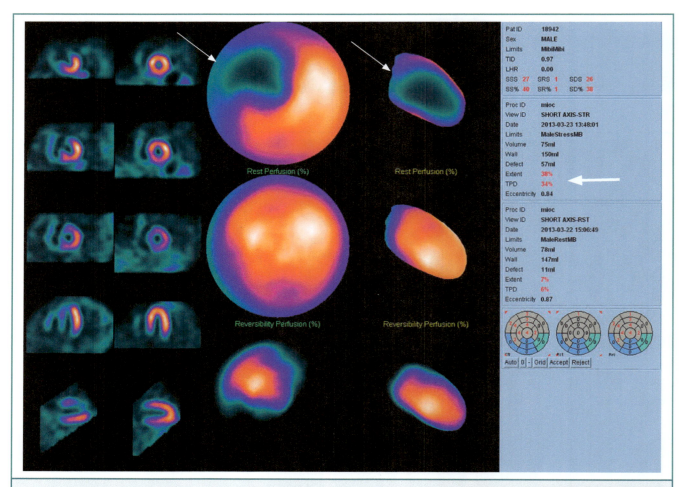

5.2.1.B. Cintilografia de perfusão miocárdica com ^{99m}Tc-MIBI. Isquemia miocárdica em território de ADA. Mapa polar de estresse mostrando acentuada hipocaptação do traçador no ápice, septo e região anterosseptal do VE (setas finas). A análise semiquantitativa mostra extensão da isquemia de 38% e déficit perfusional total de 34% (seta grossa).

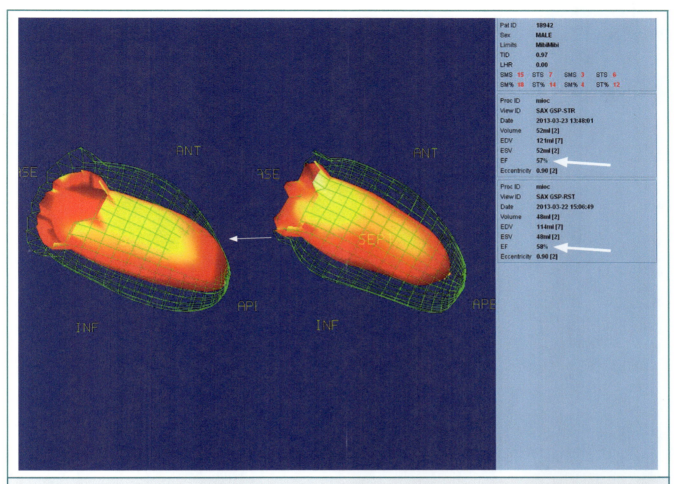

5.2.1.C. Cintilografia de perfusão miocárdica com ⁹⁹ᵐTc-MIBI. Imagens sincronizadas ao eletrocardiograma para análise da função ventricular esquerda (Gated-SPECT) mostram acentuada hipocinesia apical, anteroapical e septoapical após estresse (seta fina), refletindo o atordoamento miocárdico. As imagens sincronizadas de repouso mostram contratilidade normal das paredes do VE. As FEVE em repouso e após o estresse estão normais (setas grossas).

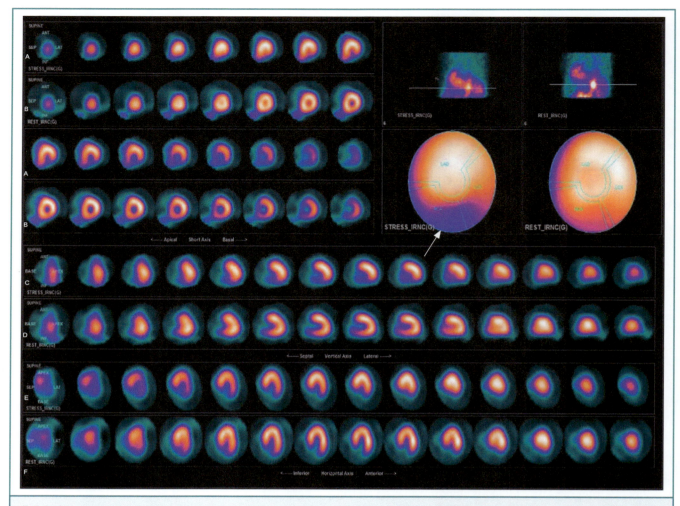

5.2.2. Cintilografia de perfusão miocárdica com ^{99m}Tc-MIBI. Isquemia miocárdica em território de ACD. SPECT com cortes tomográficos do coração nos eixos curto, longo vertical e longo horizontal mostram hipoperfusão acentuada na PI do VE nas imagens de estresse (A, C e E), com melhora completa nas imagens de repouso (B, D e F). Ao lado, mapas polares de estresse e repouso que evidenciam a hipoperfusão na PI (seta).

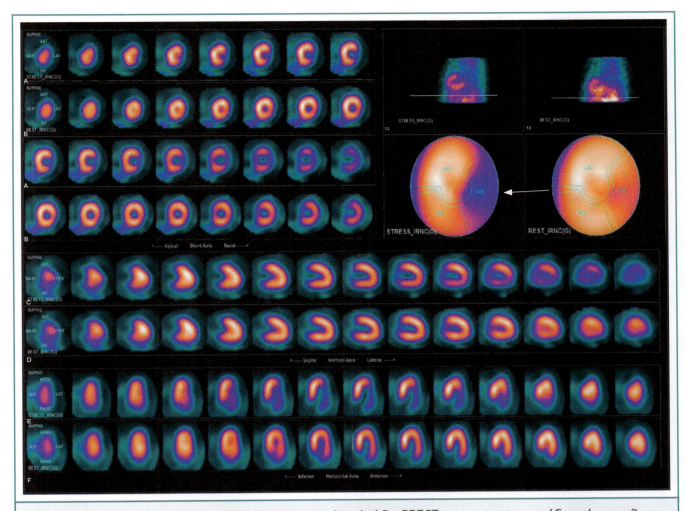

5.2.3. Cintilografia de perfusão miocárdica com ^{99m}Tc-MIBI. Isquemia miocárdica em território de ACx. SPECT com cortes tomográficos do coração nos eixos curto, longo vertical e longo horizontal mostram hipoperfusão acentuada nos segmentos anterolateral, inferolateral e lateroapical do VE nas imagens de estresse (A, C e E), com melhora completa nas imagens de repouso (B, D e F). Ao lado, mapas polares de estresse e repouso que evidenciam essa isquemia na PAL e na PIL (seta).

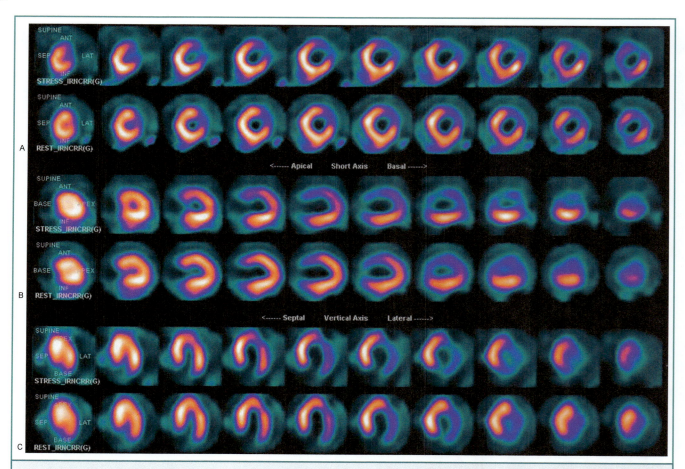

5.2.4.A. Cintilografia de perfusão miocárdica com ^{99m}Tc-MIBI. Fibrose associada a isquemia em território de ramo diagonal da ADA. SPECT com cortes tomográficos nos eixos curto (A), longo vertical (B) e longo horizontal (C). Observa-se na fase de estresse (linha superior) hipoperfusão acentuada nos segmentos anterolateral e lateroapical do VE. As imagens de repouso (linha inferior) mostram melhora parcial da perfusão desses segmentos, compatível com fibrose associada a isquemia em território de Dg da ADA.

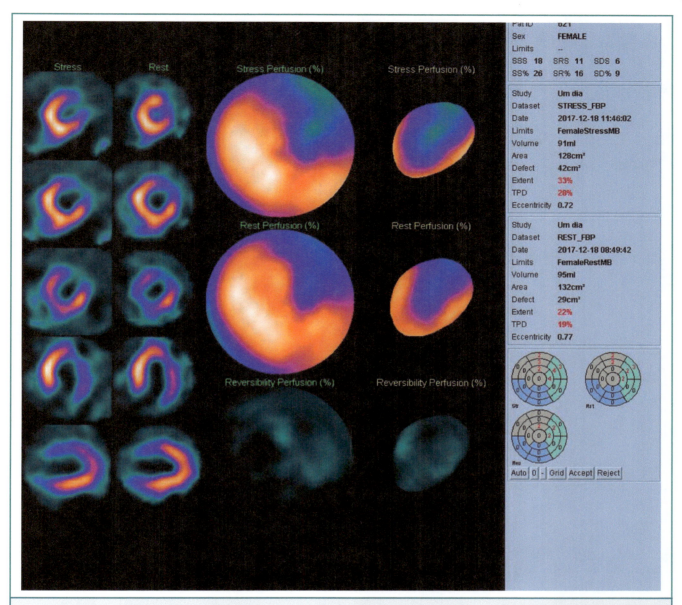

5.2.4.B. Análise semiquantitativa automática da perfusão demonstra um déficit perfusional total (TPD) após estresse de 28% e de 19% ao repouso (extensão da fibrose). Logo, a extensão da isquemia é de 9% (TPD estresse – TPD repouso).

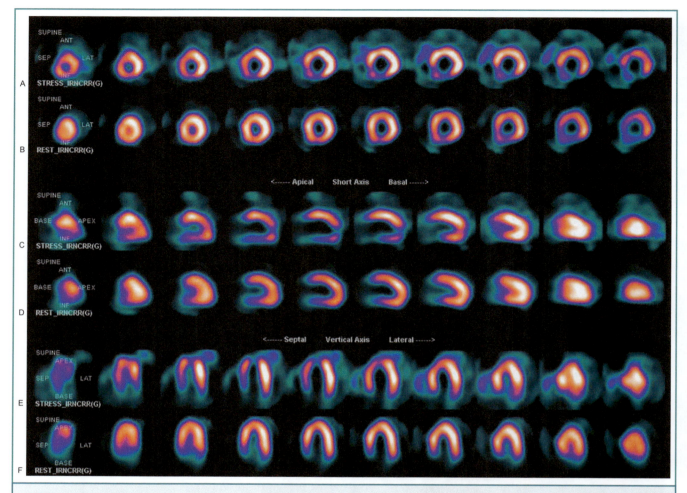

5.2.5.A. Cintilografia de perfusão miocárdica com ^{99m}Tc-MIBI. Isquemia de alto risco. SPECT com cortes tomográficos do coração nos eixos curto, longo vertical e longo horizontal mostram hipoperfusão acentuada nos segmentos apical, septoapical, inferior e inferosseptal do VE nas imagens de estresse (A, C e E), com melhora completa nas imagens de repouso (B, D e F).

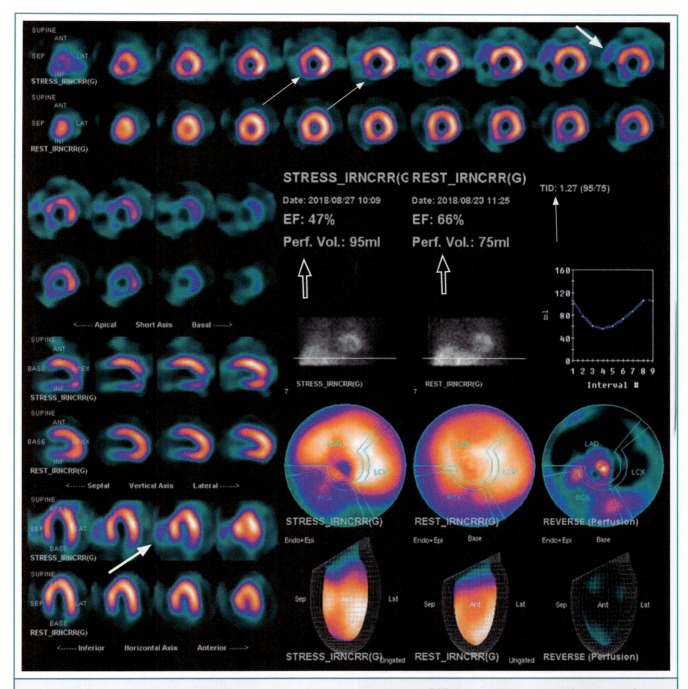

5.2.5.B. Cintilografia de perfusão miocárdica com ⁹⁹ᵐTc-MIBI. Isquemia de alto risco. As imagens mostram DIT da cavidade ventricular esquerda nas imagens do eixo curto (setas finas) e a concentração aumentada do traçador nas paredes do VD após o estresse (setas grossas). Nota-se ainda, queda significativa da FEVE após o estresse (setas sem preenchimento), em relação ao repouso. Estes achados são sinais de alto risco na cintilografia e sugerem um comprometimento coronário triarterial grave.

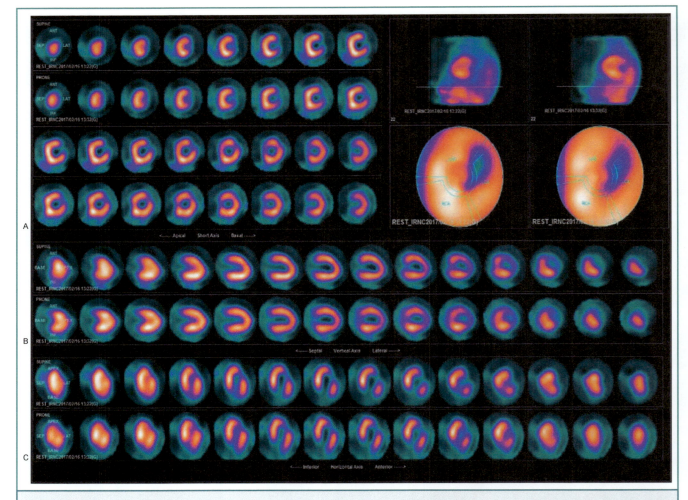

5.2.6. Cintilografia de perfusão miocárdica com ^{99m}Tc-MIBI. Protocolo de dor torácica no pronto-socorro. SPECT de repouso com injeção do radiofármaco na vigência de dor torácica. As imagens cardíacas foram reconstruídas nos eixos curto (A), longo vertical (B) e longo horizontal (C). Observa-se hipocaptação acentuada do radiotraçador no segmento lateroapical e nas porções média e basal da região anterolateral do VE, compatível com obstrução aguda de ramo diagonal da ADA.

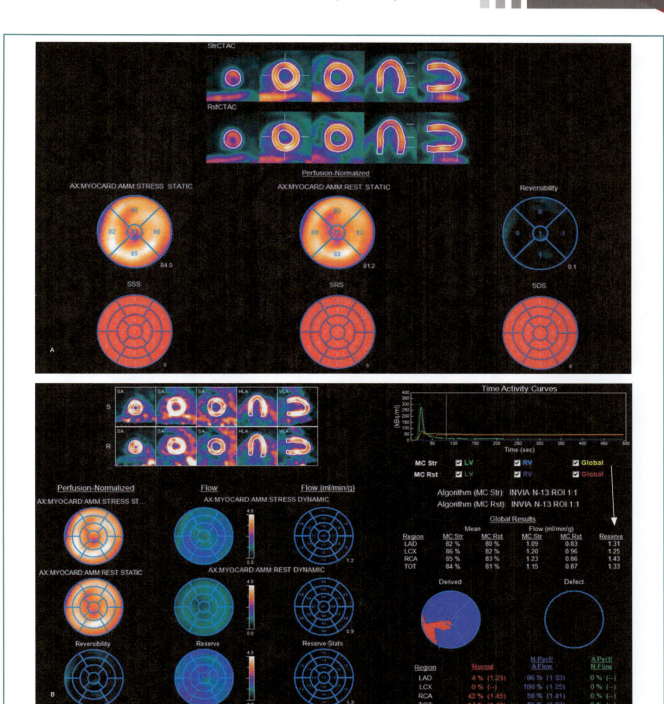

5.2.7.A e B. ¹³N-Amônia-PET-CT. PET-CT de perfusão miocárdica com amônia marcada com nitrogênio-13. Doença da microcirculação e redução da reserva coronariana. Em A, imagens de perfusão relativa após estresse farmacológico (linha superior) e em repouso (linha inferior) não demonstram alterações significativas. Os mapas polares de estresse e repouso não evidenciam anormalidades. Mas a quantificação absoluta do fluxo coronariano em mL/min/g nos territórios de ADA, ACx e ACD para o miocárdio ventricular esquerdo (B) demonstra redução global da reserva coronariana (seta). Estes achados, associados a um cateterismo que não demonstrou lesões coronarianas epicárdicas significativas, indicam doença da microcirculação (valor normal esperado > 2 mL/min/g). Nesse caso os valores da reserva de fluxo coronariano estão abaixo de 2,0.

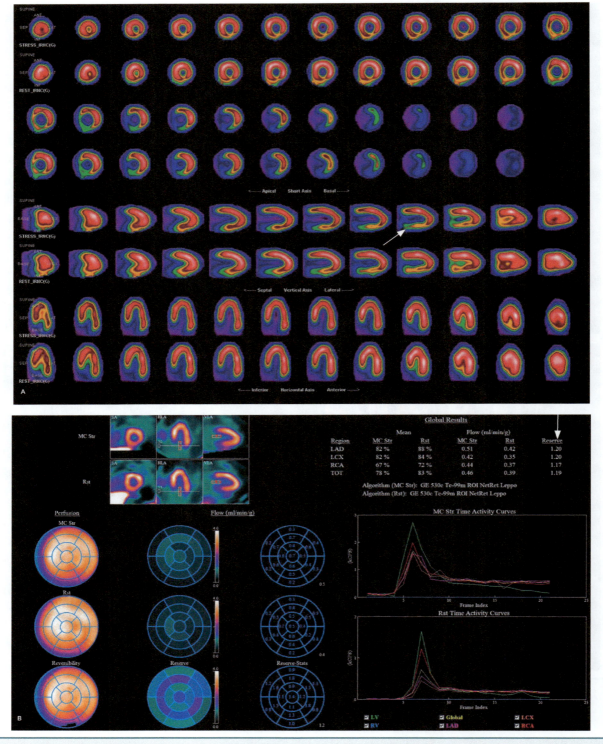

5.2.8.A e B. Cintilografia de perfusão miocárdica com ^{99m}Tc-MIBI em gamacâmara com detectores semicondutores de cádmio zinco telúrio (CZT) para avaliação de reserva de fluxo miocárdico. DAC trivascular. Em A, cortes tomográficos nos eixos curto, longo vertical e longo horizontal revelam pequeno defeito de captação do radiotraçador no segmento inferolateral basal (seta fina) nas imagens de estresse (linha superior), reversível parcialmente nas imagens de repouso (linha inferior). Em B, a quantificação do fluxo coronariano, entretanto, mostra reserva de fluxo anormal nos territórios da ACD, ADA e ACx (seta).

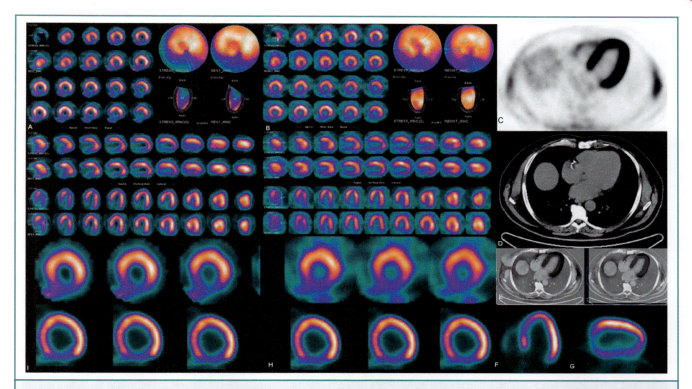

5.2.9.A, B, C, D, E, F, G, H e I. Pesquisa de viabilidade miocárdica através da cintilografia de perfusão miocárdica com ^{99m}Tc-MIBI, ^{201}Tálio e ^{18}F-FDG PET-CT.

Em A, imagens SPECT da cintilografia de perfusão miocárdica com ^{99m}Tc-MIBI nos eixos curto, longo vertical, longo horizontal e mapa polar, em esforço (linha superior) e repouso (linha inferior), que evidenciam defeito persistente de captação em parede inferior. (B) Cintilografia de perfusão miocárdica com ^{201}Tl em repouso e reinjeção, reconstruída nos eixos curto, longo vertical, longo horizontal e mapa polar, evidencia defeito persistente de captação em parede inferior que sugere ausência de viabilidade nesta parede. Nas demais paredes miocárdicas do VE, a captação do radiofármaco encontra-se preservada, inferindo viabilidade. (C) Imagem axial de tórax na aquisição de ^{18}F-FDG PET (imagem metabólica). (D) Imagem axial de tórax na aquisição da TC (imagem anatômica). (E) Imagens axiais de tórax com técnica de fusão das imagens metabólicas do ^{18}F-FDG PET com as anatômicas da TC. (F) Imagem tomográfica reconstruída no eixo longo horizontal do ^{18}F-FDG PET-CT que mostra leve déficit de metabolismo glicolítico na parede inferosseptal. (G) Imagem tomográfica reconstruída no eixo longo vertical com ^{18}F-FDG PET-CT que mostra déficit acentuado do metabolismo glicolítico na parede inferosseptal. (H) Comparação das imagens nos eixos curtos da cintilografia de perfusão miocárdica ^{201}Tl-SPECT (linha superior) com ^{18}F-FDG PET-CT (linha inferior) mostrando déficit acentuado e concordante de perfusão e metabolismo glicolítico na parede inferior, confirmando ausência de viabilidade. (I) Comparação das imagens nos eixos curtos da cintilografia de perfusão miocárdica ^{99m}Tc-MIBI SPECT (linha superior) com ^{18}F-FDG PET-CT (linha inferior) mostrando déficit acentuado e concordante de perfusão e metabolismo glicolítico na parede inferior (padrão *match*), confirmando ausência de viabilidade miocárdica.

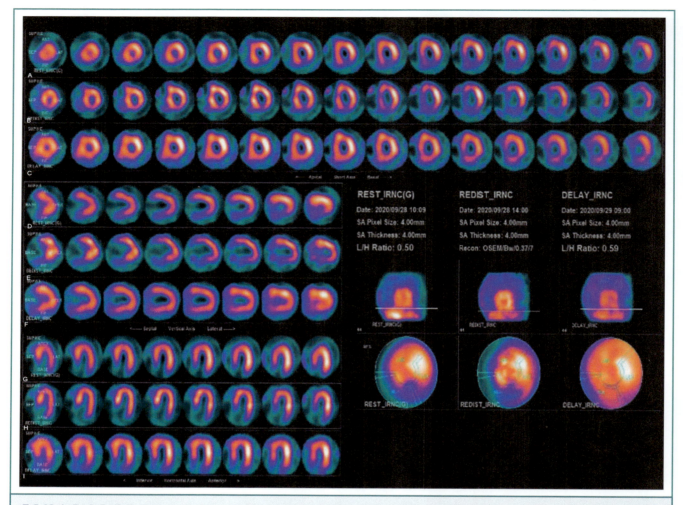

5.2.10.A, B, C, D, E, F, G, H e I. Pesquisa de viabilidade miocárdica com cintilografia de perfusão miocárdica com ^{201}Tl.

Em A, D e G, imagens de repouso nos eixos curto, longo vertical e longo horizontal após 10 minutos da injeção de ^{201}Tl mostrando hipocaptação acentuada do traçador na parede inferior do VE. Em B, E e H, imagens de redistribuição de 4 horas mostrando discreta melhora na captação de ^{201}Tl na parede inferior. Em C, F e I, imagens de reinjeção após 24 horas mostrando significativa melhora da captação na parede inferior, compatível com viabilidade miocárdica nesta parede.

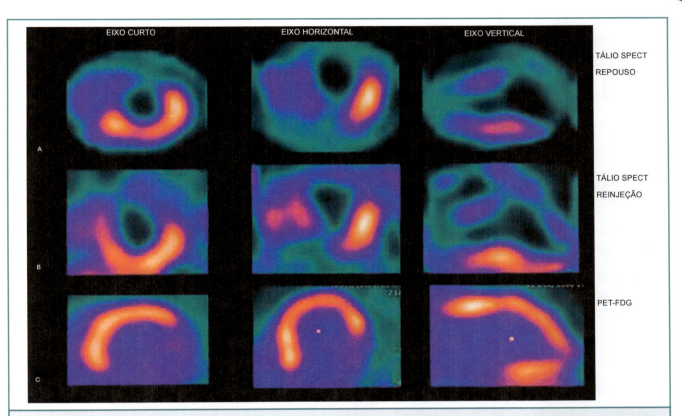

5.2.11.A, B e C. Pesquisa de viabilidade miocárdica através da cintilografia de perfusão miocárdica com ^{201}Tl e ^{18}F-FDG PET-CT.

Presença de viabilidade miocárdica na parede anterior. (A) Cintilografia de perfusão miocárdica com ^{201}Tálio em repouso, imagens SPECT reconstruídas nos eixos curto, longo horizontal e longo vertical, evidenciando defeito acentuado da captação do radiofármaco no ápice, PA, região anterosseptal e região anterolateral do VE. (B) Cintilografia de perfusão miocárdica com ^{201}Tálio após reinjeção evidenciando defeito predominantemente persistente da captação, com pequena melhora parcial na região anterosseptal e mínima melhora na PA, região anterolateral e ápice, o que infere pequeno componente de viabilidade nestas paredes. (C) Imagens do ^{18}F-FDG PET-CT mostram captação satisfatória do radiofármaco, refletindo assim metabolismo glicolítico acentuado na região anterosseptal, PA, região anterolateral e no ápice, sendo topograficamente concordante com a área de defeito de captação evidenciada no estudo de perfusão com ^{201}Tl. Estas alterações (defeito de perfusão com metabolismo glicolítico preservado) confirmam a presença de grande quantidade de miocárdio viável nestas paredes, de modo discordante com a imagem de reinjeção com ^{201}Tl (padrão *mismatch*).

5.3

IAM

Autores
FÁBIO LUÍS DE JESUS SOARES | ARTHUR CORTEZ GONÇALVES
LAUDENOR PEREIRA LEMOS JUNIOR | LETÍCIA BRAGA PACIELLO DA SILVA | VITOR TAKAO OMORI
VITÓRIA RÉGIA BESERRA BARBOSA XIMENES

ECO

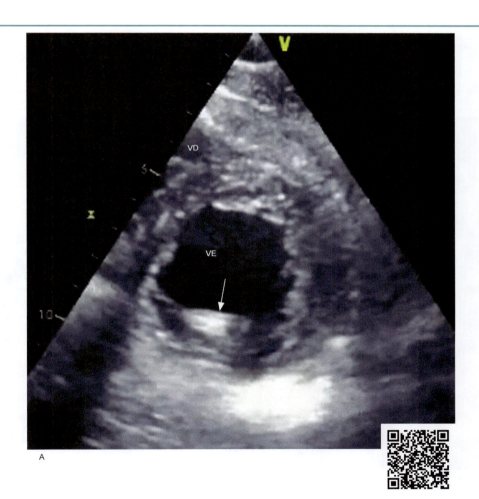

5.3.1.A. ECOTT 2D. IAM da PI com fibrose do músculo papilar. No plano paraesternal transversal ao nível dos músculos papilares observa-se fibrose do M Pap posteromedial (seta) e afilamento do segmento médio da PI e da PIL.

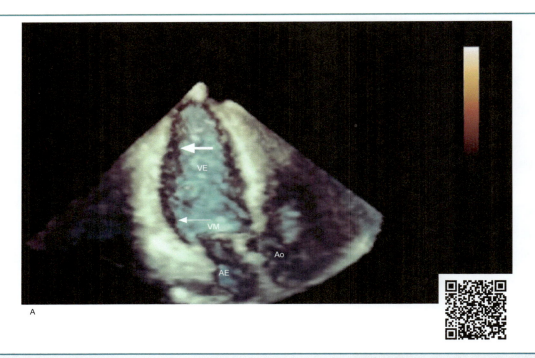

5.3.2.A. ECOTT 3D. Imagem tridimensional em tempo real de IAM da PIL. No plano apical 3CH, presença de hipocinesia do segmento basal da parede inferolateral (seta fina) e afilamento dos segmentos médio da PIL e lateroapical (seta grossa).

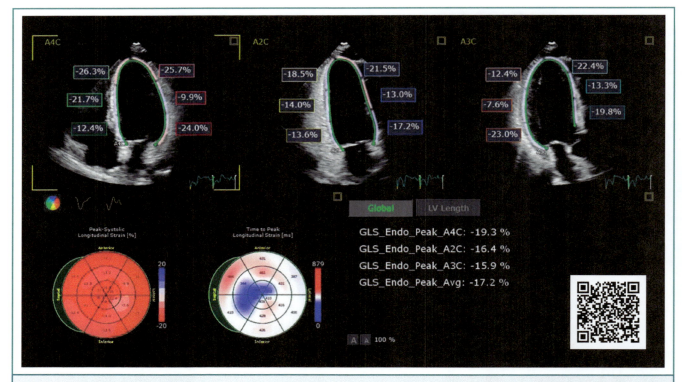

5.3.2.B. ECOTT 2D. *Strain* longitudinal global do VE estimado em −17,2%, obtido a partir dos planos 4CH, 2CH e 3CH, demonstrando maior acometimento dos segmentos médios da PIL e da PAL por meio do *bull's-eye* no IAM lateral.

Seção 5 – Doença Aterosclerótica 427

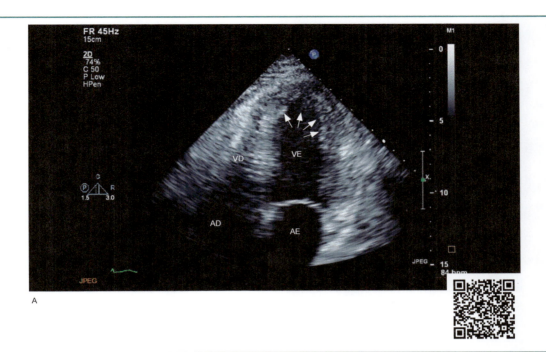

5.3.3.A. ECOTT 2D. IAM de PA. No plano apical 4CH, observa-se afilamento e acinesia dos segmentos apicais do septo e da parede lateral (setas).

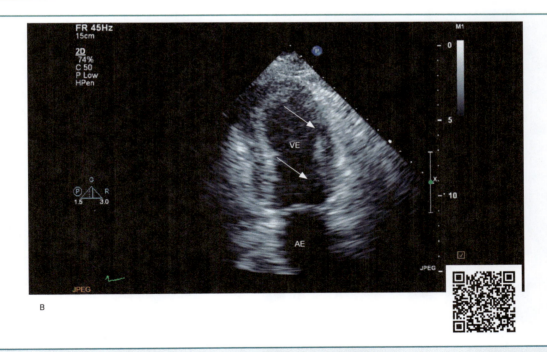

5.3.3.B. No plano apical 2CH observa-se afilamento e acinesia da PA (setas).

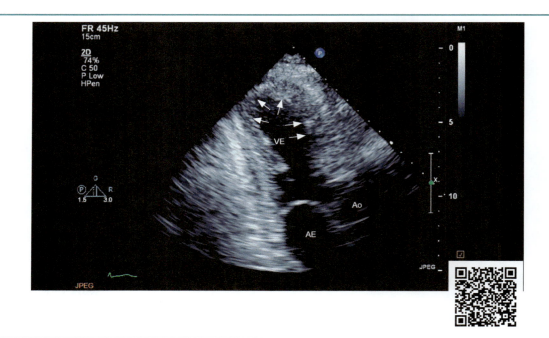

5.3.3.C. No plano 3CH observa-se acinesia do segmento médio da PAS, do ápice e do segmento apical das paredes septal e lateral (setas).

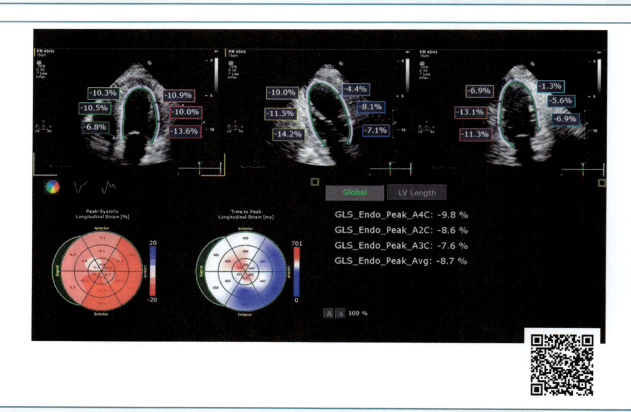

5.3.3.D. ECOTT 2D. O *strain* longitudinal global do VE, obtido através da análise do pico sistólico de todos os segmentos do VE, nos planos 4CH (superior à esquerda), 3CH (superior central) e 2CH (superior à direita), foi estimado em −8,7. O pico sistólico do *strain* longitudinal e o *time to peak strain* longitudinal estão ilustrados no *bull's-eye*.

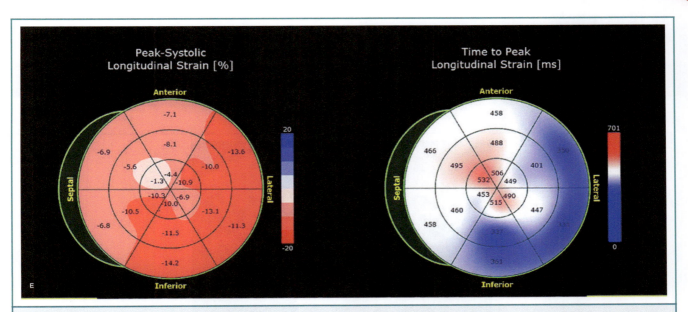

5.3.3.E. ECOTT 2D. Pico sistólico do *strain* longitudinal global (à esquerda) e *time to peak strain* longitudinal (à direita) no IAM de ADA. Observa-se maior acometimento da região apical e dos segmentos médio e basal das paredes septal e anterior do VE.

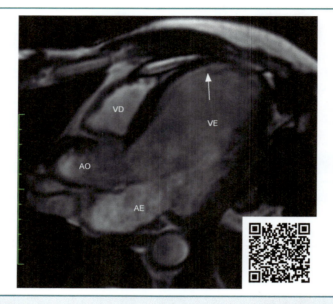

5.3.1. RMC. IAM. Imagem de cine-RM em SSFP em 3CH mostrando dilatação do VE e afilamento dos segmentos anterior apical e anterosseptal médio do VE (seta).

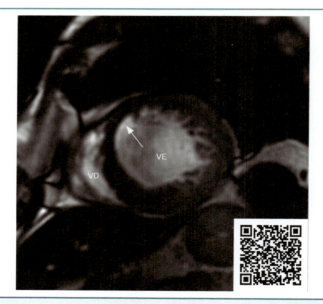

5.3.2. RMC. IAM. Imagem de cine-RM SSFP em Ec mostrando afilamento (seta) do segmento anterosseptal da porção média do VE.

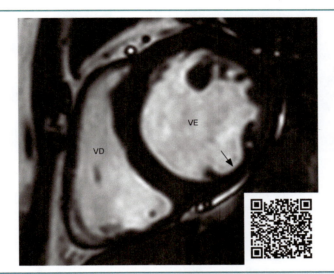

5.3.3. RMC. IAM. Imagem de cine-RM SSFP em Ec mostrando afilamento (seta) do segmento inferior da porção média do VE.

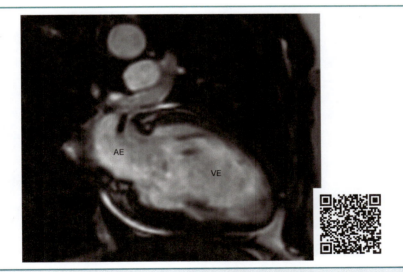

5.3.4. RMC. IAM. Imagem de cine-RM em 2CH mostrando afilamento da porção apical do VE.

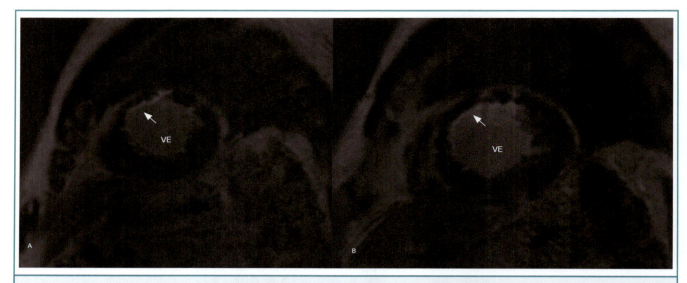

5.3.6.A e B. RMC. Imagens de RM adquiridas tardiamente após a injeção do contraste paramagnético em eixo curto, nas quais se observa a presença de sinal hiperintenso na borda subendocárdica dos segmentos anterosseptal e anterior da porção média do VE (seta), compatível com presença de realce tardio de padrão coronariano subendocárdico.

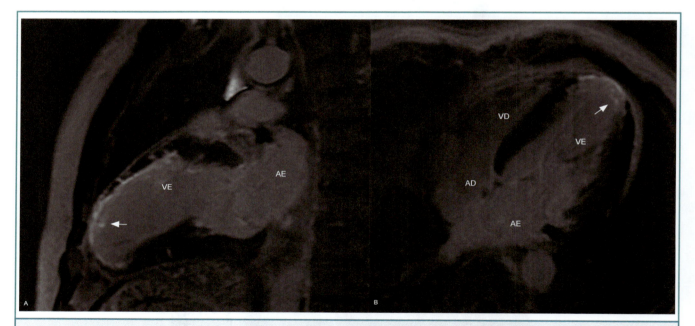

5.3.7.A e B. RMC. Imagens de RM adquiridas tardiamente após a injeção do contraste paramagnético em 2CH (A) e 4CH (B), nas quais se observa a presença de sinal hiperintenso na borda subendocárdica dos segmentos anterior das porções média e basal e transmural na porção apical do VE (seta), compatíveis com a presença de realce tardio de padrão coronariano subendocárdico (IAM com viabilidade) e transmural (IAM sem viabilidade).

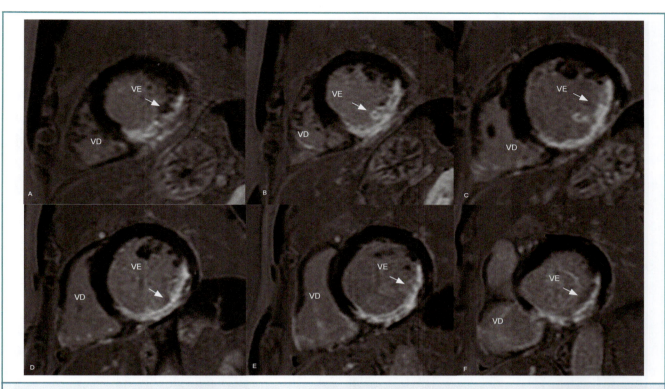

5.3.8.A, B, C, D, E e F. RMC. Imagens de RM adquiridas tardiamente após a injeção do contraste paramagnético em eixo curto, nas quais se observa a presença de sinal hiperintenso transmural no segmento inferior das porções média e basal (seta), compatível com presença de realce tardio de padrão coronariano transmural (IAM sem viabilidade).

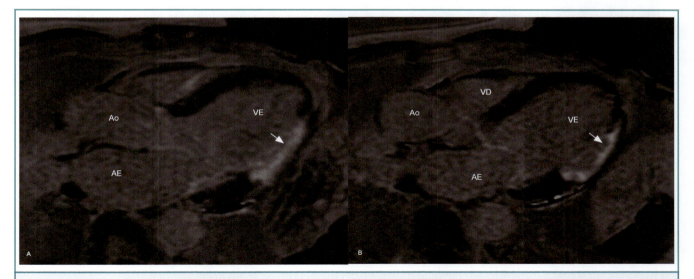

5.3.9.A e B. RMC. Imagens de RM adquiridas tardiamente após a injeção do contraste paramagnético em 3CH, nas quais se observa a presença de sinal hiperintenso transmural na parade lateral do VE nas porções média e apical (seta), compatível com presença de realce tardio de padrão coronariano transmural (IAM sem viabilidade).

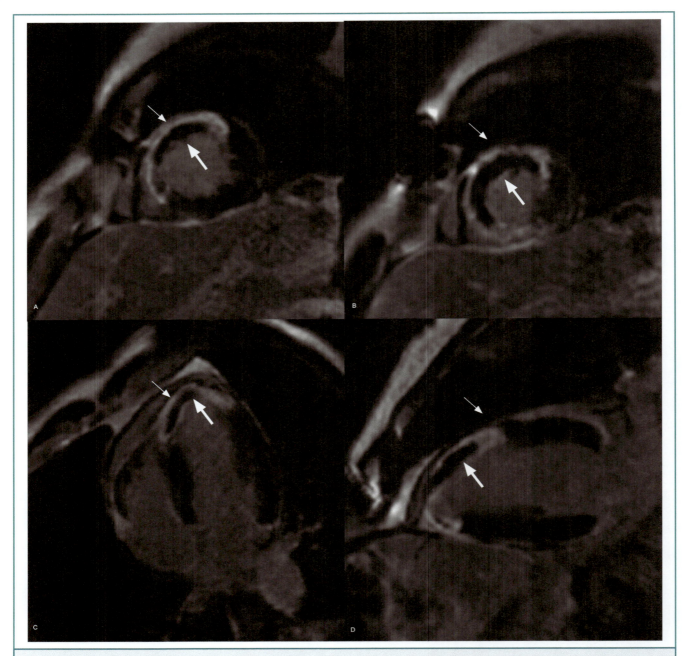

5.3.10.A, B, C e D. RMC. Imagens de RM adquiridas tardiamente após a injeção do contraste paramagnético em Ec (A e B), 4CH (C) e 2CH (D), nas quais se observa a presença de sinal hiperintenso transmural na porção apical do VE (seta fina), compatível com presença de realce tardio de padrão coronariano transmural (IAM sem viabilidade). Nota-se a presença de sinal hipointenso nestes segmentos, envolvendo a borda subendocárdica, caracterizando o fenômeno de *no reflow* indicativo de obstrução microvascular (seta grossa).

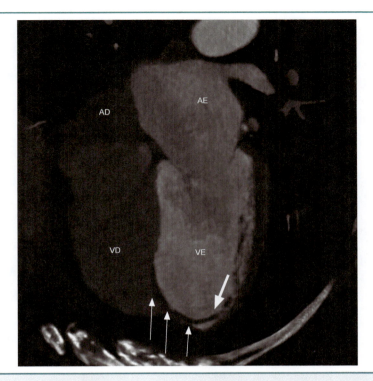

5.3.11. Ângio-TC de coronárias. Hipoperfusão e trombo apical. Imagem em 4CH demonstrando área de hipoperfusão miocárdica em repouso após IAM (setas finas) e trombo apical em VE (seta grossa).

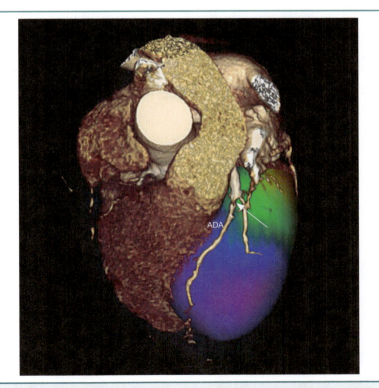

5.3.12. Ângio-TC de coronárias. Reconstrução 3D. Redução luminal importante em ADA (seta) e área de hipoperfusão (roxo) pelo mapa de cores em território de ADA. Os vídeos demonstram acinesia em segmentos apicais compatíveis com aneurisma de ponta após IAM e presença de trombo apical.

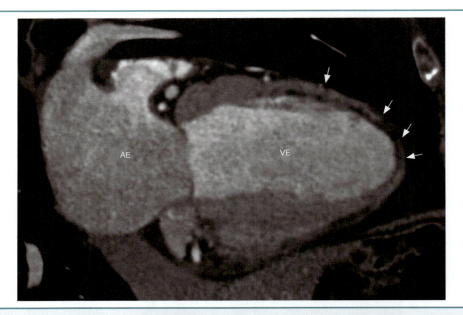

5.3.13. Ângio-TC de coronárias. Hipoperfusão miocárdica. Imagem no plano 2CH demonstrando áreas de hipoperfusão miocárdica em repouso (seta) em segmentos anterior medioapical e ápex em paciente com IAM prévio.

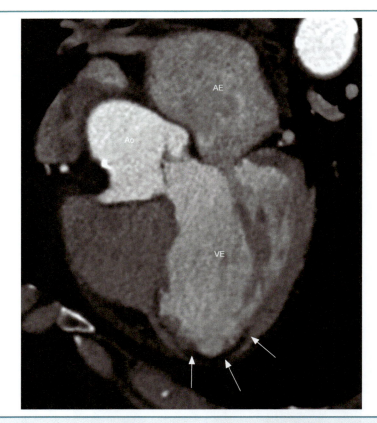

5.3.14. Ângio-TC de coronárias. Imagem no plano 3CH demonstrando áreas de hipoperfusão miocárdica em repouso (seta) em segmentos anterosseptal medial, septal apical, lateral apical e ápex, em paciente com IAM prévio.

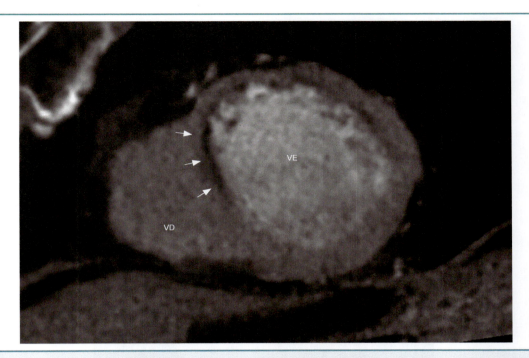

5.3.15. Ângio-TC de coronárias. Imagem no Ec demonstrando áreas de hipoperfusão miocárdica em repouso (seta) em segmentos anterior medial e anterosseptal medial em paciente com IAM prévio.

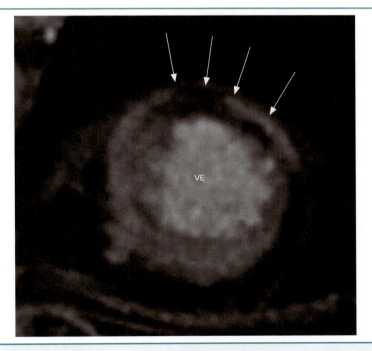

5.3.16. Ângio-TC de coronárias. Imagem em Ec apical demonstrando áreas de hipoperfusão miocárdica em repouso (seta) no segmento anterior apical em paciente com IAM prévio.

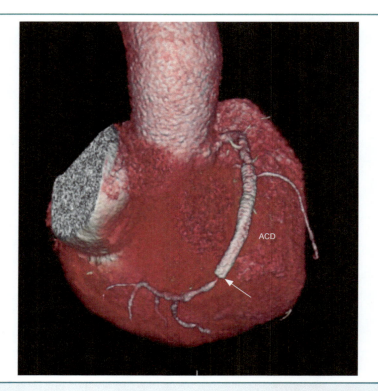

5.3.17. Ângio-TC de coronárias. *Stent* em ACD com reestenose importante. Reconstrução 3D da ACD demonstrando *stent* com reestenose em segmento distal (seta), causando redução luminal importante.

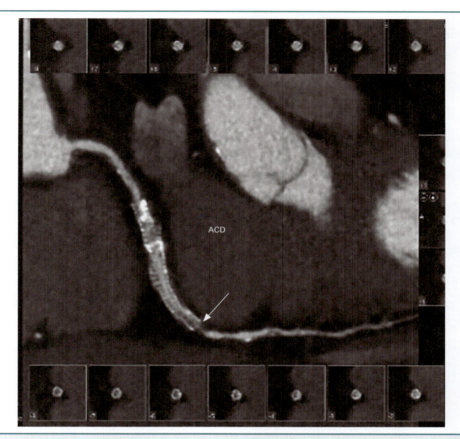

5.3.18. Ângio-TC de coronárias. *Stent* em ACD com reestenose importante. Reconstrução multiplanar curva e cortes axiais da ACD demonstrando *stent* com reestenose em segmento distal (seta), causando redução luminal importante.

MEDICINA NUCLEAR

Autores

FERNANDA MELLO ERTHAL CERBINO | LUCAS CRONEMBERGER MAIA MENDES
LARA CRISTIANE TERRA FERREIRA CARREIRA

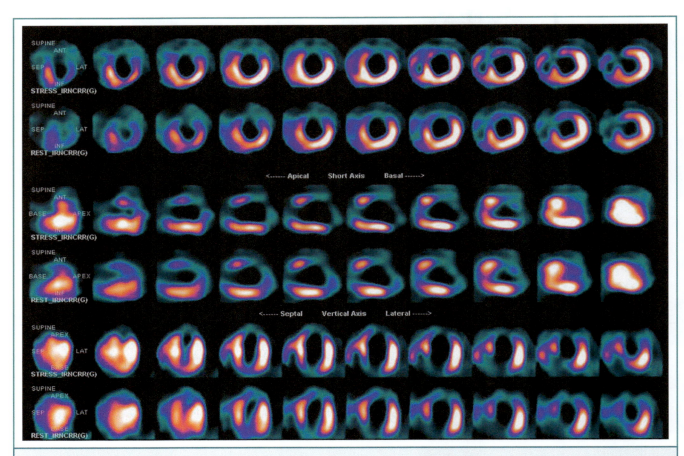

5.3.1. Cintilografia de perfusão miocárdica com ^{99m}Tc-MIBI. Fibrose miocárdica em território de ADA. Imagens SPECT com cortes tomográficos do coração nos eixos curto, longo vertical e longo horizontal mostram hipocaptação acentuada e persistente do traçador no ápice, na parede anterior e região anterosseptal do VE, nas imagens de estresse (linha superior) e em repouso (linha inferior). Nota-se, ainda, aumento dos volumes do VE.

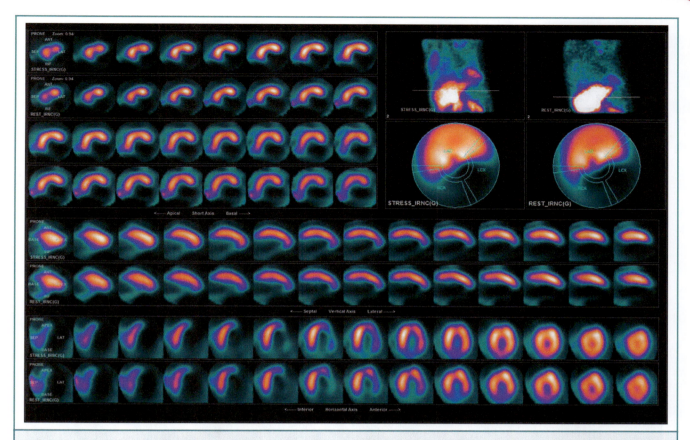

5.3.2. Cintilografia de perfusão miocárdica com ^{99m}Tc-MIBI. Fibrose miocárdica em território de ACD. As imagens SPECT nos cortes tomográficos do coração nos eixos curto, longo vertical e longo horizontal de estresse (linha superior) e em repouso (linha inferior), bem como os mapas polares, mostram hipocaptação acentuada e persistente do traçador na parede inferior, região inferosseptal e região inferolateral do VE, compatível com fibrose em território de ACD. Este achado também pode ser visto em lesões biarteriais envolvendo ACD e ACx.

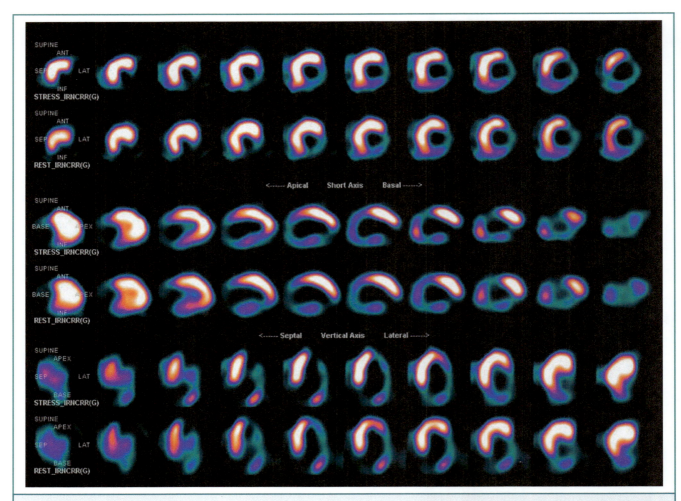

5.3.3.A. Cintilografia de perfusão miocárdica com ^{99m}Tc-MIBI. Fibrose miocárdica em território de ACx. As imagens SPECT cardíacas nos eixos curto, longo vertical e longo horizontal após estresse (linha superior) e em repouso (linha inferior) mostram hipocaptação acentuada e persistente do traçador nas regiões lateroapical, anterolateral, inferolateral e inferior, compatível com extensa fibrose em território de ACx. Este achado também pode ser visto em lesões biarteriais envolvendo ACx e ACD.

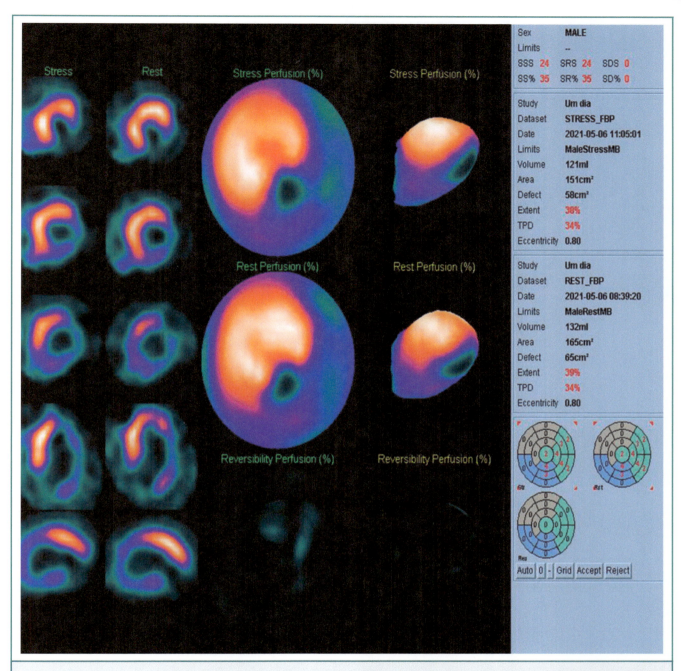

5.3.3.B. Cintilografia de perfusão miocárdica com ^{99m}Tc-MIBI. Fibrose miocárdica em território de ACx. Mapas polares de estresse e repouso mostram extenso defeito de captação nos segmentos anterolateral, inferolateral e inferior, quantificada em 34% da área total do VE.

5.4
COMPLICAÇÕES

Autores
FÁBIO LUÍS DE JESUS SOARES | ARTHUR CORTEZ GONÇALVES
LAUDENOR PEREIRA LEMOS JUNIOR | LETÍCIA BRAGA PACIELLO DA SILVA | VITOR TAKAO OMORI
VITÓRIA RÉGIA BESERRA BARBOSA XIMENES

ECO

5.4.1
Rotura do Septo Interventricular

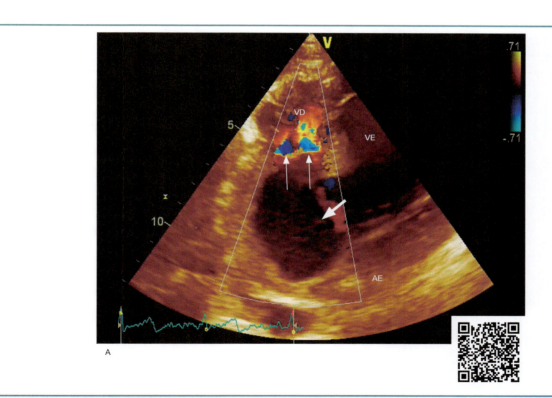

5.4.1.1.A. ECOTT 2D. Rotura do SIV pós-IAM de VD. No plano 4CH modificado observa-se a rotura do SIV. O Doppler em cores evidencia *shunt* E-D (setas finas). Além disso, visualiza-se o pseudoaneurisma (seta grossa).

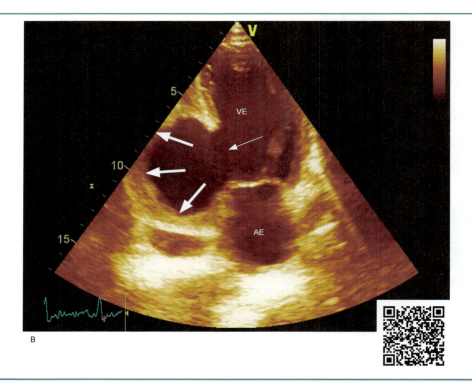

5.4.1.1.B. No plano 4CH modificado observa-se grande pseudoaneurisma do segmento basal da PI (seta fina), com sua parede formada por trombo e pericárdio (setas grossas).

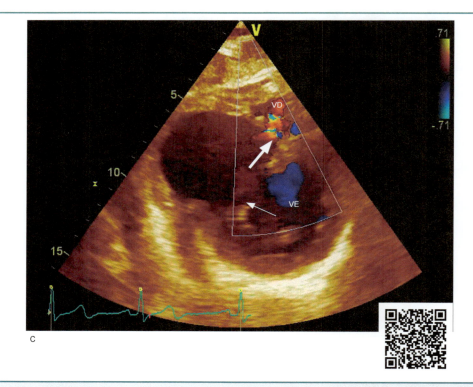

5.4.1.1.C. No plano subcostal observa-se o pseudoaneurisma (seta fina) com parede formada por trombo e pericárdio. Ao Doppler em cores, melhor visualização do *shunt* VE-VD (seta grossa).

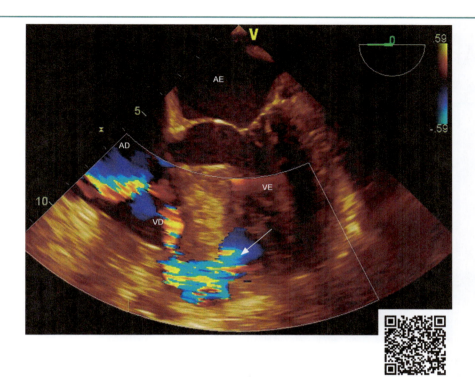

5.4.1.2. ECOTE 2D. Rotura do SIV pós-IAM de ADA. No plano em 0°, observa-se comunicação entre os ventrículos, com *shunt* unidirecional VE-VD evidenciado ao Doppler em cores, localizado no segmento apical do septo (seta).

5.4.2
Aneurisma Verdadeiro x Pseudoaneurisma

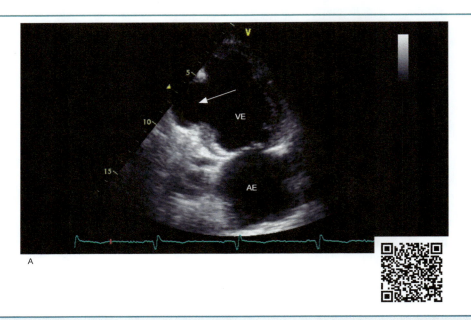

5.4.2.1.A. ECOTT 2D. Aneurisma da PI do VE pós-IAM. No plano apical 2CH observa-se o aneurisma localizado no segmento médio da PI (seta) com as seguintes características: colo amplo, parede fina e discinética.

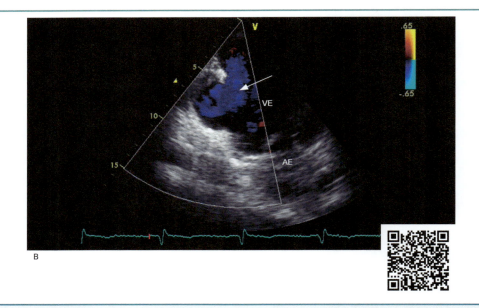

5.4.2.1.B. No plano apical 2CH, o Doppler em cores evidencia o fluxo no interior do aneurisma (seta). Nessa imagem observa-se que a relação entre o diâmetro do colo e o diâmetro máximo é maior que 0,5.

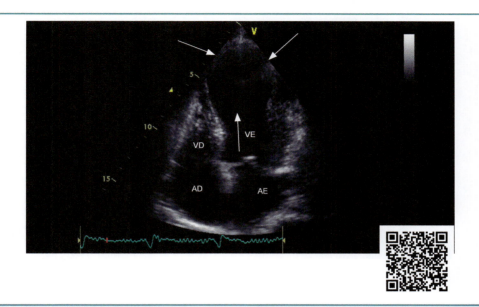

5.4.2.2. ECOTT 2D. Aneurisma apical. No plano apical 4CH observa-se aneurisma localizado na região apical do VE, com parede fina, colo amplo, sem trombo em seu interior (setas).

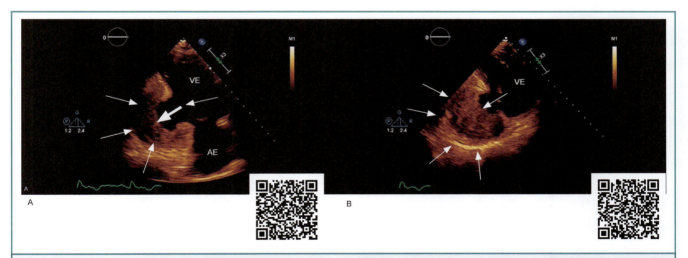

5.4.2.3.A. ECOTT 2D. Pseudoaneurisma de PI. No plano apical 2CH, presença de cavidade (setas finas) localizada nos segmentos basal e médio da PI, com rotura de tecido, contido pelo pericárdio e trombo, ocupando grande parte do seu interior (seta grossa). Observa-se que o diâmetro do orifício de entrada é marcadamente menor que o diâmetro máximo, caracterizando-o como pseudoaneurisma.

5.4.2.3.B. No plano apical 2CH modificado, melhor visualização do trombo (setas) preenchendo quase totalmente o pseudoaneurisma.

5.4.3
Trombo

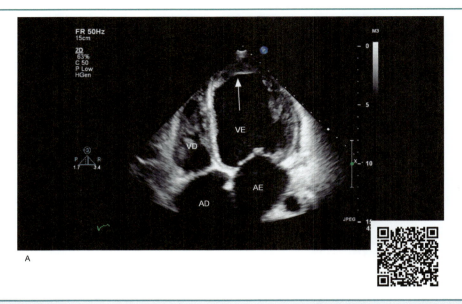

5.4.3.1.A. ECOTT 2D. No plano apical 4CH observa-se imagem ecogênica sugestiva de trombo, atapetando a região apical do VE (seta), e disfunção sistólica importante.

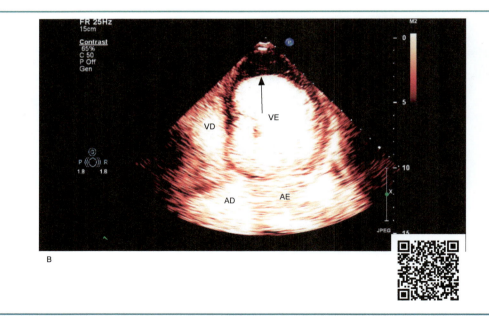

5.4.3.1.B. No plano apical 4CH, após injeção de agente de realce ultrassonográfico, observa-se ausência de preenchimento pelo agente de realce na região apical do VE (seta), compatível com trombo.

5.4.4
IAM de Ventrículo Direito

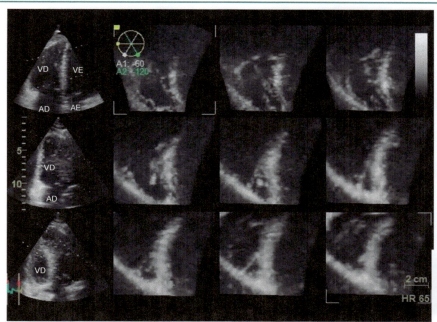

5.4.4.1. ECOTT 2D. Infarto de VD. Através do *software multi-slice* (9 cortes) observam-se os segmentos do VD, de acordo com os planos de corte realizados nas imagens à esquerda. Observa-se a presença de disfunção contrátil, com acinesia da parede livre do VD.

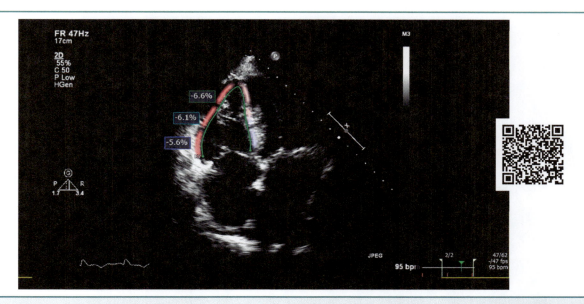

5.4.4.2. ECOTT 2D. *Strain* longitudinal da parede livre do VD estimado em −6,1. O *strain* foi obtido a partir do plano apical 4CH focado no VD, demonstrando redução significativa da deformação após IAM de PI com acometimento do VD.

5.4.5
Rotura de Músculo Papilar Total e Parcial

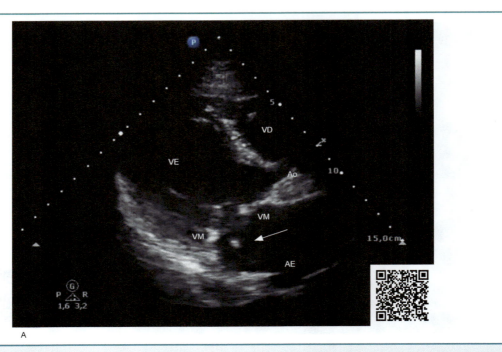

5.4.5.1.A. ECOTT 2D. Rotura de músculo papilar. No plano paraesternal longitudinal, observa-se rotura do M Pap posteromedial, que se projeta para o interior do AE na sístole (seta).

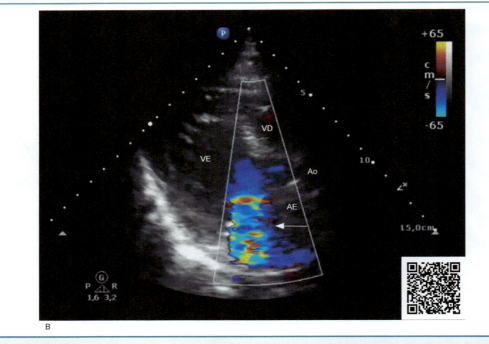

5.4.5.1.B. Refluxo mitral secundário a rotura de M Pap posteromedial. No plano paraesternal longitudinal, observa-se IM importante, com jato excêntrico ao Doppler em cores, direcionado para a parede livre do AE.

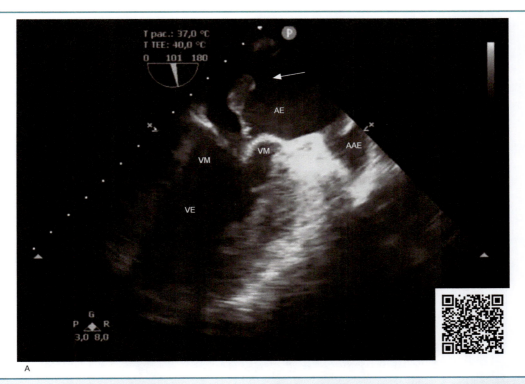

5.4.5.2.A. ECOTE 2D. Rotura de músculo papilar. No plano 2CH, em 101°, observa-se a cabeça do M Pap (seta) projetando-se para o interior do AE na sístole.

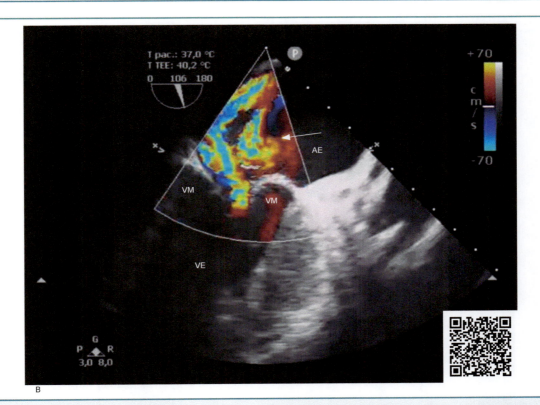

5.4.5.2.B. IM secundária a rotura de M Pap. No plano de 2CH, em 106°, observa-se rotura de M Pap que se projeta para o interior do AE na sístole, associada a IM importante (seta), com jato excêntrico e ampla *vena contracta* ao Doppler em cores.

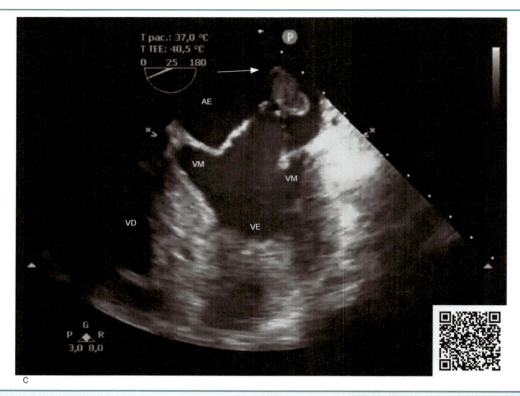

5.4.5.2.C. Rotura de músculo papilar. No plano 4CH, em 25°, observa-se cabeça do M Pap projetando-se para o interior do AE na sístole (seta).

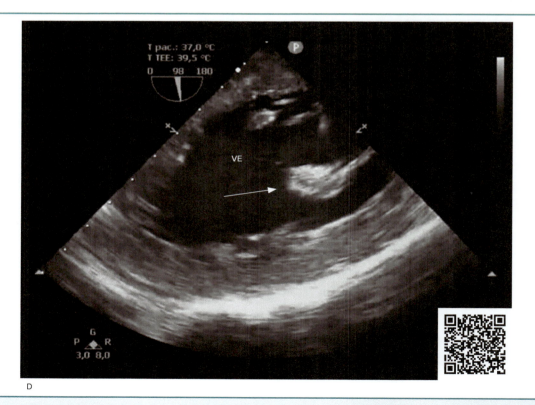

5.4.5.2.D. No plano transgástrico longitudinal, em 98°, observa-se descontinuidade abrupta do M Pap.

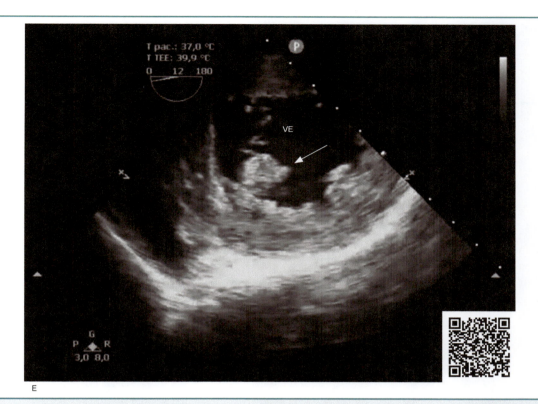

5.4.5.2.E. No plano transgástrico transversal, em 12°, ao nível dos músculos papilares, é observada a descontinuidade abrupta do músculo papilar na diástole.

5.4.6
Tethering Assimétrico da Valva Mitral

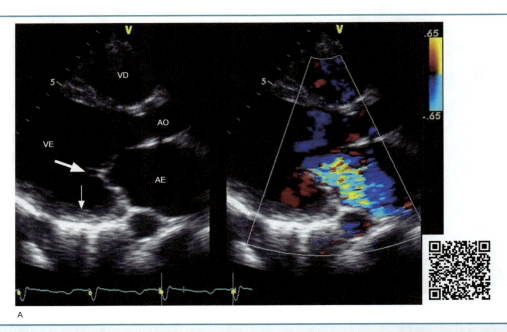

5.4.6.1.A. ECOTT 2D. *Tethering* assimétrico da VM pós IAM da PI. No plano paraesternal longitudinal (à esquerda), observa-se afilamento dos segmentos médio e basal da PIL (seta fina), sugestivo de fibrose, com tracionamento assimétrico e diminuição da coaptação das cúspides da VM (seta grossa). O Doppler em cores (à direita) mostra a IM mitral secundária, excêntrica, direcionada à parede livre do AE.

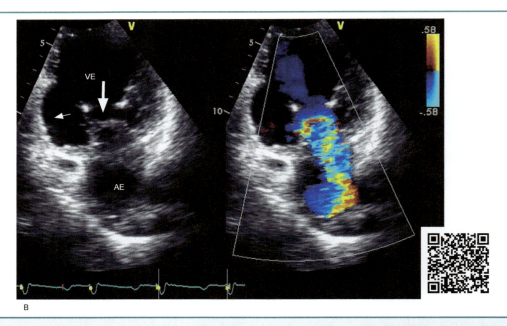

5.4.6.1.B. ECOTT 2D. *Tethering* assimétrico da VM. No plano apical 2CH (à esquerda) observa-se afilamento e abaulamento do segmento basal da PI, sugestivo de aneurisma basal da PI (seta fina) com tracionamento assimétrico e diminuição da coaptação das cúspides da VM (seta grossa). O Doppler em cores (à direita) mostra IM secundária excêntrica, direcionada à parede livre do AE.

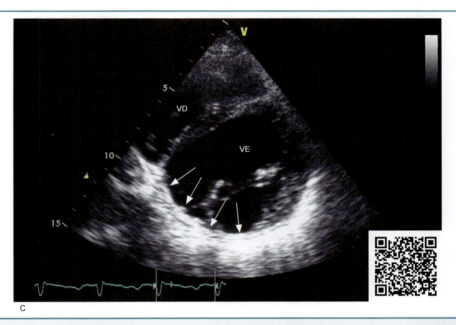

5.4.6.1.C. No plano transverso, ao nível da VM, observa-se afilamento dos segmentos basais da PI e da PIL (seta), sugestivo de fibrose, e tracionamento assimétrico das cúspides da VM.

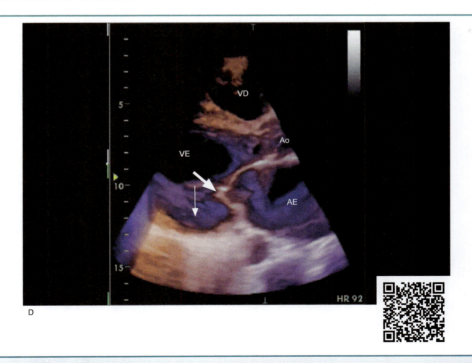

5.4.6.1.D. ECOTT 3D. Imagem tridimensional em tempo real de *tethering* assimétrico da VM pós-IAM de PI. No plano paraesternal longitudinal observa-se afilamento dos segmentos médio e basal da PIL (seta fina), sugestivo de fibrose, além do tracionamento assimétrico e diminuição da coaptação das cúspides da VM (seta grossa).

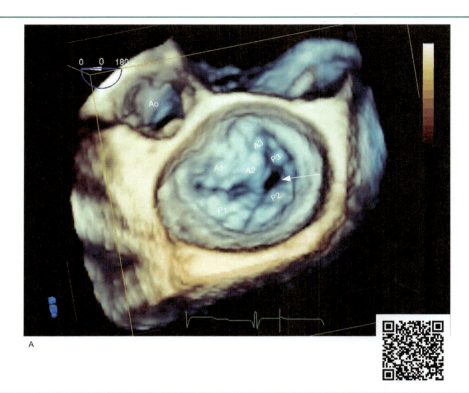

5.4.6.2.A. ECOTE 3D. *Tethering* assimétrico da VM pós-IAM. Em esôfago médio, em 0°, com aquisição tridimensional volumétrica em *zoom* e visão a partir da face atrial da VM (visão do cirurgião), visualiza-se diminuição da coaptação das cúspides da VM, especificamente dos segmentos A2 e P2 (seta).

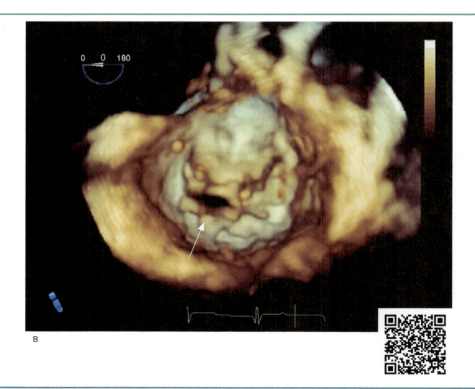

5.4.6.2.B. Em esôfago médio, em 0°, com aquisição tridimensional volumétrica em *zoom* e visão a partir da face ventricular da VM, visualiza-se diminuição da coaptação das cúspides da VM, especificamente dos segmentos A2 e P2 (seta).

Autores: CARLOS HENRIQUE REIS ESSELIN RASSI | RAUL SERRA VALÉRIO

RM/TC

5.4.3
Pseudoaneurisma x Aneurisma

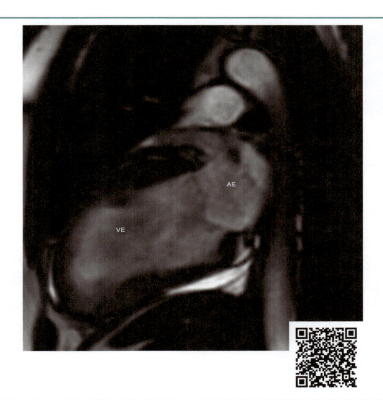

5.4.3.1. RMC. Aneurisma do ventrículo esquerdo. Imagem de cine-RM em 2CH com abaulamento apical do ventrículo esquerdo. No vídeo 5.4.3.1 observa-se movimento discinético do ventrículo esquerdo na porção apical, compatível com área do aneurisma do VE.

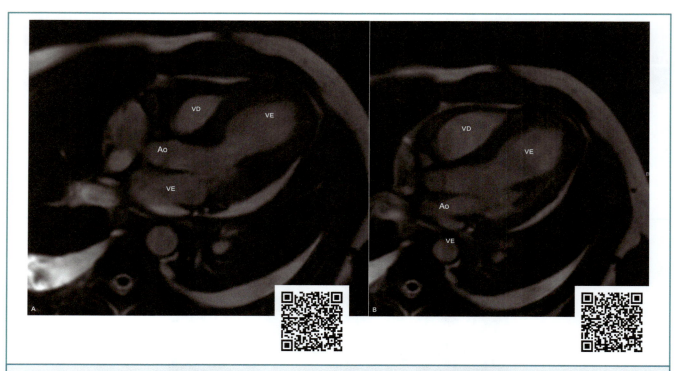

5.4.3.2.A e B. RMC. Aneurisma do VE. Imagem de cine-RM na sístole (A) e na diástole (B) com abaulamento apical do ventrículo esquerdo. No vídeo 5.4.3.2 observa-se movimento discinético do VE na porção apical, compatível com área de aneurisma do VE.

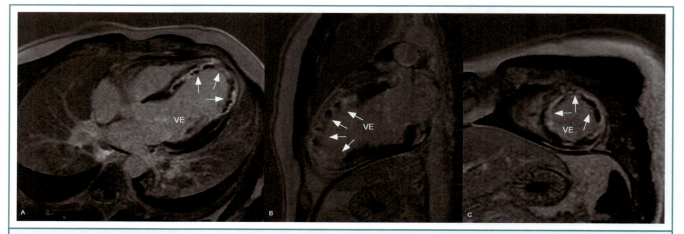

5.4.3.3.A, B e C. RMC. Aneurisma do VE. Imagens de RM adquiridas tardiamente após a injeção do contraste paramagnético em 4CH (A), 2CH (B) e EC (C) nas quais se observa uma área extensa de realce tardio miocárdico (setas), com áreas de *no reflow*, compatíveis com infarto miocárdico sem viabilidade em toda a área aneurismática do VE.

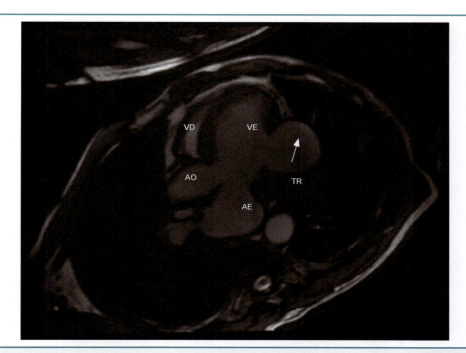

5.4.3.4. RMC. Pseudoaneurisma do ventrículo esquerdo. Imagens de cine-RM em 3CH com a presença de pseudoaneurisma da parede lateral (seta) do ventrículo esquerdo, com imagem sugestiva de trombo em seu interior.

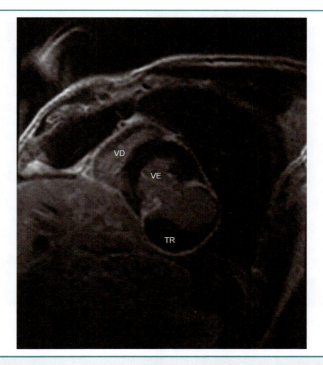

5.4.3.5. RMC. Pseudoaneurisma do ventrículo esquerdo. Imagem de RM adquirida tardiamente após a injeção do contraste paramagnético com a presença de pseudoaneurisma de VE, volumoso, parcialmente preenchido por trombo. Nota-se afilamento de toda a parede que reveste o pseudoaneurisma, com hipersinal quando comparada ao miocárdio normal.

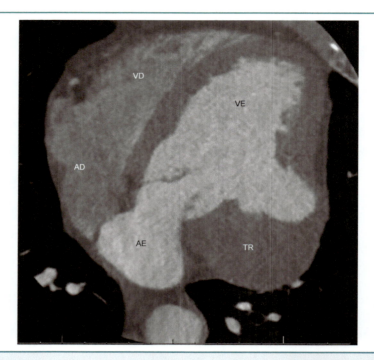

5.4.3.6. Ângio-TC coronárias. Pseudoaneurisma do VE. Plano axial com presença de pseudoaneurisma na parede lateral do VE, parcialmente preenchido por trombo.

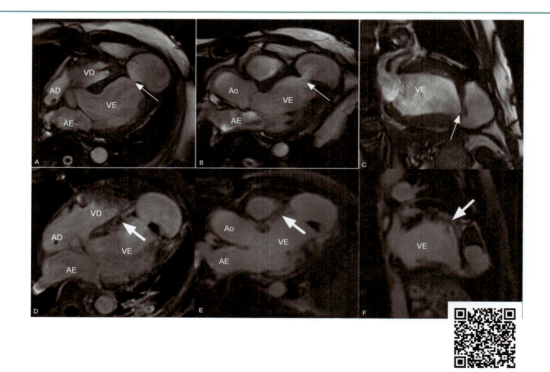

5.4.3.7.A, B, C, D, E e F. RMC. Pseudoaneurisma pós-IAM. Imagens demonstrando pseudoaneurisma (seta fina) em segmento apical do VE, em cortes 4CH, 3CH e 2CH, respectivamente. Imagens abaixo em sequência de realce tardio demonstrando áreas de fibrose miocárdica (seta grossa) de padrão isquêmico. O vídeo 5.4.3.7 cine-RM em 4CH demonstra a presença de pseudoaneurisma (seta) com colo estreito em ápice do VE.

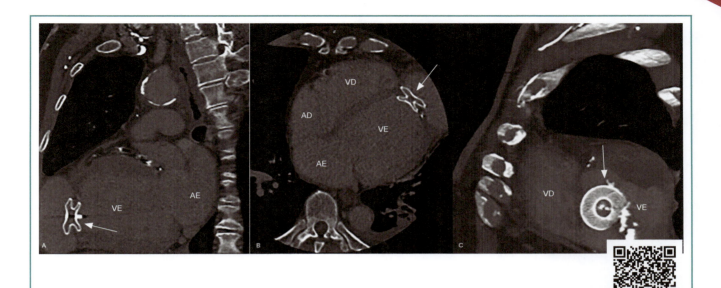

5.4.3.8.A, B e C. Ângio-TC de coronárias. Pseudoaneurisma corrigido. Imagem em 2CH (A), 4CH (B) e axial (C) mostrando imagem de pseudoaneurisma apical do VE, pós-IAM, corrigido com prótese de Amplatzer (setas). O vídeo 5.4.3.8 mostra a reconstrução 3D da correção percutânea do pseudoaneurisma.

5.4.4
Trombo

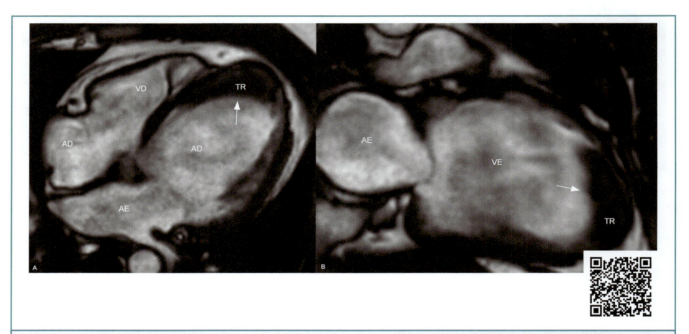

5.4.4.1.A e B. RMC. Trombo apical. Imagens de cine-RM em 4CH (A) e 2CH (B) com dilatação do VE e afilamento miocárdico anterosseptal e apical, com presença de trombo apical (seta).

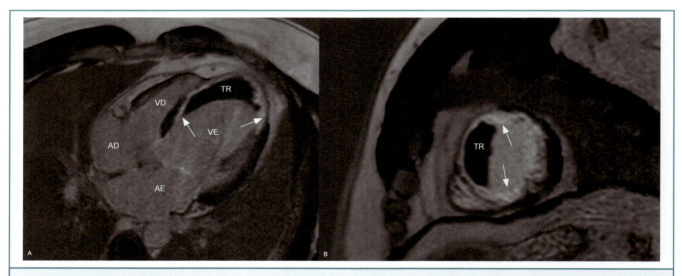

5.4.4.2.A e B. RMC. Trombo apical. Imagens de RM adquiridas após a injeção de contraste em 4CH (A) e eixo curto (B) com área de realce miocárdico transmural que se estende pelo segmento anterosseptal e toda a região apical do ventrículo esquerdo (setas) e presença de trombo apical.

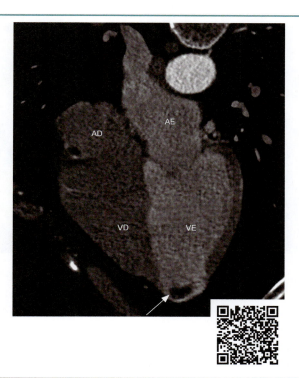

5.4.4.3. Ângio-TC de coronárias. Trombo apical. Imagem em 4CH mostrando imagem de aneurisma de ponta com presença de trombo apical (seta) no VE.

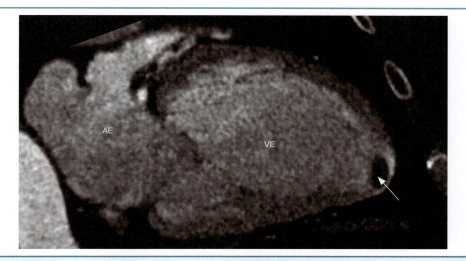

5.4.4.4. Ângio-TC de coronárias. Trombo apical. Plano 2CH mostrando imagem de aneurisma de ponta com presença de trombo apical (seta) no VE.

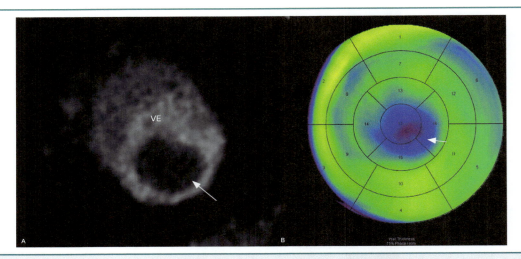

5.4.4.5.A e B. Ângio-TC de coronárias. Trombo apical. Corte axial apical (A) e *bull's eye* (B) mostrando imagem de aneurisma de ponta com presença de trombo apical (seta) no VE. No *bull's-eye* do VE mostrando hipocinesia (roxo) dos segmentos apicais e do ápex (seta).

5.4.5
IAM do Ventrículo Direito

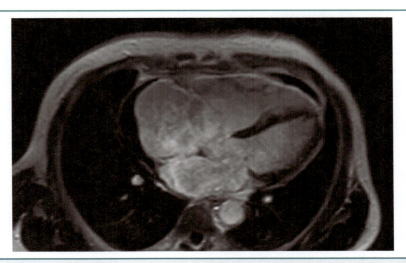

5.4.5. RMC. Infarto do ventrículo direito. Imagens de RM adquiridas tardiamente após a injeção do contraste paramagnético em 4CH evidenciando dilatação de câmaras cardíacas direitas, associada à presença de sinal hiperintenso na parede livre do ventrículo direito, compatível com realce tardio transmural do ventrículo direito.

SEÇÃO 6

PRÓTESES VALVARES

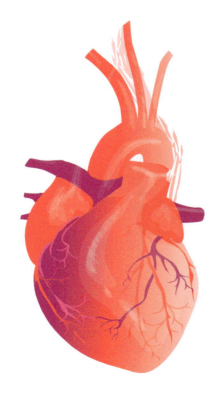

COORDENADORES DA SEÇÃO

 ELIZA DE ALMEIDA GRIPP

 RODRIGO BAHIENSE VISCONTI

 ROGÉRIO TASCA

 CLÉRIO FRANCISCO DE AZEVEDO FILHO

 JOÃO LUIZ CAVALCANTE

6.1 PRÓTESES BIOLÓGICA E MECÂNICA NORMOFUNCIONANTES

Autores: RAFAEL BONAFIM PIVETA | VITÓRIA RÉGIA BESERRA BARBOSA XIMENES

ECO

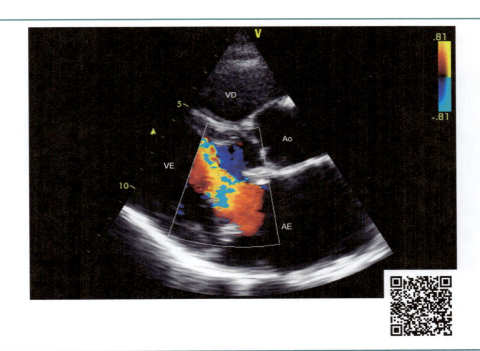

6.1.1. ECOTT 2D. Prótese biológica em posição mitral. No plano paraesternal longitudinal, o Doppler em cores demonstra o direcionamento do fluxo da prótese para o SIV.

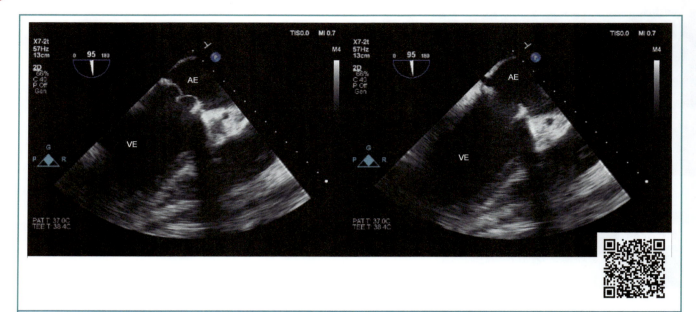

6.1.2. ECOTE 2D. Prótese biológica em posição mitral. No plano em 95° observam-se os folhetos da prótese e a sua coaptação à esquerda. Á direita, visualizam-se as hastes de sustentação e a abertura normal dos seus folhetos.

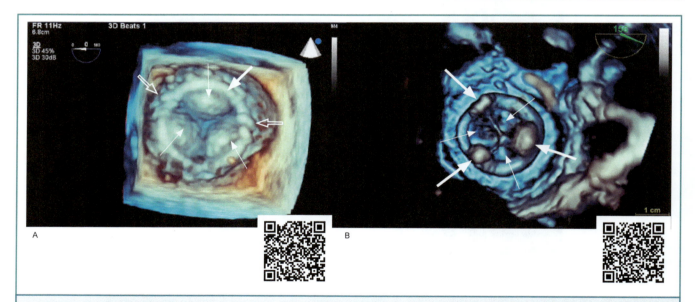

6.1.3.A. e B. ECOTE 3D. Prótese biológica em posição mitral. Em A, através da aquisição 3D *zoom*, visão a partir da face atrial, são visualizados os folhetos (setas finas), o anel de sustentação (seta grossa) e os pontos de sutura da prótese (setas sem preenchimento). Em B, visão a partir da face ventricular, visualizam-se os folhetos (setas finas) e as hastes da prótese (setas grossas).

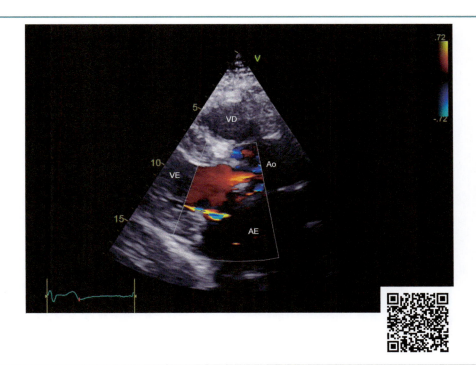

6.1.4. ECOTT 2D. Prótese biológica em posição aórtica. No plano paraesternal longitudinal visualiza-se o fluxo transvalvar através do Doppler em cores.

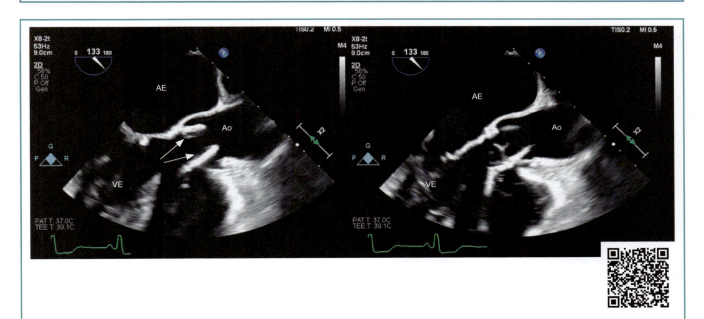

6.1.5. ECOTE 2D. Prótese biológica em posição aórtica. No eixo longo, em 133°, evidenciam-se as suas hastes e a abertura adequada dos seus folhetos (setas) à esquerda. À direita observa-se o fechamento dos seus folhetos.

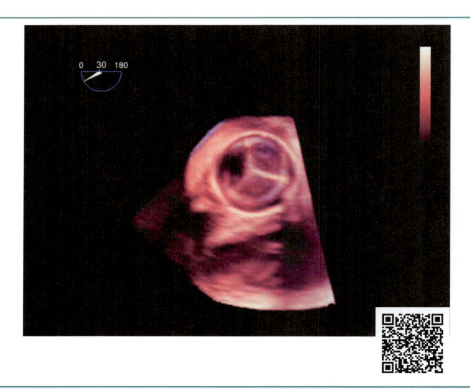

6.1.6. ECOTE 3D. Prótese biológica em posição aórtica. Aquisição 3D *zoom*, com a visualização dos seus três folhetos.

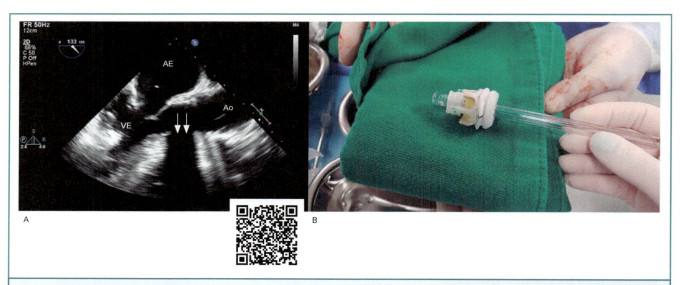

6.1.7.A. ECOTE 2D. Prótese biológica Intuity (de implante facilitado) em posição aórtica. No eixo longo, em 133°, evidenciam-se as características da prótese: presença de anel de fixação, associado a *stent* e ausência de fios de sutura. O *stent* reduz o risco de *leak*, entretanto gera intensa sombra acústica (setas).
6.1.7.B. Foto da prótese biológica Intuity número 23 com altura de 15 mm e diâmetro interno de 22 mm.

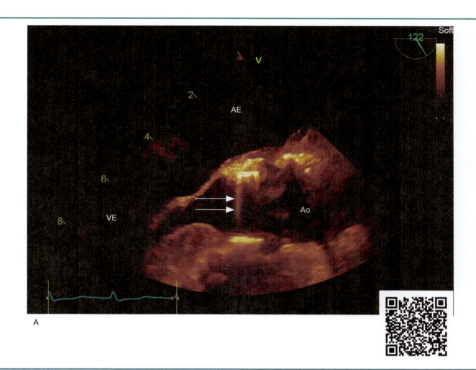

6.1.8A. ECOTE 2D. Prótese biológica Perceval (de implante facilitado e sem suturas). No eixo longo, em 122°, podemos identificar prótese em posição aórtica com mobilidade normal dos seus folhetos e a presença de artefato de imagem (setas) causado pelo *stent* de sustentação da prótese.

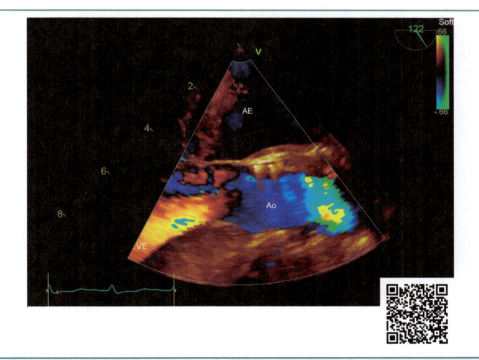

6.1.8.B. Em 122°, o Doppler em cores mostra o fluxo laminar através da prótese.

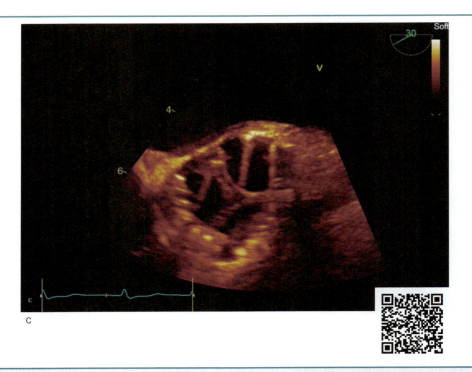

6.1.8.C. No plano transverso em 30°, médio esôfago, são observados os três folhetos da prótese.

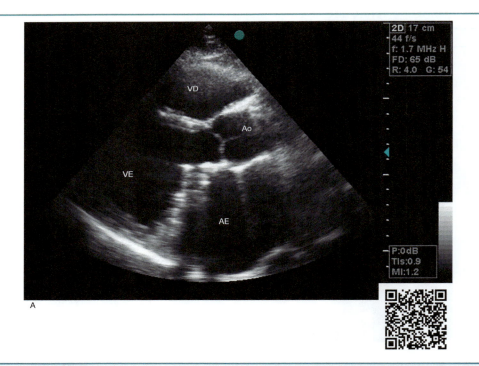

6.1.9.A. ECOTT 2D. Prótese mecânica de disco único em posição mitral. No plano paraesternal longitudinal visualizam-se o movimento do disco, a reverberação e a sombra acústica causados pela estrutura metálica.

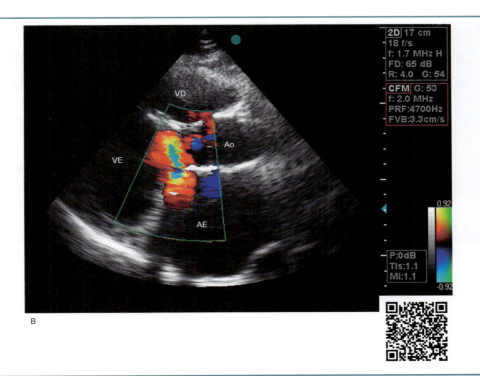

6.1.9.B. O Doppler em cores mostra que o fluxo diastólico através da prótese é direcionado anteriormente para o SIV.

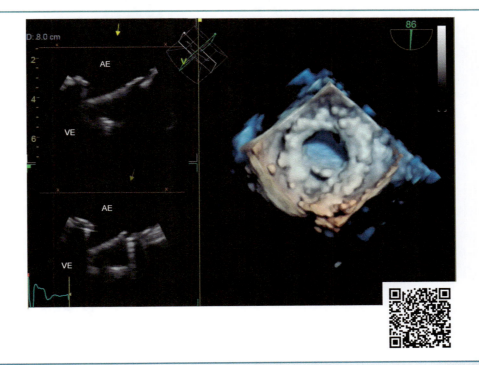

6.1.10. ECOTE 3D. Prótese mecânica de disco único em posição mitral. Na aquisição 3D *zoom*, através da face atrial, observa-se a mobilidade do disco. Estas próteses, dependendo do modelo, mostram aberturas com ângulos variando entre 60° a 70°.

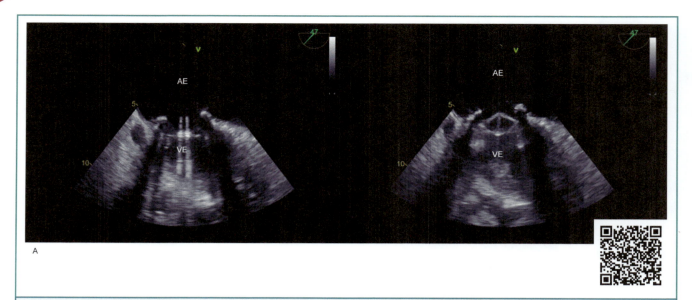

6.1.11.A. ECOTE 2D. Prótese mecânica de duplo disco em posição mitral. Em 47°, esôfago médio, é visualizada sua movimentação normal. À esquerda, prótese com discos abertos, formando três orifícios, sendo o central menor que os outros dois. Observe que os hemidiscos abrem em torno de 85°, o que torna estas próteses muito pouco restritivas. À direita, prótese com os hemidiscos fechados, formando um ângulo entre 30 a 35° com o anel valvar.

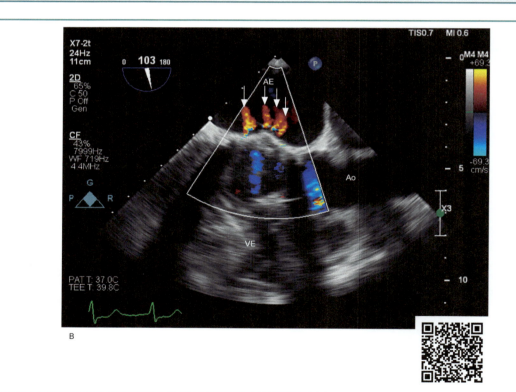

6.1.11.B. Em 103°, com o Doppler em cores, observa-se a presença de regurgitações fisiológicas (setas).

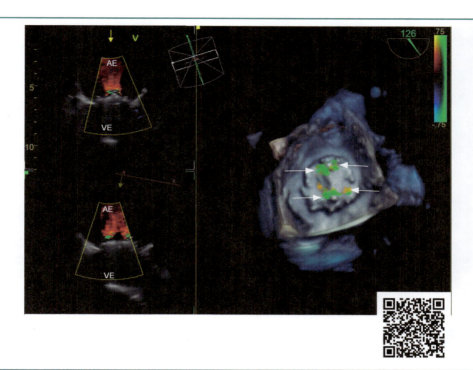

6.1.11.C. ECOTE 3D. Na aquisição 3D *zoom*, visão a partir da face atrial, visualizam-se as regurgitações fisiológicas (setas).

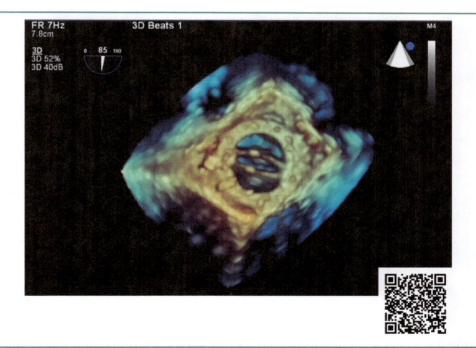

6.1.12. ECOTE 3D. Prótese mecânica de duplo disco em posição mitral. Aquisição *full* volume, visão a partir da face atrial evidenciando a prótese com seus discos normofuncionantes.

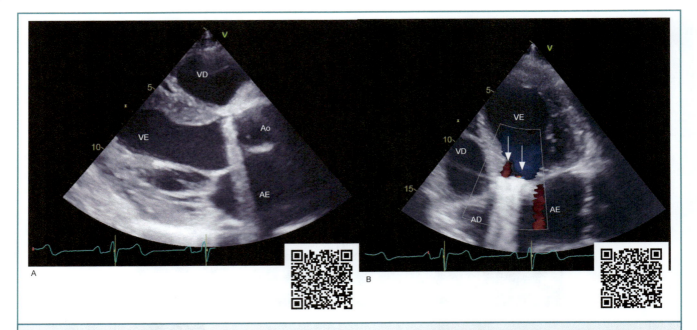

6.1.13.A e B. ECOTT 2D. Prótese mecânica em posição aórtica de duplo disco. Em A, no plano paraesternal longitudinal, presença de reverberações e sombra acústica causadas pelo material metálico. Em B, no plano 5CH, o Doppler em cores mostra a aceleração do fluxo sistólico na VSVE (vide vídeo), e pequenos jatos de regurgitações fisiológicas na diástole (setas).

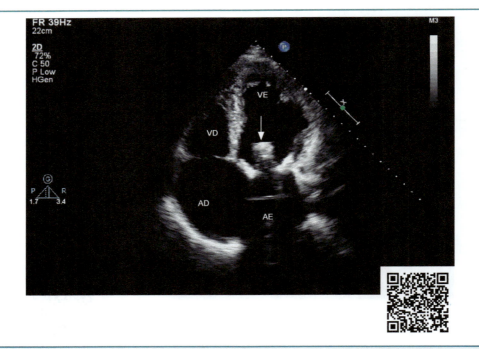

6.1.14.A. ECOTT 2D. Prótese mecânica bola-gaiola (Starr-Edwards). No plano apical 4CH observa-se o movimento da bola para o ápice da gaiola (seta) na diástole e para sua base na sístole.

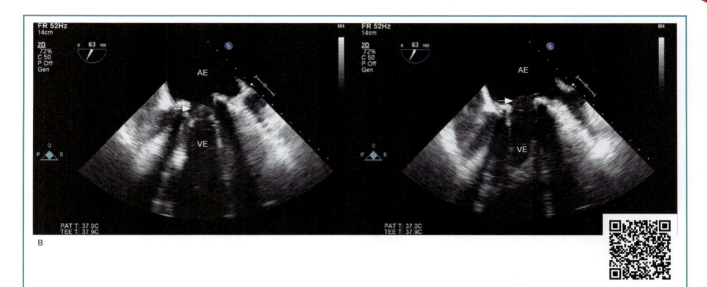

6.1.14.B. ECOTE 2D. No eixo em 63° observa-se a excursão da bola durante o ciclo cardíaco. A gaiola é formada por um anel e dois arcos em formato de "U", onde a bola se desloca passivamente (setas). A bola gera intensa sombra acústica.

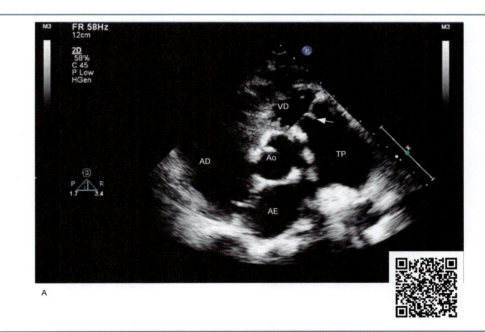

6.1.15.A. ECOTT 2D. Prótese biológica em posição pulmonar. No plano paraesternal eixo curto, ao nível dos vasos da base, observam-se o anel de sustentação e os folhetos da prótese (seta) com mobilidade preservada. A valva aórtica é bivalvular.

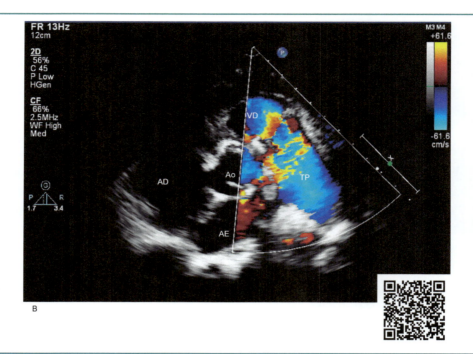

6.1.15.B. Na avaliação do Doppler em cores, imagem adquirida com a visualização da VSVD e do tronco pulmonar, é evidenciado o fluxo através da prótese pulmonar.

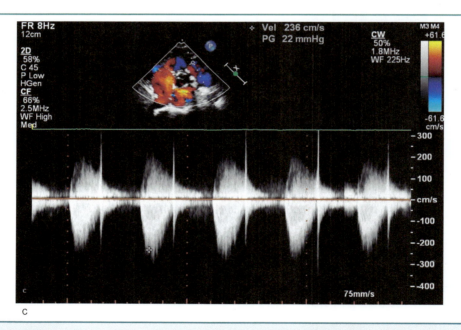

6.1.15.C. O Doppler espectral demonstra gradiente transprotético normal.

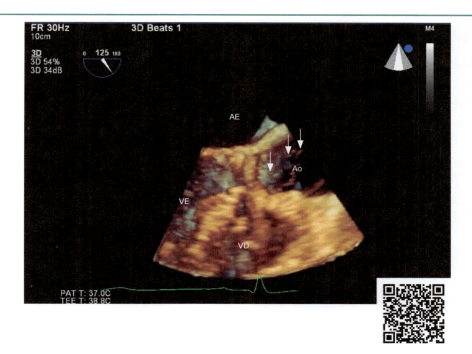

6.1.16. ECOTE 3D. Microcavitações. No eixo longo, em 125°, observam-se as microcavitações: estruturas arredondadas, hiperecogênicas, formadas em sítios de queda rápida de pressão, como no fechamento da prótese mecânica em posição aórtica, gerando mudança no estado físico líquido para gasoso, com a consequente formação das bolhas macroscópicas (setas).

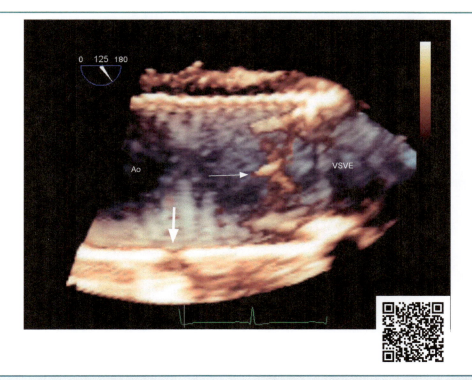

6.1.17. ECOTE 3D. Tubo valvado. Na aquisição 3D *zoom* visualiza-se o tubo valvado, com destaque para a malha do tubo e para a prótese biológica (seta fina). Observa-se ainda o ponto de anastomose da ACD na parede anterior do tubo (seta grossa). Esse procedimento corresponde a uma das variações da cirurgia de Bentall e De Bono.

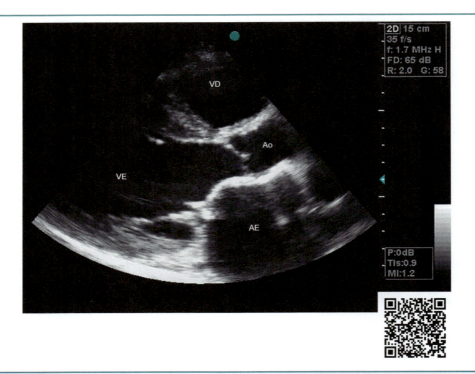

6.1.18.A. ECOTT 2D. Homoenxerto aórtico. No plano paraesternal longitudinal, a prótese de cadáver humano em posição aórtica é semelhante a uma valva nativa.

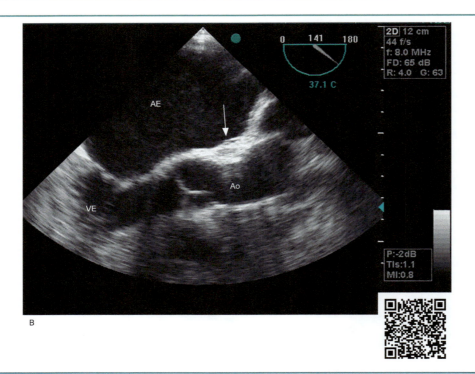

6.1.18.B. ECOTE 2D. Anastomose da peça anatômica do cadáver com a AoA do receptor. No eixo longo, em 141°, é possível identificar maior espessamento da parede da Ao na região da junção sinotubular (seta), onde ocorreu a anastomose da peça anatômica do cadáver com a AoA do receptor.

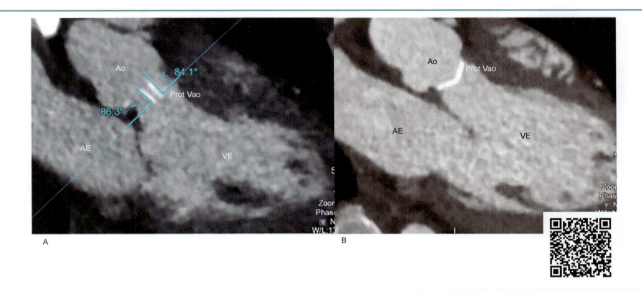

6.1.1. Ângio-TC. Prótese mecânica em posição aórtica. Imagens no plano 3CH em sístole (A) e diástole (B). É possível avaliar a mobilidade e o ângulo de abertura dos folhetos.

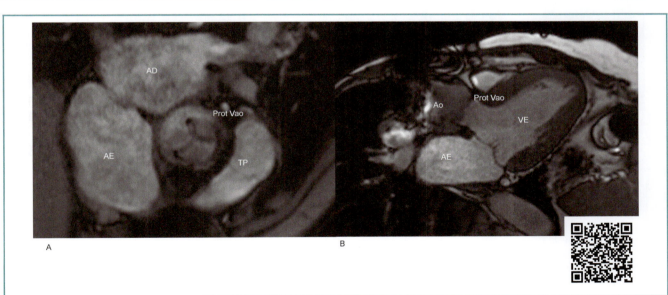

6.1.2. RMC. Prótese biológica em posição aórtica. Imagens em cine-RM SSFP no plano valvar (A) e 3CH (B). É possível avaliar a mobilidade dos folhetos e as demais estruturas cardíacas.

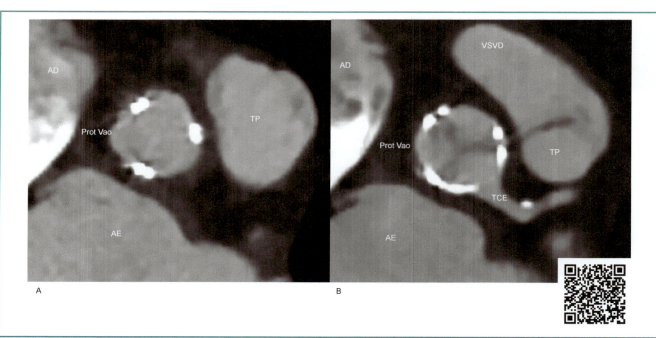

6.1.3. Ângio-TC. Prótese biológica em posição aórtica. Imagens em sístole (A) e diástole (B) no plano valvar. É possível avaliar a mobilidade dos folhetos, a presença de espessamentos e a área de abertura da prótese.

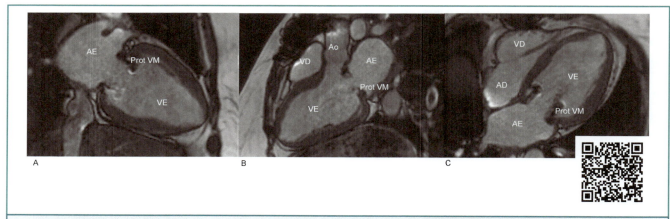

6.1.4. RMC. Prótese biológica em posição mitral. Imagens nos planos 2CH (A), 3CH (B) e 4CH (C). É possível avaliar a mobilidade dos folhetos e as demais estruturas cardíacas.

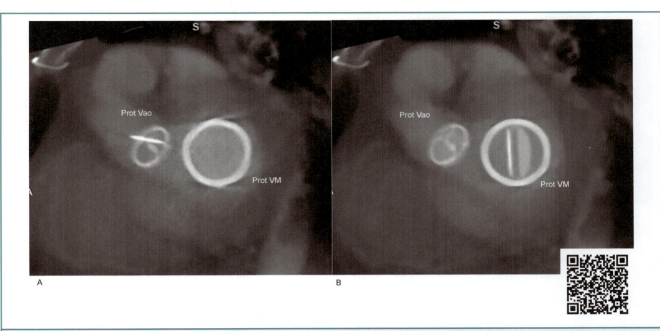

6.1.5. Ângio-TC. Próteses mecânicas em posição aórtica e mitral. Reconstrução em MIP durante a sístole (A) e diástole (B). Pode-se observar a mobilidade e abertura de ambas as próteses.

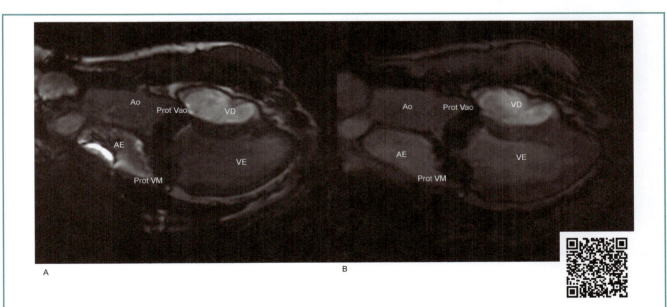

6.1.6. RMC. Próteses mecânicas em posição aórtica e mitral. Imagens no plano 3CH em sequência de cine-RM SSFP (A) e GRE (B). Os artefatos de suscetibilidade magnética são reduzidos e permitem melhor definição das demais estruturas do coração quando utilizado o cine-RM GRE.

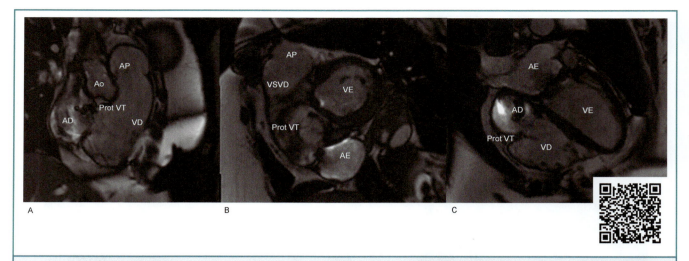

6.1.7. RMC. Prótese biológica em posição tricúspide. Imagens no eixo longo das cavidades direitas (A), plano valvar (B) e 4CH (C). É possível avaliar a mobilidade dos folhetos e as demais estruturas cardíacas.

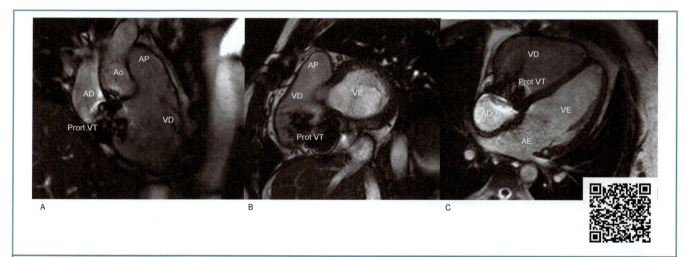

6.1.8. RMC. Prótese mecânica em posição tricúspide. Imagens no eixo longo das cavidades direitas (A), plano valvar (B) e 4CH (C). Embora artefatos dificultem a análise da prótese, as demais estruturas cardíacas são bem visualizadas.

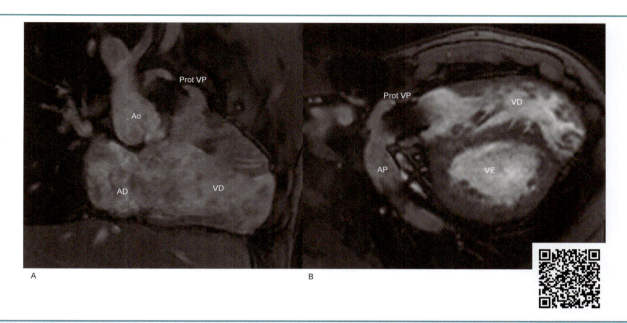

6.1.9. RMC. Prótese biológica em posição pulmonar. Imagens no eixo longo das cavidades direitas (A) e na via de saída do VD (B). É possível avaliar a mobilidade dos folhetos e as demais estruturas cardíacas.

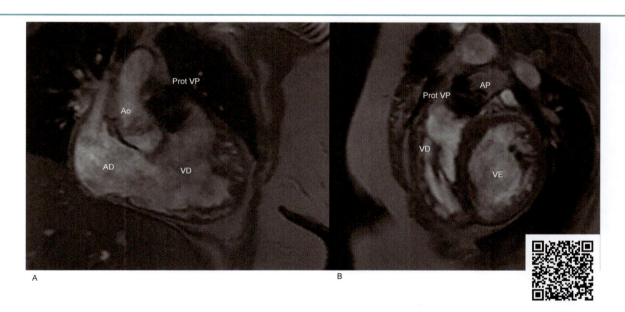

6.1.10. RMC. Prótese mecânica em posição pulmonar. Imagens no eixo longo das cavidades direitas (A) e na via de saída do VD (B). Embora artefatos dificultem a análise da prótese, as demais estruturas cardíacas são bem visualizadas.

6.2 COMPLICAÇÕES

Autores: RAFAEL BONAFIM PIVETA | VITÓRIA RÉGIA BESERRA BARBOSA XIMENES

ECO

6.2.1 Deterioração Estrutural

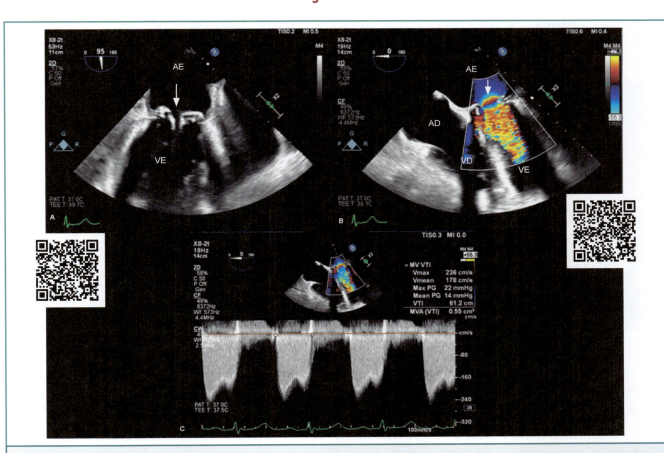

6.2.1.1.A. ECOTE 2D. Estenose de prótese biológica em posição mitral. Em 95° observa-se a redução da abertura dos seus folhetos (seta).

6.2.1.1.B. Em 0°, o Doppler em cores evidencia fluxo turbilhonar através dos folhetos estenosados da prótese, formando a zona de convergência de fluxo (seta).

6.2.1.1.C. Doppler contínuo revelando padrão de estenose protética importante, com gradiente AE/VE máximo de 22 e médio de 14 mmHg e área valvar de 0,55 cm², medida através da equação de continuidade.

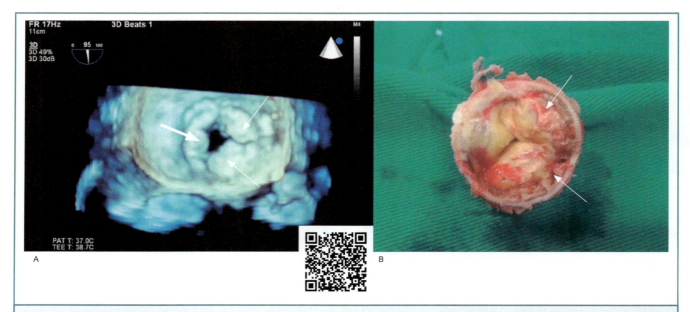

6.2.1.2.A. ECOTE 3D. Prótese biológica em posição mitral com folhetos degenerados. Na visão a partir da face atrial, nota-se que dois dos folhetos estão imóveis (setas finas) e o terceiro tem sua mobilidade reduzida (seta grossa).

6.2.1.2.B. Peça anatômica da prótese biológica degenerada. Observam-se, através da face atrial, pontos de degeneração com acometimento mais evidente na região basal de dois dos folhetos (setas).

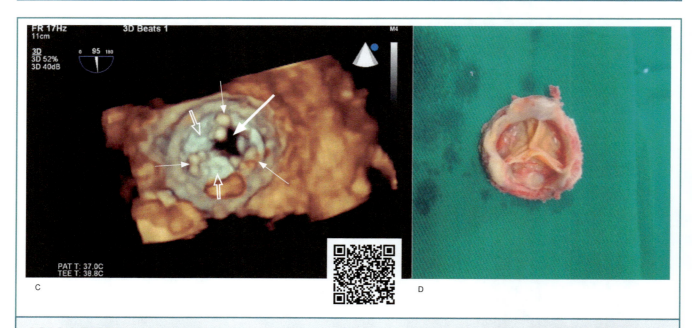

6.2.1.2.C. ECOTE 3D. Visão a partir da face ventricular. São visualizadas as hastes de sustentação (setas finas) e a restrição de sua abertura, destacando a abertura parcial de um dos folhetos (seta grossa), enquanto os outros dois permanecem imóveis (setas sem preenchimento).

6.2.1.2.D. Visualização da peça anatômica, visão a partir da face ventricular, evidenciando acometimento mais acentuado em dois dos folhetos.

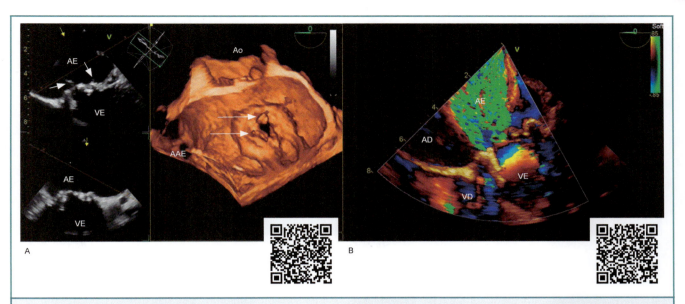

6.2.1.3.A. ECOTE 3D. Rotura dos folhetos da prótese biológica em posição mitral. Nas imagens bidimensionais identificam-se estruturas filiformes que se projetam para o AE, compatíveis com rotura de folheto (setas). À direita, na imagem 3D, com a visão a partir da face atrial, podemos identificar estas estruturas no interior do AE durante a sístole (setas).

6.2.1.3.B. ECOTE 2D. No plano em 0°, o Doppler em cores registra insuficiência importante da prótese biológica.

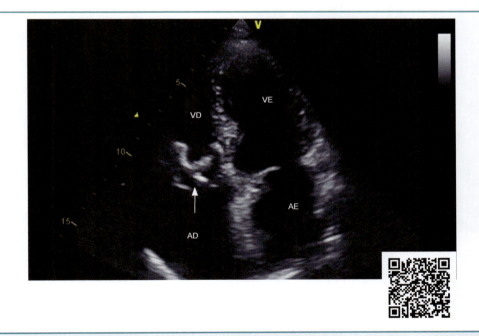

6.2.1.4. ECOTT 2D. Prótese biológica em posição tricúspide degenerada. No plano apical 4CH, observa-se o espessamento dos folhetos e a restrição da sua mobilidade. Além disso, parte de um dos folhetos está provavelmente roto, pois se projeta acima do plano de fechamento da prótese (seta).

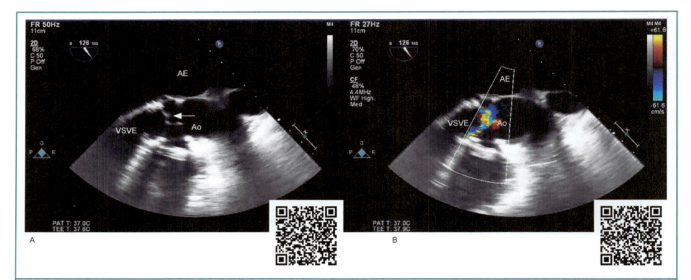

6.2.1.5.A. ECOTE 2D. Prótese biológica em posição aórtica apresentando degeneração estrutural. Em 126°, um folheto apresenta dobra em sua extremidade distal (seta), provocada por retração, gerando má coaptação.

6.2.1.5.B. O Doppler em cores mostra a insuficiência, com jato excêntrico direcionado para a cúspide anterior da VM através da dobra.

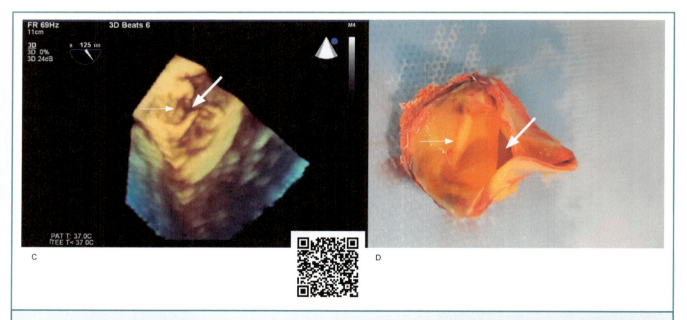

6.2.1.5.C. ECOTE 3D. Na aquisição 3D, visão a partir da face aórtica, observa-se dobra em um dos seus folhetos (seta fina), gerando falha de coaptação (seta grossa).

6.2.1.5.D. Peça anatômica da prótese descrita acima. A visão a partir da face aórtica mostra a dobra do folheto (seta fina) e a falha de coaptação (seta grossa).

6.2.2
Pannus

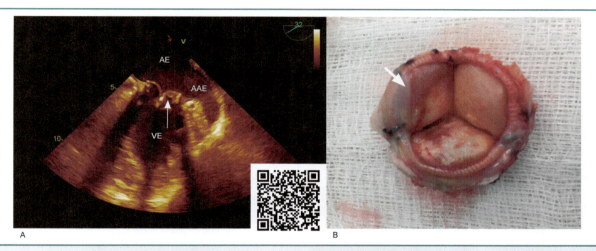

6.2.2.A. ECOTE 2D. *Pannus* em prótese biológica em posição mitral. Em 32°, o folheto relacionado com o AAE apresenta espessamento e mobilidade reduzida. Além disto, existe estrutura estendendo-se sobre a base da face ventricular deste folheto, sugestiva de *pannus* (seta).

6.2.2.B. Peça anatômica da prótese descrita acima. Visão a partir da face atrial, a região do anel que está em torno de 10 horas mostra estrutura fibrosa envolvendo o anel e a base do folheto adjacente, confirmando o diagnóstico de disfunção protética devido a *pannus* (seta).

6.2.3
Trombo

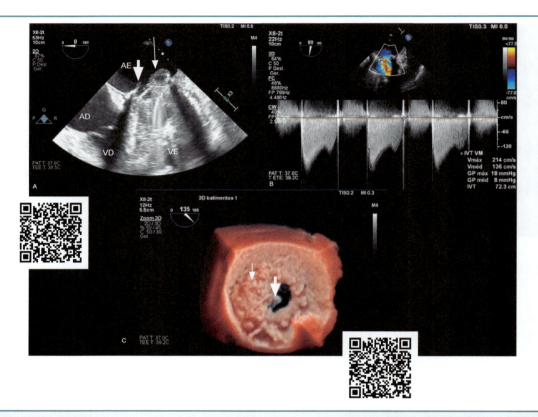

6.2.3.1.A. ECOTE 2D. Trombose parcial de prótese mecânica duplo disco em posição mitral. No plano em 0°, presença de grande trombo estendendo-se sobre a superfície atrial do disco imóvel (seta fina) e uma pequena estrutura filamentar com grande mobilidade junto à face atrial do disco móvel, sugestiva de pequeno trombo (seta grossa).

6.2.3.1.B. Doppler contínuo registrando o fluxo através da prótese com trombose. Aumento do gradiente diastólico AE/VE máximo/médio: 18/8 mmHg.

6.2.3.1.C. ECOTE 3D. Trombose parcial de prótese mecânica duplo disco em posição mitral. Através da face atrial, visualizado grande trombo (seta fina) no interior do AE, ocluindo um dos discos. Na diástole, com a técnica de *TrueVue*, observa-se o pequeno trombo (seta grossa) pedunculado.

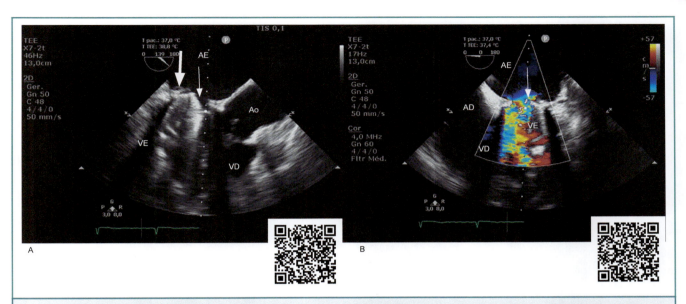

6.2.3.2.A. ECOTE 2D. Trombose parcial de prótese mecânica duplo disco na posição mitral. No plano em 139° observa-se que o disco relacionado à aorta apresenta redução de mobilidade (seta fina), enquanto o outro está imóvel devido ao trombo sobre a sua face atrial (seta grossa).

6.2.3.2.B. Em 0° o Doppler em cores demonstra fluxo turbilhonar e aumento da velocidade através do disco que apresenta mobilidade reduzida (seta).

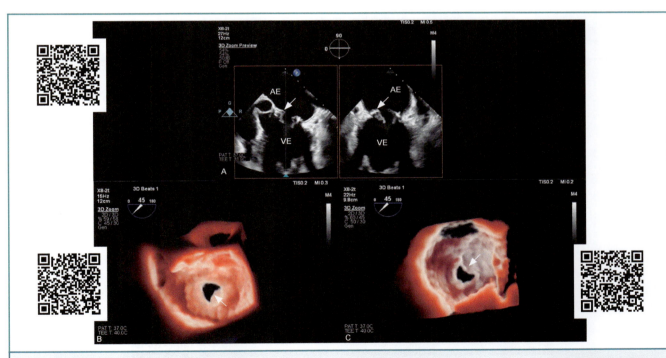

6.2.3.3.A. ECOTE 2D. Disfunção de prótese biológica em posição mitral, que pode ser devida a trombose ou *pannus*. Através do *xPlane*, em 90°, observa-se espessamento dos folhetos e mobilidade reduzida de um deles (seta).

6.2.3.3.B. ECOTE 3D. Utilizando a técnica de *TrueVue*, visão a partir da face atrial, é possível identificar a relação dos folhetos. Notem que um dos folhetos está imóvel (seta).

6.2.3.3.C. Na aquisição a partir da face ventricular visualizamos as hastes de sustentação da prótese e identificamos mais facilmente que a mobilidade de um dos folhetos está comprometida (seta).

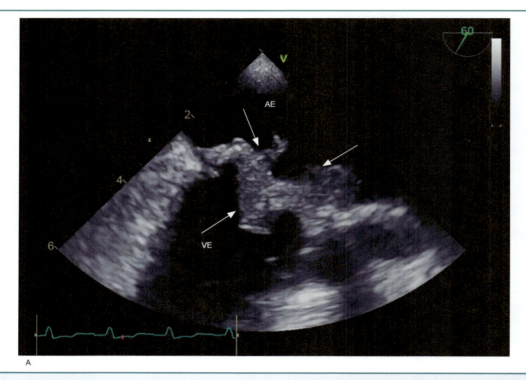

6.2.3.4.A. ECOTE 2D. Trombose total de prótese biológica em posição mitral. Através do plano em 60° observa-se extensa trombose acometendo toda a face atrial e ventricular da prótese biológica (setas), com importante restrição de sua abertura.

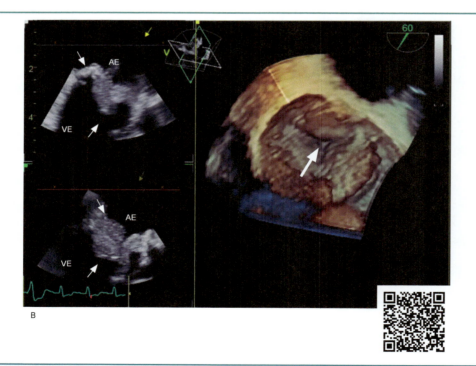

6.2.3.4.B. Nas imagens em 2D, à esquerda, destaca-se a extensa trombose nas faces atrial e ventricular da prótese biológica em posição mitral (setas finas). Na imagem 3D, com visão a partir do AE, à direita, destaca-se a trombose acometendo toda a face atrial da prótese e importante estenose (seta grossa).

6.2.4
Mismatch

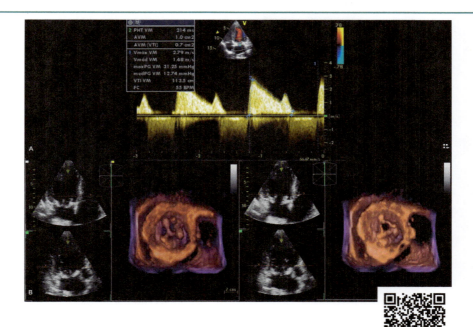

6.2.4.A. ECOTT 2D. *Mismatch* de prótese biológica em posição mitral. No plano apical 4CH, o registro do Doppler contínuo mostra aumento dos gradientes máximo e médio (31/12 mmHg) e área efetiva estimada em 0,7 cm².

6.2.4.B. ECOTT 3D. Aquisição 4D *zoom*, visão a partir da face ventricular. No vídeo, as hastes de sustentação e os três folhetos apresentam textura e mobilidade preservadas, afastando disfunção protética e sugerindo uma prótese pequena para a superfície corporal do paciente – PPM (paciente/prótese *mismatch*).

6.2.5
Insuficiência Paraprotética

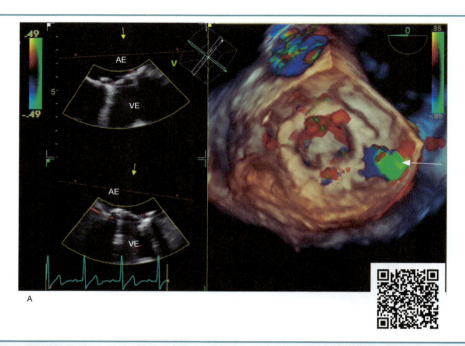

6.2.5.1.A. ECOTE 3D. Na visão a partir da face atrial, o Doppler em cores revela três jatos centrais de baixa velocidade (em vermelho), compatíveis com regurgitações fisiológicas. Entretanto, observa-se um jato de alta velocidade em verde (seta), localizado em posição de 3 horas, que se origina entre a parede atrial e o anel da prótese, compatível com *leak* paraprotético.

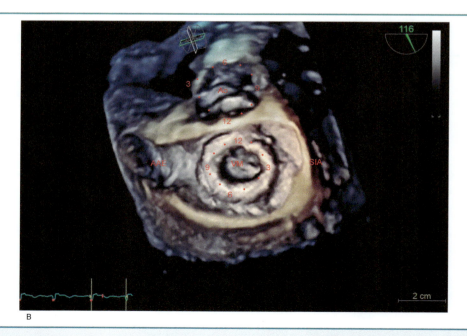

6.2.5.1.B. ECOTE 3D. Ilustração para localização da insuficiência paraprotética de acordo com as estruturas anatômicas: AAE em torno de 9 h, Ao às 12 h e o septo interatrial às 3 h.

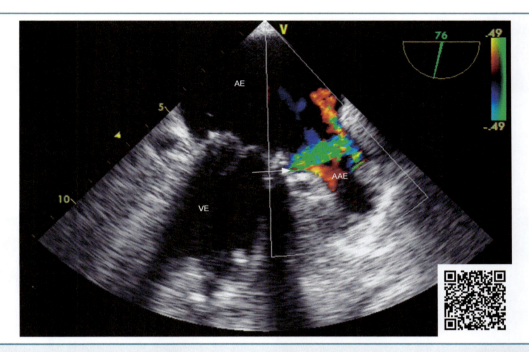

6.2.5.2. ECOTE 2D. Insuficiência paraprotética de prótese biológica em posição mitral. No plano em 76° observam-se folhetos com textura e mobilidade preservadas. O Doppler em cores mostra fluxo turbilhonar que se origina entre o anel da prótese e o anel nativo, compatível com *leak* paraprotético (seta). O jato da insuficiência atinge a parede do AAE, parte se dirigindo para fora do AAE e parte para dentro do AAE.

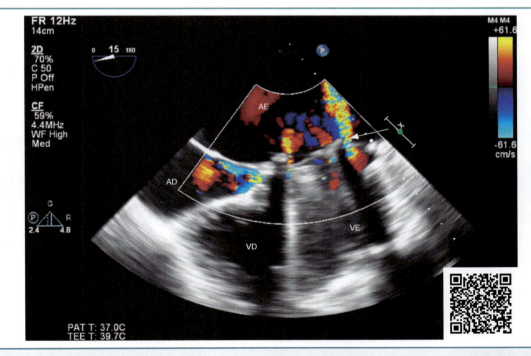

6.2.5.3. ECOTE 2D. Insuficiência paraprotética em prótese mecânica em posição mitral. No plano em 15° o Doppler em cores mostra insuficiência importante na região lateral do anel (seta). Observem que esta insuficiência é paraprotética, pois ocorre por fora do anel da prótese. Observam-se outros dois jatos de baixa velocidade (em vermelho), que se projetam para dentro do AE e que ocorrem dentro do anel da prótese. Estes são exemplos de regurgitações fisiológicas.

6.2.1
Deterioração Estrutural

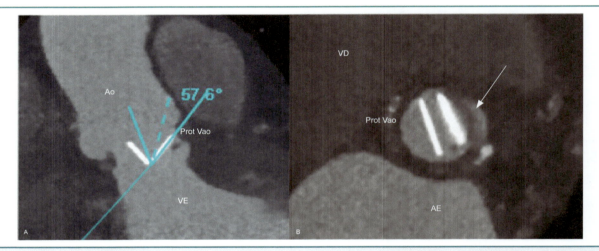

6.2.1.1. Ângio-TC. Falência estrutural de prótese mecânica em posição aórtica. Um dos folhetos da prótese não abre de forma adequada (A) devido à presença de *pannus* (seta) restringindo seu movimento (B).

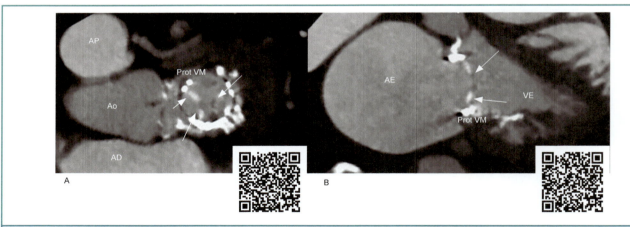

6.2.1.2. Ângio-TC. Falência estrutural de prótese mitral biológica por calcificação (setas) e degeneração dos folhetos. Imagens no plano valvar (A) e no eixo longo das cavidades esquerdas (B).

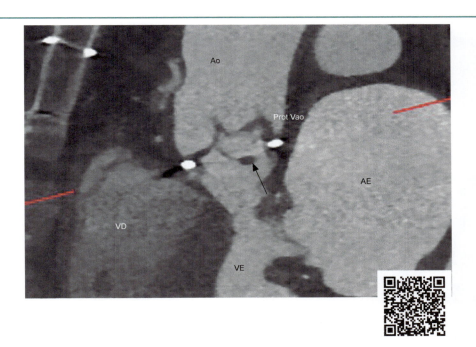

6.2.1.3. Ângio-TC. Falência estrutural de prótese biológica em posição aórtica por *flail* de um de seus folhetos (seta).

6.2.2
Pannus

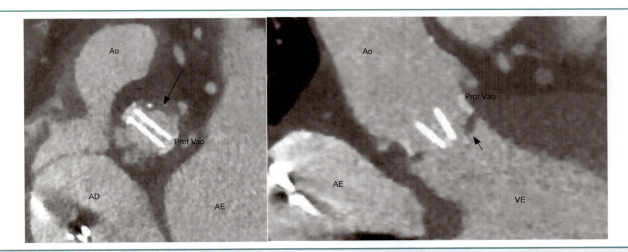

6.2.2.1. Ângio-TC. Prótese mecânica em posição aórtica com *pannus* restringindo a movimentação de um de seus folhetos (setas). Imagens nos planos valvar (A) e coronal (B).

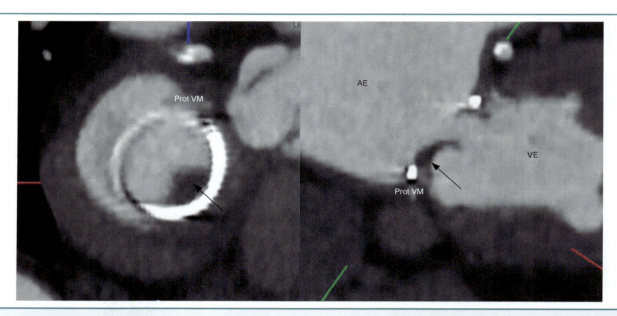

6.2.2.2. Ângio-TC. Prótese biológica em posição mitral com hipoatenuação e espessamento de seu folheto correspondendo a *pannus* (setas). Imagens no plano valvar (A) e no eixo longo das cavidades esquerdas (B).

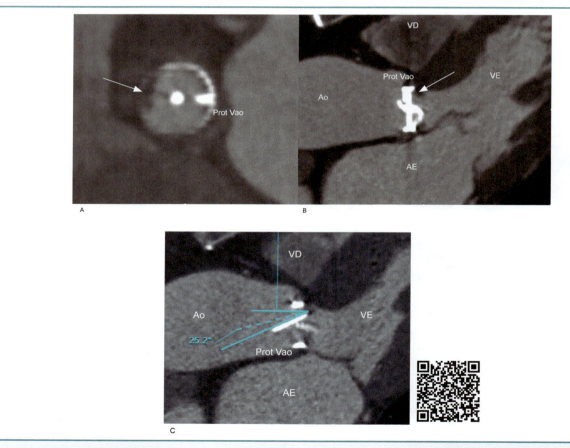

6.2.2.3. Ângio-TC. Prótese mecânica em posição aórtica com *pannus* restringindo a movimentação do disco (setas). Imagens no plano valvar (A) e 3CH (B, C). O ângulo de abertura medido é menor do que o esperado para esse tipo de prótese (C).

6.2.3
Trombo

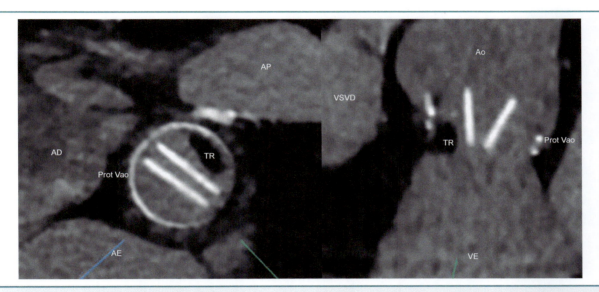

6.2.3. Ângio-TC. Prótese mecânica em posição aórtica com trombose na sua estrutura. Imagens no plano valvar (A) e coronal (B).

6.2.4
Insuficiência Paraprotética

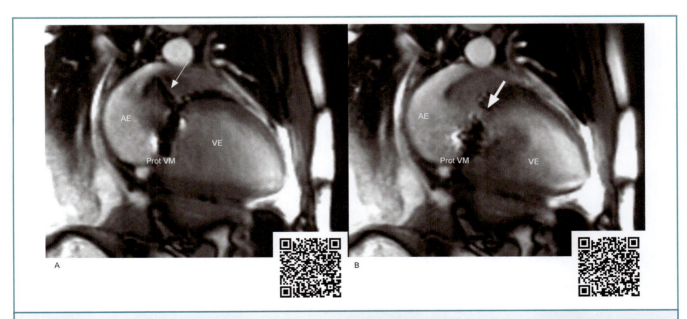

6.2.4. RMC. Insuficiência paraprotética. Em paciente com prótese biológica em posição mitral. Imagens no plano 2CH em sístole (A) e diástole (B). Durante a sístole observa-se jato de insuficiência paraprotética (seta). Durante a diástole pode-se observar o orifício por onde ocorre a insuficiência (seta grossa).

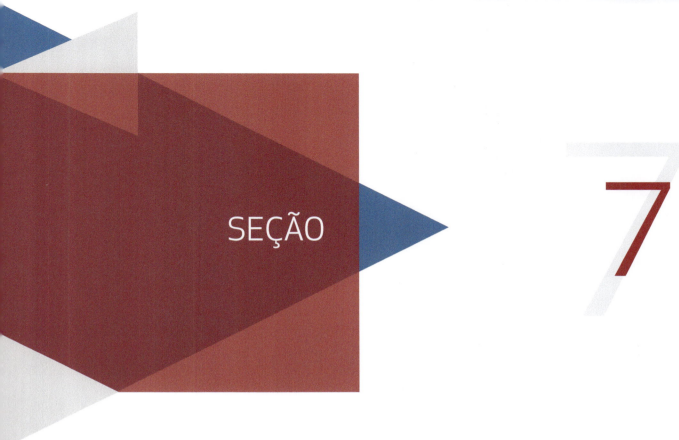

SEÇÃO 7

ENDOCARDITE

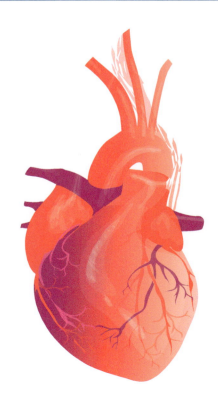

COORDENADORES DA SEÇÃO

 RAFAEL RABISCHOFFSKY

 HENRY ABENSUR

 AFONSO AKIO SHIOZAKI

 MARCELLO ZAPPAROLI

 LARA CRISTIANE TERRA FERREIRA CARREIRA

 RONALDO DE SOUZA LEÃO LIMA

 SIMONE CRISTINA SOARES BRANDÃO

7.1 VALVA MITRAL

Autores

LIRIA MARIA LIMA DA SILVA | MARCELO DANTAS TAVARES DE MELO

ECO

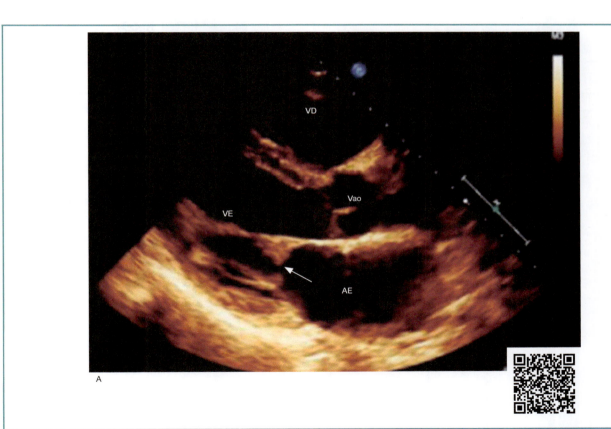

7.1.1.A. ECOTT 2D. Endocardite da VM. No plano paraesternal longitudinal observa-se imagem ecogênica, com mobilidade, localizada na face atrial da cúspide anterior da VM (seta).

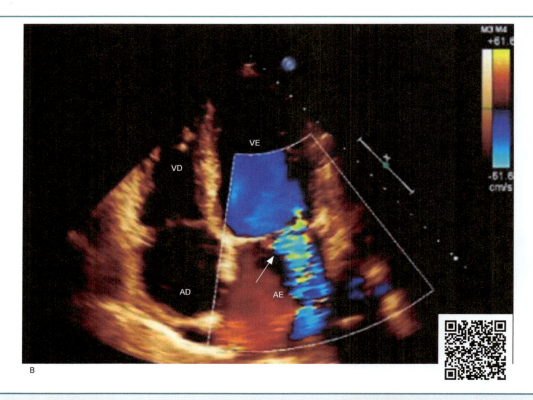

7.1.1.B. ECOTT 2D. No plano apical 4CH o Doppler em cores mostra a IM moderada (seta).

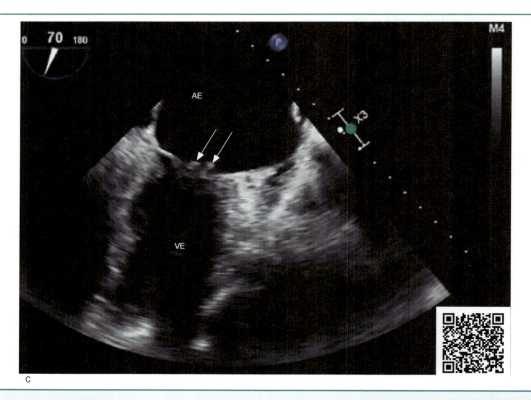

7.1.1.C. ECOTE 2D. Em esôfago médio, no plano bicomissural, em 70°, observam-se imagens compatíveis com vegetações localizadas na face atrial dos segmentos A2 e P1 (setas).

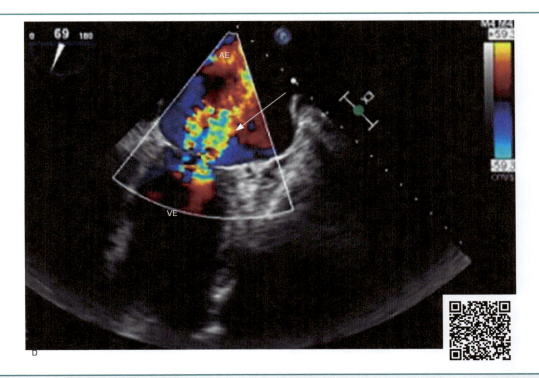

7.1.1.D. ECOTE 2D. Em esôfago médio, no plano bicomissural, em 70°, o Doppler em cores mostra IM moderada (seta).

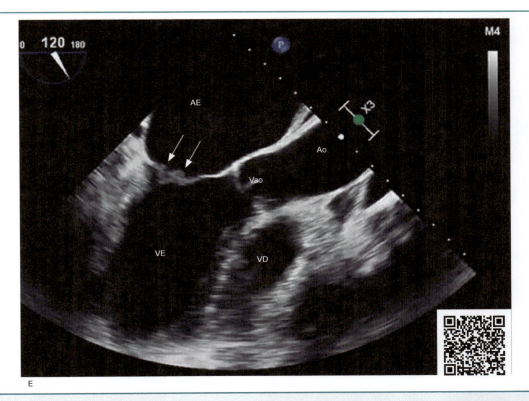

7.1.1.E. ECOTE 2D. Em esôfago médio, em 120°, observam-se imagens ecodensas, móveis, compatíveis com vegetações nos segmentos A2 e principalmente no P2 (setas).

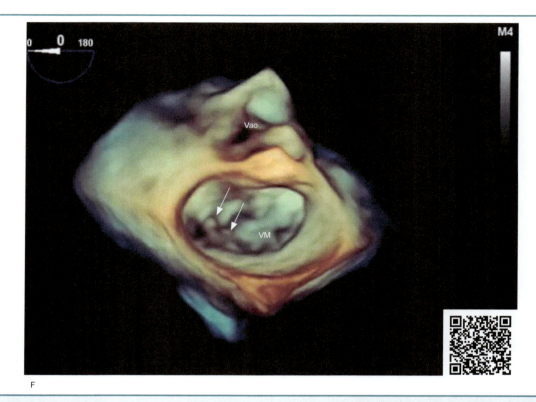

7.1.1.F. ECOTE 3D. Através da aquisição *live* 3D, visão a partir da face atrial, observam-se vegetações com mobilidade nos segmentos A1 e P1 (setas).

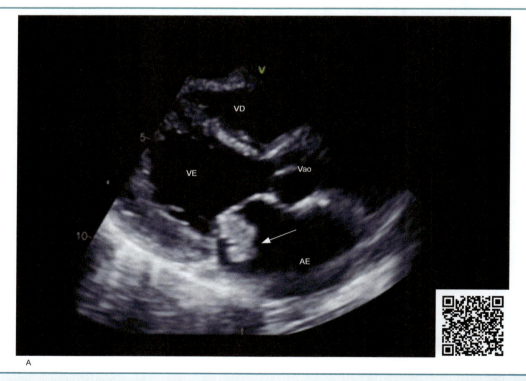

7.1.2.A. ECOTT 2D. Endocardite fúngica localizada na cúspide anterior da VM. No plano paraesternal longitudinal observa-se grande massa hiperecogência, móvel, localizada na face atrial no segmento A2 (seta).

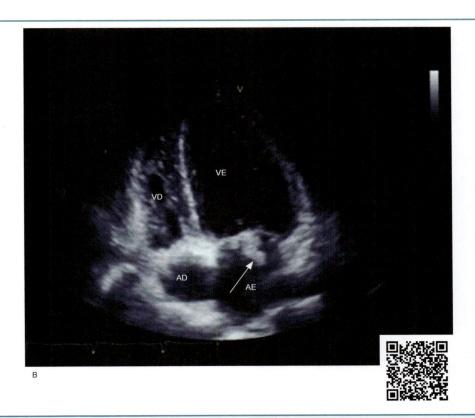

7.1.2.B. ECOTT 2D. No plano apical 4CH observa-se grande vegetação móvel na face atrial do A2 (seta).

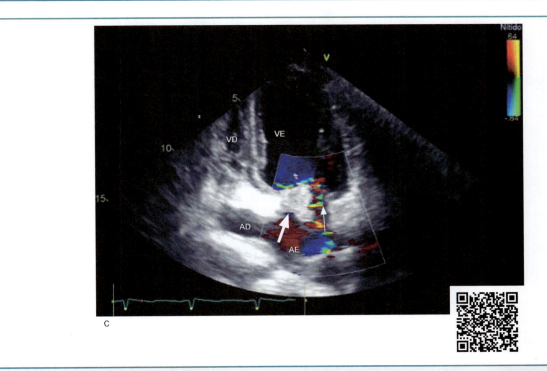

7.1.2.C. ECOTT 2D. No plano apical 4CH observa-se IM importante, direcionada posteriormente (seta fina) e a grande vegetação (seta grossa).

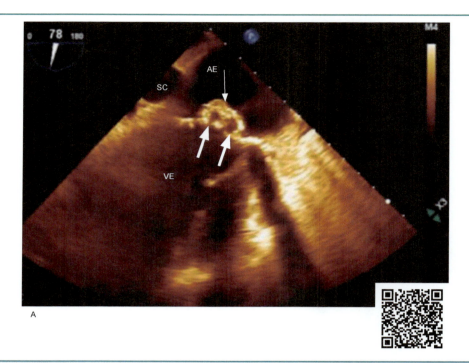

7.1.3.A. ECOTE 2D. Grande abscesso na cúspide anterior da VM por endocardite devida a *Staphylococcus aureus*. No plano comissural, em 70°, observa-se grande espessamento da cúspide anterior (seta fina) com duas cavitações e com dois pertuitos em sua base (setas grossas).

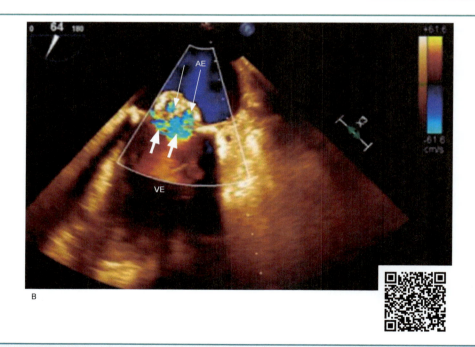

7.1.3.B. ECOTE 2D. No plano comissural, em 70°, o Doppler em cores mostra o fluxo no interior desse abscesso (setas finas), através dos pertuitos na base da cúspide anterior da VM, configurando pseudoaneurisma (setas grossas).

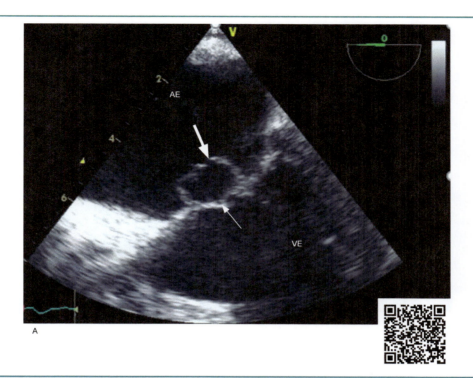

7.1.4.A. ECOTE 2D. Aneurisma sacular com perfuração da VM. Em 0°, presença de dilatação sacular da cúspide anterior da valva mitral (seta fina) com uma região de descontinuidade compatível com perfuração (seta grossa).

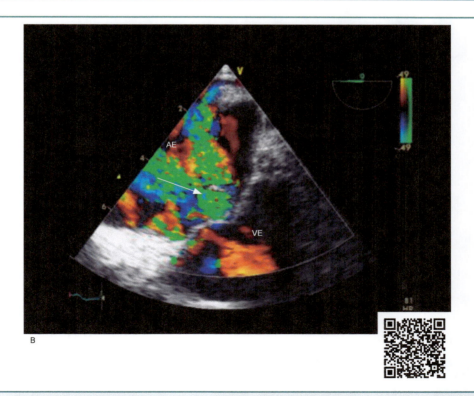

7.1.4.B. ECOTE 2D. Em 0° o Doppler em cores mostra a perfuração existente no aneurisma, com o fluxo direcionado da cavidade aneurismática para o AE (seta).

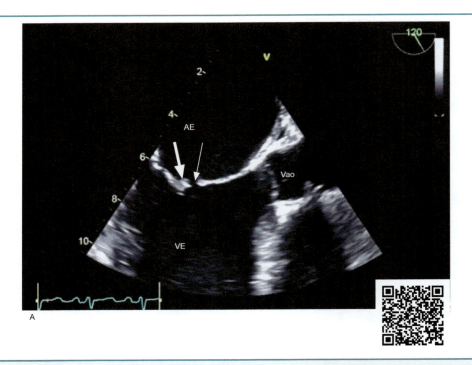

7.1.5.A. ECOTE 2D. Perfuração da cúspide anterior da VM. No plano longitudinal, em 120°, observa-se solução de continuidade (seta fina) em seu segmento A2 da cúspide anterior, associada com pequena imagem algodonosa, heterogênea, compatível com vegetação (seta grossa).

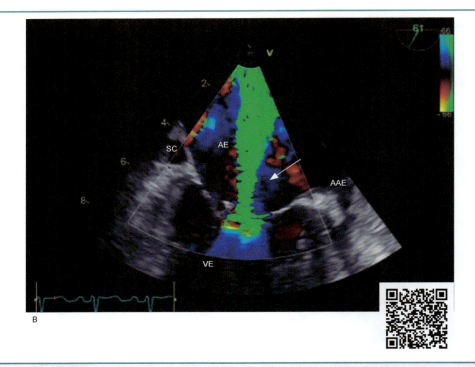

7.1.5.B. ECOTE 2D. Em esôfago médio, no plano comissural, em 60°, o Doppler em cores revela IM importante (seta) através da cúspide perfurada no segmento A2 por endocardite.

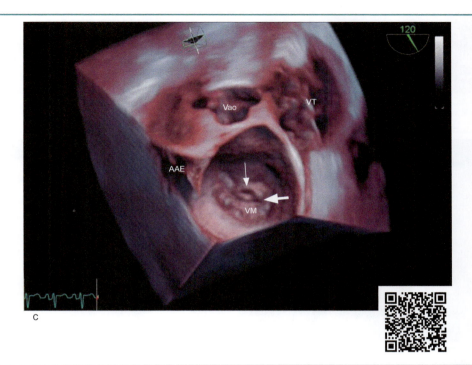

7.1.5.C. ECOTE 3D. Através da aquisição *full volume*, visão a partir da face atrial, observa-se perfuração no segmento A2 da VM (seta fina) e outra imagem adjacente com mobilidade compatível com vegetação (seta grossa).

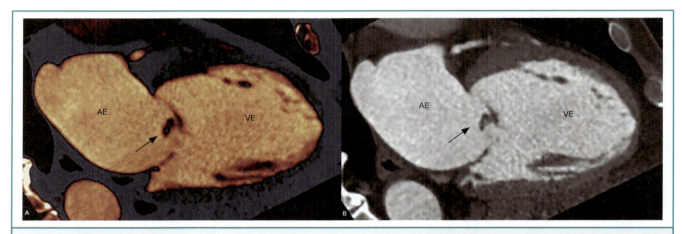

7.1.1. TC. EI de VM. Imagens de tomografia computadorizada em 2CH do VE com imagem de EI em face atrial da cúspide anterior da valva mitral (seta).

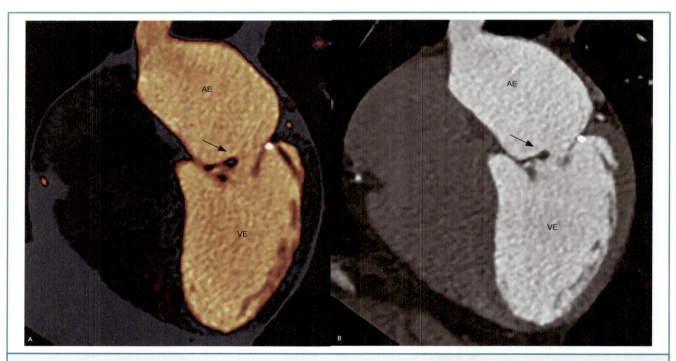

7.1.2. TC. EI de VM. Imagens de tomografia computadorizada em 4CH com imagem de EI em face atrial da cúspide anterior da valva mitral (seta).

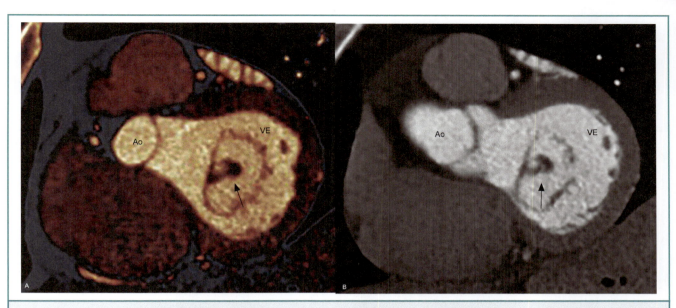

7.1.3. TC. EI de VM. Imagens de tomografia computadorizada em 4CH com imagem de EI em face atrial da cúspide anterior da valva mitral (seta).

	Autores
MEDICINA NUCLEAR	GABRIEL LEO BLACHER GROSSMAN | RAPHAEL ABEGÃO DE CAMARGO MARIA CAROLINA PINHEIRO PESSOA LANDESMANN | PANITHAYA CHAREONTHAITAWEE

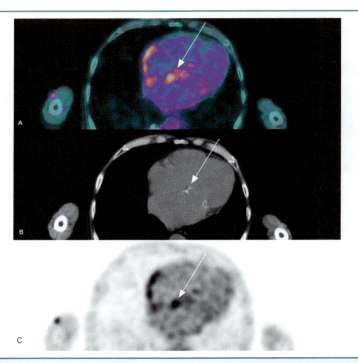

7.1.1.A, B e C. PET-CT-^{18}F-FDG de corpo inteiro. EI de VM nativa. Em A, PET-CT corte axial; Em B, TC corte axial; Em C, PET corte axial. Observa-se hipercaptação acentuada de ^{18}F-FDG (SUVmáx. = 4,1) junto ao folheto valvar mitral (seta).

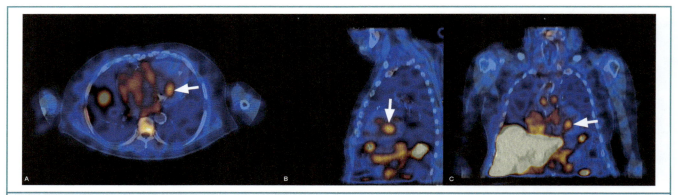

7.1.2.A, B e C. Cintilografia com leucócitos marcados- ^{99m}Tc. EI de VM nativa. As imagens de SPECT-CT revelam acúmulo focal dos leucócitos marcados na VM (seta), visibilizado nos eixos axial (A), sagital (B) e coronal (C).

7.2 VALVA AÓRTICA

Autores: LIRIA MARIA LIMA DA SILVA | MARCELO DANTAS TAVARES DE MELO

ECO

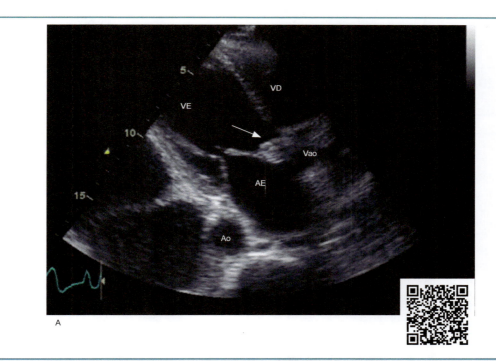

7.2.1.A. ECOTT 2D. Endocardite na face ventricular da Vao. No plano paraesternal longitudinal observa-se massa hiperecogênica, móvel, arredondada, localizada na face ventricular da Vao (seta).

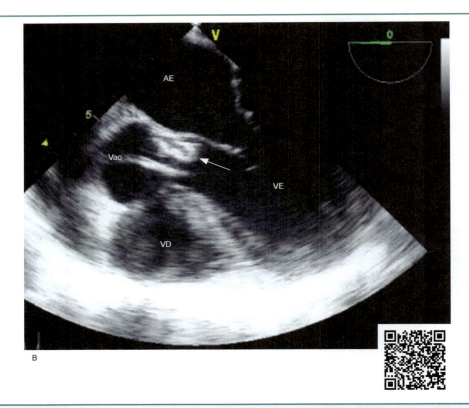

7.2.1.B. ECOTE 2D. No plano 5CH, em 0º, observa-se Vao com grande massa, heterogênea, móvel, localizada na VNC, que se projeta para a VSVE (seta).

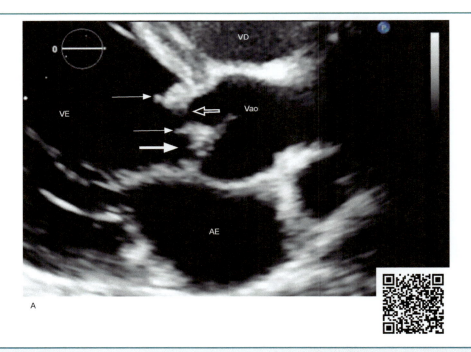

7.2.2.A. ECOTT 2D. EI da Vao. No plano paraesternal longitudinal observam-se imagens ecogênicas, móveis, localizadas na face ventricular da VCD (setas finas) associadas a desabamento desta, com eversão diastólica para a via de saída do VE (seta grossa), além de solução de continuidade compatível com perfuração (seta sem preenchimento).

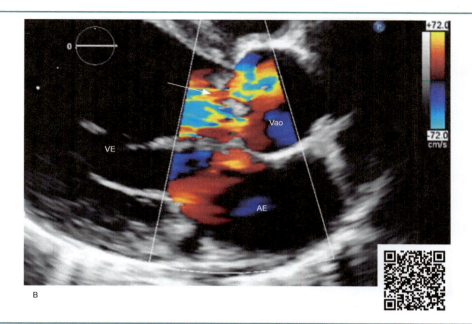

7.2.2.B. ECOTT 2D. No plano paraesternal longitudinal, o Doppler em cores mostra IAo importante através da perfuração da VCD (seta).

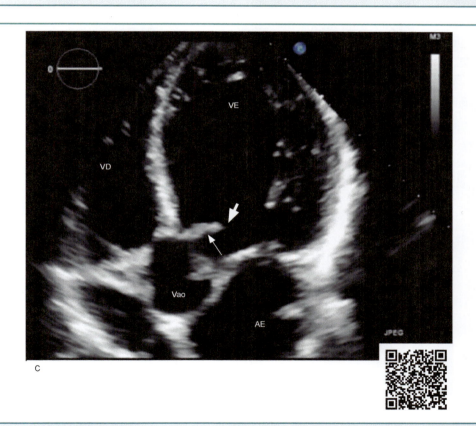

7.2.2.C. ECOTT 2D. No plano apical 5CH nota-se desabamento com eversão diastólica (*flail leaflet*) da VCD (seta fina) com imagens ecogênicas em sua face ventricular (seta grossa).

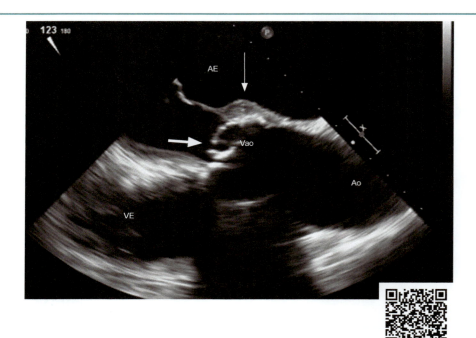

7.2.3. ECOTE 2D. Abscesso valvar com desabamento da VNC. Em 120° observa-se cavidade perivalvar, com conteúdo heterogêneo em seu interior, compatível com abscesso no anel posterior (seta fina), associado a desabamento da VNC pela EI (seta grossa).

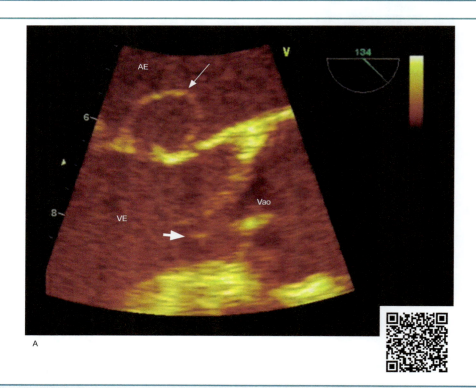

7.2.4.A. ECOTE 2D. Aneurisma da cúspide anterior da VM. No plano longitudinal, em 120°, com *zoom*, observa-se aneurisma (seta fina) da VM, devido ao jato de insuficiência valvar aórtica, ocasionado por vegetação móvel (seta grossa) na face ventricular da Vao que está desabada.

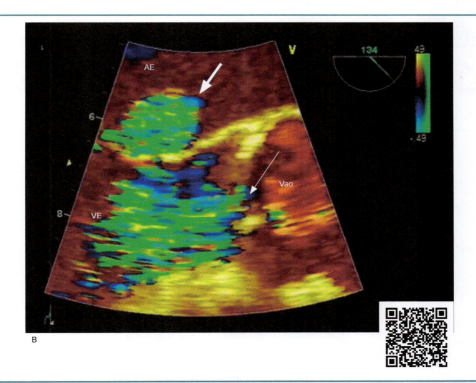

7.2.4.B. ECOTE 2D. No plano paraesternal longitudinal em 120° observa-se com o Doppler em cores IAo importante (seta fina) causada pelo desabamento de uma das válvulas da Vao. O direcionamento do jato para a VM é uma das justificativas para a formação do aneurisma totalmente preenchido ao Doppler em cores (seta grossa).

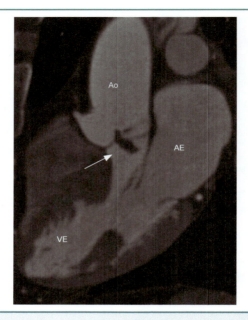

7.2.1. TC. EI de Vao. Ângio-TC no plano 3CH, observa-se a vegetação (seta) localizada na Vao.

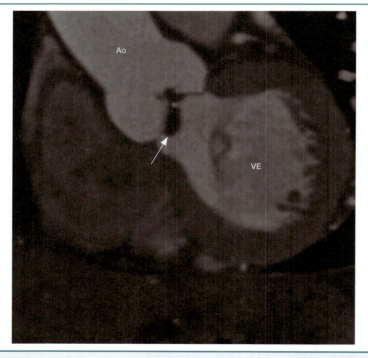

7.2.2. TC. EI de Vao. Ângio-TC no plano paracoronal da VSVE, observa-se a vegetação (seta) localizada na Vao.

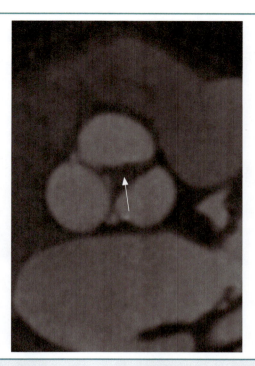

7.2.3. TC. EI de Vao. Ângio-TC no plano valvar aórtico, observa-se a vegetação (seta) localizada na Vao entre a válvula coronariana direita e a válvula coronariana esquerda.

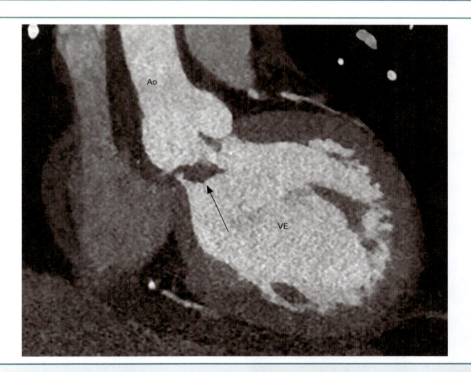

7.2.4. TC. EI de Vao nativa por *Streptococcus*. Ângio-TC cardíaca na fase diastólica do ciclo cardíaco (75%) com vegetações hipodensas identificadas na face ventricular de Vao. Desabamento da válvula não coronariana (seta).

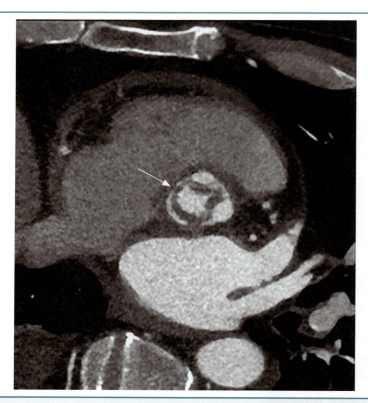

7.2.5. TC. EI de Vao nativa por *Streptococcus*. Imagem de ângio-TC cardíaca em eixo curto da Vao com vegetações hipodensas identificadas nas três válvulas aórticas. A válvula não coronariana (seta) apresenta desabamento, resultando em insuficiência aórtica importante (não visualizada na figura).

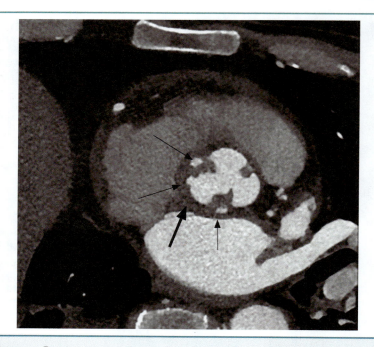

7.2.6. TC. EI de Vao nativa por *Streptococcus*. Imagem de ângio-TC cardíaca em eixo curto da Vao com vegetações hipodensas e três pequenos aneurismas de até 6 mm (setas) são identificados nas válvulas aórticas junto às comissuras valvares. Há ainda um abscesso hipodenso periaórtico semicircunferencial em contiguidade ao seio não coronariano (seta grossa).

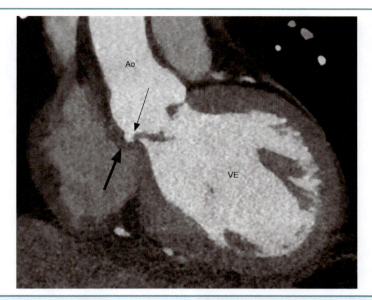

7.2.7. TC. EI de Vao nativa por *Streptococcus*. Imagem de ângio-TC cardíaca no plano VSVE com vegetações hipodensas nas válvulas aórticas. Pequeno pseudoaneurisma (seta fina) junto à inserção da válvula não coronariana desabada e abscesso hipodenso periaórtico circunjacente ao seio não coronariano (seta grossa).

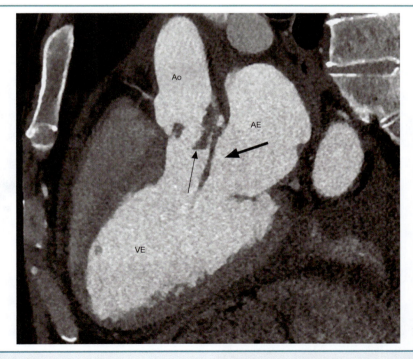

7.2.8. TC. EI de Vao nativa por *Streptococcus*. Volumosa vegetação hipodensa de 23 mm pode ser identificada na válvula não coronariana, se estendendo à região subvalvar (seta fina). Espessamento da cúspide anterior da VM em contiguidade (seta grossa).

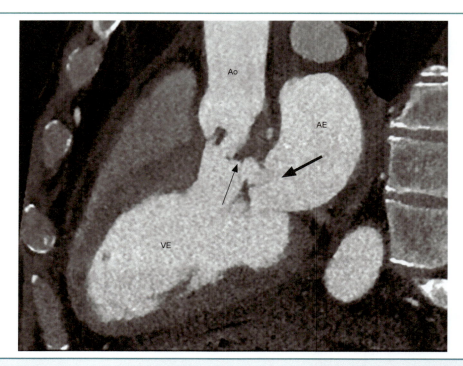

7.2.9. TC. EI de Vao nativa por *Streptococcus*. Vegetações hipodensas na Vao (seta fina). Presença de perfuração do segmento A3 da cúspide anterior da valva mitral (seta grossa), em contiguidade com a vegetação aórtica.

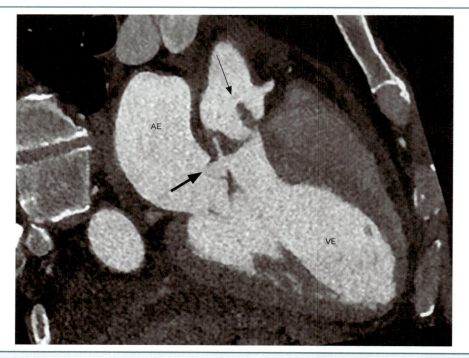

7.2.10. TC. EI de Vao nativa por *Streptococcus*. Vegetações hipodensas na Vao (seta fina). Presença de perfuração do segmento A3 da cúspide anterior da valva mitral (seta grossa).

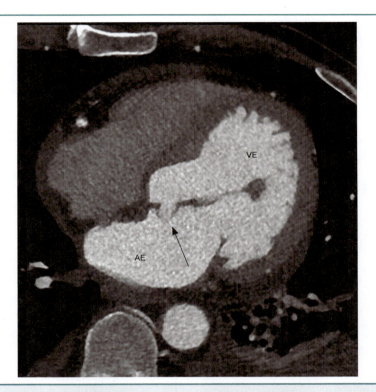

7.2.11. TC. EI de Vao nativa por *Streptococcus*. Presença de perfuração do segmento A3 da cúspide anterior da valva mitral (seta).

MEDICINA NUCLEAR

Autores
GABRIEL LEO BLACHER GROSSMAN | RAPHAEL ABEGÃO DE CAMARGO
MARIA CAROLINA PINHEIRO PESSOA LANDESMANN | PANITHAYA CHAREONTHAITAWEE

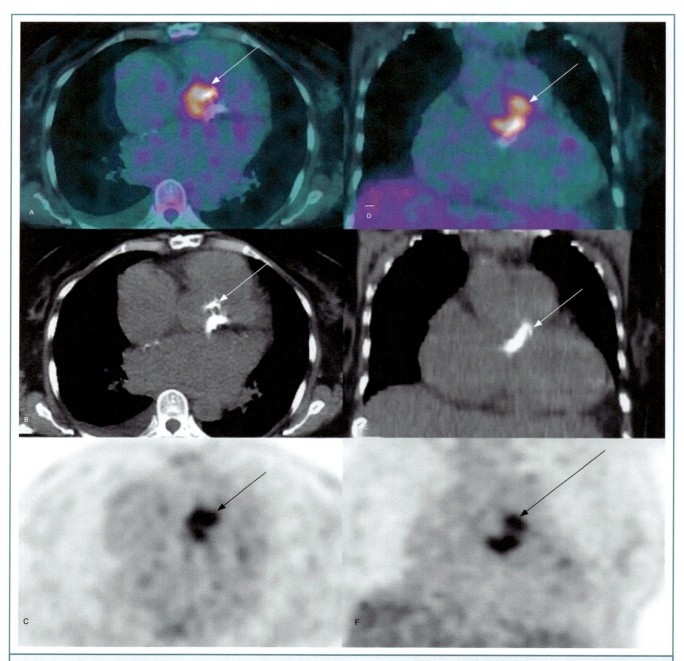

7.2.1.A, B, C, D, E e F. PET-CT- ¹⁸F-FDG de corpo inteiro. EI de Vao nativa. Em A, PET-CT corte axial; Em B, TC corte axial; Em C, PET corte axial; Em D, PET-CT corte coronal; Em E, TC corte coronal; Em F, PET corte coronal. Observa-se hipercaptação focal acentuada de ¹⁸F-FDG de permeio às calcificações grosseiras dos folhetos valvares (setas) - (SUVmáx. = 5,6).

7.3 VALVA TRICÚSPIDE

Autores: LIRIA MARIA LIMA DA SILVA | MARCELO DANTAS TAVARES DE MELO

ECO

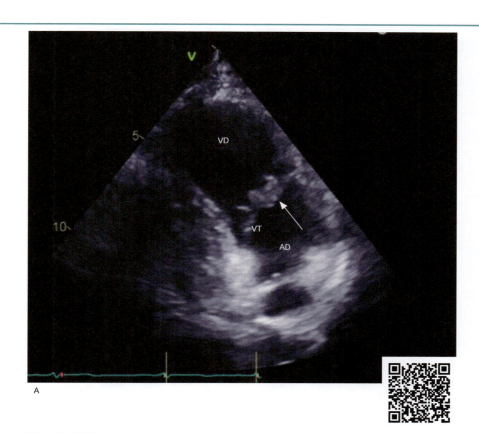

7.3.1.A. ECOTT 2D. EI da VT. No plano paraesternal modificado da via de entrada do VD observa-se grande massa algodonosa, heterogênea, altamente móvel, na face atrial da sua cúspide anterior (seta).

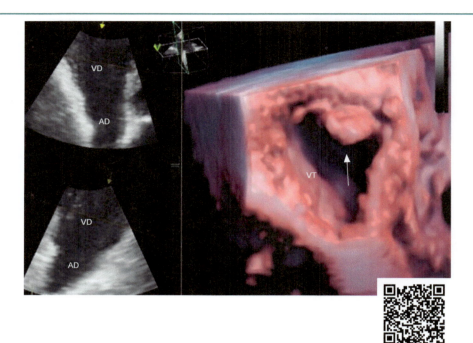

7.3.1.B. ECOTE 3D. Endocardite infecciosa da VT. Aquisição 3D *zoom*, com visão pela face ventricular da valva tricúspide, observa-se grande massa, algodonosa, móvel, na cúspide anterior, que se projeta para o interior do VD durante a diástole ventricular (seta).

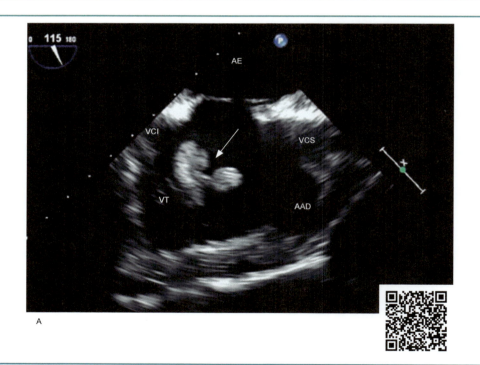

7.3.2.A. ECOTE 2D. EI da VT. No plano bicaval, em 115°, observam-se grandes vegetações, multilobuladas, com aspecto algodonoso, com grande mobilidade localizada na face atrial das cúspides da VT (seta).

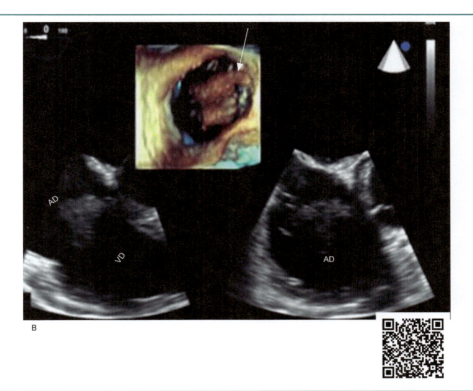

7.3.2B. ECOTE 3D. Através da aquisição 3D *zoom*, com a visão a partir da perspectiva atrial direita, observam-se vegetações na face atrial das cúspides da VT (seta).

7.4
VALVA PULMONAR

Autores
LIRIA MARIA LIMA DA SILVA | MARCELO DANTAS TAVARES DE MELO

ECO

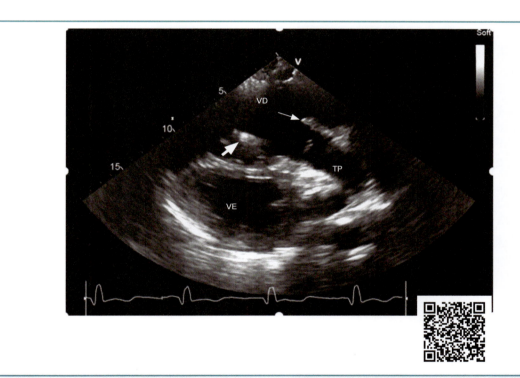

7.4. ECOTT 2D. EI de VP com destruição valvar por *Streptococcus bovis*. No plano transverso do VE modificado notam-se vegetações nas válvulas da VP, sendo uma delas extensa, heterogênea, móvel (seta fina) localizada na face ventricular. Presença de cabo de marca-passo (seta grossa) no VD.

7.5 PRÓTESES BIOLÓGICAS, MECÂNICAS

Autores

LIRIA MARIA LIMA DA SILVA | MARCELO DANTAS TAVARES DE MELO

ECO

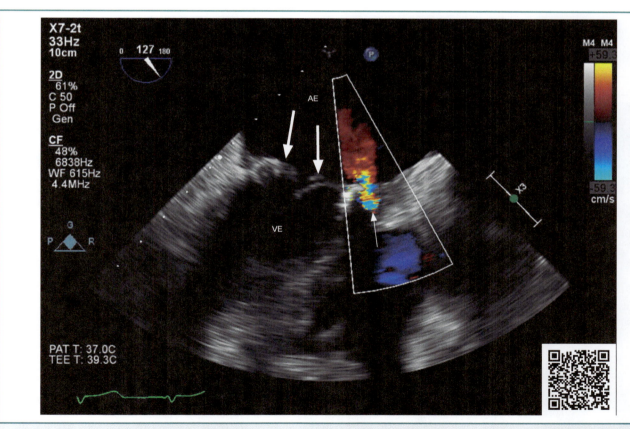

7.5.1.1. ECOTE 2D. *Leak* de prótese biológica em posição mitral. Em 127° observa-se a presença de insuficiência paraprotética no anel anterior (seta fina). Na face atrial de ambos os folhetos da prótese, são visualizadas imagens ecogênicas com mobilidade aumentada, compatíveis com vegetações (setas grossas).

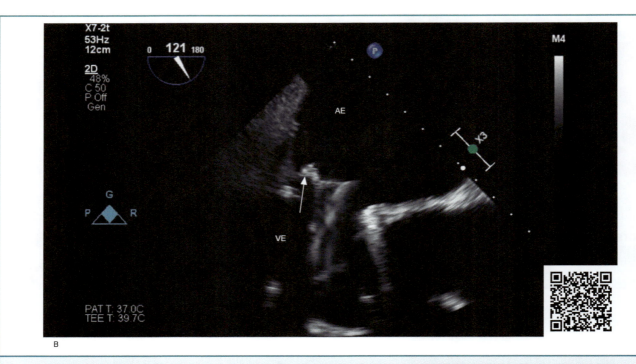

7.5.1.2A. ECO TE 2D. *Rocking* de prótese mecânica duplo disco em posição mitral como complicação de EI. Em 121° observa-se o movimento de báscula (*rocking*) que ocorre quando existe deiscência comprometendo mais de 40% do anel protético (seta).

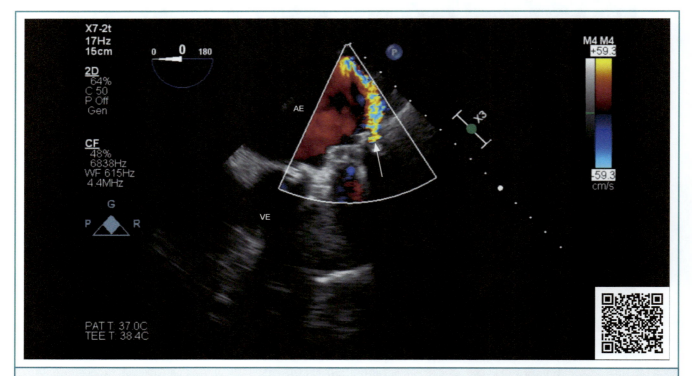

7.5.1.2B ECOTE 2D. Em 0° visualiza-se insuficiência paraprotética direcionada posteriormente (seta fina).

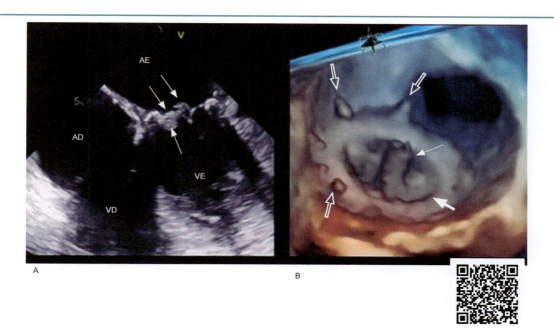

7.5.1.3.A e B. Em A, ECOTE 2D. EI de prótese biológica em posição mitral. No plano 4CH observam-se vegetações móveis, localizadas nos folhetos da prótese biológica (setas). Em B, ECOTE 3D: através da aquisição *full volume*, a partir da face atrial, observa-se grande vegetação se prolapsando para o interior do AE (seta fina), além do anel protético (seta grossa), com os pontos de sutura (setas sem preenchimento).

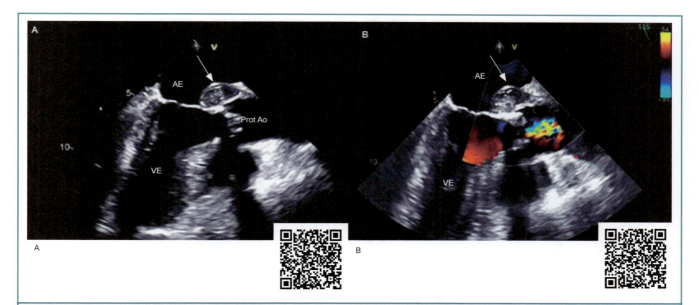

7.5.2.1.A e B. ECOTE 2D. Abscesso como complicação de EI em prótese biológica em posição aórtica. Em A, em 115°, observa-se prótese biológica em posição aórtica com folhetos espessados. Presença de abscesso (seta) localizado posteriormente ao anel da prótese aórtica, com conteúdo heterogêneo e pequenas áreas anecoicas. Em B, em 115°, o Doppler em cores evidencia ausência de fluxo dentro da cavidade, ratificando o diagnóstico de abcesso (seta).

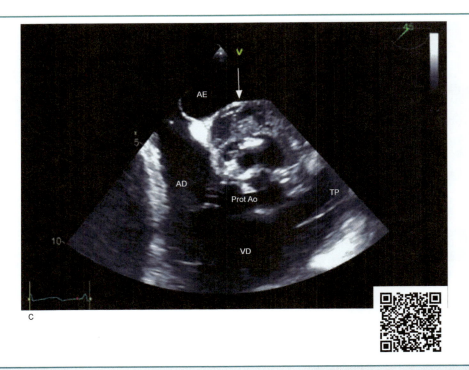

7.5.2.1.C. ECOTE 2D. Em 45° observa-se prótese aórtica espessada com redução da mobilidade de seus folhetos e a presença de um grande abscesso localizado posteriormente ao anel protético (seta).

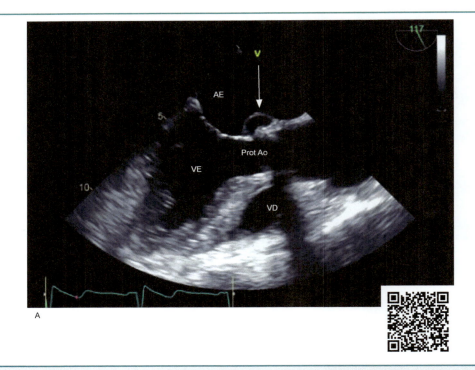

7.5.2.2.A: ECOTE 2D. Pseudoaneurisma como complicação de EI em prótese biológica em posição aórtica. Em 120° nota-se a presença de cavidade anecoica, pulsátil, localizada posteriormente ao anel protético (seta).

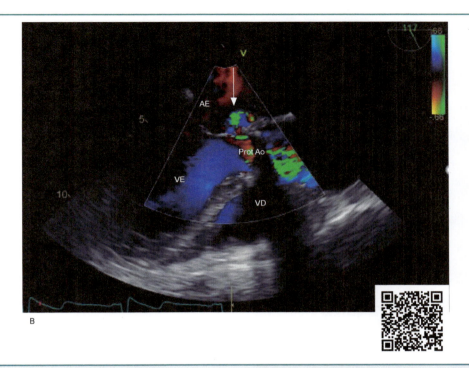

7.5.2.2.B. ECOTE 2D. Em 120° o Doppler em cores mostra fluxo no interior dessa cavidade, com expansão sistólica configurando o pseudoaneurisma (seta).

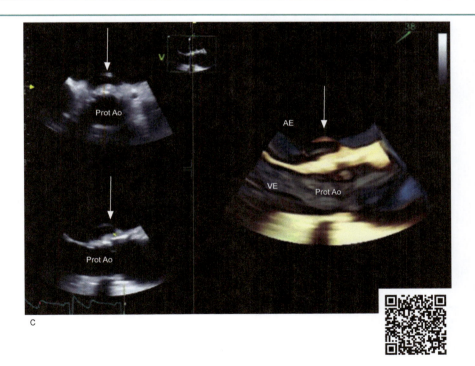

7.5.2.2.C. ECOTE 3D. Através da aquisição *Live* 3D, em visão renderizada sagital, visualização do pseudoaneurisma (seta).

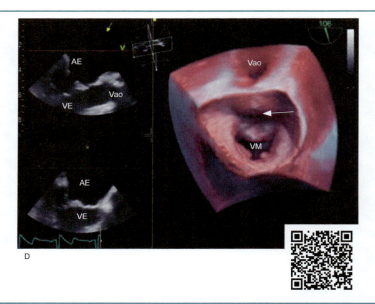

7.5.2.2.D. ECOTE 3D. Através da aquisição 3D *zoom*, pela perspectiva atrial esquerda, observa-se o pseudoaneurisma na região da fibrosa mitroaórtica (seta).

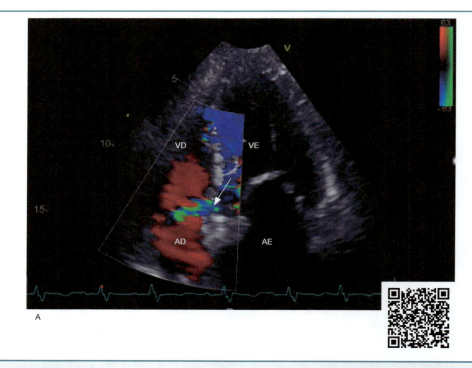

7.5.2.3.A. ECOTT 2D. Defeito de Gerbode adquirido devido a EI. No plano apical 4CH nota-se fluxo contínuo, predominantemente sistólico, do VE para o átrio direito (seta).

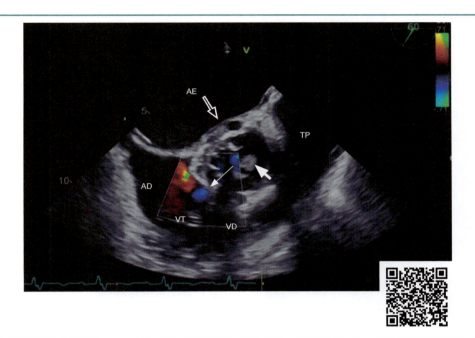

7.5.2.3.B. ECOTE 2D. Em 60° o Doppler em cores mostra a comunicação entre o VE e o AD (seta fina), através do septo membranoso com um fluxo predominantemente sistólico, decorrente da rotura do septo como complicação da EI. Presença de vegetações localizadas no folheto da prótese (seta grossa) e de um abscesso localizado posteriormente ao anel protético aórtico (seta sem preenchimento).

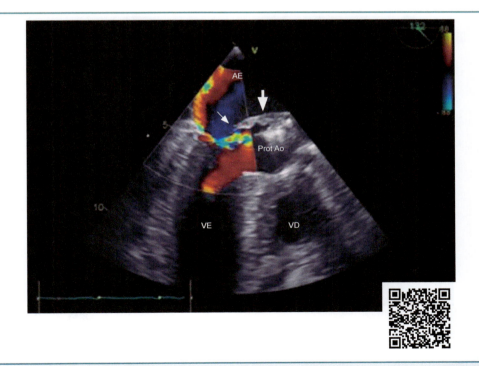

7.5.2.4. ECOTE 2D. Fístula do VE para o AE por perfuração na base da cúspide anterior da VM. Em 120° o Doppler em cores mostra a perfuração da cúspide anterior da VM (seta fina), como complicação de um abscesso (seta grossa) localizado posteriormente ao anel protético aórtico.

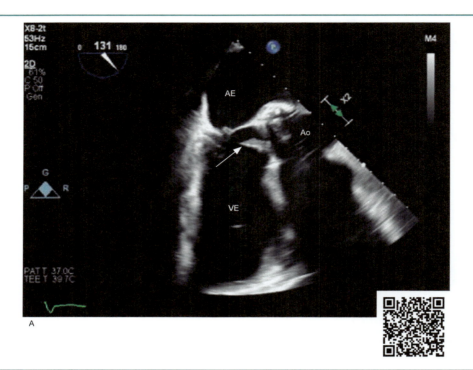

7.5.2.5.A. ECOTE 2D. EI em endoprótese em posição aórtica por *Enterococcus faecalis*. Em 130° observa-se grande massa ecogênica, móvel (seta), na face ventricular da endoprótese, que se projeta para a VSVE. A endoprótese em posição aórtica gera intensa sombra acústica.

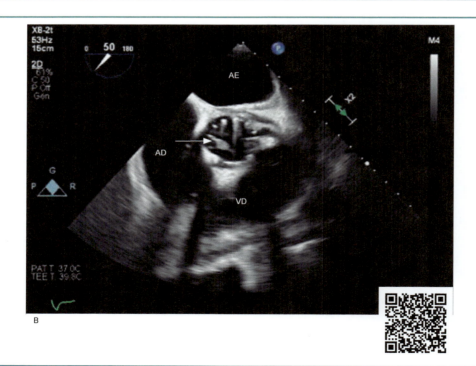

7.5.2.5.B. ECO TE 2D. Em 50° observa-se vegetação algodonosa aderida aos folhetos da endoprótese em posição aórtica (seta).

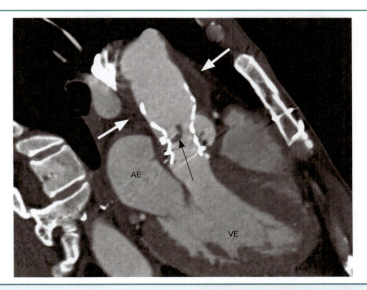

7.5.1. TC. EI de prótese em posição aórtica pós-TAVI – *valve-in-valve* por *Streptococcus*. Presença de espessamento hipodenso em um dos folhetos da prótese (seta fina). Abscesso periaórtico com impregnação periférica pelo contraste (setas grossas).

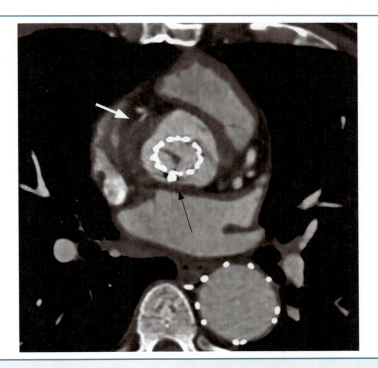

7.5.2. TC. EI de prótese em posição aórtica pós-TAVI – *valve-in-valve* por *Streptococcus*. Imagem de ângio-TC no eixo curto da Vao com presença de espessamento hipodenso em um dos folhetos da prótese (seta fina) voltado para o septo interatrial. Abscesso periaórtico com impregnação periférica pelo contraste (seta grossa).

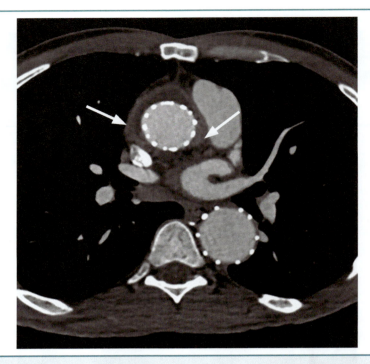

7.5.3. TC. EI de prótese em posição aórtica pós-TAVI – *valve-in-valve* por *Streptococcus*. Imagem de ângio-TC no plano axial com volumoso abscesso periaórtico circunferencial, com impregnação periférica pelo contraste (setas).

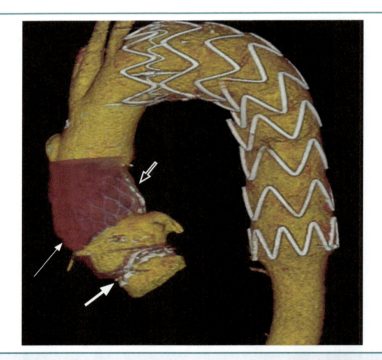

7.5.4. TC. EI de prótese em posição aórtica pós-TAVI – *valve-in-valve* por *Streptococcus*. Imagem de reconstrução 3D com abscesso periaórtico em vermelho (seta fina). Valva aórtica biológica (seta grossa). Endoprótese valvar aórtica (seta sem preenchimento).

Autores

GABRIEL LEO BLACHER GROSSMAN | RAPHAEL ABEGÃO DE CAMARGO
MARIA CAROLINA PINHEIRO PESSOA LANDESMANN | PANITHAYA CHAREONTHAITAWEE

MEDICINA NUCLEAR

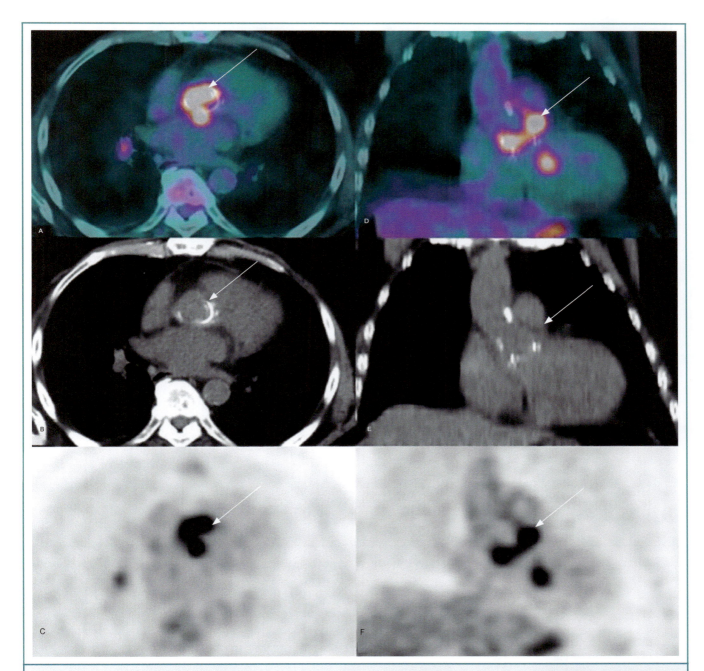

7.5.1.A, B, C, D, E e F. PET-CT ^{18}F-FDG de corpo inteiro. EI de prótese valvar aórtica biológica. Em A, PET-CT corte axial. Em B, TC corte axial. Em C, PET corte axial. Em D, PET-CT corte coronal. Em E, TC corte coronal. Em F, PET corte coronal. Observa-se hipercaptação focal acentuada de ^{18}F-FDG (SUVmáx. = 10,6) circundando o anel valvar aórtico (setas).

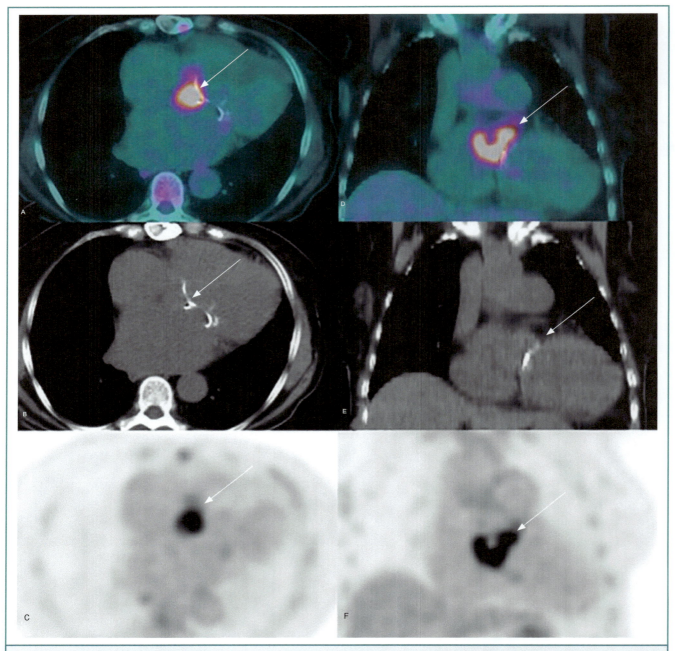

7.5.2.A, B, C, D, E e F. PET-CT ^{18}F-FDG de corpo inteiro. EI de prótese valvar mitral biológica. Em A, PET-CT corte axial. Em B, TC corte axial. Em C, PET corte axial. Em D, PET-CT corte coronal. Em E, TC corte coronal. Em F, PET corte coronal. Observa-se hipercaptação focal acentuada de ^{18}F-FDG periprótese valvar mitral (setas) (SUVmáx. = 6,7).

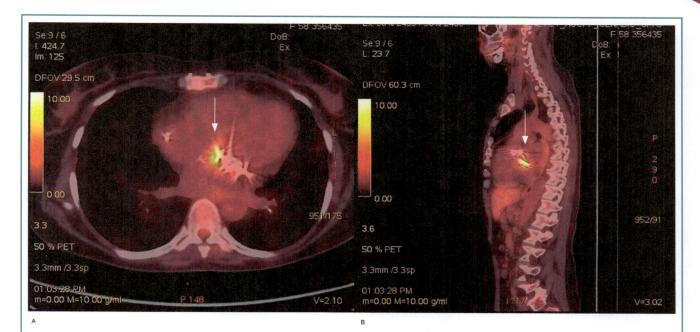
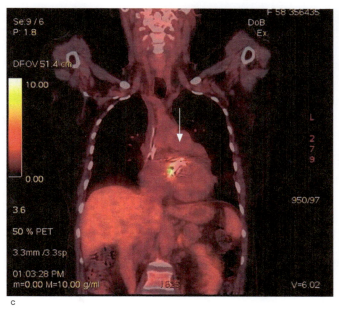

7.5.3.A, B e C. PET-CT ^{18}F-FDG de corpo inteiro. EI de prótese valvar mitral. Em A, PET-CT corte axial. Em B, PET-CT corte sagital. Em C, PET-CT corte coronal. Observa-se hipercaptação focal acentuada de ^{18}F-FDG (hipermetabolismo glicolítico) na topografia da prótese valvar mitral (seta).

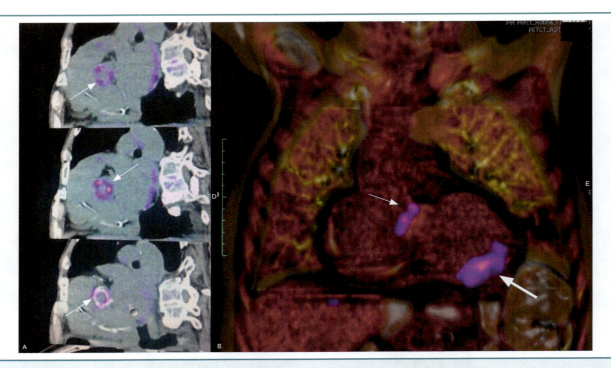

7.5.4.A e B. PET-CT ^{18}F-FDG de corpo inteiro. EI de Prot Vao com viabilidade miocárdica nos segmentos inferoapical e lateroapical do VE. Paciente internado com IAM devido à embolia distal da ACx por EI de Prot Vao. Em A, nas imagens de fusão no eixo sagital, observa-se hipercaptação de ^{18}F-FDG, de padrão heterogêneo, adjacente à Prot Vao (seta) (SUVmáx. = 5,6). Em B, Nas imagens de reconstrução do eixo coronal, observa-se hipercaptação de ^{18}F-FDG na Prot Vao (seta fina) e nas regiões inferoapical e lateroapical (seta grossa) do VE.

Seção 7 – Endocardite

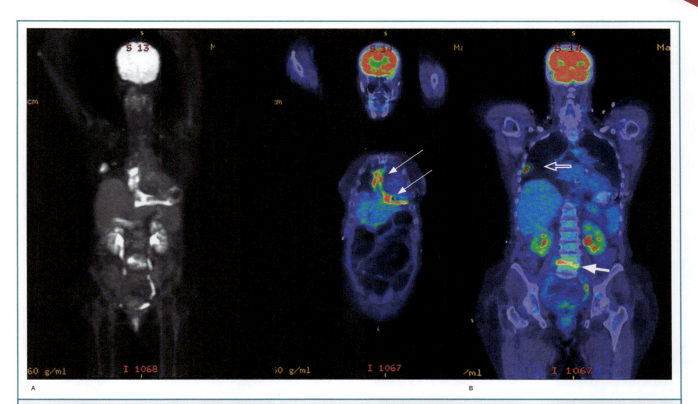

7.5.5.A e B. PET-CT ^{18}F-FDG de corpo inteiro. Em A, infecção de dispositivo de assistência circulatória (LVAD: *left Ventricular Assist Device*); Após 60 minutos da administração de ^{18}F-FDG foram realizadas imagens do crânio até a coxa. Evidencia-se aumento da captação do radiofármaco no LVAD e nas suas vias de saída e entrada (setas finas) compatível com infecção do dispositivo. Em B, nota-se também captação focal do radiofármaco em L4/L5 (seta grossa), com irregularidades no platô vertebral e espessamento em partes moles paravertebrais compatíveis com discite provavelmente relacionada à embolia séptica. Nota-se também captação focal em pulmão direito de etiologia possivelmente infecciosa/inflamatória (seta sem preenchimento).

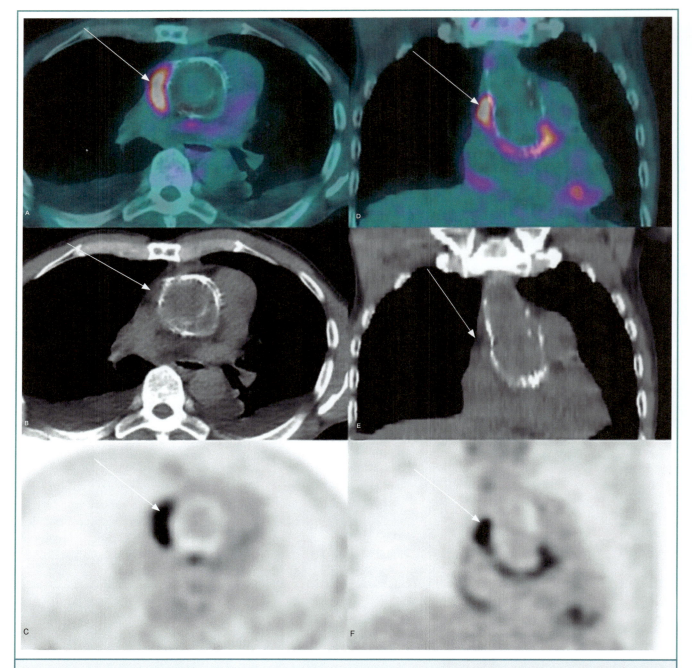

7.5.6.A, B, C, D, E e F. PET-CT ^{18}F-FDG de corpo inteiro. EI de tubo valvado de Bentall De Bono. Em A, PET-CT corte axial. Em B, TC corte axial. Em C, PET corte axial. Em D, PET-CT corte coronal. Em E, TC corte coronal. Em F, PET corte coronal. Observa-se hipercaptação focal acentuada de ^{18}F-FDG circundando o tubo em aorta ascendente (SUVmáx. = 7,8), compatível com abscesso peritubular (setas).

7.6 ENDOCARDITE INTRACARDÍACA NÃO RELACIONADA ÀS VALVAS, EM DISPOSITIVOS E EM CATETERES

Autores: LIRIA MARIA LIMA DA SILVA | MARCELO DANTAS TAVARES DE MELO

ECO

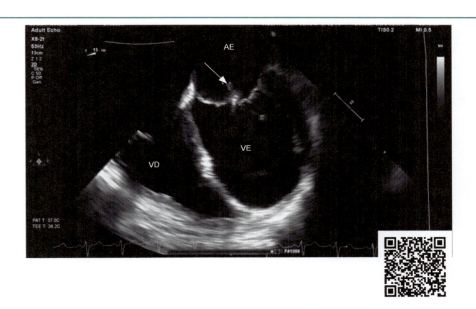

7.6.1. ECOTE 2D. EI em MitraClip® por *Staphylococcus aureus*. Em 47° observam-se vegetações com aspecto algodonoso, móveis, na face atrial do dispositivo (seta).

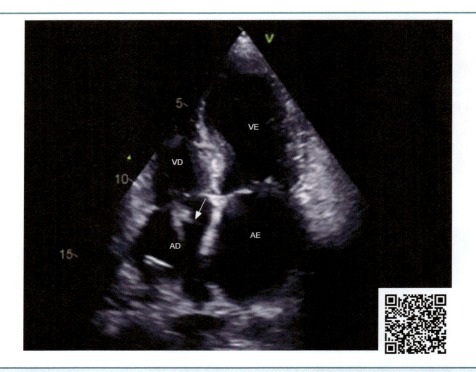

7.6.2. ECOTT 2D. Vegetação aderida ao cabo de MP (seta). No plano apical 4CH nota-se imagem algodonosa, móvel, no segmento do MP localizado no interior do átrio direito.

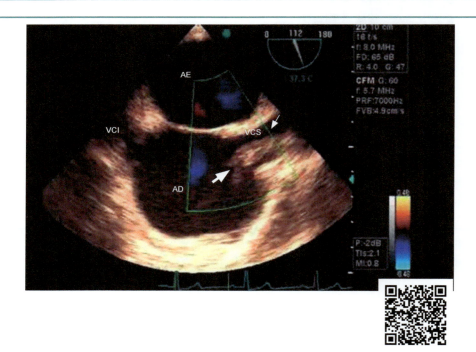

7.6.3. ECOTE 2D. EI de cateter venoso central por *Staphylococcus aureus*. No plano bicaval em 110°, presença de cateter venoso (seta fina) na VCS envolvido por grande massa heterogênea que se projeta para o interior do AD; no segmento proximal do cateter observam-se bordos irregulares da grande vegetação (seta grossa).

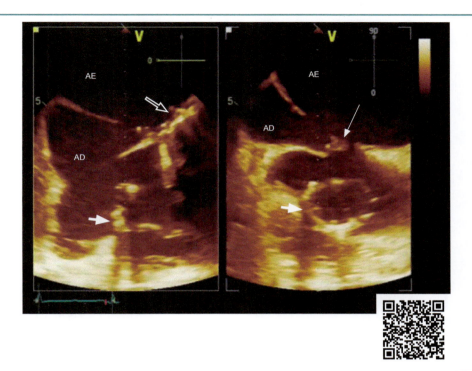

7.6.4. ECOTE 3D. EI em CIA tipo *ostium secundum*. Através da aquisição *xPlane*, observa-se imagem algodonosa, móvel (seta fina), localizada em uma das bordas da CIA. Nota-se anel semicompleto na VT (seta grossa) e prótese mecânica em posição mitral (seta sem preenchimento) sem sinais de vegetações.

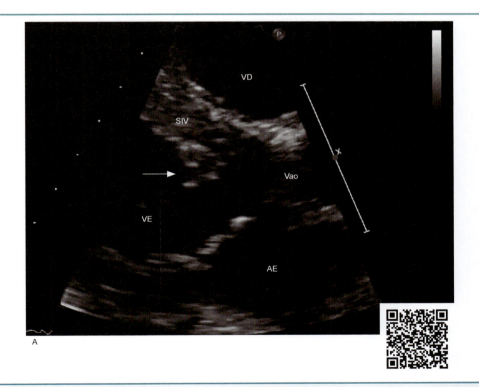

7.6.5.A. ECO TT 2D. EI mural por *Aspergillus*. No plano paraesternal longitudinal observa-se massa ecogênica, pedunculada, móvel, com superfície irregular, localizada na superfície endocárdica do septo anterior basal (seta).

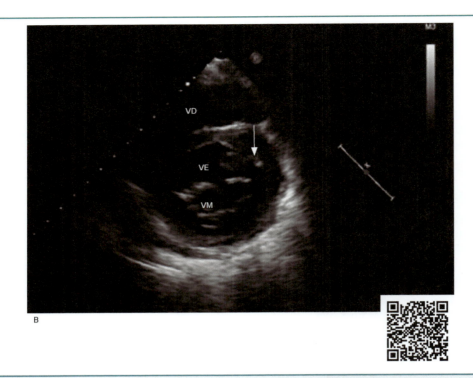

7.6.5.B. ECO TT 2D. No plano transverso, no septo interventricular, ao nível da VM, observa-se a vegetação com grande mobilidade (seta).

7.7 ENDOCARDITE TROMBÓTICA NÃO BACTERIANA

Autores: LIRIA MARIA LIMA DA SILVA | MARCELO DANTAS TAVARES DE MELO

ECO

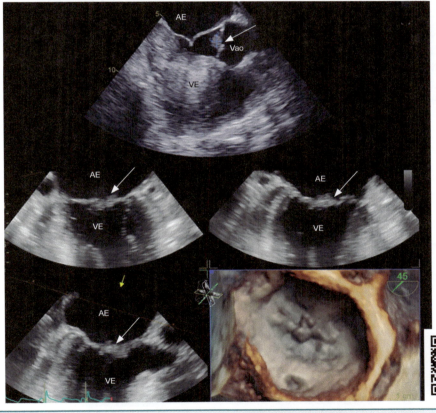

7.7.1. ECOTE 2D e 3D. EI não bacteriana trombótica da VM e Vao. Na imagem superior, em 120° nota-se vegetação nodular séssil na face ventricular da Vao (seta). Nas imagens do centro observam-se vegetações nodulares na cúspide anterior, nos segmentos A2/P2 da VM (seta). Nas imagens inferiores, à direita, através da aquisição 3D *zoom*, com imagens em múltiplos planos a partir da face atrial da VM, melhor visualização dos segmentos A2 e P2 acometidos da VM.

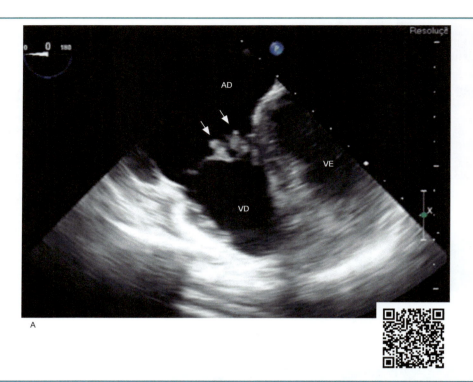

7.7.2.A. ECOTE 2D. Endocardite não bacteriana trombótica da VT devido a neoplasia pulmonar. No plano 4CH modificado, em 0°, observam-se imagens ecogênicas nodulares, com componentes móveis, localizados na face atrial da VT (setas).

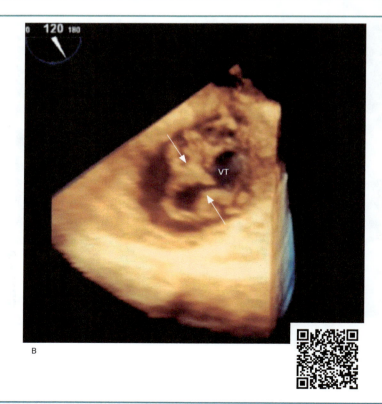

7.7.2.B. ECOTE 3D. Através da aquisição *full volume* pela perspectiva atrial direita, verificamos o acometimento de todas as cúspides da VT (setas).

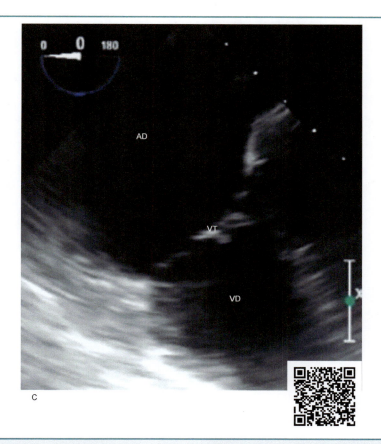

7.7.2.C. ECO TE 2D. Controle ecocardiográfico após o uso de anticoagulação. No plano 4CH modificado, em 0°, observa-se redução significativa das vegetações nodulares, principalmente na cúspide anterior da VT.

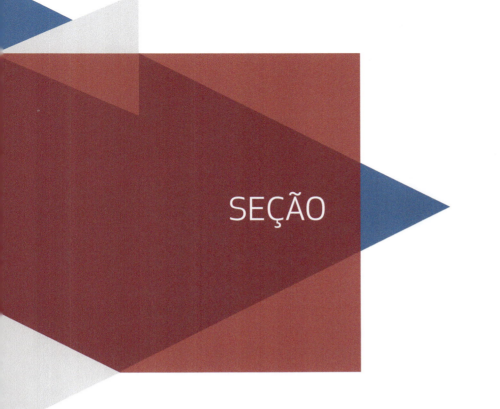

SEÇÃO 8

PERICARDIOPATIAS

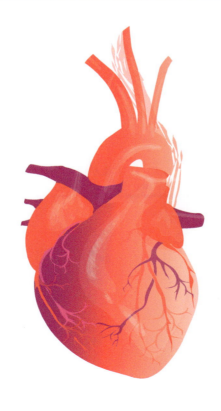

COORDENADORES DA SEÇÃO

 MARCELA MOMESSO PEÇANHA

 ADENALVA LIMA DE SOUZA BECK

 RODRIGO BELLIO DE MATTOS BARRETTO

 ISABELA BISPO SANTOS DA SILVA COSTA

 IBRAIM MASCIARELLI FRANCISCO PINTO

 LARA CRISTIANE TERRA FERREIRA CARREIRA

 RONALDO DE SOUZA LEÃO LIMA

 SIMONE CRISTINA SOARES BRANDÃO

8.1 DERRAME PERICÁRDICO

Autores: CINTIA GALHARDO TRESSINO | STEPHAN MILHORINI PIO

ECO

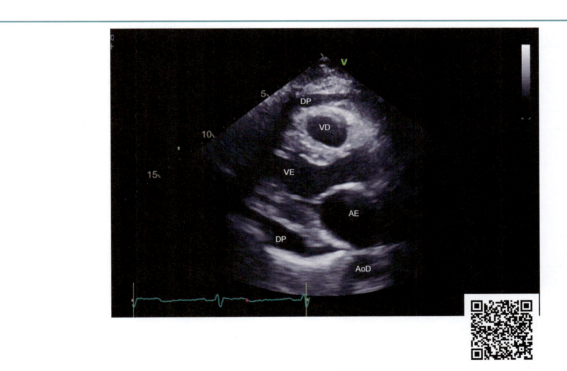

8.1.1. ECOTT 2D. Derrame pericárdico moderado. Plano paraesternal longitudinal evidenciando DP difuso de grau moderado. Lâmina de derrame localizada anteriormente à AoD (entre 10 e 20 mm).

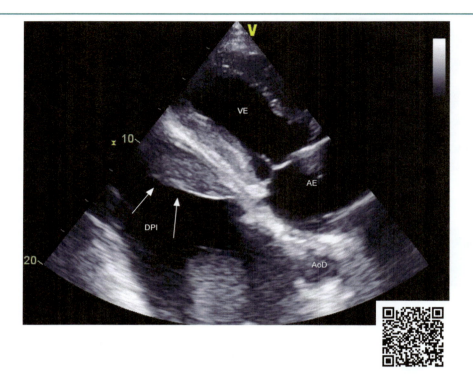

8.1.2. ECOTT 2D. Volumoso derrame pleural à esquerda. Plano paraesternal longitudinal evidenciando volumoso DPl à esquerda em pós-operatório de troca valvar aórtica, com provável coágulo aderido à pleura parietal (setas). Ausência de DP. Observe a localização posterior do DPl em relação à AoD.

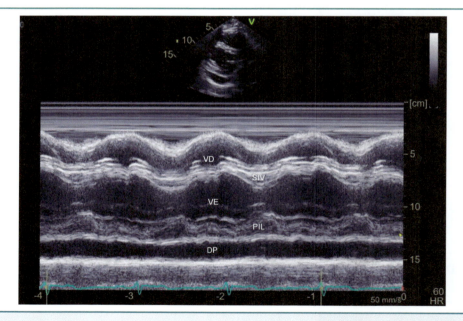

8.1.3. ECOTT 2D. DP moderado. Modo M do plano paresternal longitudinal evidenciando DP moderado, sem restrição ao enchimento ventricular.

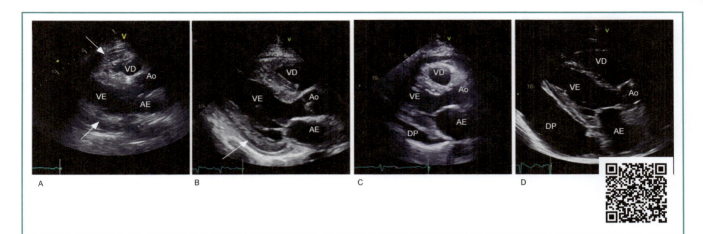

8.1.4.A, B, C e D. ECOTT 2D. Avaliação da presença e quantificação de DP. Em A, no plano paraesternal longitudinal, presença de gordura epicárdica relacionada ao VD e à PIL (setas). Em B, no plano paraesternal longitudinal, presença de DP difuso de grau discreto (seta). Em C, no plano paraesternal longitudinal, observa-se DP difuso de grau moderado. Em D, no plano paraesternal longitudinal, presença de DP de grau importante (lâmina > 20 mm).

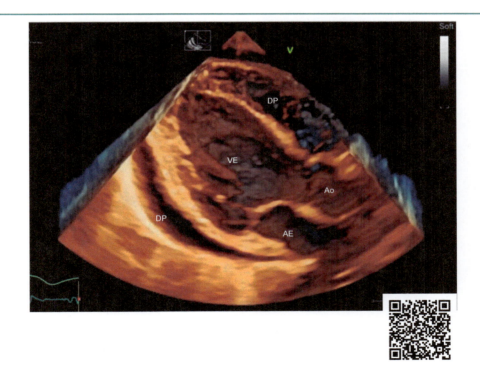

8.1.5. ECO TT 3D. DP moderado. No plano paraesternal longitudinal, por meio da técnica tridimensional com aquisição *full volume*, evidencia-se DP difuso moderado com predomínio posterior.

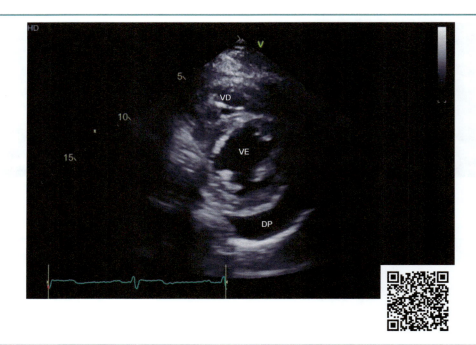

8.1.6. ECOTT 2D. DP moderado. No plano paraesternal eixo curto observa-se DP difuso com predomínio posterior.

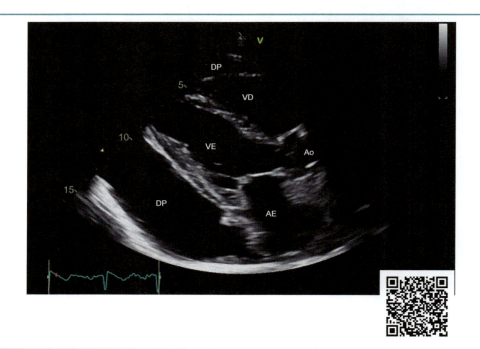

8.1.7. ECOTT 2D. DP importante. No plano paraesternal longitudinal evidencia-se DP difuso de grau importante, com maior lâmina adjacente à PIL do VE.

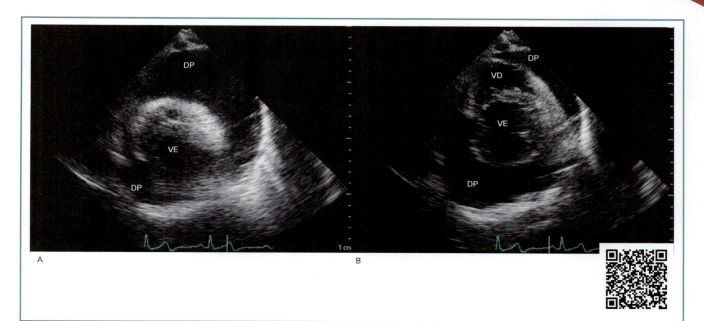

8.1.8.A e B. ECOTT 2D. *Swinging heart.* No plano paraesternal eixo curto evidencia-se DP importante associado ao movimento em pêndulo do coração. Em A observa-se VE mais posterior e maior lâmina em região anterior. Em B, em outro ciclo cardíaco, nota-se o VE posicionado mais anteriormente e maior lâmina localizada em região posterior.

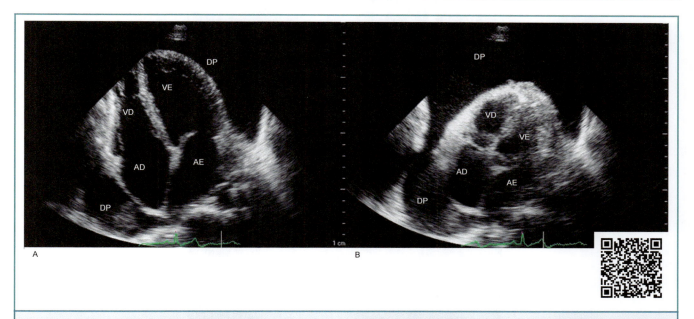

8.1.9.A e B. ECOTT 2D. *Swinging heart.* Em A e B, o plano apical 4CH demonstra DP importante associado ao movimento em pêndulo do coração.

RMC/TC

RODRIGO ANTONIO CARVALHO MELLO LIMA
ISABELA BISPO SANTOS DA SILVA COSTA

Autores

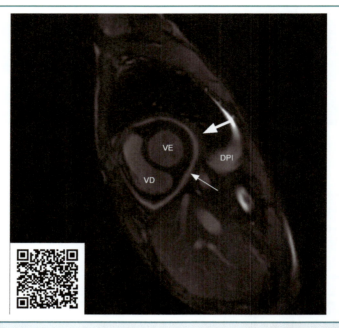

8.1.1. RMC. Derrame pericárdico. Imagens de cine-RM SSFP em eixo curto evidenciando DP circunferencial (seta fina), homogêneo, associado a discreto espessamento pericárdico (seta grossa). Nota-se ainda presença de discreto derrame pleural.

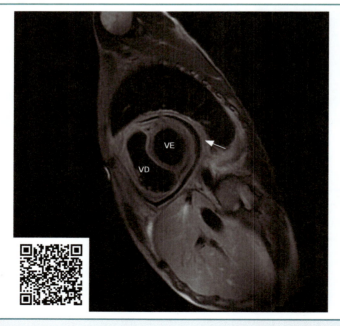

8.1.2. RMC. DP. Imagens de sequência de *black blood* com saturação de gordura em Ec, com definição da anatomia do miocárdio e pericárdio, com presença de DP discreto (seta), circunferencial e homogêneo, associado a discreto espessamento pericárdico.

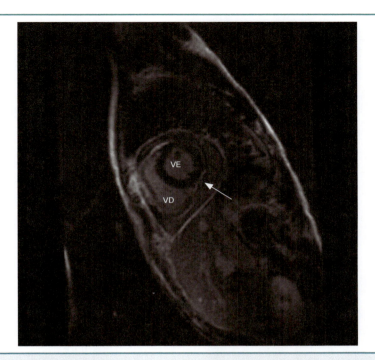

8.1.3. RMC. DP. Imagens de RMC adquiridas tardiamente após a injeção do contraste paramagnético, evidenciando um DP circunferencial (seta), discreto espessamento pericárdico e ausência de realce tardio miocárdico.

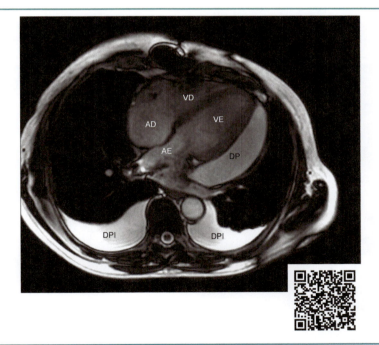

8.1.4. RMC. DP. Imagens de cine-RM SSFP em 4CH evidenciando um DP adjacente à parede lateral do VE. Nota-se presença de DPl bilateral e fio de sutura metálico adjacente à parede livre do VD.

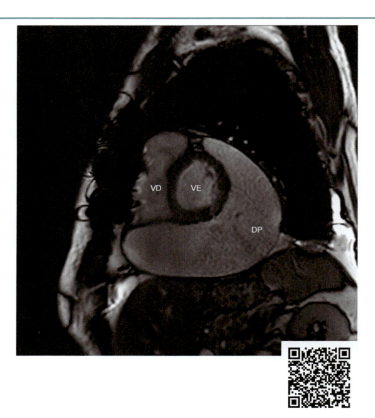

8.1.5. RMC. DP. Imagens de cine-RM SSFP em Ec evidenciando um DP envolvendo as paredes lateral e inferior do coração. Nota-se presença de fio de sutura metálico adjacente à parede livre do VD.

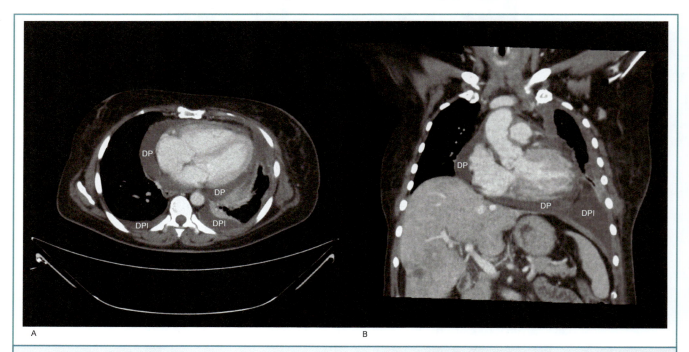

8.1.6. A e B. TC. Derrame pericárdico. Imagem de TC com contraste iodado endovenoso com DP circunferencial, nos planos axial (A) e coronal (B), respectivamente. Nota-se discreto DPl.

8.2 TAMPONAMENTO CARDÍACO

Autores: CINTIA GALHARDO TRESSINO | STEPHAN MILHORINI PIO

ECO

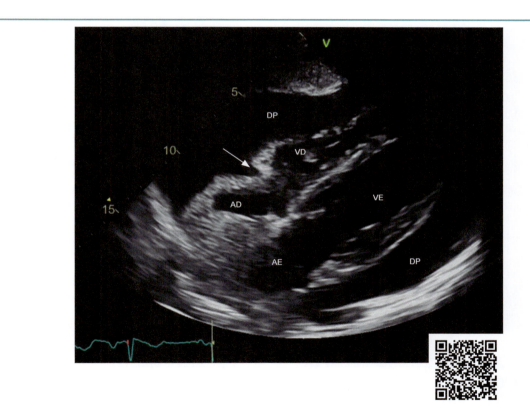

8.2.1. ECOTT 2D. Tamponamento cardíaco. Plano subcostal com DP importante e colapso do AD (seta) durante a sístole.

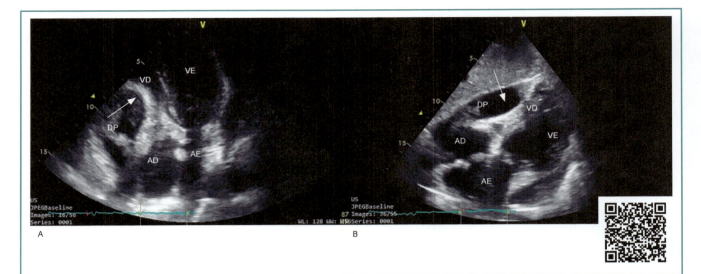

8.2.2.A e B. ECOTT 2D. Tamponamento cardíaco. Em A, o plano apical 4CH demonstra DP volumoso com conteúdo heterogêneo em seu interior causando restrição ao enchimento do VD (seta). Em B, plano subcostal evidenciando colapso diastólico do VD (seta).

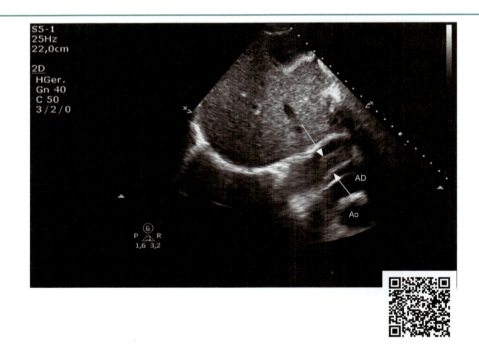

8.2.3. ECOTT 2D. Coágulo no pericárdio. No plano subcostal observa-se imagem heterogênea entre a linha do fígado e a parede do AD (entre setas) sugestiva de coágulo causando tamponamento cardíaco. Presença de cateter no interior do AD.

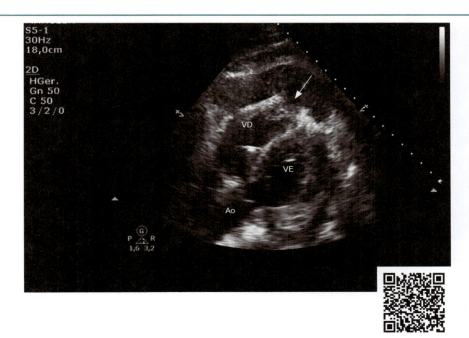

8.2.4. ECOTT 2D. Coágulo no pericárdio causando restrição ao enchimento do VD. No plano subcostal evidencia-se imagem heterogênea no espaço pericárdico sugestiva de coágulo em paciente no pós-operatório recente de transplante cardíaco. Nota-se restrição ao enchimento diastólico do VD (seta).

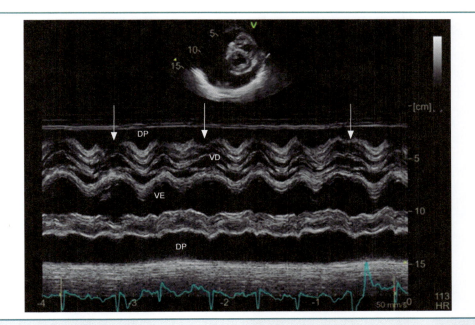

8.2.5. ECOTT 2D. Colapso diastólico do VD no tamponamento cardíaco. Modo M dos ventrículos em eixo curto demonstra colapso da parede livre do VD durante a protodiástole (setas), quando a pressão intrapericárdica supera a pressão no VD, levando ao movimento de inversão da parede.

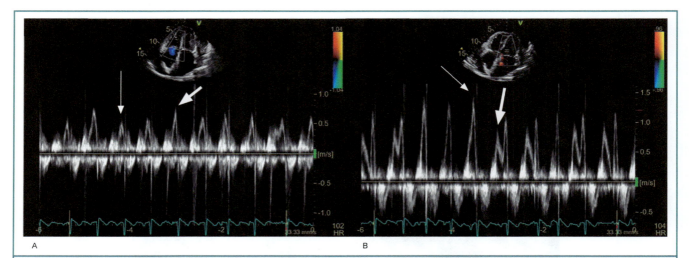

8.2.6. ECOTT 2D. Variação respiratória dos fluxos mitral e tricúspide no tamponamento cardíaco. Doppler pulsátil dos fluxos mitral e tricúspide no plano apical 4CH. Em A observa-se aumento da velocidade da onda E do fluxo tricúspide durante a inspiração, com variação > 30% (a expiração corresponde a seta fina e a inspiração corresponde a seta grossa). Em B observa-se redução da velocidade da onda E do fluxo mitral durante a inspiração, com variação > 60% (a expiração corresponde a seta fina e a inspiração corresponde a seta grossa). A variação respiratória de velocidades de fluxos mitral e tricúspide se deve à exacerbação da interdependência ventricular no tamponamento cardíaco.

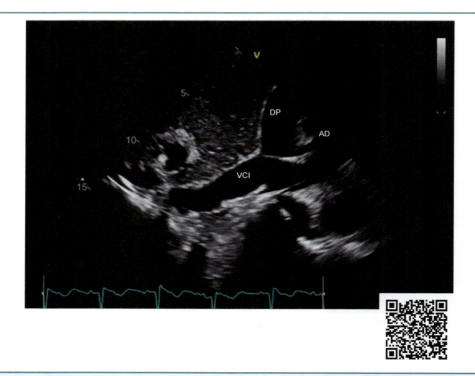

8.2.7. ECOTT 2D. Dilatação de VCI no tamponamento cardíaco. No plano subcostal nota-se VCI dilatada e sem variação respiratória, que pode indicar pressão intrapericárdica elevada. Tal achado apresenta alta sensibilidade para o diagnóstico de tamponamento cardíaco.

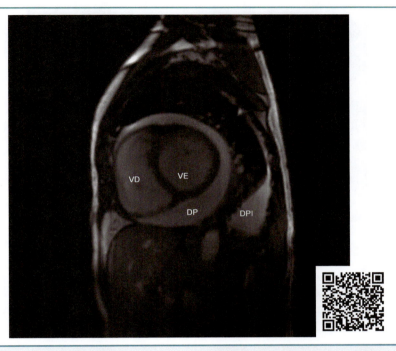

8.2.1. RMC. Tamponamento cardíaco. Imagem de cine-RM SSFP em eixo curto com DP volumoso, predominantemente adjacente à parede inferior do VE. Nota-se presença de veia cava inferior dilatada e derrame pleural bilateral.

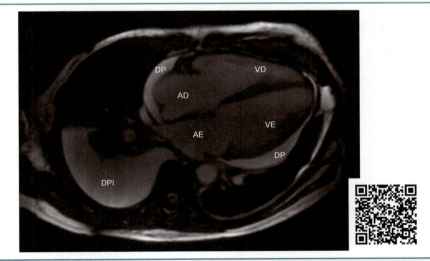

8.2.2. RMC. Tamponamento cardíaco. Imagem de cine-RM SSFP em 4CH com DP adjacente ao AD (restrição de abertura) e parede lateral do VE. Nota-se presença de DPl volumoso à direita.

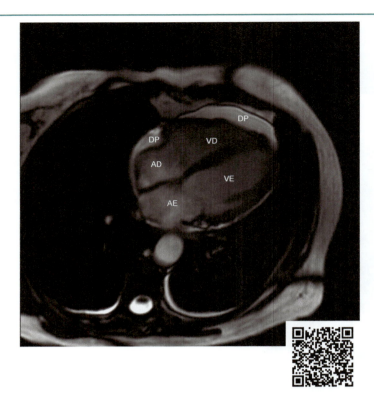

8.2.3. RMC. Tamponamento cardíaco. Imagem de cine-RM SSFP em 4CH com DP adjacente ao AD e parede livre do VD, com restrição de abertura de câmaras cardíacas. Nota-se a presença de derrame pleural laminar bilateral.

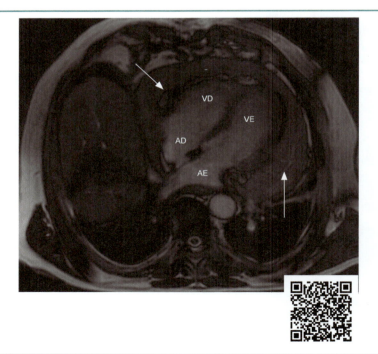

8.2.4. RMC. Tamponamento cardíaco. Imagem de cine-RM SSFP em 4CH com DP volumoso, homogêneo, envolvendo todas as câmaras cardíacas, com restrição de enchimento ventricular (setas).

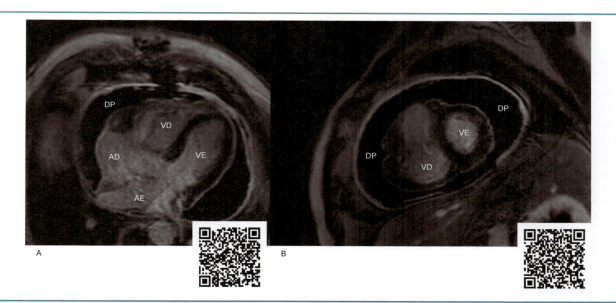

8.2.5.A e B. RMC. Tamponamento cardíaco. Imagem de RM adquirida após a injeção do contraste em 4CH (A) e eixo curto (B), presença de DP volumoso, sem captação do meio de contraste. Ausência de realce tardio miocárdico.

8.3 PERICARDITE CONSTRITIVA

Autores: CINTIA GALHARDO TRESSINO | STEPHAN MILHORINI PIO

ECO

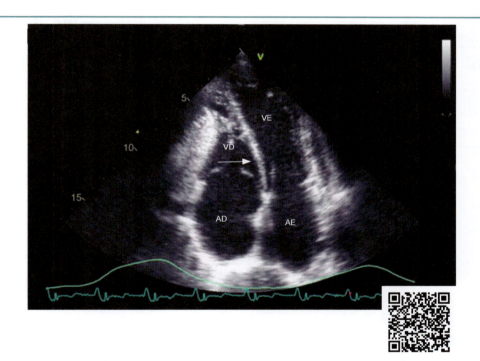

8.3.1. ECOTT 2D. Movimentação anômala do septo interventricular (*septal bounce*) na pericardite constritiva. No plano apical 4CH observa-se movimentação anômala do septo interventricular dependente da respiração. Observe que na inspiração o septo se abaúla em direção à cavidade ventricular esquerda (seta) devido à exacerbação da interdependência ventricular que ocorre nessa patologia.

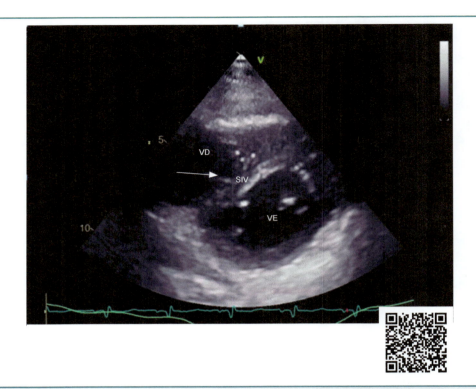

8.3.2. ECOTT 2D. Movimentação anômala do septo interventricular (*septal bounce*) na pericardite constritiva. No plano transverso do VE observa-se movimentação anômala do septo interventricular dependente da respiração. Observe o *septal bounce* em direção à cavidade ventricular esquerda (seta), causando a expansão da cavidade ventricular direita.

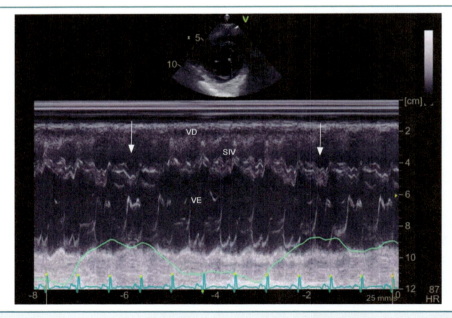

8.3.3. ECO TT 2D. Modo M da movimentação anômala do septo interventricular na pericardite constritiva. No plano paraesternal Ec dos ventrículos, ao modo M, nota-se acentuada movimentação do septo interventricular em direção ao VE (setas) durante a inspiração, causando uma expansão da cavidade ventricular direita. Tal variação respiratória do septo está relacionada à exacerbação da interdependência ventricular.

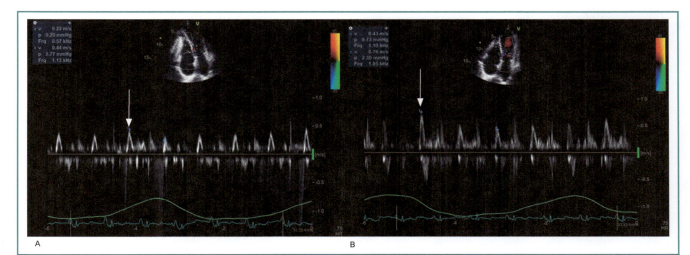

8.3.4.A e B. ECOTT 2D. Variação respiratória dos fluxos mitral e tricúspide na pericardite constritiva. Doppler pulsátil dos fluxos mitral e tricúspide no plano apical 4CH. Em A observa-se aumento da velocidade da onda E do fluxo tricúspide durante a inspiração (seta). Em B observa-se aumento da velocidade da onda E do fluxo mitral durante a expiração (seta), com variação acentuada > 25%.

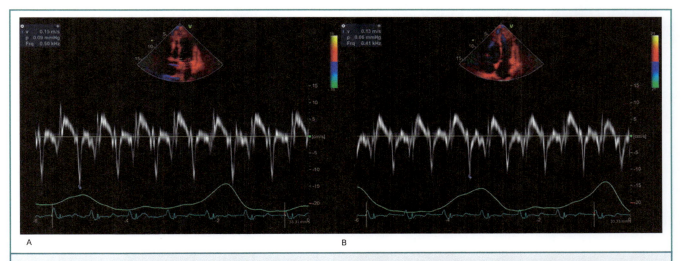

8.3.5.A e B. ECOTT 2D. *Annulus reversus* na pericardite constritiva. Doppler tecidual do anel mitral em plano apical 4CH evidencia velocidade da onda e' do anel mitral septal (A), maior que a velocidade da onda e' do anel mitral lateral (B).

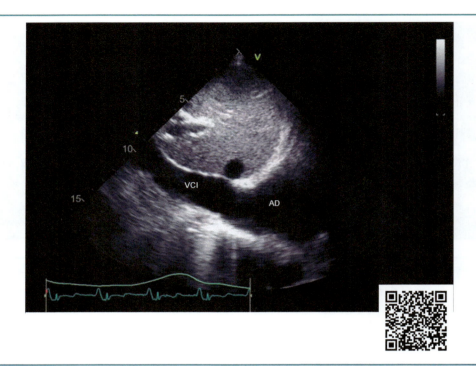

8.3.6. ECOTT 2D. Dilatação de VCI na pericardite constritiva. No plano subcostal nota-se VCI dilatada e sem variação respiratória.

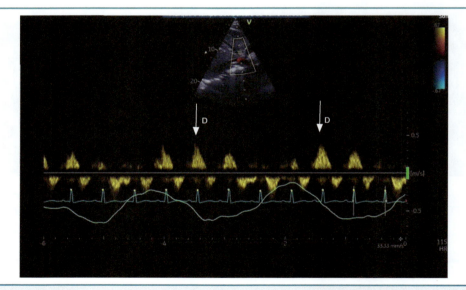

8.3.7. ECOTT 2D. Fluxo de veia hepática na pericardite constritiva. No plano subcostal, o Doppler pulsátil da veia hepática demonstra aumento do fluxo diastólico reverso (setas) durante a expiração.

Seção 8 – Pericardiopatias

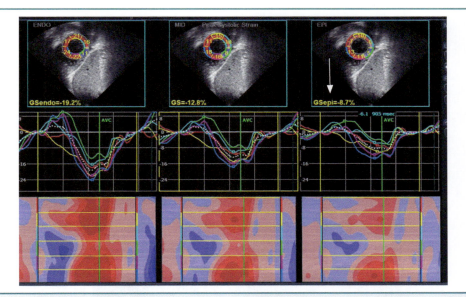

8.3.8. ECOTT 2D. *Strain* na pericardite constritiva. Devido ao comprometimento, sobretudo de fibras epicárdicas, o *strain* circunferencial (seta) apresenta redução significativa na pericardite constritiva.

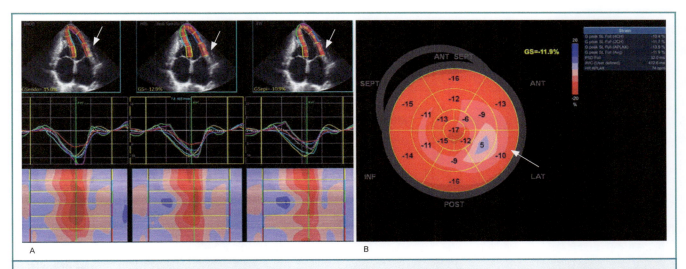

8.3.9.A e B. ECOTT 2D. *Strain reversus* na pericardite constritiva. O impacto na deformação longitudinal pode ser variável, dependendo da extensão da aderência pericárdica e disfunção miocárdica adjacente. Em A nota-se redução do *strain* longitudinal da parede lateral (setas) também demonstrado no mapa polar em B (seta).

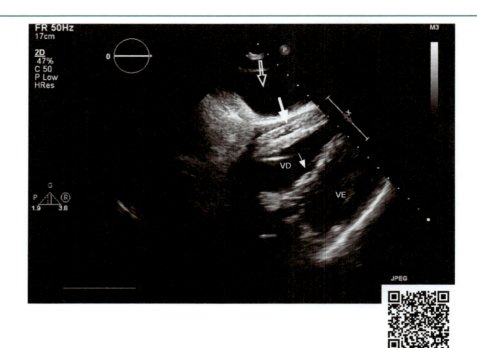

8.3.10. ECO TT 2D. Pericardite constritiva. No plano subcostal observa-se movimentação anômala do septo interventricular com abaulamento inspiratório (*septal bounce*) em direção à cavidade ventricular esquerda (seta fina) e espessamento pericárdico (seta grossa). Observe a presença de ascite (seta sem preenchimento).

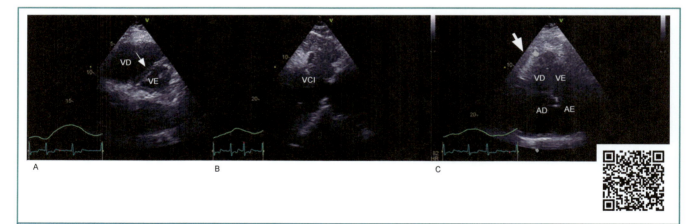

8.3.11. A, B e C. ECO TT 2D. Pericardite constritiva com fibrilação atrial. Em A, no plano paraesternal Ec dos ventrículos, observa-se movimentação anômala do septo interventricular com abaulamento inspiratório (*septal bounce*) em direção à cavidade ventricular esquerda (seta fina). Apesar da fibrilação atrial, o uso do respirômetro e a visualização da imagem quadro a quadro confirmam a impressão visual. Em B observa-se dilatação da VCI; esse achado apresenta alta sensiblidade para o diagnóstico de pericardite constritiva. Em C, no plano apical 4CH, a despeito de janela acústica limitada observa-se espessamento pericárdico na região apical e parede livre do VD (seta grossa).

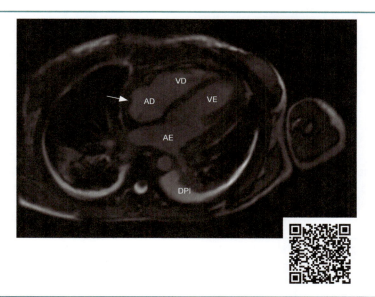

8.3.1. RMC. Pericardite constritiva. Imagem de cine-RM SSFP em 4CH evidenciando espessamento pericárdico importante circunferencial (seta), sugestivo de pericardite constritiva. Nota-se presença de DPl discreto bilateral e imagens sugestivas de trombos no interior do AD.

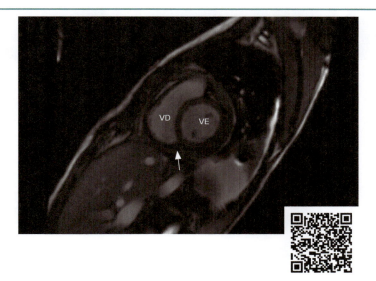

8.3.2. RMC. Pericardite constritiva. Imagem de cine-RM SSFP evidenciando espessamento pericárdico importante circunferencial (seta), com movimento anômalo do SIV, sugestivo de pericardite constritiva. Nota-se presença de DPl discreto.

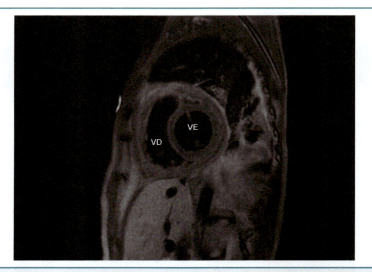

8.3.3. RMC. Pericardite constritiva. Imagem RMC na sequência de *black blood* com saturação de gordura em Ec, evidenciando espessamento pericárdico importante circunferencial, sugestivo de pericardite constritiva. Ausência de DP.

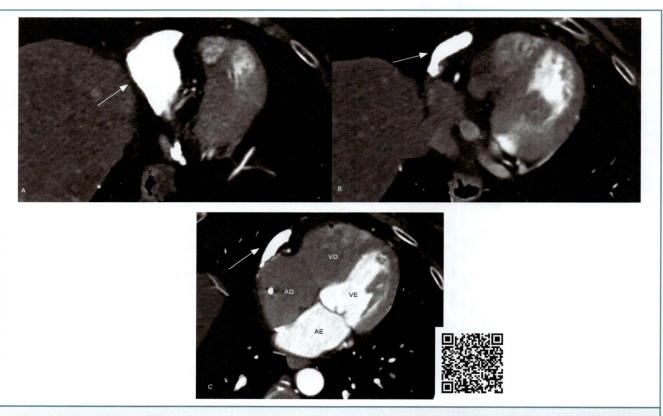

8.3.4. TC. Pericardite constritiva. Imagens de TC cardíaca após injeção de contraste iodado com calcificação pericárdica importante, adjacente a câmaras cardíacas direitas. Imagens de TC contrastadas no plano axial de modo sequencial, ilustrando o bloco de calcificação pericárdica (seta).

8.4 CISTO PERICÁRDICO

Autores: CINTIA GALHARDO TRESSINO | STEPHAN MILHORINI PIO

ECO

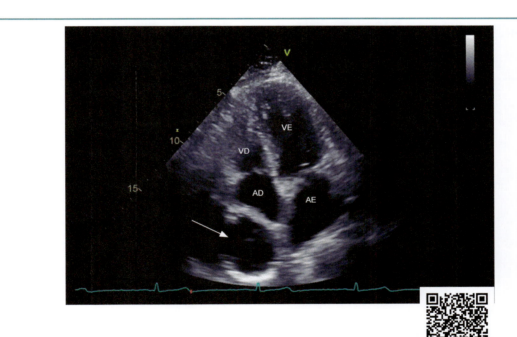

8.4.1. ECOTT 2D. Cisto pericárdico. No plano apical 4CH observa-se imagem homogênea, arredondada, com conteúdo anecoico, adjacente ao AD (seta), sugestiva de cisto pericárdico.

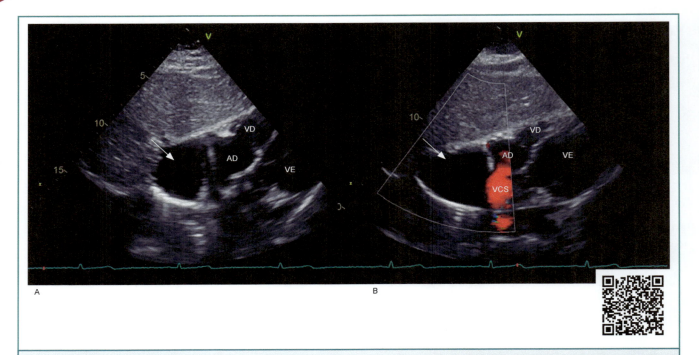

8.4.2.A e B. ECOTT 2D. Cisto pericárdico. Em A, no plano subcostal, observa-se imagem cística sugestiva de cisto pericárdico contíguo ao AD (seta). Em B, o uso do Doppler em cores não evidencia fluxo no interior da estrutura, ratificando sua natureza cística (seta).

Autores

RODRIGO ANTONIO CARVALHO MELLO LIMA
ISABELA BISPO SANTOS DA SILVA COSTA

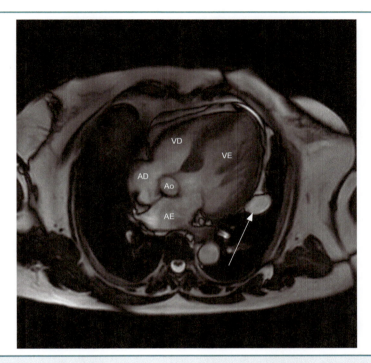

8.4.1. RMC. Cisto pericárdico. Imagem de cine-RM SSFP em 4CH com presença de cisto pericárdico (seta) aderido na parede lateral do VE. O hipersinal na sequência de SSFP é compatível com conteúdo predominantemente líquido do cisto, cuja característica também pode ser definida por imagens ponderadas em T2.

8.5 OUTROS ACOMETIMENTOS DO PERICÁRDIO

Autor: RODRIGO ANTONIO CARVALHO MELLO LIMA

RMC/TC

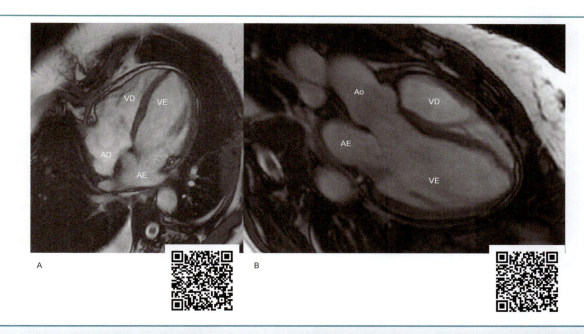

8.5.1.A e B. RMC. Pericardite aguda. As imagens de cine-RM SSFP em 4CH (A) e 3CH (B) mostram derrame pleural discreto à direita e mínimo à esquerda, com aumento discreto da espessura pericárdica e a análise quantitativa da função ventricular mostrou diminuição da função diastólica.

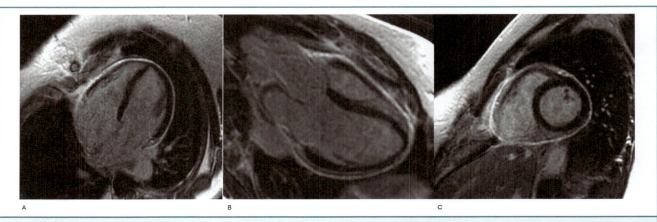

8.5.2.A, B e C. RMC. Pericardite aguda. Imagens de cine-RM SSFP adquiridas tardiamente após a injeção do meio de contraste paramagnético confirmaram ausência de DP, mas mostraram hiperintensidade de sinal, difusa, em todo o pericárdio, tanto nas aquisições em 4CH (A), em 3CH (B) e EC (C). Não se observa presença de realce tardio miocárdico.

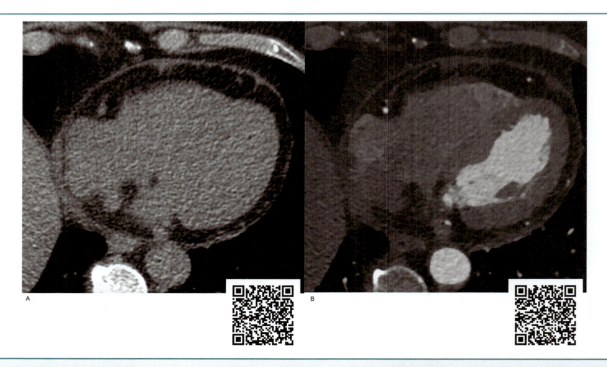

8.5.3.A e B. TC. Pericardite aguda. Imagens de TC sem (A) e com contraste (B) que demonstram aumento da espessura do pericárdio, que também mostram limites imprecisos, compatíveis com processo inflamatório em fase aguda. As artérias coronárias não apresentam redução luminal.

Autores	MEDICINA NUCLEAR
JOSÉ SOARES JUNIOR	SIMONE CRISTINA SOARES BRANDÃO	

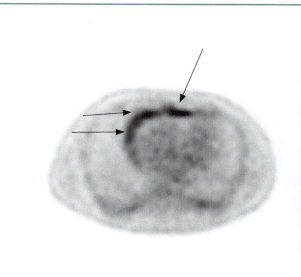
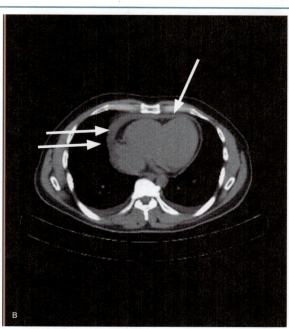
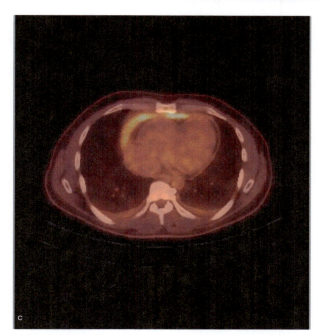

8.5.1.A, B e C. PET-CT cardíaco com ¹⁸F-FDG. Pericardite aguda idiopática. Corte axial de tórax (A: TC; B: PET; C: fusão PET-CT) mostra áreas com hipercaptação moderada de ¹⁸F-FDG (SUVmáx. = 4,1) no pericárdio junto ao VD e AD (setas finas), que apresenta espessamento homogêneo à TC (setas grossas).

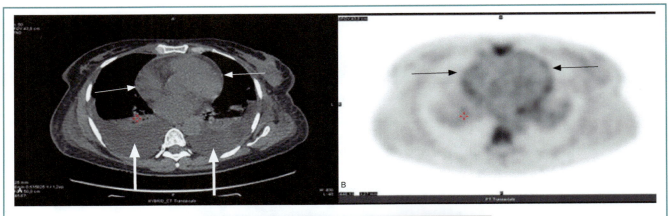
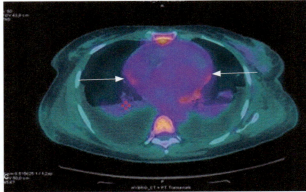

8.5.2.A, B e C. PET-CT Cardíaco com ¹⁸F-FDG. Pericardite lúpica. Corte axial de tórax (A: TC; B: PET; C: fusão PET-CT) mostra hipercaptação discreta a moderada de ¹⁸F-FDG (SUVmáx. = 3,7), de padrão levemente heterogêneo no pericárdio, principalmente nos recessos da região basal e retrocardíaco (setas finas), que apresenta espessamento de seus folhetos e fina lâmina líquida à TC. Nota-se, ainda, derrame pleural moderado em TC bilateralmente (setas grossas).

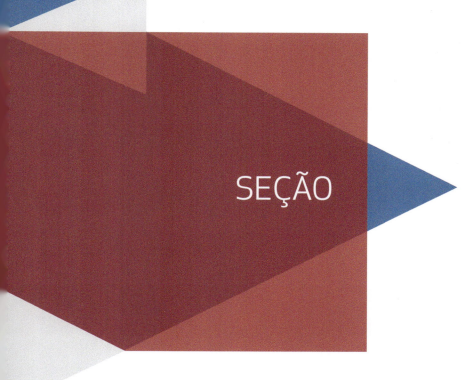

SEÇÃO 9

MASSAS E TUMORES CARDÍACOS

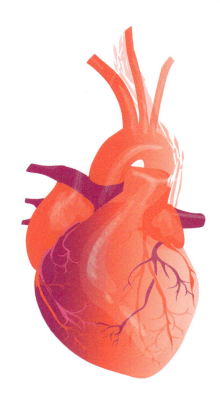

COORDENADORES DA SEÇÃO

 CECÍLIA BEATRIZ BITTENCOURT VIANA CRUZ

 ANDRÉ LUIZ CERQUEIRA DE ALMEIDA

 AMARINO OLIVEIRA JUNIOR

 GABRIEL CORDEIRO CAMARGO

 LARA CRISTIANE TERRA FERREIRA CARREIRA

 RONALDO DE SOUZA LEÃO LIMA

 SIMONE CRISTINA SOARES BRANDÃO

9.1 BENIGNOS

Autores
JOÃO BATISTA MASSON SILVA | JOSÉ ROBERTO MATOS SOUZA | ELIZA KAORI UENISHI
MAURICIO SILVA SANTANA DE MELLO | VITÓRIA RÉGIA BESERRA BARBOSA XIMENES

ECO

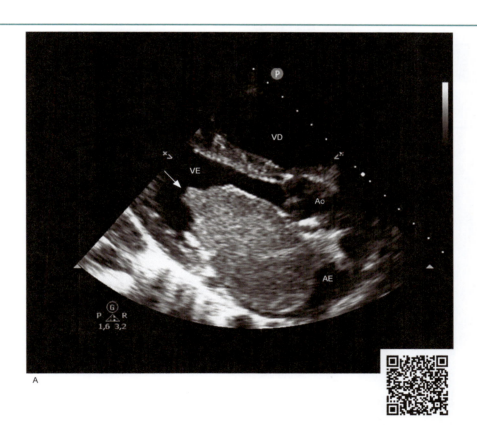

9.1.1.1.A. ECOTT 2D. Mixoma. No plano paraesternal longitudinal observa-se grande massa hiperecogênica, de superfície pouco regular, polipoide, ocupando o AE e projetando-se em direção à VM na diástole ventricular (seta).

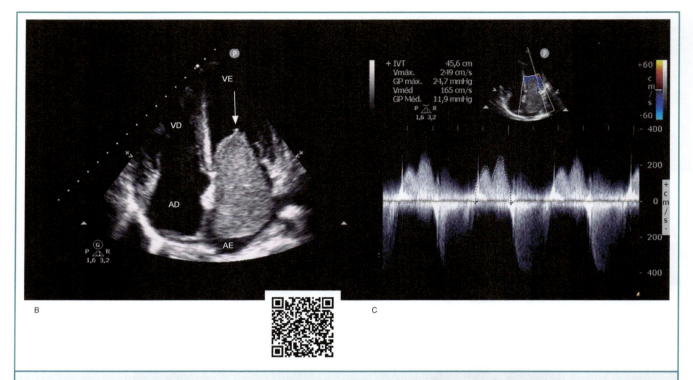

9.1.1.1.B. e C. No plano apical 4CH, presença de grande massa hiperecogênica (seta), de superfície pouco regular, aderida à região da fossa oval, causando obstrução ao orifício da VM (tumor *plop*). O Doppler espectral identifica a obstrução causada pelo mixoma, gerando gradiente AE-VE médio de 12 mmHg.

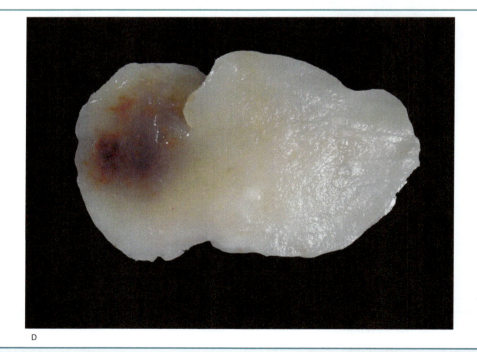

9.1.1.1.D. Peça cirúrgica do mixoma com superfície irregular, cor esbranquiçada, brilhante e de consistência gelatinosa à palpação.

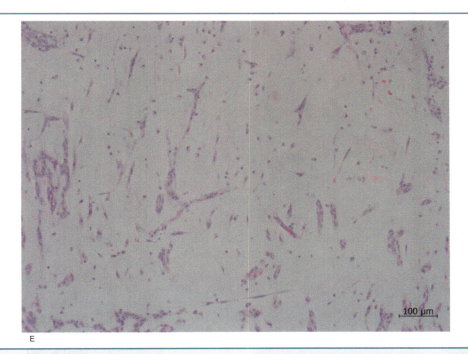

9.1.1.1.E. Exame histopatológico: mixoma composto por células mesenquimais estreladas e fusiformes, ao redor dos vasos sanguíneos, além de matriz mixoide abundante de permeio.

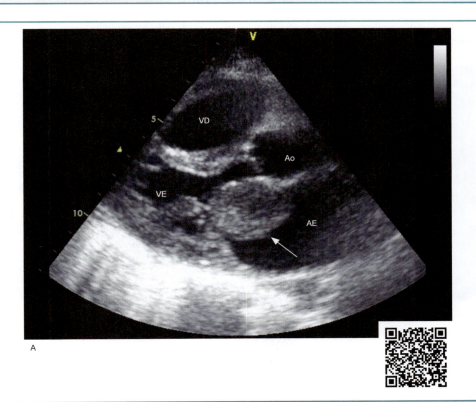

9.1.1.2.A. ECOTT 2D. Mixoma. No plano paraesternal longitudinal observa-se massa heterogênea, de superfície regular, localizada no AE (seta). Durante a diástole ventricular a massa projeta-se em direção ao VE, através da VM, obliterando parcialmente o orifício valvar.

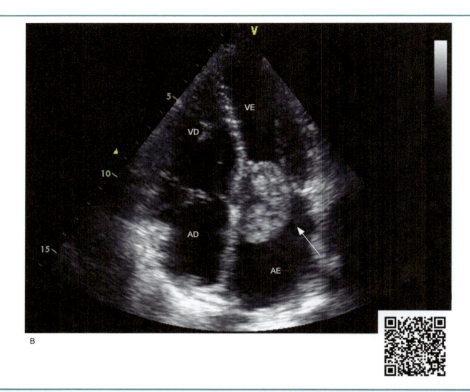

9.1.1.2.B. No plano apical 4CH, presença de volumosa massa heterogênea, de superfície regular (seta), bem delimitada, aderida ao SIA, na região da fossa oval, causando obstrução do orifício da VM (tumor *plop*).

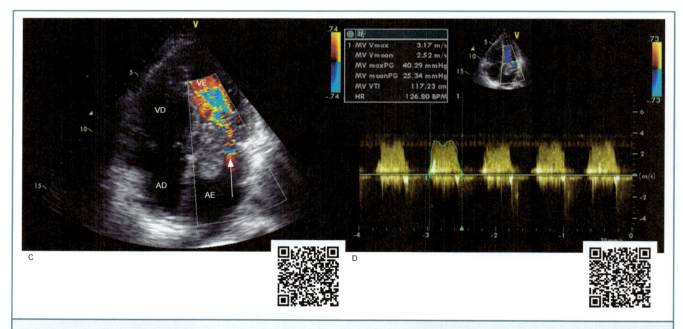

9.1.1.2.C. e D. No plano apical 4CH, o Doppler em cores evidencia fluxo turbilhonar através da VM, confirmando a obstrução valvar (seta). Em D, o Doppler contínuo revela padrão de estenose mitral funcional grave, com gradiente AE/VE máximo de 40 mmHg e médio de 25 mmHg.

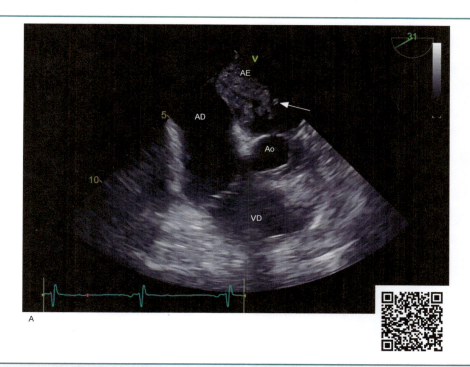

9.1.1.3.A. ECOTE 2D Mixoma. Em 31° observa-se massa heterogênea (seta), de superfície irregular, papilar, móvel, aderida ao SIA na região da fossa oval.

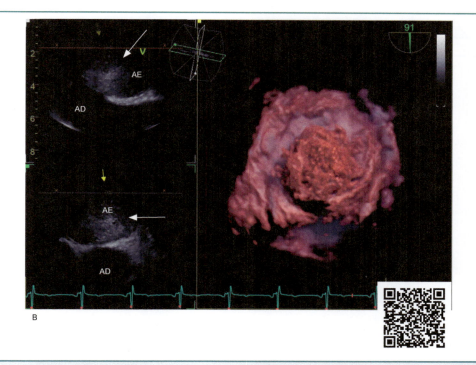

9.1.1.3.B. ECOTE 3D. Nas imagens bidimensionais à esquerda observa-se mixoma aderido ao SIA (setas). Através da aquisição 4D *zoom*, identifica-se volumoso mixoma, aderido ao SIA, na região da fossa oval.

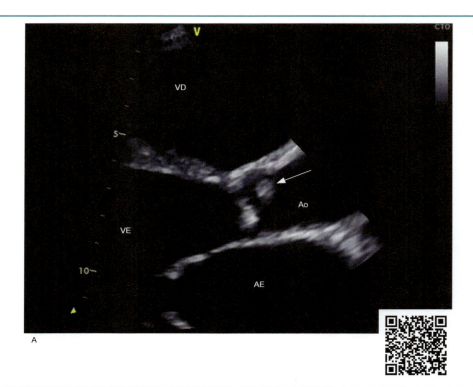

9.1.2.1.A. ECOTT 2D. Fibroelastoma papilar. No plano paraesternal longitudinal, com *zoom* na valva aórtica, observa-se massa homogênea, de superfície discretamente irregular, pedunculada, aderida à face arterial da valva (seta).

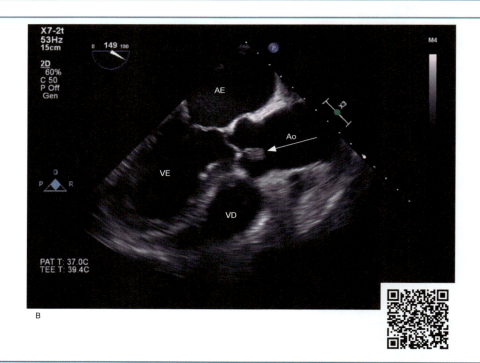

9.1.2.1.B. ECOTE 2D. No eixo longo, em 149°, melhor visualização do fibroelastoma ratificando sua localização na face arterial da valva aórtica (seta). É importante ressaltar a possibilidade de obstrução intermitente da ACD devido a sua mobilidade e proximidade desse vaso.

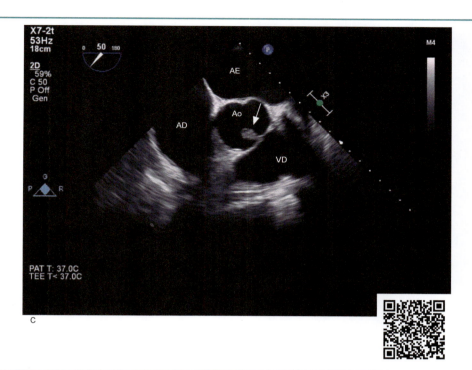

9.1.2.1.C. No plano transverso da Ao, em 50°, ao nível dos seios de Valsalva, observa-se o fibroelastoma localizado próximo à comissura entre as válvulas coronariana direita e esquerda (seta).

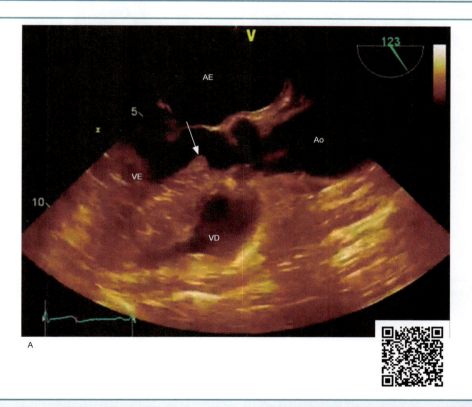

9.1.2.2.A. ECOTE 2D. Fibroelastoma papilar. Em 123°, presença de pequena massa ecogênica, móvel durante o exame, com superfície regular, localizada na superfície endocárdica do segmento basal do septo anterior e projetando-se para a VSVE (seta).

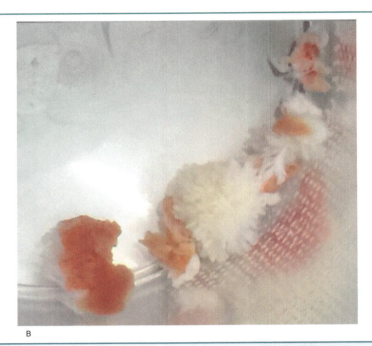

9.1.2.2.B. Peça cirúrgica do fibroelastoma similar à anêmona do mar.

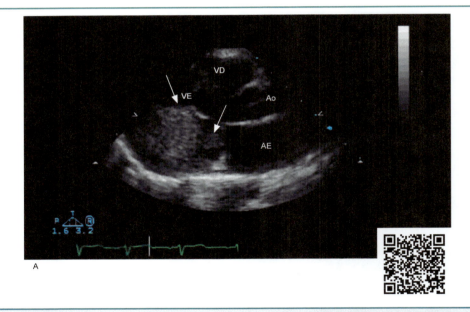

9.1.3.1.A. ECOTT 2D. Fibroma. No plano paraesternal longitudinal observa-se grande massa heterogênea, hiper-refringente, não contrátil, intramiocárdica, localizada na PIL (setas).

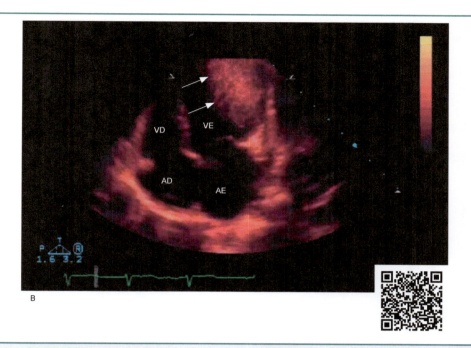

9.1.3.1.B. No plano apical 4CH, nota-se que o fibroma apresenta extensão para a PAL (setas).

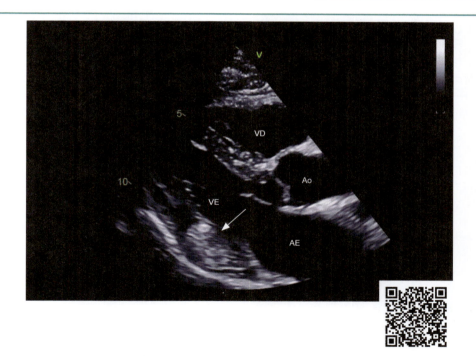

9.1.3.2. ECOTT 2D. Fibroma. No plano paraesternal longitudinal observa-se massa intramiocárdica, hiperecogênica, com bordos bem definidos, localizada nos segmento basal da PIL (seta).

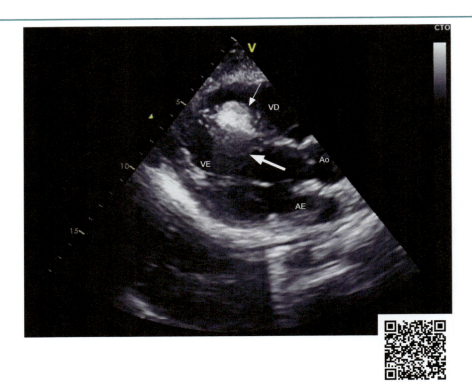

9.1.4. ECOTT 2D. Lipoma. No plano paraesternal longitudinal, presença de massa arredondada, heterogênea, hiper-refringente, localizada no segmento médio da PAS (seta fina), gerando intensa reverberação (seta grossa).

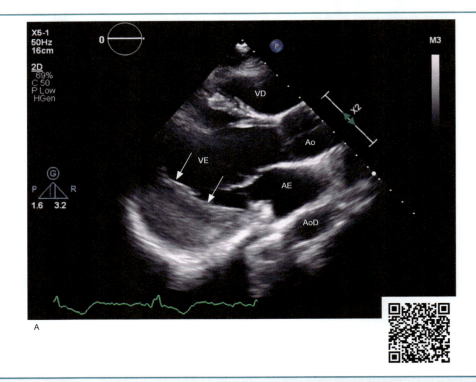

9.1.5.A. ECOTT 2D. Hemangioma. No plano paraesternal longitudinal observa-se grande massa, de contorno bem delimitado, com a mesma ecogenicidade do miocárdio, localizada na PIL (setas).

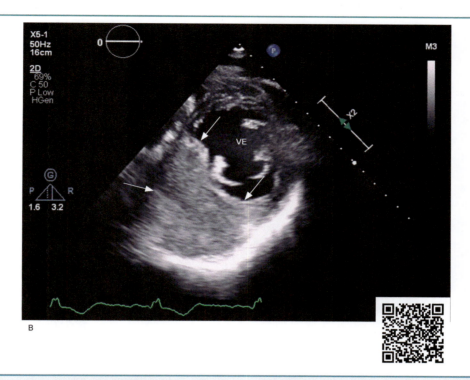

9.1.5.B. No plano transverso do VE observa-se grande massa homogênea, bem circunscrita, sem plano de clivagem com o miocárdio (setas).

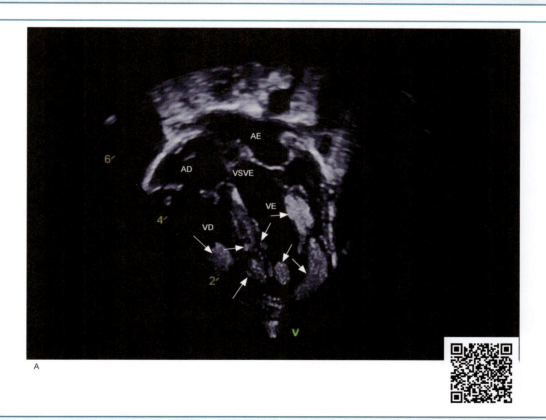

9.1.6.A. ECO TT 2D. Rabdomioma. No plano apical 5CH, presença de múltiplas massas ecogênicas bem delimitadas e homogêneas (setas) aderidas às cordas tendíneas da VM, à parede livre do VD, à região apical do VE e intramiocárdica no septo interventricular.

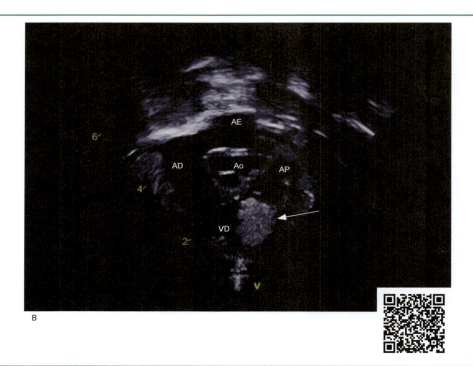

9.1.6.B. No plano transverso da Ao observa-se a massa homogênea e bem delimitada na VSVD (seta).

Autores

CARLOS EDUARDO ELIAS DOS PRAZERES | FABIO VIEIRA FERNANDES
MARLY MARIA UELLENDAHL LOPES

RMC/TC

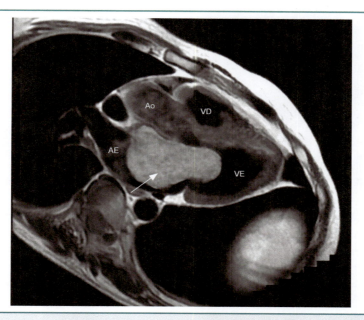

9.1.1. RMC. Mixoma cardíaco. Imagem ponderada em T1 adquirida em diástole no plano 3CH evidenciando grande massa hiperintensa (seta) aderida ao septo interatrial com prolapso para cavidade ventricular esquerda.

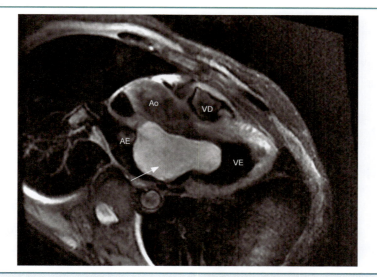

9.1.2. RMC. Mixoma cardíaco. Imagem ponderada em T1 com saturação de gordura adquirida em diástole no plano 3CH evidenciando grande massa hiperintensa (seta) aderida ao septo interatrial com prolapso para cavidade ventricular esquerda. Não há modificação do aspecto da massa na comparação com a imagem sem saturação de gordura, compatível com ausência de conteúdo lipídico.

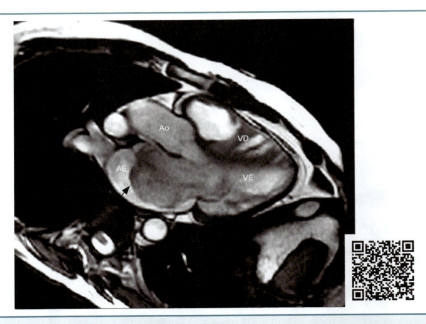

9.1.3. RMC. Mixoma cardíaco. Imagens de cine-RM SSFP no plano 3CH mostrando grande massa atrial esquerda (seta) que prolapsa para a cavidade ventricular na diástole. É possível observar o pedículo aderido ao septo interatrial. No vídeo 9.1.4 é possível observar a mobilidade do tumor.

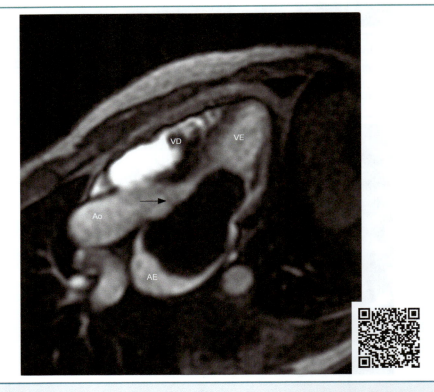

9.1.4. RMC. Mixoma cardíaco. Imagens de perfusão em primeira passagem no plano 3CH mostrando grande massa atrial esquerda (seta), que prolapsa para a cavidade ventricular, e não apresenta modificação significativa de sinal, indicando tratar-se de massa não vascularizada ou hipovascularizada, como nesse caso (mixoma).

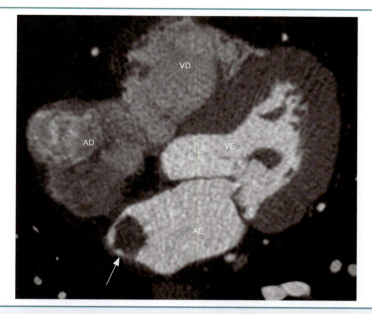

9.1.5. TC. Mixoma cardíaco. Imagens de TC cardíaca após a injeção de contraste iodado no plano 4CH. Apresentação mais comum do mixoma do AE, que aparece como lesão sólida vegetante aderida ao septo interatrial.

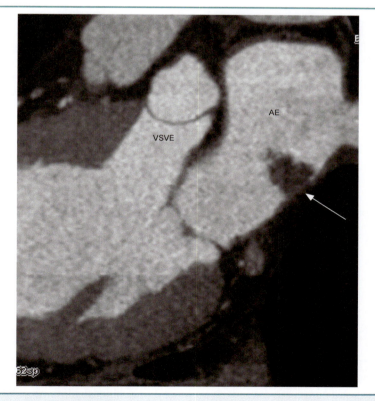

9.1.6. TC. Mixoma cardíaco. Imagens de TC cardíaca após injeção de contraste no plano 3CH, com imagem de mixoma do AE, que aparece como lesão sólida vegetante no AE.

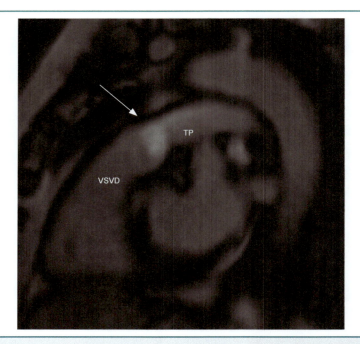

9.1.7. RMC. Fibroelastoma da valva pulmonar. Imagem ponderada em T2 no plano de VSVD evidencia massa com hipersinal logo acima do plano da valva pulmonar (seta).

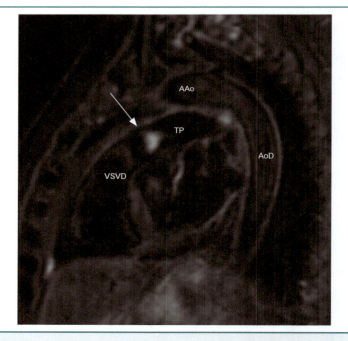

9.1.8. RMC. Fibroelastoma da valva pulmonar. Sequência ponderada em T1 adquirida após 10 minutos da administração do meio de contraste evidenciando massa com hipersinal homogêneo compatível com realce tardio.

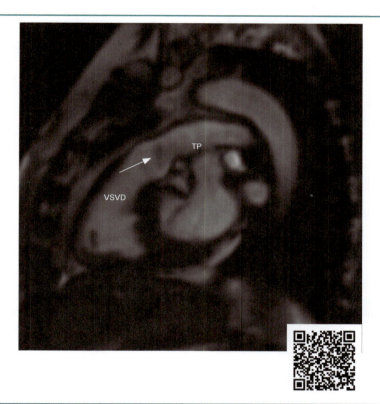

9.1.9. RMC. Fibroelastoma da valva pulmonar. Cine-RM na sequência SSFP, em plano de VSVD observa-se imagem móvel (seta) e com hipossinal logo acima do plano da valva pulmonar.

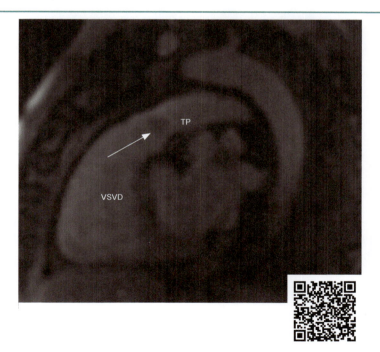

9.1.10. RMC. Fibroelastoma da valva pulmonar. Sequência de perfusão de primeira passagem acusando ausência de perfusão pelo meio de contraste (seta).

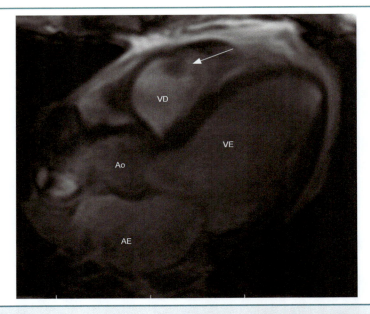

9.1.11. RMC. Fibroelastoma do ventrículo direito. Imagens de cine-RM SSFP, *screen shot*, no plano axial. Observa-se pequena lesão polipoide no trabeculado endocárdico do VD.

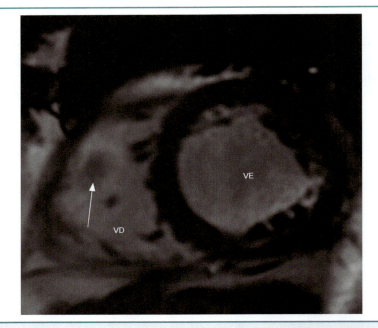

9.1.12. RMC. Fibroelastoma do VD (seta). Imagens de cine-RM SSFP, eixo curto ventricular. Observa-se lesão polipoide no trabeculado endocárdico da parede livre do VD.

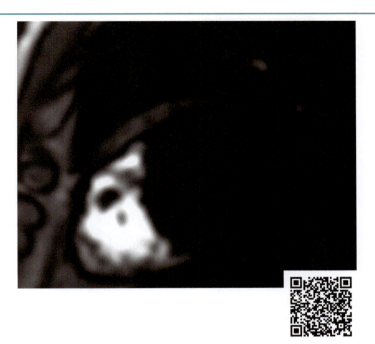

9.1.13. RMC. Fibroelastoma do VD. Imagens de perfusão, eixo curto. Durante a primeira passagem de contraste pelo VD, a lesão ainda aparece como falha de enchimento. No vídeo 9.1.4, é possível observar captação progressiva e intensa de contraste pela pequena lesão polipoide situada no trabeculado endocárdico do VD.

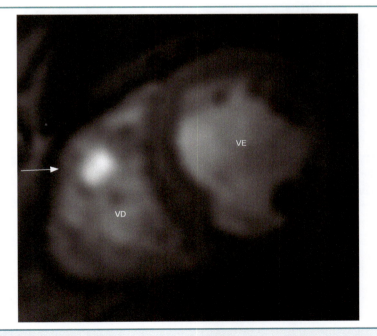

9.1.14. RMC. Fibroelastoma do VD. Imagens de perfusão, Ec. A captação de contraste é rápida e intensa, traduzindo alto teor vascular da lesão.

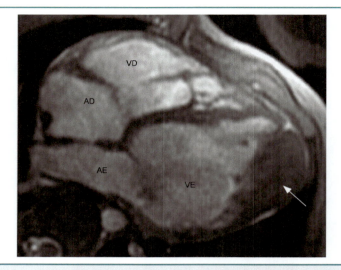

9.1.15. RMC. Fibroma. Imagem de cine-RM SSFP em 4CH com presença de massa (seta) com isossinal em relação ao miocárdio, posicionada na ponta do VE.

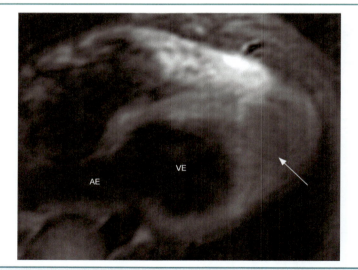

9.1.16. RMC. Fibroma. Imagem ponderada em T2 no plano 4CH com presença de massa (seta) com isossinal em relação ao miocárdio, posicionada na ponta do VE, sem sinais de edema.

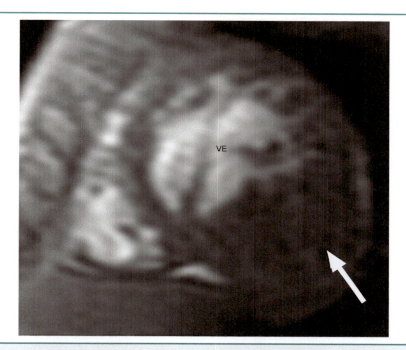

9.1.17. RMC. Fibroma. Imagem em Ec de perfusão de primeira passagem do gadolínio, na qual não se observa captação do contraste pela massa em VE (seta).

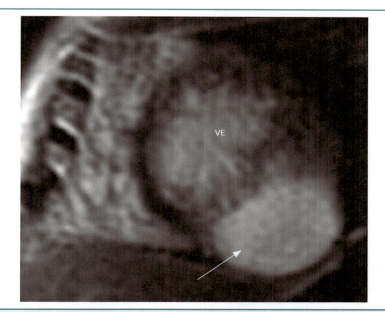

9.1.18. RMC. Fibroma. Imagem em Ec adquirida tardiamente após a injeção do contraste, evidenciando massa com hipersinal em relação miocárdio (seta).

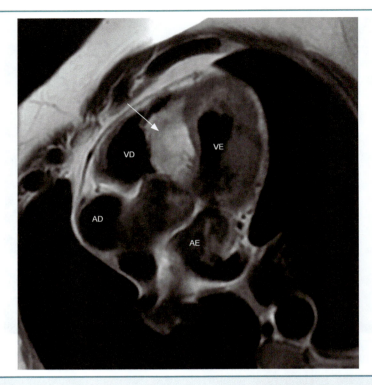

9.1.19. RMC. Lipoma. Imagem ponderada em T1 adquirida em diástole no plano 5CH evidenciando grande massa bem delimitada e hiperintensa (seta), ao nível do septo interventricular, com crescimento para o interior da cavidade ventricular direita.

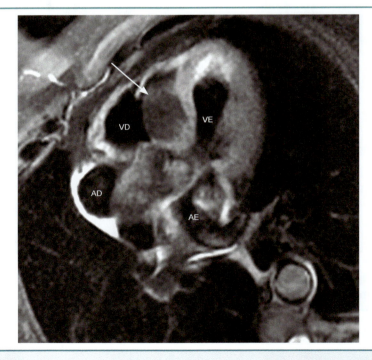

9.1.20. RMC. Lipoma. Imagem ponderada em T1 com saturação de gordura adquirida em diástole no plano 5CH evidenciando grande massa bem delimitada e hipointensa (seta) ao nível do septo interventricular, com crescimento para o interior da cavidade ventricular direita. Na comparação com a imagem sem saturação de gordura é evidente a redução expressiva e homogênea da intensidade de sinal da massa, compatível com conteúdo gorduroso.

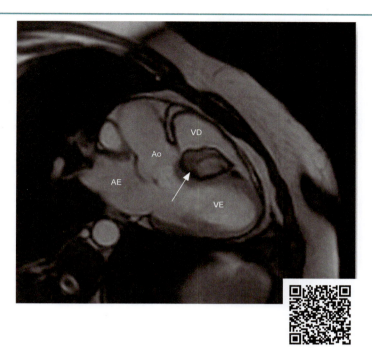

9.1.21. RMC. Lipoma. Imagem de cine-RM SSFP no plano 3CH mostrando grande massa bem delimitada e hiperintensa ao nível do septo interventricular, com crescimento para o interior da cavidade ventricular direita. Nota-se que a massa, devido ao seu conteúdo gorduroso, apresenta contorno hipointenso causado por artefato do tipo desvio químico (*chemical shift*).

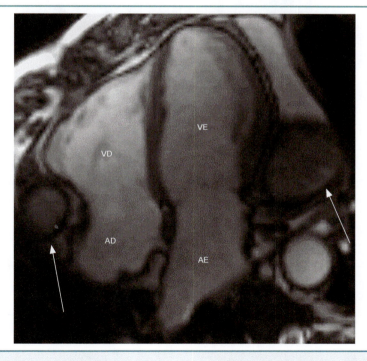

9.1.22. RMC. Hemangioma intrapericárdico. *Screen shot* de cine-RM no plano 4CH. Lesões nodulares de limites bem definidos (setas), isointensas com o tecido miocárdico, envolvendo os vasos da base e emergência de coronárias.

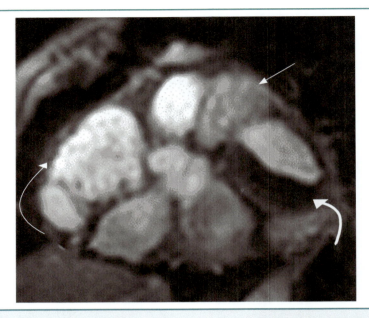

9.1.23. RMC. Hemangioma intrapericárdico. Após contraste os nódulos do hemangioma (setas finas) se homogenizam e evidencia-se volumoso pseudoaneurisma (seta grossa) com trombo crônico.

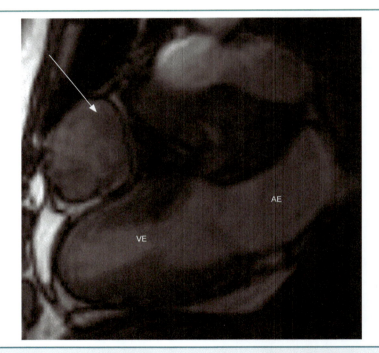

9.1.24. RMC. Hemangioma intrapericárdico. Imagens de cine-RM em 2CH evidenciando o hemagioma adjacente à parede anterior do VE (seta).

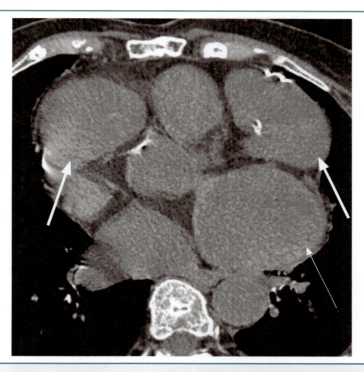

9.1.25. TC. Hemangioma. Imagem de TC sem contraste endovenoso evidenciando pseudoaneurisma (seta fina) e hemangiomas (setas grossas).

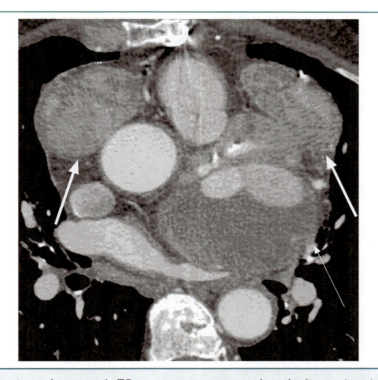

9.1.26. Ângio-TC. Hemangioma. Imagens de TC com contraste tornando as lesões mais evidentes (setas).

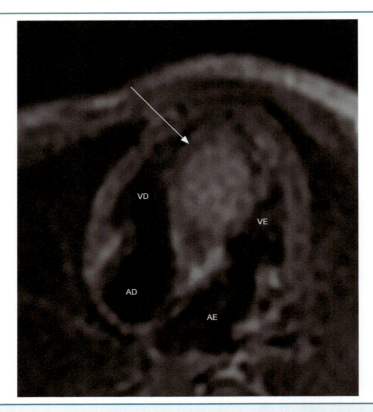

9.1.27. RMC. Rabdomioma. Imagem ponderada em T1 obtida no plano 4CH evidenciando grande massa hiperintensa (seta) no VE, em íntimo contato com o septo interventricular, com contorno bem definido e conteúdo homogêneo. Embora em geral se apresentem como múltiplas massas, nesse caso de rabdomioma apenas uma era visível.

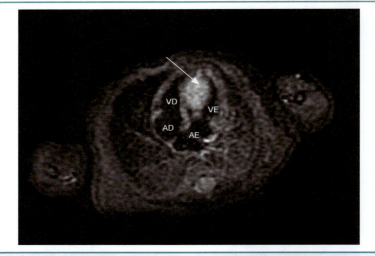

9.1.28. RMC. Rabdomioma. Imagem ponderada em T1 com saturação de gordura obtida no plano 4CH evidenciando grande massa hiperintensa (seta) no VE, em íntimo contato com o septo interventricular, com contorno bem definido e conteúdo homogêneo. Não apresenta redução da intensidade de sinal na comparação com a imagem 9.1.21 indicando que não se trata de massa de conteúdo gorduroso.

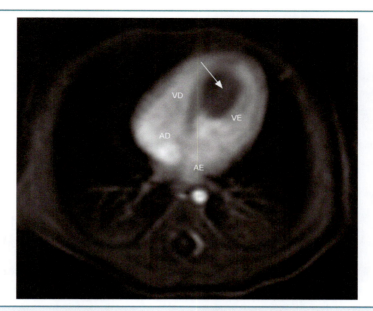

9.1.29. RMC. Rabdomioma. Imagem ponderada em T1 obtida no plano 4CH precocemente após a infusão de contraste, evidenciando que a massa (seta) da Figura 9.1.21 apresenta intensidade de sinal inferior ao miocárdio pós-contraste.

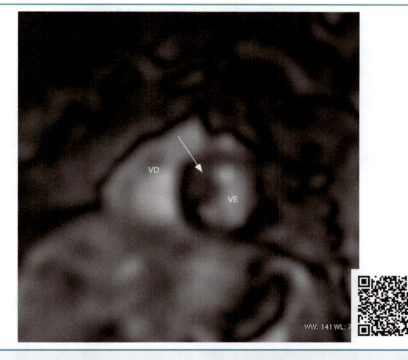

9.1.30. RMC. Rabdomioma. Imagem de realce tardio, obtida em Ec, evidenciando massa nodular (seta) de contorno regular no septo interventricular, com discreto realce em comparação ao miocárdio. Embora em geral se apresentem como múltiplas massas, nesse caso de rabdomioma apenas uma era visível.

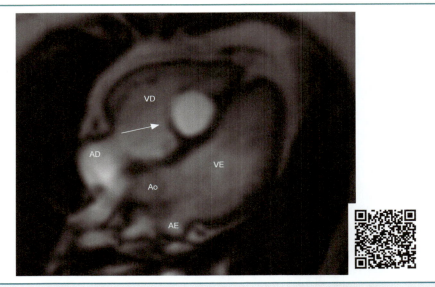

9.1.31. RMC. Cisto intramiocárdico. Imagem de cine-RM SSPF no plano 4CH evidenciando massa ovalada com hipersinal aderida ao septo interventricular (seta), na face ventricular direita.

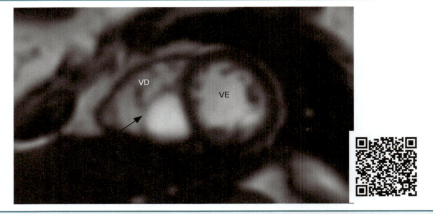

9.1.32. RMC. Cisto intramiocárdico. Imagem de cine-RM SSPF no plano Ec evidenciando massa ovalada com hipersinal aderida ao septo interventricular (seta), na face ventricular direita.

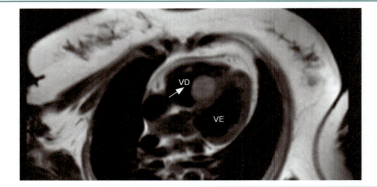

9.1.33. RMC. Cisto intramiocárdico. Imagem ponderada em T1 no plano 4CH sem saturação de gordura, destacando a massa com hipossinal aderida ao septo interventricular, na face ventricular direita (seta).

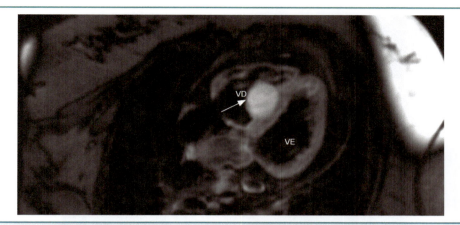

9.1.34. RMC. Cisto intramiocárdico. Imagem ponderada em T2 no plano 4CH, destacando a massa com hipersinal aderida ao septo interventricular, na face ventricular direita (seta).

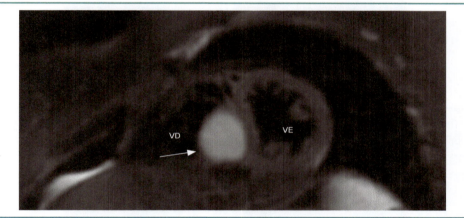

9.1.36. RMC. Cisto intramiocárdico. Imagem ponderada em T2 no plano eixo curto, destacando a massa com hipersinal aderida ao septo interventricular, na face ventricular direita (seta).

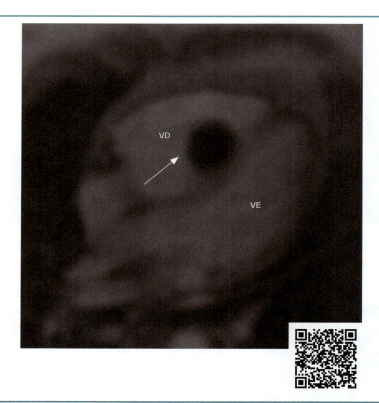

9.1.37. RMC. Perfusão de repouso evidenciando massa aderida ao septo interventricular, sem sinais de perfusão na primeira passagem do contraste (seta).

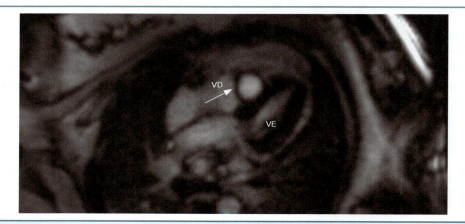

9.1.38. RMC. Cisto intramiocárdico. Imagem de realce tardio em 4CH evidenciando massa homogênea e arredondada, aderida ao septo interventricular, na face ventricular direita, com paredes finas e sem captação de contraste na aquisição tardia (seta).

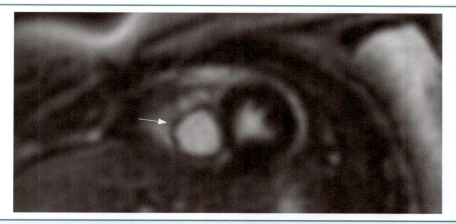

9.1.39. RMC. Cisto intramiocárdico. Imagem de realce tardio no eixo curto evidenciando massa homogênea e arredondada, aderida ao septo interventricular, na face ventricular direita, com paredes finas e sem captação de contraste na aquisição tardia (seta).

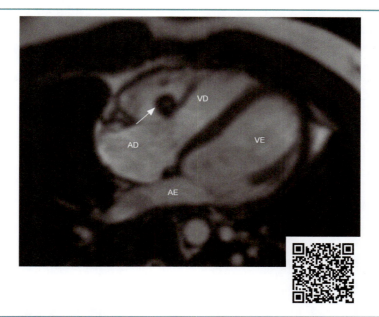

9.1.40. RMC. Tumor amorfo. Imagem de cine-RM em 4CH evidenciando massa hipodensa e arredondada (seta), aderida ao músculo papilar da valva tricúspide.

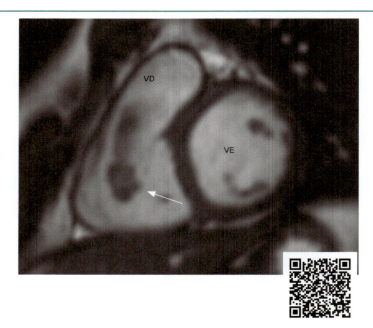

9.1.41. RMC. Tumor amorfo. Imagem de cine-RM SSFP em Ec evidenciando massa hipodensa e alongada (seta), insinuando-se para a via de saída do VD.

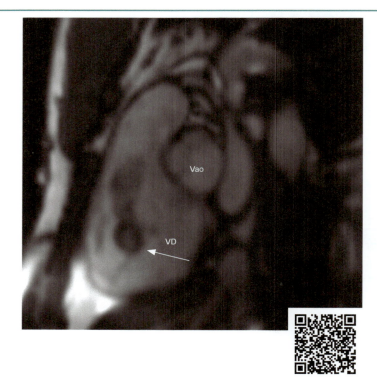

9.1.42. RMC. Tumor amorfo. Imagem de cine-RM SSFP no plano VSVD evidenciando massa hipodensa e alongada (seta), insinuando-se para a VSVD.

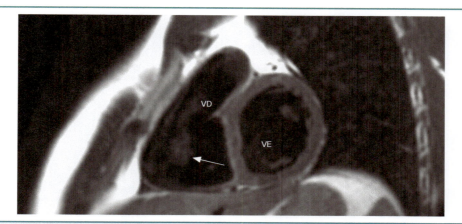

9.1.43. RMC. Tumor amorfo. Imagem ponderada em T1 no plano EC sem saturação de gordura evidenciando massa hipodensa alongada (seta) no VD.

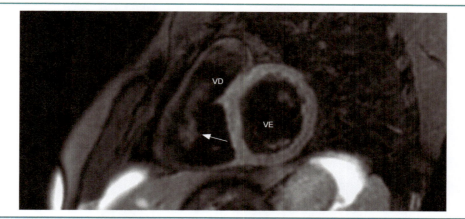

9.1.44. RMC. Tumor amorfo. Imagem ponderada em T2 no Ec evidenciando massa hipodensa alongada (seta) no VD.

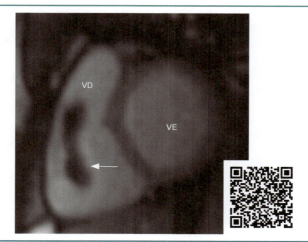

9.1.45. RMC. Tumor amorfo. Imagem de sequência de primeira passagem de contraste no plano Ec evidenciando ausência de perfusão na massa (seta).

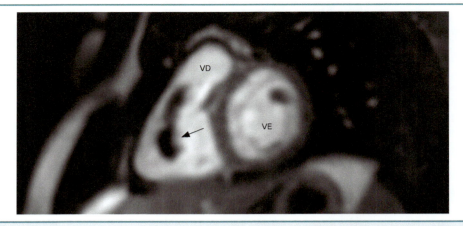

9.1.46. RMC. Tumor amorfo. Imagem de realce tardio em Ec evidenciando massa homogênea sem captação do contraste na aquisição tardia (seta).

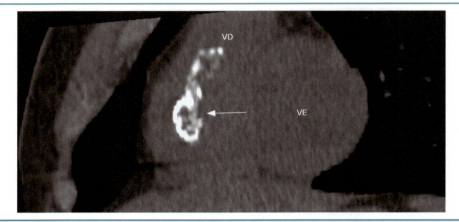

9.1.47. TC. Tumor amorfo. Imagem em Ec na fase sem contraste evidenciando calcificação grosseira e alongada no VD (seta).

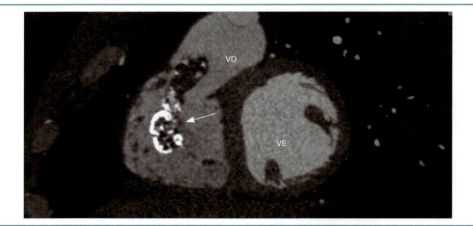

9.1.48. TC. Tumor amorfo. Imagem de tomografia cardíaca em Ec na fase com contraste evidenciando calcificação grosseira associada a áreas hipodensas no interior da massa (seta), compatível com trombo.

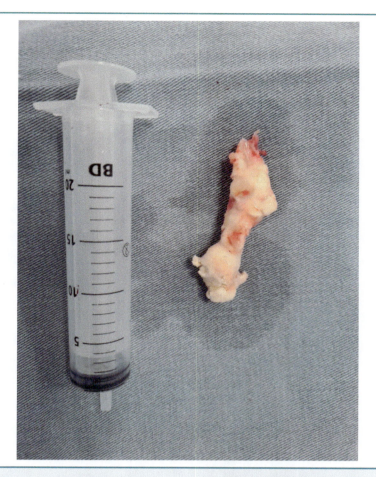

9.1.49. Tumor amorfo. Foto da peça cirúrgica retirada e enviada para anatomopatológico.

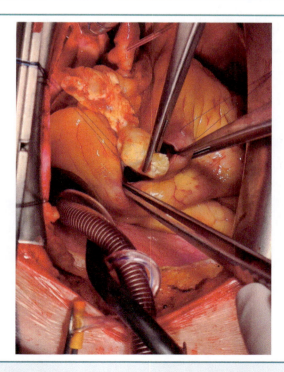

9.1.50. Tumor amorfo. Foto do intraoperatório da ressecção do tumor amorfo.

MEDICINA NUCLEAR

JOSÉ SOARES JUNIOR | RAPHAEL ABEGÃO DE CAMARGO

Autores

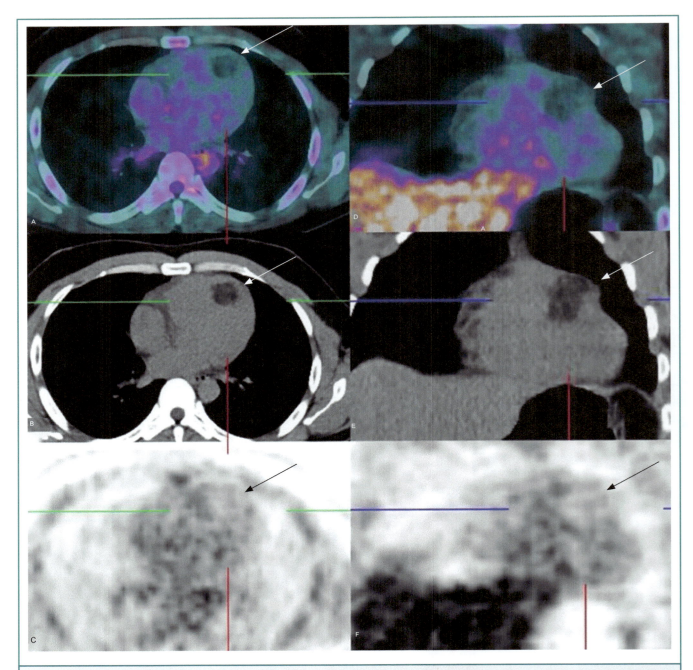

9.1.1. A, B, C, D, E e F. PET-CT com ¹⁸F-FDG. Lipoma de septo interventricular. Em A, PET-CT corte axial. Em B, TC corte axial. Em C, PET corte axial. Em D, PET-CT corte coronal. Em E, TC corte coronal. Em F, PET corte coronal: paciente com suspeita de lipossarcoma de septo interventricular. As imagens mostram formação expansiva com densidade de gordura à TC no septo interventricular, com ausência de captação de ¹⁸F-FDG (ausência de metabolismo), compatível com o diagnóstico de lipoma. A hipótese diagnóstica de lipossarcoma foi assim descartada.

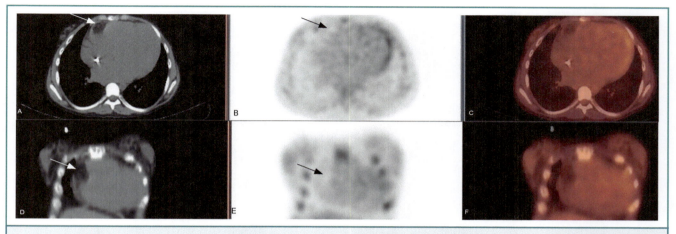

9.1.2.A, B, C, D, E e F. PET-CT com ¹⁸F-FDG. Lipoma cardíaco. Em A e D: TC. Em B e E: PET. Em C e F: fusão PET-CT. Imagens da fileira superior: corte axial de tórax. Imagens da fileira inferior: corte coronal de tórax. Observa-se área nodular com densidade de gordura à TC localizada no AD, que apresenta hipocaptação de ¹⁸F-FDG, sugerindo o diagnóstico de lipoma (setas).

9.2 MALIGNOS

Autores: ELIZA KAORI UENISHI | JOÃO BATISTA MASSON SILVA | JOSÉ ROBERTO MATOS SOUZA
MAURICIO SILVA SANTANA DE MELLO | VITÓRIA RÉGIA BESERRA BARBOSA XIMENES
WILSON MATHIAS JR.

ECO

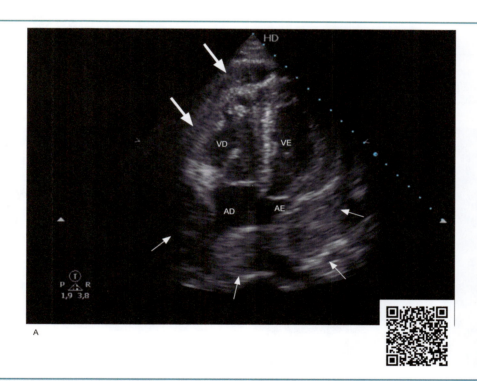

9.2.1.1.A. ECOTT 2D. Angiossarcoma. No plano apical 4CH observa-se grande massa heterogênea, localizada no AD, comprimindo parcialmente ambos os átrios (setas finas). Presença de espessamento pericárdico, com traves de fibrina próximas à região apical do VD (setas grossas).

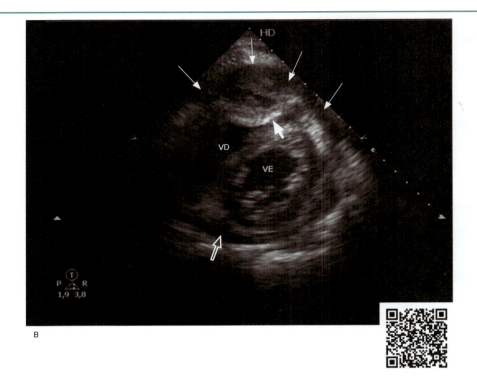

9.2.1.1.B. No plano transverso do VE observa-se extensa massa heterogênea (setas finas) causando compressão parcial do VD (seta grossa). Presença de derrame pericárdico relacionado à PI e à PIL (seta sem preenchimento).

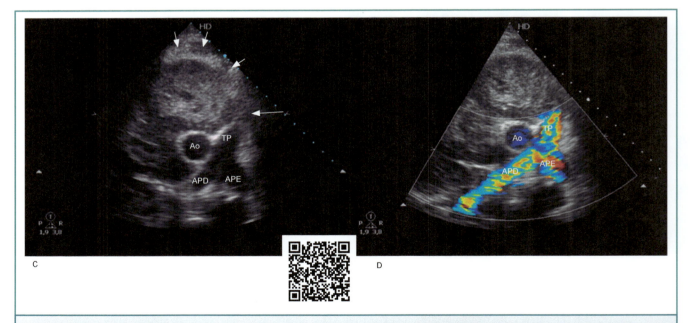

9.2.1.1.C. No plano transverso da Ao observa-se grande massa heterogênea (setas), de contorno irregular, envolvendo a AP e as estruturas adjacentes, causando compressão importante do TP.
9.2.1.1.D. O Doppler em cores demonstra fluxo turbulento desde o TP até os seus ramos.

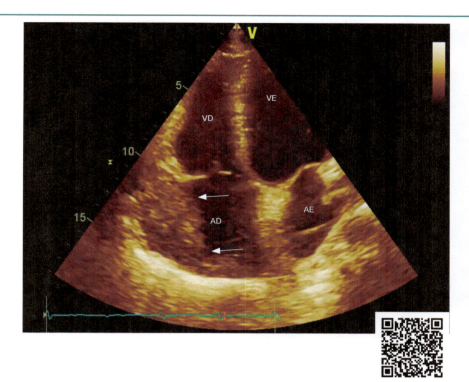

9.2.1.2. ECOTT 2D. Angiossarcoma. No plano apical 4CH observa-se massa extensa, heterogênea, de contorno pouco regular, localizada na parede livre e no teto do AD (setas).

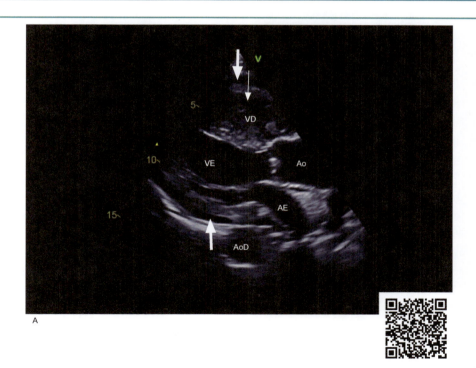

9.2.2.A. ECOTT 2D. Lipossarcoma pleomórfico. No plano paraesternal longitudinal observa-se grande massa heterogênea, com áreas hipoecogênicas de permeio, contorno irregular, ocupando todo o VD (seta fina). Observa-se derrame pericárdico localizado anterior e posteriormente (setas grossas).

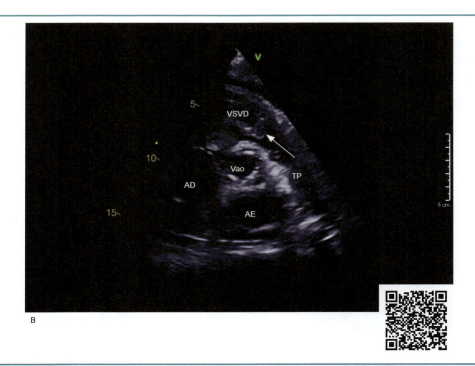

9.2.2.B. No plano transverso da Vao observa-se o lipossarcoma (seta) ocupando a via de saída do VD, próximo à VP.

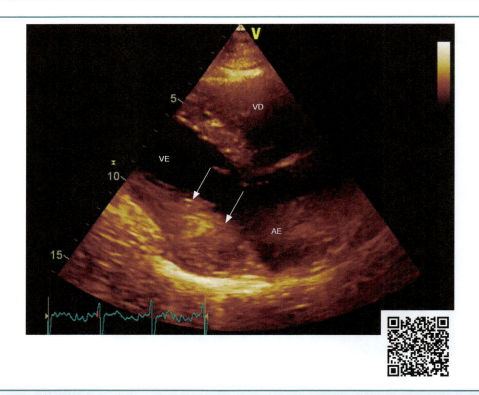

9.2.3. ECOTT 2D. Condrossarcoma. No plano paraesternal longitudinal observa-se massa heterogênea e de contorno regular (setas) infiltrando a PIL.

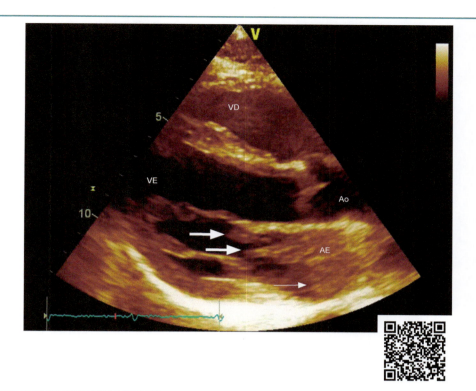

9.2.4.1. ECOTT 2D. Sarcoma. No plano paraesternal longitudinal observa-se massa heterogênea (seta fina), de contorno irregular, ocupando parcialmente o interior do AE. Essa massa apresenta um componente fixo aderido à parede do AE e componentes filamentares, que apresentavam grande mobilidade durante o exame (setas grossas).

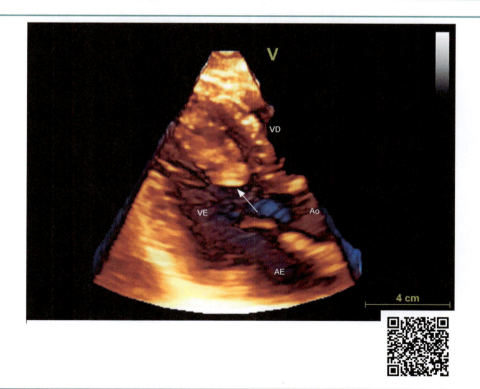

9.2.4.2. ECOTT 3D. Sarcoma. No plano paraesternal longitudinal observa-se extensa massa de superfície irregular, no ápice do VE, projetando-se para o interior da cavidade ventricular.

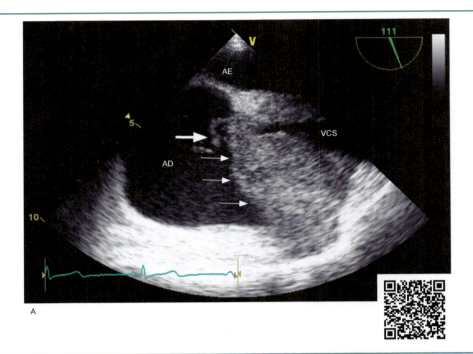

9.2.5.A. ECOTE 2D. Osteossarcoma. Em 111° observa-se grande massa heterogênea (setas finas), de superfície regular, localizada no AD, mais especificamente no apêndice atrial direito, estendendo-se para VCS e SIA. Aderida à massa, observa-se presença de estrutura filamentar que apresentava mobilidade aumentada durante o exame, sugestiva de trombo (seta grossa).

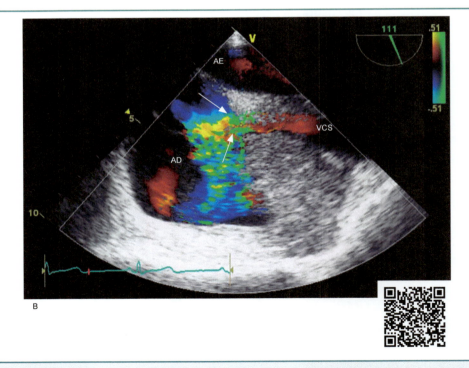

9.2.5.B. Em 111°, o Doppler em cores demonstra fluxo turbulento causado pela obstrução parcial da drenagem da VCS no AD (setas).

Seção 9 – Massas e Tumores Cardíacos   643

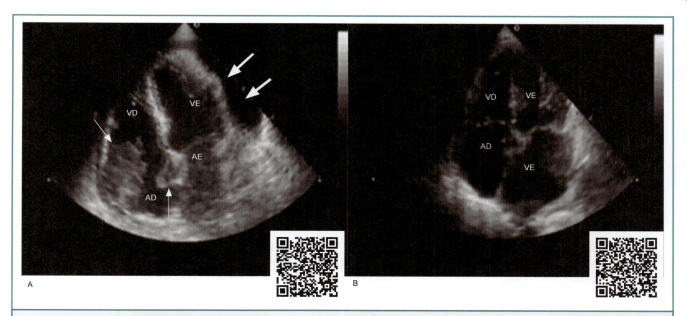

9.2.6.1.A. ECOTT 2D. Linfoma de células B. No plano apical 4CH evidencia-se massa extensa, heterogênea, de superfície irregular, infiltrando a parede lateral do AD e o anel tricuspídeo (seta fina). Presença de uma segunda massa com dimensões menores, localizada na face atrial da cúspide septal da VT (seta fina). Presença de moderado derrame pericárdico (setas grossas).

9.2.6.1.B. No plano apical 4CH, controle ecocardiográfico após tratamento com antineoplásicos, demonstrando resolução com desaparecimento do tumor e do derrame pericárdico.

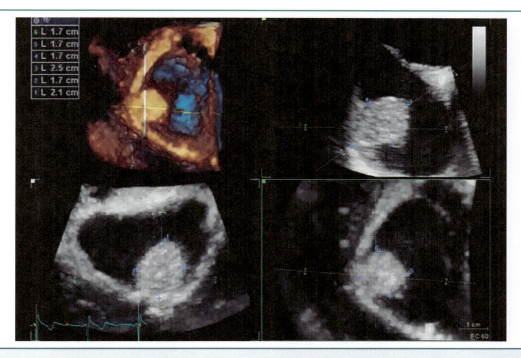

9.2.6.2. ECOTT 3D. Linfoma de células B. Através da aquisição tridimensional, com visualização em múltiplos planos, observa-se imagem ecogênica, arredondada, aderida à parede livre do AD, medindo 2,5 x 1,7 cm.

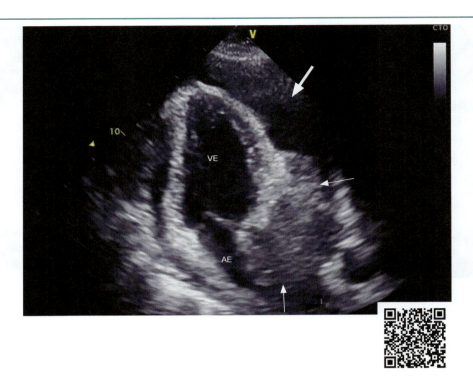

9.2.7.1. ECOTT 2D. Tumor pericárdico. No plano apical 3CH modificado observa-se massa heterogênea aderida à parede do VE (setas finas), associada a importante derrame pericárdico (seta grossa).

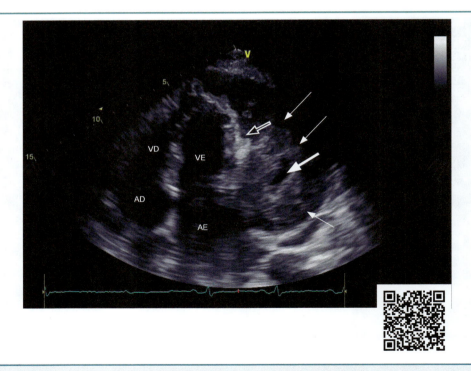

9.2.7.2. ECOTT 2D. Mesotelioma. Na aquisição apical 4CH observa-se extensa massa heterogênea, intrapericárdica (setas finas), com contornos irregulares e área hipoecogênica em seu interior (seta grossa), que adere e infiltra o pericárdio (seta sem preenchimento), impedindo o seu livre deslizamento durante o ciclo cardíaco.

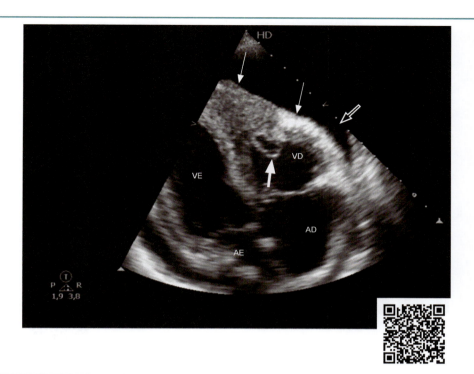

9.2.8.1. ECOTT 2D. Metástase de carcinoma espinocelular de língua. No plano apical 4CH modificado observa-se massa heterogênea infiltrando toda a região apical do VD (setas finas). Aderida à massa, observa-se outra imagem ecogênica que se apresentava móvel durante o exame, de contorno regular, com o centro hipoecogênico, localizada no interior do VD, sugerindo trombo (seta grossa). Presença de derrame pericárdico importante (seta sem preenchimento).

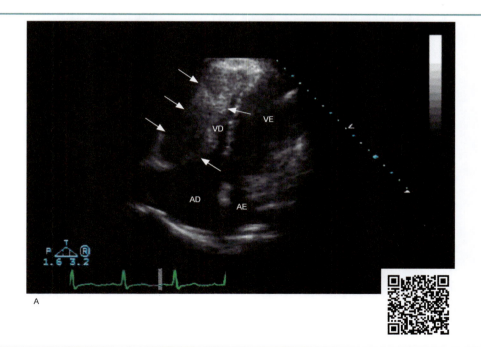

9.2.8.2.A. ECOTT 2D. Metástase de adenocarcinoma hepático. No plano apical 4CH observa-se grande massa heterogênea ocupando o VD (setas), causando dilatação e disfunção ventricular.

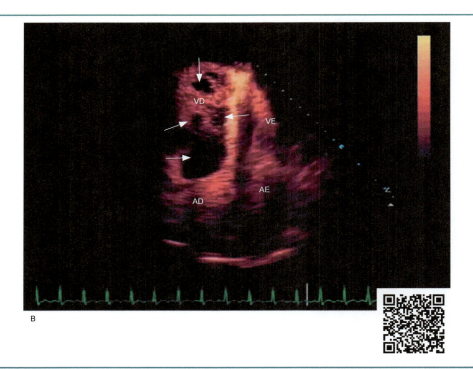

9.2.8.2.B. Realizada injeção intravenosa de agente de realce ultrassonográfico para avaliação de perfusão do tumor (maligno x benigno). Observa-se, após o *flash*, intenso preenchimento da massa, ratificando sua neovascularização, e áreas sem penetração do contraste, sugerindo necrose (setas). Ao usar o *flash* ocorre destruição das microesferas do contraste. Caso a massa seja bem vascularizada, o contraste penetrará através dos vasos, causando intenso preenchimento, característico dos tumores malignos.

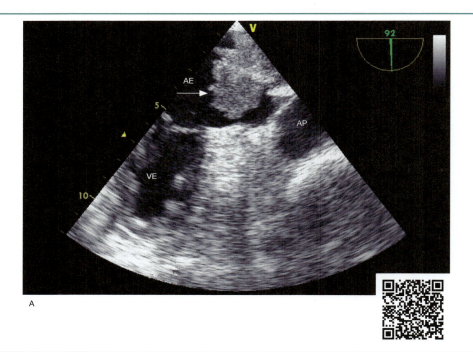

9.2.8.3.A. ECOTE 2D. Metástase pulmonar. Em 92° observa-se massa heterogênea, de superfície irregular, proveniente da veia pulmonar superior esquerda (seta).

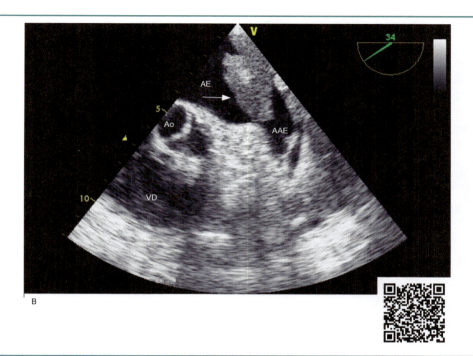

9.2.8.3.B. No plano transverso, em 34°, observa-se a massa invadindo o AE a partir da VPSE dilatada (seta). A massa projeta-se para o AAE com grande mobilidade.

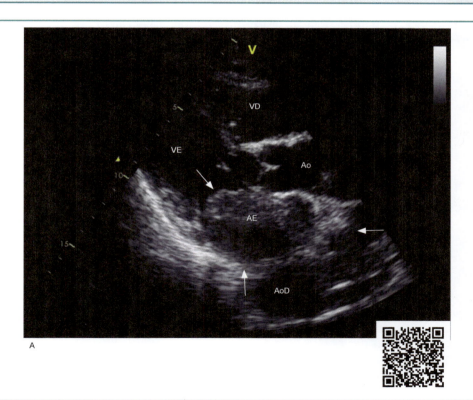

9.2.8.4.A. ECOTT 2D. Sarcoma sinovial. No plano paraesternal longitudinal observa-se extensa massa heterogênea (setas) ocupando todo o AE e estendendo-se para o seu exterior, com contorno regular e áreas hipoecoicas de permeio, podendo corresponder a necrose.

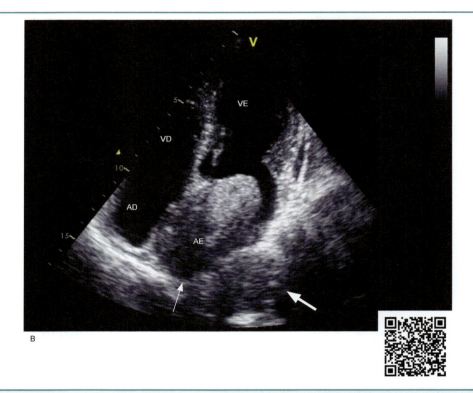

9.2.8.4.B. No plano apical 4CH é observada extensa massa heterogênea, de contorno regular, ocupando o AE proveniente da VPID (seta fina). Observa-se extensão da massa além do AE (seta grossa).

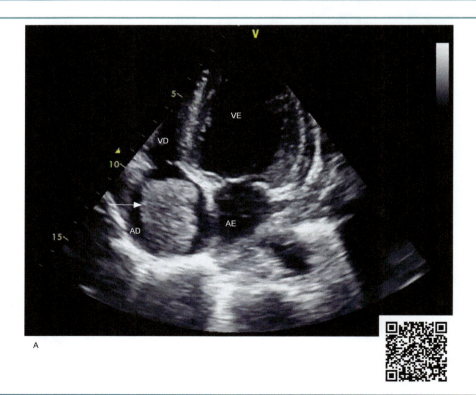

9.2.8.5.A. ECOTT 2D. Carcinoma de células renais. No plano apical 4CH observa-se massa heterogênea, de superfície pouco regular, bem delimitada, localizada no interior do AD (seta), não aderida ao SIA.

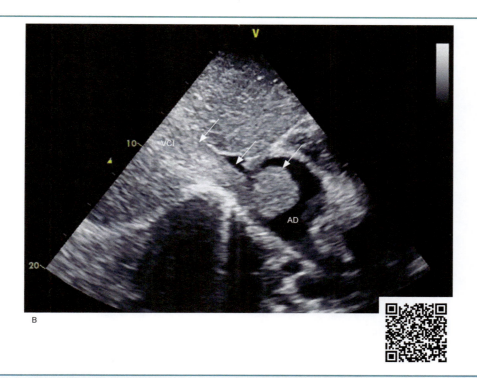

9.2.8.5.B. No plano subcostal, a massa localizada no AD é proveniente da VCI (setas), compatível com carcinoma de células renais.

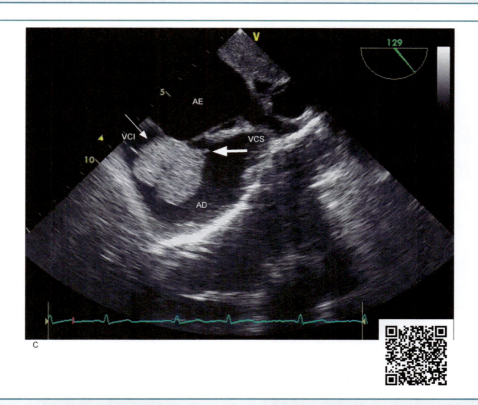

9.2.8.5.C. ECOTE 2D. No plano bicaval, em 129°, observa-se grande massa heterogênea, de superfície pouco regular, não aderida ao SIA, proveniente da VCI (seta fina). Em sua superfície observa-se imagem filamentar que se apresentava móvel durante o exame, sugestiva de trombo (seta grossa).

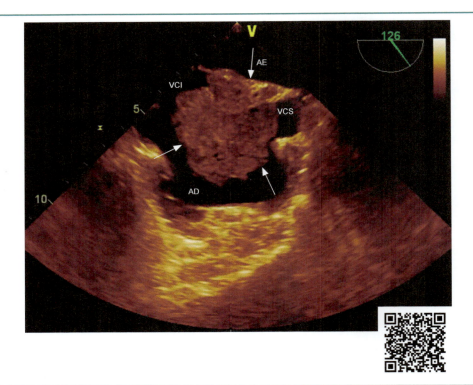

9.2.8.6. ECOTE 2D. Melanoma. No plano bicaval, em 126°, observa-se massa extensa, heterogênea, de superfície irregular, aderida e infiltrando o SIA (setas).

Autores

CARLOS EDUARDO ELIAS DOS PRAZERES | FABIO VIEIRA FERNANDES
MARLY MARIA UELLENDAHL LOPES | IBRAIM MASCIARELI FRANCISCO PINTO

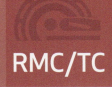

RMC/TC

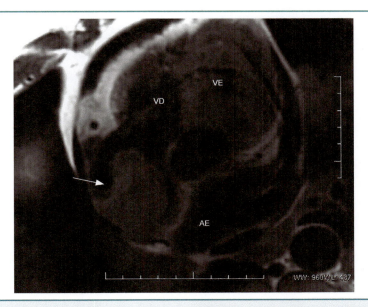

9.2.1. RMC. Angiossarcoma. Imagem ponderada em T1 adquirida em um plano 4CH deslocado cranialmente, evidenciando grande massa isointensa (seta), com contorno irregular, aderida ao teto do átrio direito. Nota-se moderado derrame pericárdico.

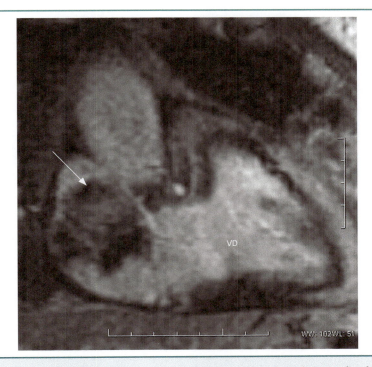

9.2.2. RMC. Angiossarcoma. Imagem de realce tardio adquirida em um plano longitudinal de via de entrada do VD, evidenciando que a massa (seta) da Figura 9.2.1 apresenta realce heterogêneo exuberante.

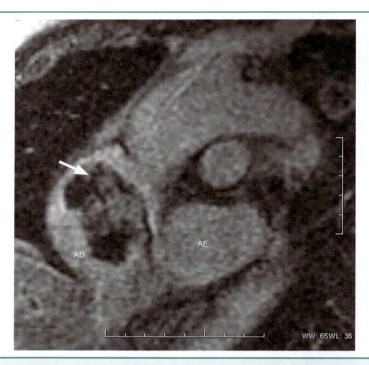

9.2.3. RMC. Angiossarcoma. Imagem de realce tardio adquirida em um plano oblíquo ao nível dos átrios, evidenciando que a massa (seta) da Figura 9.2.1 apresenta realce heterogêneo exuberante.

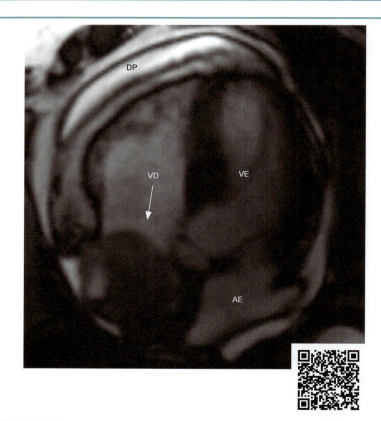

9.2.4. RMC. Angiossarcoma. Imagem de cine-RM SSFP no plano 4CH evidenciando grande massa de contorno irregular e conteúdo heterogêneo aderida ao teto do AD (seta). Nota-se moderado DP.

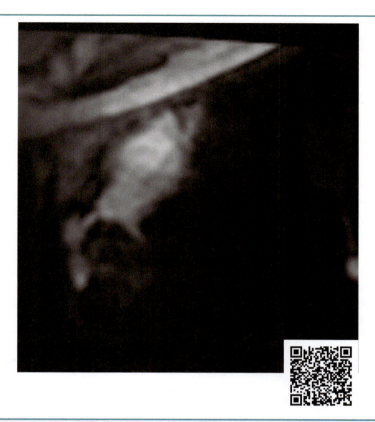

9.2.5. RMC. Angiossarcoma. Imagem de perfusão em primeira passagem, no mesmo plano que a Figura 9.2.1, mostrando que a massa apresenta aumento da intensidade de sinal durante a primeira passagem do contraste, confirmando tratar-se de tumor vascularizado.

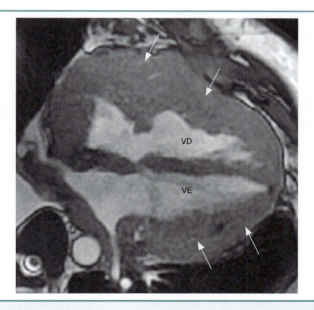

9.2.6. RMC. Linfoma. Imagem de cine-RM SSFP no plano 4CH revelando espessamento pericárdico difuso infiltrando o miocárdio (setas finas), não sendo possível estabelecer limites entre as duas estruturas, e com comprometimento de ambos os átrios.

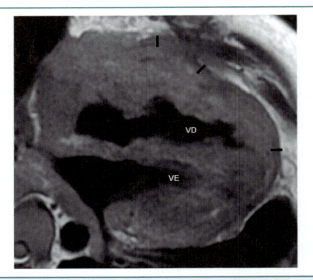

9.2.7. RMC. Linfoma. Imagem no plano 4CH em sequência ponderada em T1 com isossinal em relação ao miocárdio, revelando o aspecto infiltrativo e mal delimitado da massa.

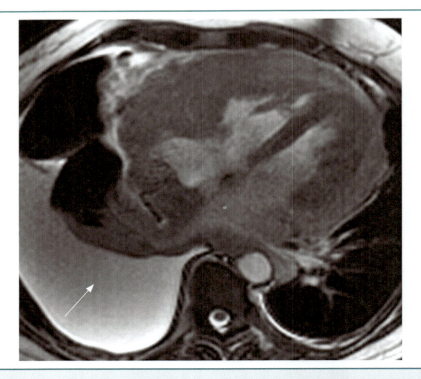

9.2.8. RMC. Linfoma. Plano axial do tórax revelando derrame pleural importante à direita associado à massa (seta).

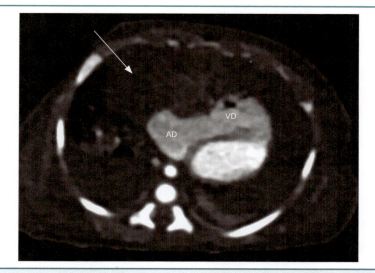

9.2.9. TC. Teratoma. Imagem adquirida após injeção de contraste no plano axial em 4CH, evidenciando a presença de teratoma (seta) em neonato com compressão de cavidades cardíacas direitas e captação heterogênea de contraste. Nota-se a presença de DPl bilateral volumoso.

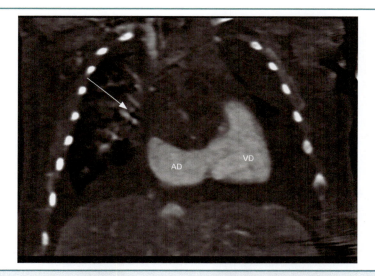

9.2.10. TC. Teratoma. Imagem adquirida após injeção de contraste no plano coronal em 2CH direitas, evidenciando a presença de teratoma (seta) em neonato com compressão de cavidades cardíacas direitas e captação heterogênea de contraste. Nota-se a presença de DPl bilateral volumoso.

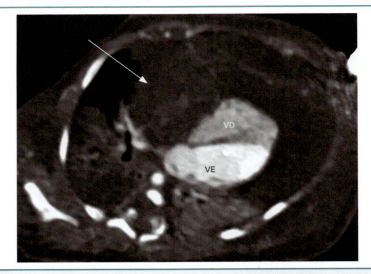

9.2.11. TC. Teratoma. Imagem de adquirida após injeção de contraste no plano axial em 4CH evidenciando a presença de teratoma (seta) em neonato, com captação heterogênea de contraste. Na imagem, o átrio direito parece completamente invadido pela massa. Nota-se a presença de DPI bilateral volumoso.

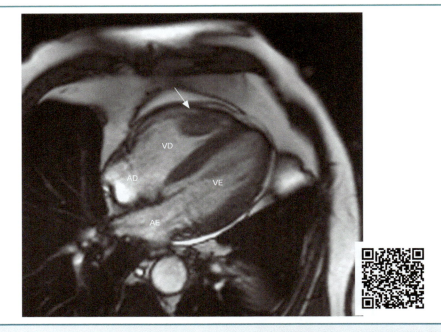

9.2.12. RMC. Metástase cardíaca. Imagem de cine-RM SSFP no plano 4CH evidenciando massa metastática (seta) na cavidade ventricular direita. Paciente apresentava antecedente de adenocarcinoma de próstata.

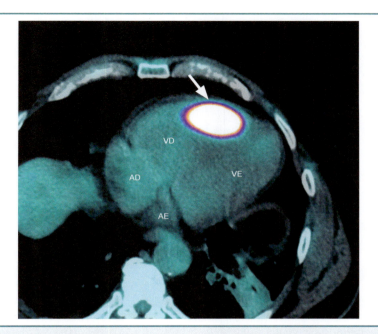

9.2.13. **PET-CT com ^{18}F-FDG.** Metástase cardíaca. Plano axial do tórax ao nível do coração do mesmo paciente da imagem 9.2.12, no qual se observa hipercaptação acentuada de ^{18}F-FDG (SUVmáx. 39,9) em massa na cavidade ventricular direita. As imagens de corpo inteiro mostravam hipercaptação acentuada de ^{18}F-FDG em múltiplas cadeias linfonodais, reforçando a origem secundária da massa cardíaca.

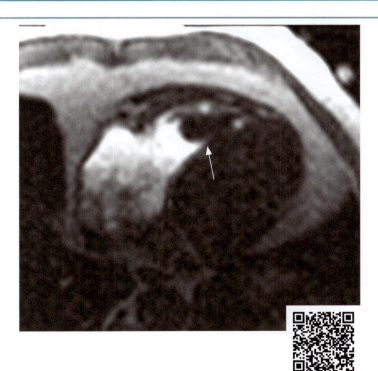

9.2.14. **RMC.** Metástase cardíaca. Imagem de cineperfusão em primeira passagem evidenciando que a massa (seta) na cavidade ventricular direita apresenta vascularização (aumento da intensidade de sinal ao longo da sequência).

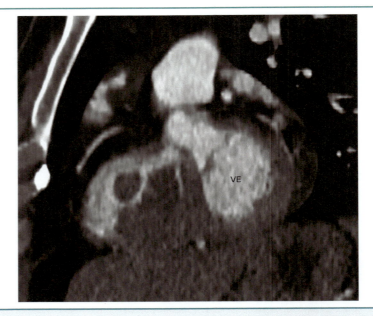

9.2.15. TC. Metástase de melanoma em VD. Imagem de tomografia no eixo curto ventricular, com imagem de massa sólida hipodensa vegetante na cavidade ventricular direita, insinuada na via de saída. Nota-se que a massa está aderida à parede ventricular e ao septo interventricular.

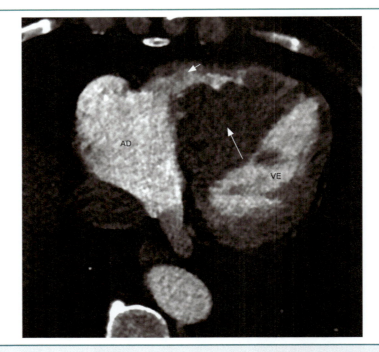

9.2.16. TC. Imagem de tomografia no plano axial, com imagem de massa sólida (setas) hipodensa vegetante na cavidade ventricular direita, aderida ao septo interventricular.

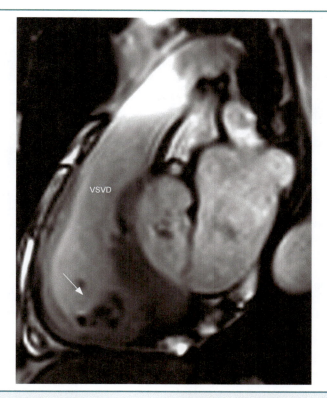

9.2.17. RMC. Metástase de melanoma em VD. Imagem de cine-RM SSFP no plano Ec na VSVD, mostrando mesmo paciente do caso 9.2.16, após tratamento com imunoterapia. Nota-se imagem com hipossinal com relação ao miocárdio no interior do VD (seta).

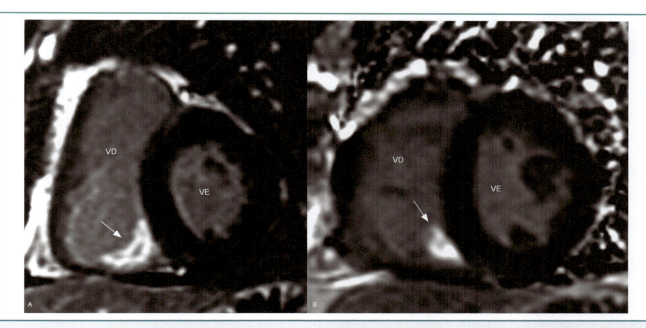

9.2.18. RMC. Metástase de melanoma em VD. Imagem de realce tardio nos planos Ec basal (A) e médio (B), mostrando mesmo paciente do caso 9.2.16 após tratamento com imunoterapia. Nota-se imagem com captação intensa de contraste no interior do VD (seta).

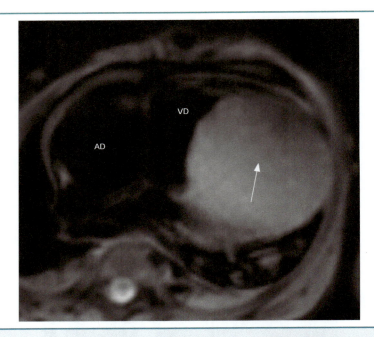

9.2.19. RMC. Rabdomiossarcoma do VD. Imagem ponderada em T2 no plano axial com saturação da gordura. Massa levemente hiperintensa, com sinal similar ao da musculatura parietal (seta). Ocupa a cavidade do VD, indissociável nesta sequência do septo interventricular.

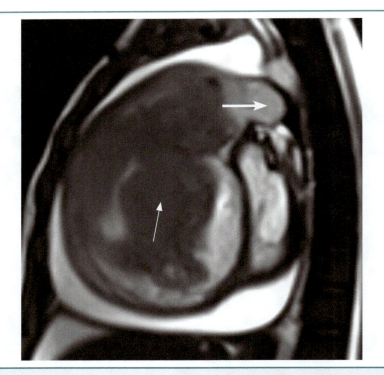

9.2.20. RMC. Rabdomiossarcoma do VD. Imagem de cine-RM SSFP, sequência híbrida T2. A lesão vegetante (seta fina) se insinua na via de saída do VD (seta grossa).

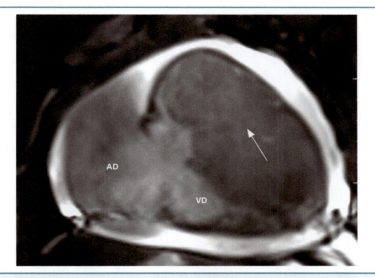

9.2.21. RMC. Rabdomiossarcoma do VD. Imagem de cine-RM SSFP, plano coronal do VD. Massa sólida ocupa quase totalmente a cavidade ventricular direita (seta).

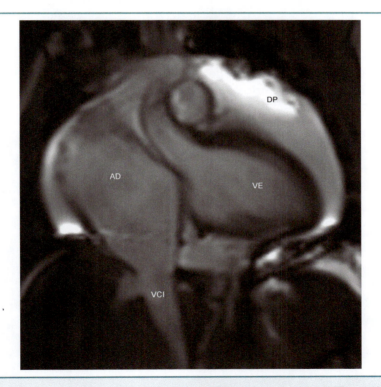

9.2.22. RMC. Rabdomiossarcoma do VD. Imagem cine-RM SSFP, plano coronal do VE, cavidades rechaçadas posteriormente. Distensão do AD e da VCI.

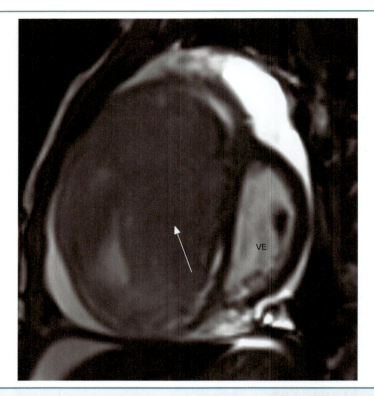

9.2.23. RMC. Rabdomiossarcoma do VD. Imagem de cine-RM no Ec do VE com massa volumosa (seta) levando a retificação do septo interventricular e rechaço posterior do ventrículo.

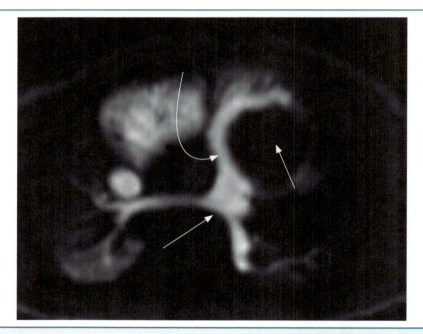

9.2.24. RMC. Rabdomiossarcoma do VD. Imagem de RMC na sequência de perfusão. A primeira passagem do gadolínio mostra a falha de enchimento produzida pela massa (seta) que se insinua na via de saída do VD e origem da artéria pulmonar. No vídeo 9.2.5.1.6, observa-se a captação heterogênea e progressiva do contraste, tardiamente após o preenchimento cavitário.

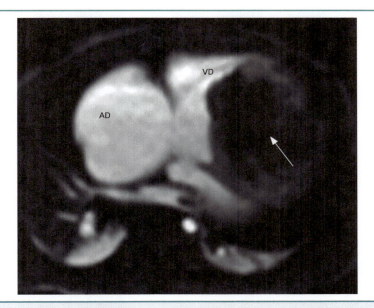

9.2.25. RMC. Rabdomiossarcoma do VD. Imagem de RMC no plano axial, fase vascular tardia pós-contraste. Início de realce centrípeto pela massa vegetante localizada no interior da cavidade ventricular direita (seta).

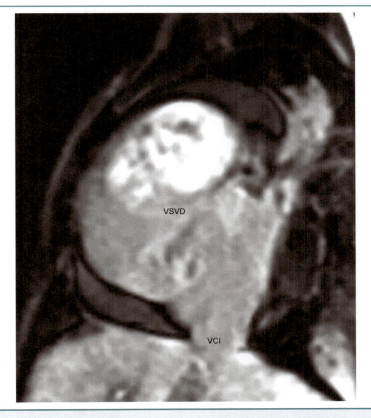

9.2.26. RMC. Rabdomiossarcoma do VD. Imagem de RMC no plano axial, realce tardio evidencia intensa captação de contraste pela massa na VSVD.

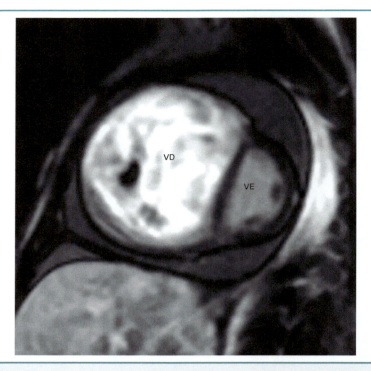

9.2.27. RMC. Rabdomiossarcoma do VD. Imagem RM sagital, realce tardio evidencia intensa captação de contraste pela massa intraventricular direita e a retificação do septo interventricular.

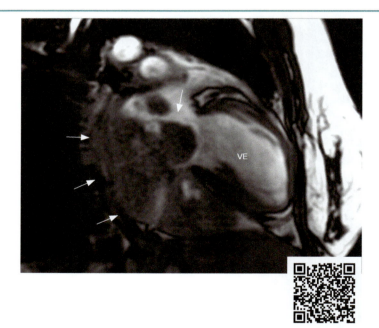

9.2.28. RMC. Sarcoma. Imagem de cine-RM SSPF no plano 2CH esquerda evidenciando massa invadindo grande parte do AE (setas), insinuando-se para a via de entrada do VE.

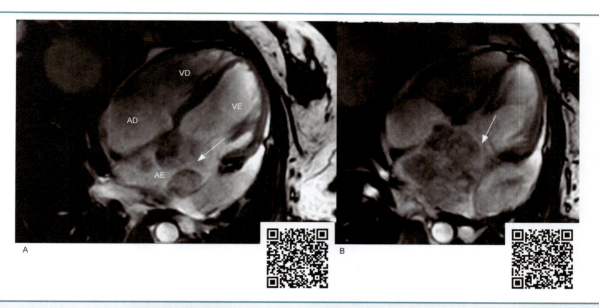

9.2.29. RMC. Sarcoma. Imagem de cine-RM SSPF no plano 4CH evidenciando massa invadindo grande parte do AE, insinuando-se para a via de entrada do VE.

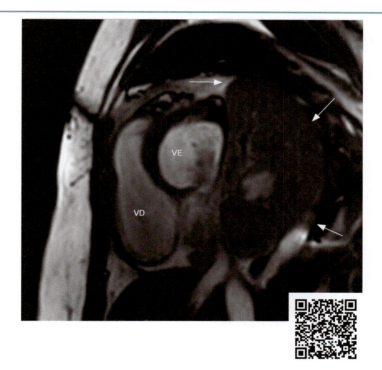

9.2.30. RMC. Sarcoma. Imagem de cine-RM no plano Ec evidenciando massa invadindo grande parte do AE (setas).

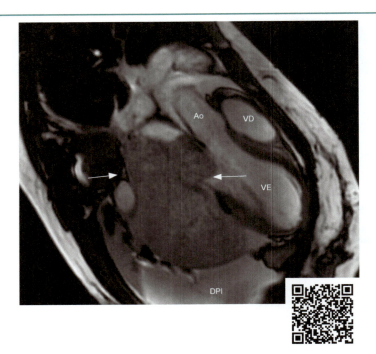

9.2.31. RMC. Sarcoma. Imagem de cine-RM no plano 3CH evidenciando massa invadindo grande parte do AE, insinuando-se para a via de entrada do VE (setas).

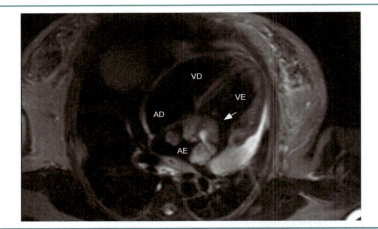

9.2.32. RMC. Sarcoma. Imagem ponderada em T2 com saturação de gordura no plano 4CH, destacando a massa com hipersinal no interior do AE (seta) e adjacente à parede lateral do VE.

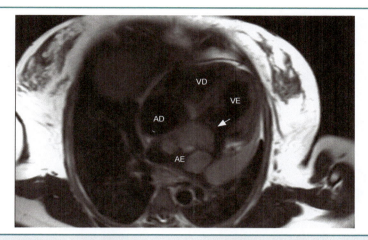

9.2.33. RMC. Sarcoma. Imagem ponderada em T1 sem saturação de gordura no plano 4CH, evidenciando massa com hipossinal no interior do AE (seta) e adjacente à parede lateral do VE.

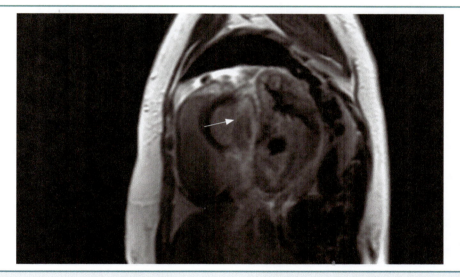

9.2.34. RMC. Sarcoma. Realce tardio em Ec evidenciando massa heterogênea em AE (seta). Captação heterogênea de contraste.

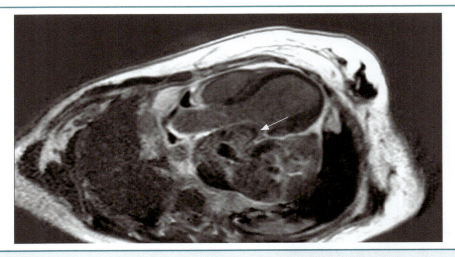

9.2.35. RMC. Sarcoma. Realce tardio em 3CH evidenciando massa heterogênea em AE (seta).

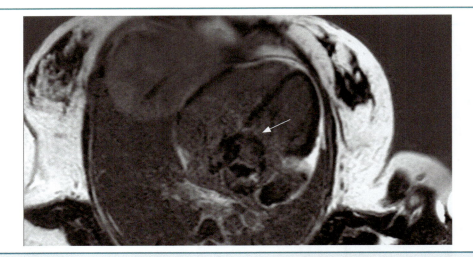

9.2.36. RMC. Sarcoma. Realce tardio em 4CH evidenciando massa heterogênea em AE (seta).

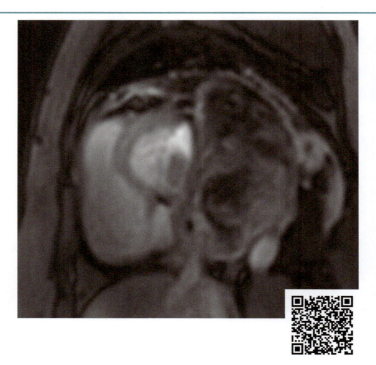

9.2.37. RMC. Sarcoma. Perfusão de primeira passagem em Ec evidenciando perfusão heterogênea da massa em AE.

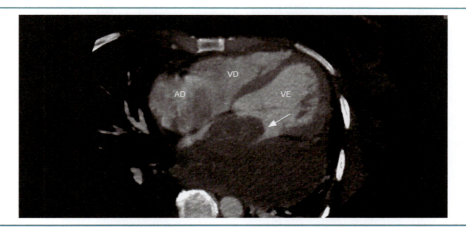

9.2.38. TC. Imagem de angiotomografia no plano 4CH na qual é possível notar presença de massa adjacente às câmaras esquerdas invadindo o AE (seta).

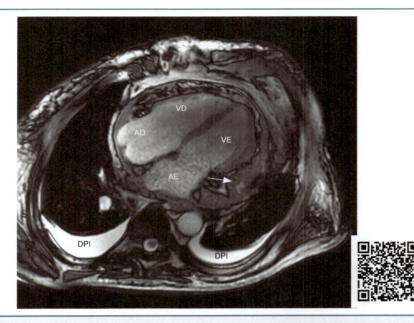

9.2.39. RMC. Sarcoma pericárdico. Imagem de cine-RM SSFP em 4CH mostra presença de massa de aspecto heterogêneo no interior do saco pericárdico (seta). Nota-se ainda a presença de discreto derrame pericárdico e derrame pleural bilateral.

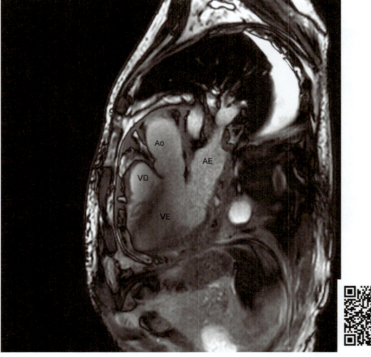

9.2.40. RMC. Sarcoma pericárdico. Imagens de cine-RM SSFP no plano 3CH mostram achados semelhantes aos vistos na cine-RM 4CH, mas observa-se leve compressão do AE, sem sinais de invasão do miocárdio ou da gordura pericárdica.

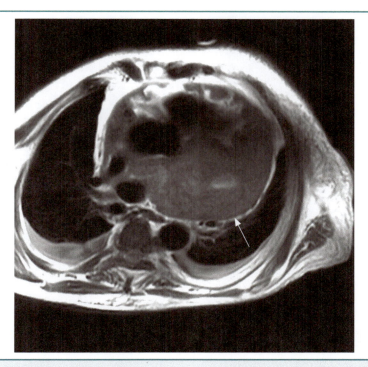

9.2.41. RMC. Sarcoma pericárdico. A imagem ponderada em T1 revela que a massa era isointensa em relação ao miocárdio (seta).

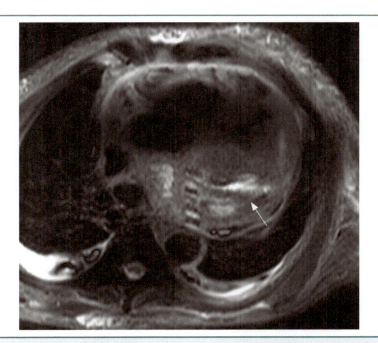

9.2.42. RMC. Sarcoma pericárdico. A imagem ponderada em T2 mostra que a massa era hiperintensa em relação ao miocárdio (seta).

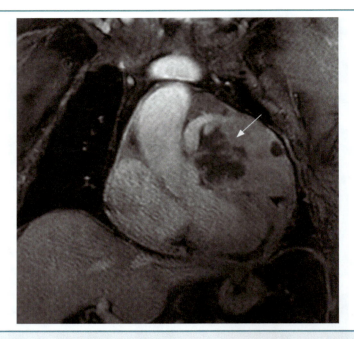

9.2.43. RMC. Sarcoma pericárdico. Na imagem obtida após a injeção do meio de contraste paramagnético observou-se que a massa captava contraste e que exibia áreas de realce tardio (seta). Imagem compatível com a hipótese de sarcoma pericárdico, o que foi confirmado pela biópsia.

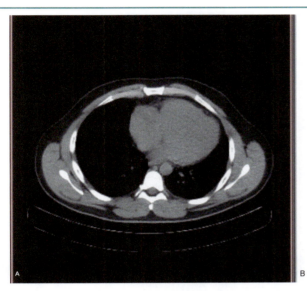
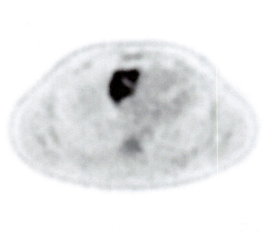
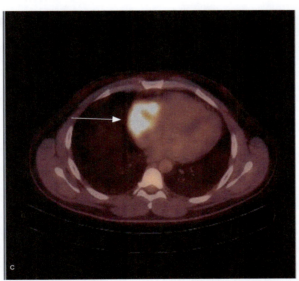

9.2.1. PET-CT cardíaco com ^{18}F-FDG. Angiossarcoma cardíaco primário. A: TC; B: PET; C: fusão PET-CT. Corte axial de tórax que mostra captação acentuada de ^{18}F-FDG (SUVmáx. = 8,6) em massa heterogênea de contornos irregulares na região anterior da parede lateral do AD (seta).

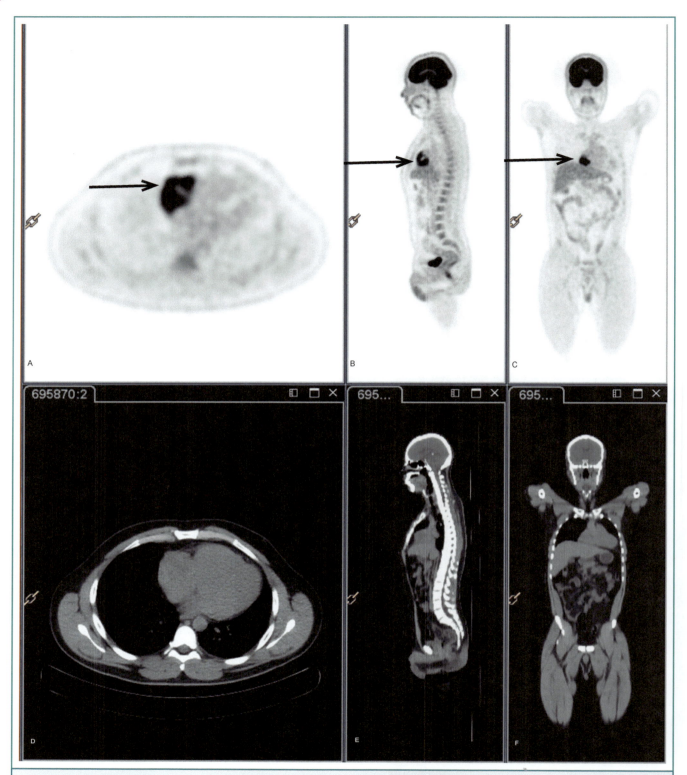

9.2.2.A, B, C, D, E e F. PET-CT cardíaco com ¹⁸F-FDG de corpo inteiro. Angiossarcoma cardíaco primário (imagens de corpo inteiro do caso 9.2.1). Em A, PET corte axial. Em B, PET corte sagital. Em C, PET corte coronal. Em D, TC corte axial. Em E, TC corte sagital. Em F, TC corte coronal. Observa-se hipercaptação acentuada de ¹⁸F-FDG (SUVmáx. = 8,6) em massa heterogênea de contornos irregulares na região anterior da parede lateral do AD (seta). Não foram observadas outras áreas focais com hipercaptação de ¹⁸F-FDG sugestivas de acometimento tumoral nas demais regiões corporais analisadas (ausência de metástases à distância).

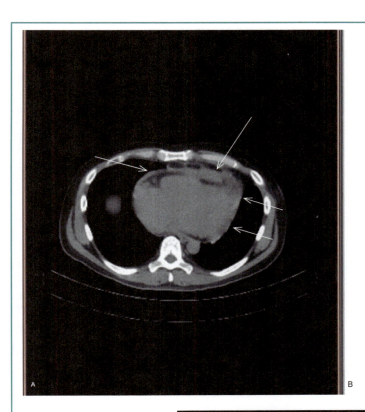
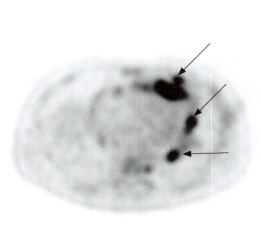
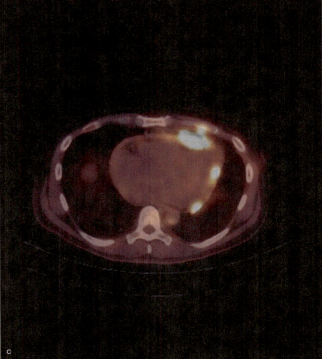

9.2.3.A, B e C. PET-CT com ¹⁸F-FDG. Linfoma difuso de grandes células B envolvendo o pericárdio. Em A, TC. Em B, PET. Em C, fusão PET-CT. Corte axial de tórax que mostra áreas focais de pericárdio espessado com hipercaptação acentuada (SUVmáx. 18) de ¹⁸F-FDG (setas).

9.3 TROMBO

Autores: JOÃO BATISTA MASSON SILVA | JOSÉ ROBERTO MATOS SOUZA
MAURICIO SILVA SANTANA DE MELLO | VITÓRIA RÉGIA BESERRA BARBOSA XIMENES

ECO

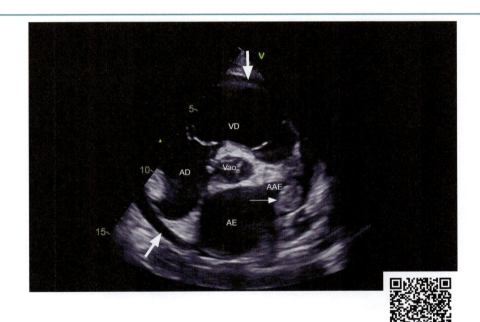

9.3.1.1. ECOTT 2D. Trombo. No plano transverso da Vao observa-se uma massa heterogênea, localizada no AAE (seta fina). Presença de leve derrame pericárdico (setas grossas).

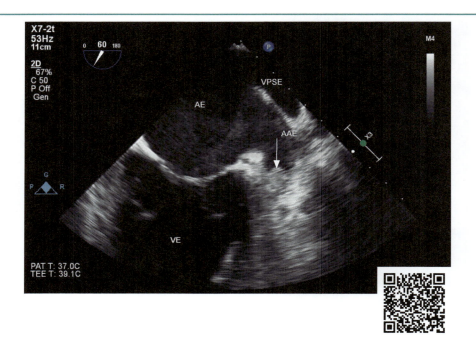

9.3.1.2. ECOTE 2D. No plano bicomissural, em 60°, observa-se intenso contraste espontâneo no AE, além de massa hiperecogênica aderida aos músculos pectíneos no interior do AAE (seta).

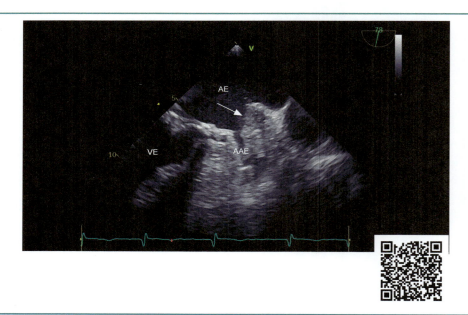

9.3.1.3. ECOTE 2D. No plano bicomissural, em 78°, observa-se massa hiperecogênica ocupando grande parte do AAE (seta), aderida à prega cumarínica que separa o AAE da VPSE. Presença de contraste espontâneo no interior do AE e de *sludge* próximo ao orifício do AAE, imagem mais densa que o contraste espontâneo, entretanto menos densa que o trombo.

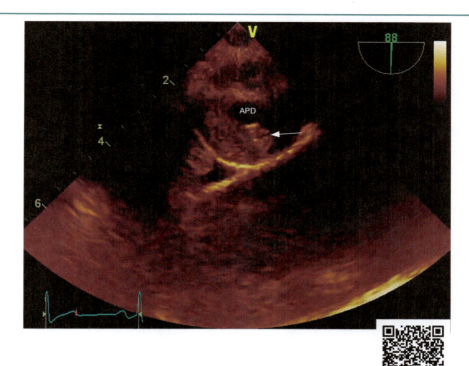

9.3.2. ECOTE 2D. Em 88° observa-se imagem heterogênea, com superfície irregular no interior da APD, ocupando parcialmente o lúmen do vaso (seta).

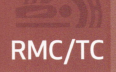

CARLOS EDUARDO ELIAS DOS PRAZERES | FABIO VIEIRA FERNANDES
MARLY MARIA UELLENDAHL LOPES

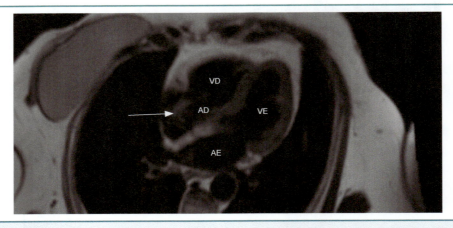

9.3.1. RMC. Trombo em átrio direito. Imagem ponderada em T1 sem saturação de gordura no plano 4CH evidenciando massa hipodensa no átrio direito (seta).

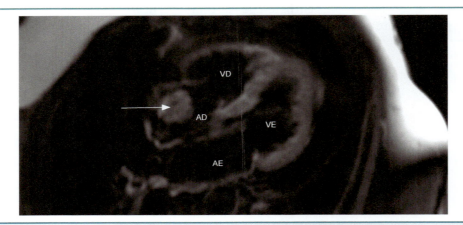

9.3.2. RMC. Trombo em AD. Imagem de RM ponderada em T2 no plano 4CH evidenciando massa hiperdensa (seta) no interior do AD.

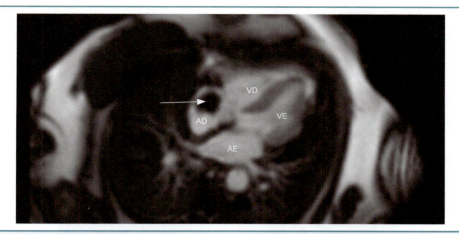

9.3.3. RMC. Trombo em AD. Sequência de realce tardio no plano 4CH evidenciando massa homogênea sem captação do contraste na aquisição tardia (seta), compatível com trombo.

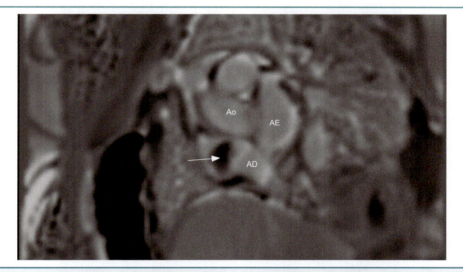

9.3.4. RMC. Trombo em AD. Sequência de realce tardio no plano Ec evidenciando massa homogênea sem captação do contraste na aquisição tardia (seta), compatível com trombo.

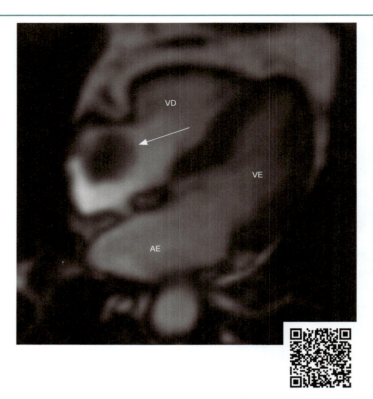

9.3.5. RMC. Trombo em AD. Imagem de cine-RM SSFP no plano 4CH evidenciando massa hipodensa, arredondada, com contornos irregulares e pedículo aderido à parede posterior do átrio direito.

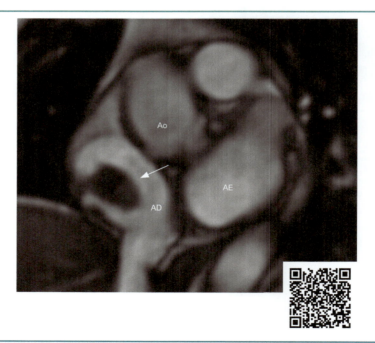

9.3.6. RMC. Trombo em AD. Imagem de cine-RM no plano Ec evidenciando massa hipodensa e móvel com pedículo aderido à parede do átrio direito.

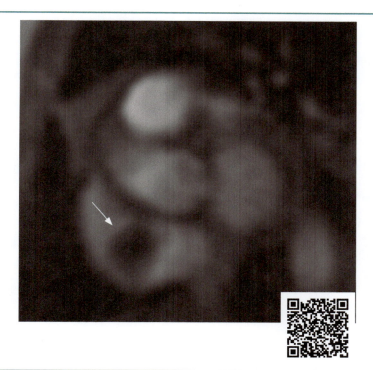

9.3.7. RMC. Trombo em AD. Sequência de primeira passagem de perfusão em repouso no plano Ec evidenciando ausência de perfusão no interior da massa em átrio direito.

SEÇÃO 10

DOENÇAS DA AORTA

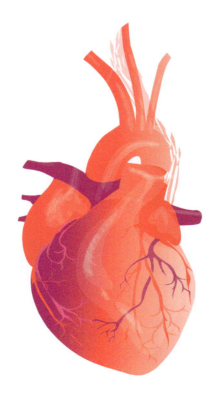

COORDENADORES DA SEÇÃO

 ELIZA DE ALMEIDA GRIPP

 SILVIO HENRIQUE BARBERATO

 WALTHER YOSHIHARU ISHIKAWA

 MARLY MARIA UELLENDAHL LOPES

10.1 DISSECÇÕES AÓRTICAS AGUDA E CRÔNICA

Autores

ALEX DOS SANTOS FÉLIX | DIEGO MOREIRA ARRUDA
JOSÉ ROBERTO MATOS SOUZA

ECO

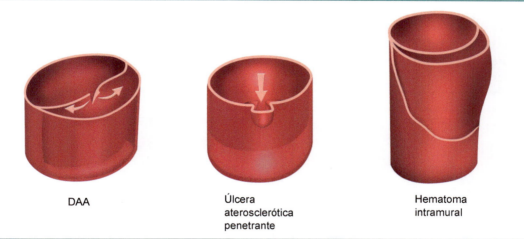

DAA | Úlcera aterosclerótica penetrante | Hematoma intramural

10.1.1.A. Esquema ilustrativo sobre a fisiopatologia da DAA, da úlcera penetrante e do hematoma intramural. A DAA é caracterizada pelo *flap* intimal dividindo a aorta em dois lúmens, VL e FL. A úlcera aterosclerótica penetrante é decorrente da erosão de uma placa aterosclerótica em direção à camada média da parede do vaso. No hematoma intramural ocorre o espessamento da parede circular ou em crescente, decorrente do rompimento da *vasa vasorum*, sem *flap* intimal de dissecção.

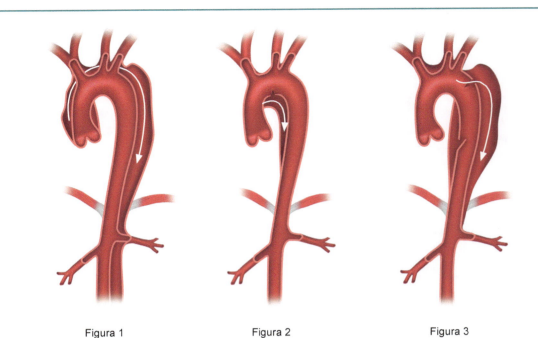

Figura 1   Figura 2   Figura 3

10.1.1.B. Classificação da DAA de acordo com sua localização. A classificação de Stanford divide a dissecção em tipos A e B. Tipo A envolve a AoA progredindo distalmente (Figura 1). Tipo B, o *flap* intimal inicia-se na AoD e não acomete a AoA (Figuras 2 e 3). A classificação de Bakey tipo I acomete a AoA e se estende distalmente (Figura 1). O tipo II somente acomete a AoA e o arco aórtico e o tipo III inicia-se após a artéria subclávia esquerda e propaga-se distalmente (Figura 3).

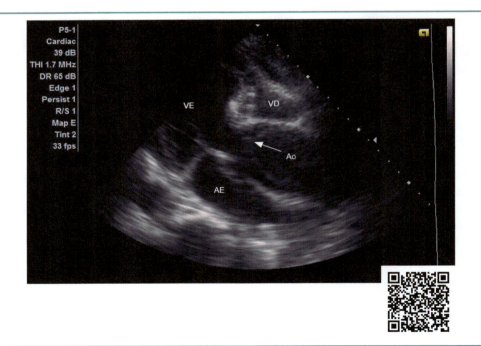

10.1.2. ECOTT 2D. DAA Stanford tipo A. No plano paraesternal longitudinal visualiza-se a Ao dilatada com *flap* intimal projetando-se em direção à VSVE (seta).

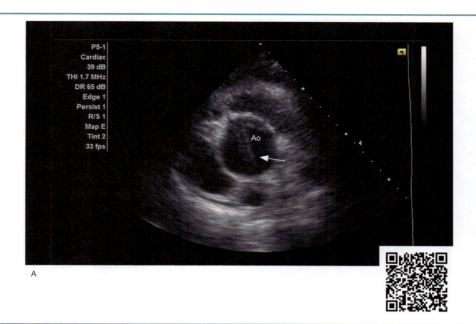

10.1.3.A. ECOTT 2D. DAA Stanford tipo A. No plano transverso, presença de *flap* intimal (seta) com grande mobilidade, sugerindo que o orifício de entrada se localiza próximo dessa região.

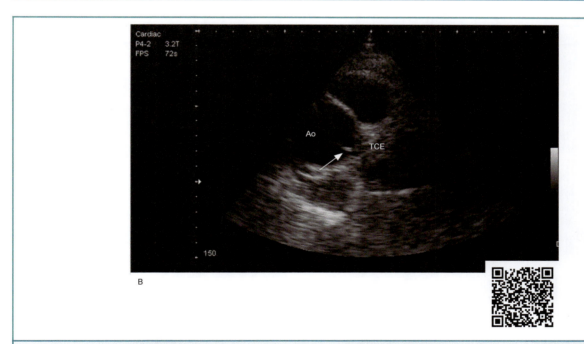

10.1.3.B. ECOTT 2D. No plano transverso o *flap* intimal se estende para o TCE (seta).

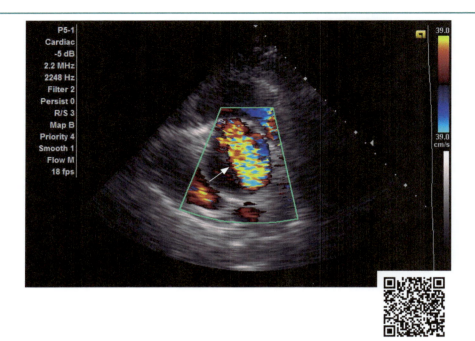

10.1.4. ECOTT 2D. DAA Stanford tipo A. No corte transverso o Doppler em cores demonstra IAo importante preenchendo todo o VL (seta).

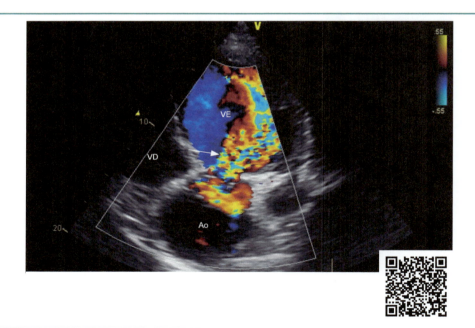

10.1.5. ECOTT 2D. DAA Stanford tipo A. Plano apical 5CH, com Doppler em cores demostrando IAo importante (seta), com jato excêntrico, sugerindo que o *flap* se estendeu para a raiz aórtica e desestruturou o arcabouço valvar.

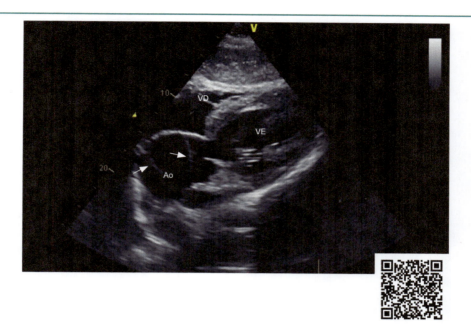

10.1.6. ECOTT 2D. DAA Stanford tipo A. Plano subcostal demonstra a dissecção ocorrendo de forma helicoidal (setas).

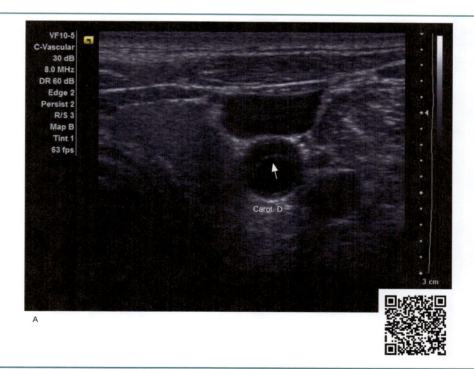

10.1.7.A. Doppler de carótidas. DAA Stanford tipo A com extensão para a Carot. D. No plano transverso visualiza-se o *flap* intimal de dissecção (seta).

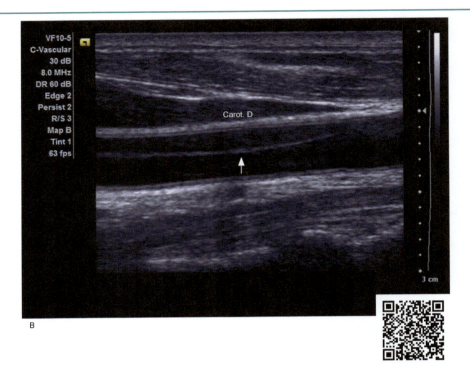

10.1.7.B. No plano longitudinal visibiliza-se a artéria carótida direita com *flap* intimal de dissecção (seta).

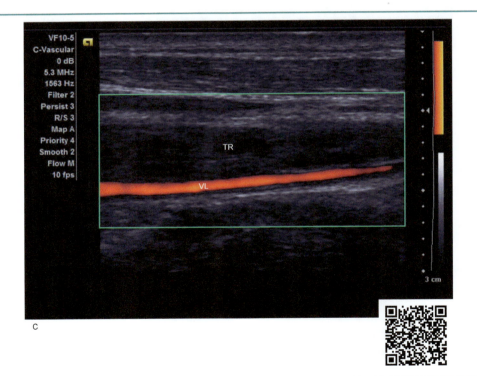

10.1.7.C. Plano longitudinal da artéria carótida direita com *flap* intimal e fluxo pelo Doppler em cores no VL. Em contraste, o FL encontra-se totalmente preenchido por trombo.

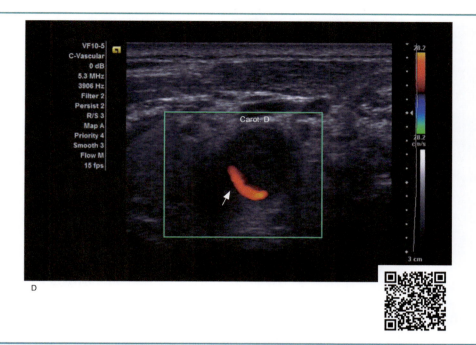

10.1.7.D. Plano transverso da carótida direita com falso lúmen de maior diâmetro contendo trombo em seu interior. Em contraste, o VL (seta) tem menor diâmetro, é expansível e possui fluxo em seu interior.

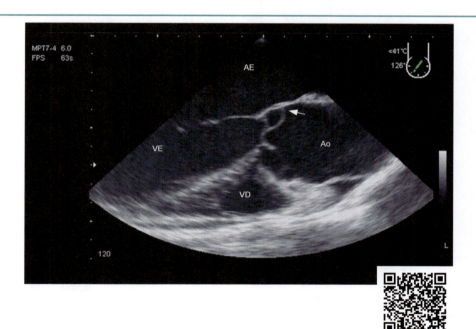

10.1.8. ECOTE 2D. DAA Stanford tipo A. No eixo longo, em 126°, visualiza-se o *flap* intimal estendendo-se até um dos seios de Valsalva (seta).

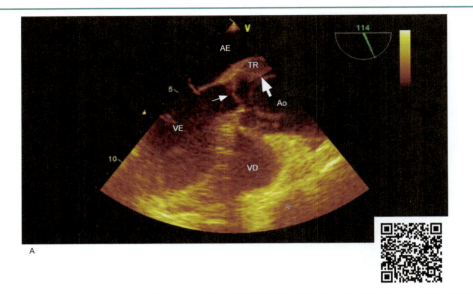

10.1.9.A. ECOTE 2D. DAA Stanford tipo A. No eixo longo, em 114°, presença de prolapso de uma das válvulas da Vao (seta fina) devido à extensão da dissecção em direção a um dos seios de Valsalva, causando a alteração do arcabouço valvar. O FL apresenta trombo em seu interior (seta grossa).

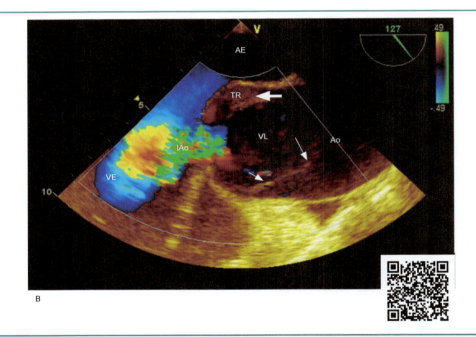

10.1.9.B. ECOTE 2D. No eixo longo, em 127°, o VL está delimitado pelo *flap* intimal (setas finas), com trombo no FL (seta grossa). Presença de insuficiência aórtica importante ao Doppler em cores.

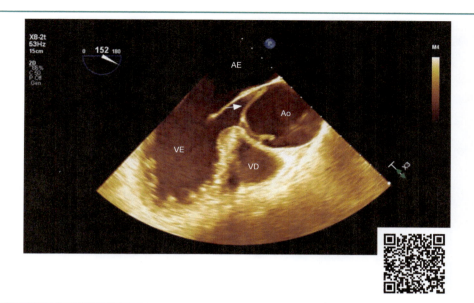

10.1.10. ECOTE 2D. DAA Stanford tipo A. No eixo longo, em 152°, presença de *flap* intimal localizado ao nível dos seios de Valsalva, que se projeta para a VSVE (seta) e gera distorção da arquitetura valvar.

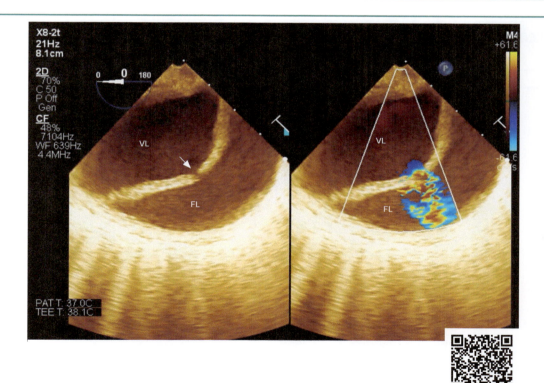

10.1.11. ECOTE 2D. DAA localizada no segmento descendente. No eixo transverso, em 0°, observa-se o *flap* intimal, com orifício comunicante da dissecção (seta). A imagem à direita evidencia o fluxo direcionado do VL para o FL.

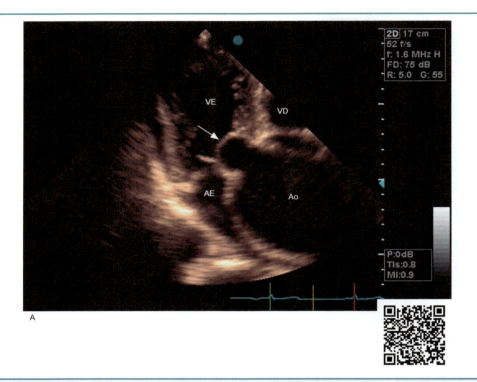

10.1.12.A. ECOTT 2D. DAA Stanford tipo A. No plano apical 3CH visualiza-se o aneurisma da AoA, com *flap* intimal projetando-se para a VSVE (seta).

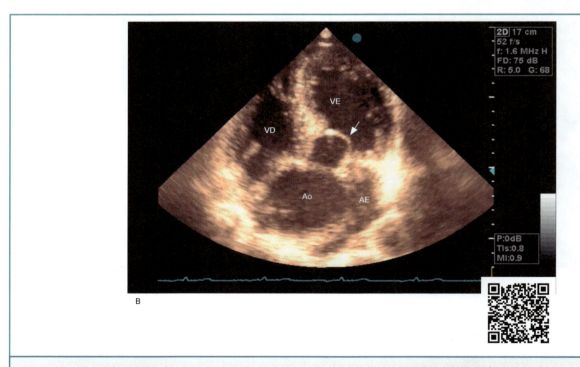

10.1.12.B. ECOTT 2D. No plano apical 5CH visualiza-se o *flap* originado da AoA (seta).

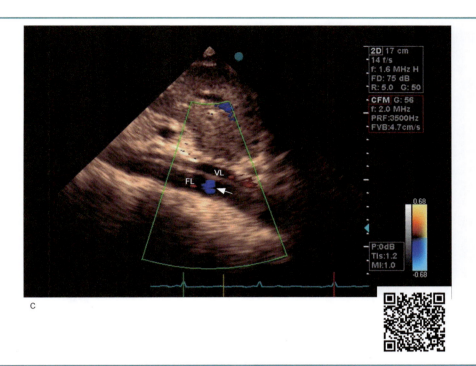

10.1.12.C. ECOTT 2D. No plano subcostal é possível mostrar que a dissecção se estendeu até a Ao abdominal (de dimensão normal), com orifício comunicante mantendo o FL com fluxo (seta).

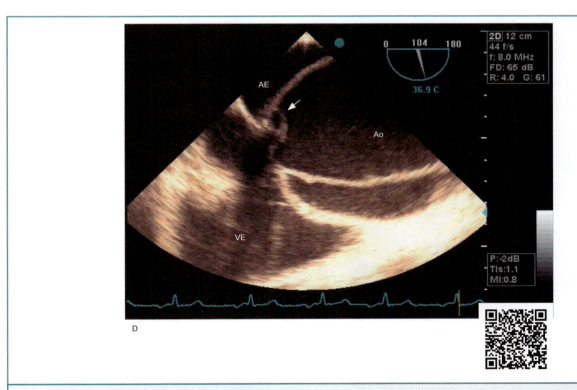

10.1.12.D. ECOTE 2D. No eixo longo, em 104°, visualiza-se o *flap* intimal estendendo-se da AoA dilatada até o plano valvar aórtico (seta).

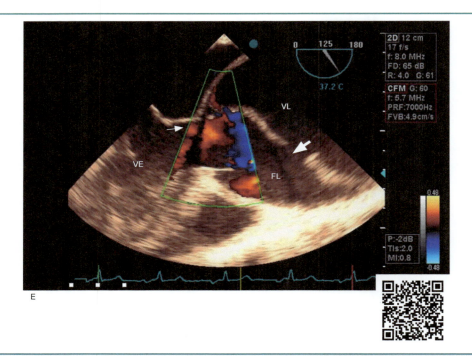

10.1.12.E. ECOTE 2D. No eixo longo, em 125°, o *flap* intimal projeta-se através da Vao até a VSVE (seta fina), sendo também visibilizado o orifício de entrada (seta grossa).

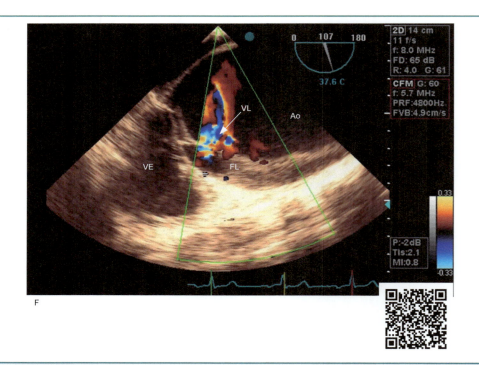

10.1.12.F. ECOTE 2D. No plano 127°, confirmação do orifício de entrada (seta) com o Doppler em cores, localizado a alguns centímetros da Vao.

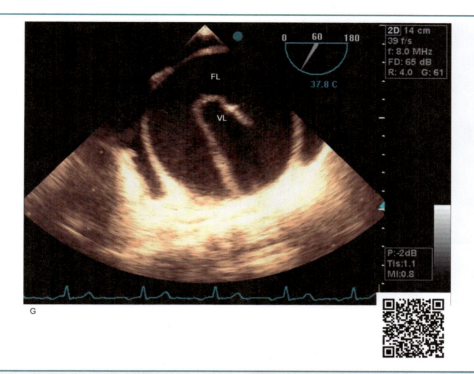

10.1.12.G. ECOTE 2D. No plano transverso da AoA, em 60°, observam-se o VL e o FL. O VL é definido como aquele com o menor diâmetro e pulsátil durante a sístole.

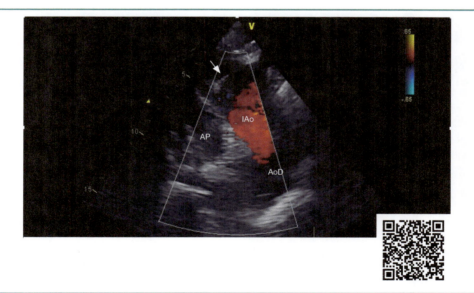

10.1.13. ECOTT 2D. DAA Stanford tipo A. No plano supraesternal observa-se o *flap* intimal (seta) no arco aórtico imediatamente antes da emergência dos vasos supra-aórticos. O padrão observado ao Doppler em cores é compatível com IAo importante. A insuficiência holodiastólica, presente em vermelho, sugere que a dissecção acometeu a AoA, além do arco aórtico.

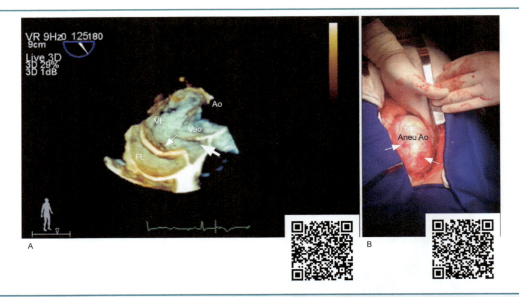

10.1.14.A. ECOTE 3D. DAA Stanford tipo A. Através da aquisição *live* 3D, em 125°, os dois lumens (VL e FL) são observados e separados pelo *flap* intimal (seta fina) com a origem da dissecção a poucos centímetros da Vao (seta grossa). Além disso, nota-se o *flap* intimal junto à coaptação das válvulas da Vao.

10.1.14.B. Cirurgia de correção de aneurisma dissecante de AoA. As setas indicam hematoma presente na parede da Ao dilatada quando há dissecção.

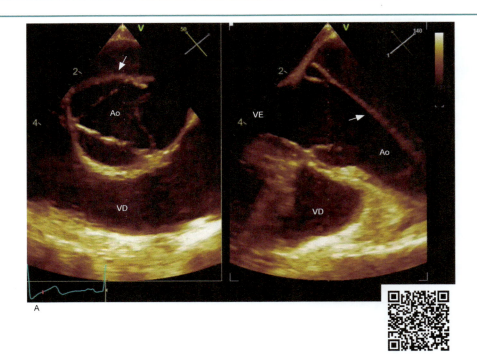

10.1.15.A. ECOTE 2D. DAA Stanford tipo A. Imagem biplanar (eixos curto e longo da aorta). Visão do *flap* intimal em região supravalvar aórtica da AoA aneurismática (setas).

Seção 10 – Doenças da Aorta 701

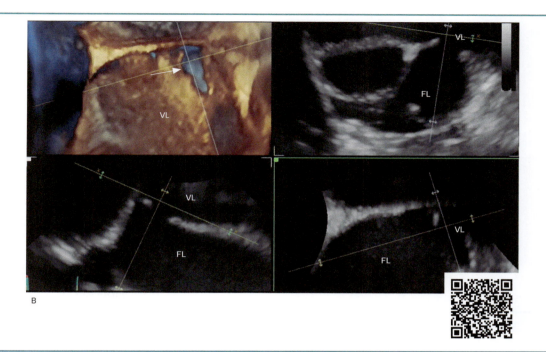

10.1.15.B. ECOTE 3D. Reconstrução multiplanar do orifício de entrada em região supravalvar aórtica. Visão *en-face* do rasgo intimal (seta) que tem formato elipsoide.

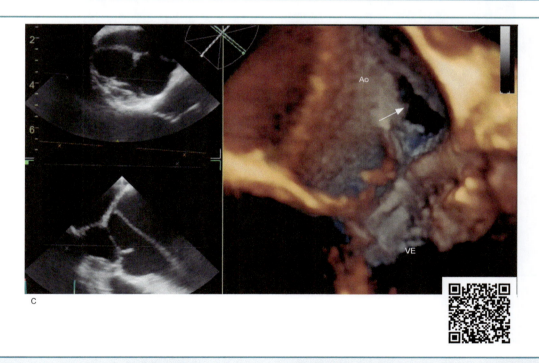

10.1.15.C. ECOTE 3D. Imagem renderizada sagital do orifício de entrada (seta).

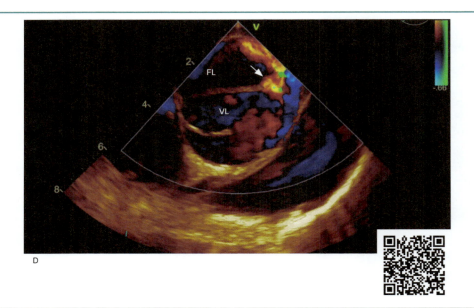

10.1.15.D. ECOTE 2D. Plano transverso em 45° evidencia o orifício de entrada em região supravalvar aórtica. A seta indica a entrada do fluxo no FL ao Doppler em cores.

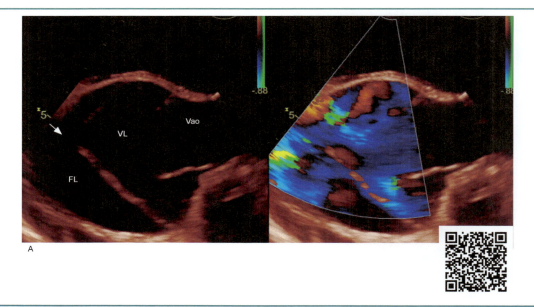

10.1.16.A. ECOTE 2D. DAA Stanford tipo A. Avaliação biplanar simultânea com e sem Doppler em cores. Presença de *flap* intimal (seta) em região supravalvar aórtica que se desloca em direção à região de coaptação das válvulas.

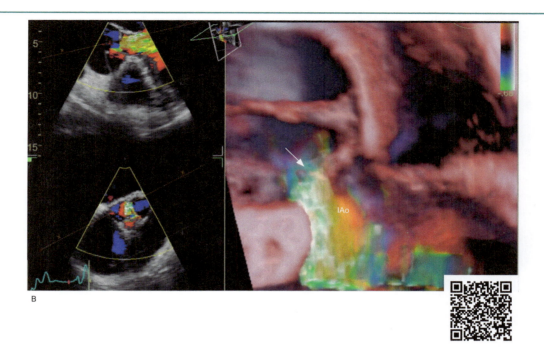

10.1.16.B. ECOTE 3D. Aquisição de imagem 3D oblíqua renderizada com Doppler em cores. Presença de orifício de entrada (seta) em região supravalvar aórtica, com deslocamento do *flap* em direção à região de coaptação das válvulas, gerando IAo importante.

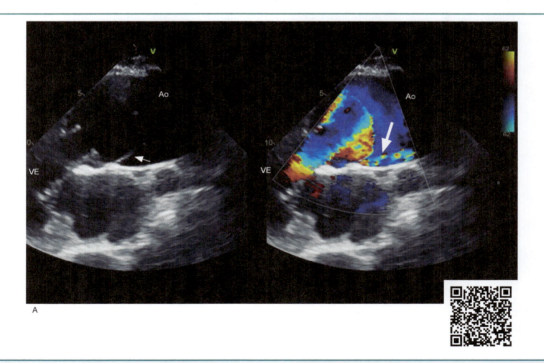

10.1.17.A. ECOTE 2D. DAA Stanford tipo A. Avaliação biplanar simultânea com e sem Doppler em cores. *Flap* intimal (seta fina) na junção sinotubular com entrada de fluxo no falso lúmen ao Doppler em cores (seta grossa).

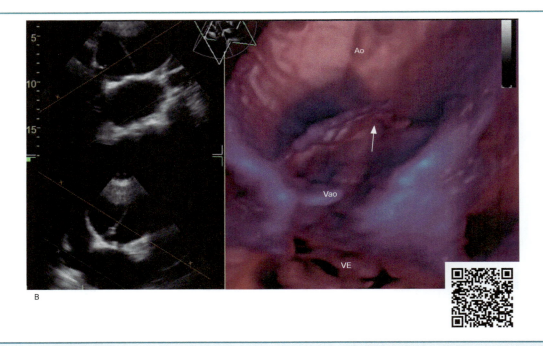

10.1.17.B. ECOTE 3D. Através da renderização, visão do *flap* intimal com orifício de entrada (seta).

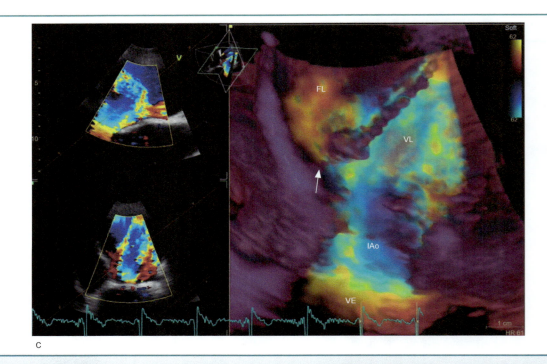

10.1.17.C. ECOTE 3D. Imagem renderizada com visão dos fluxos em VL e FL separados pelo *flap* intimal. Destaque para o orifício de entrada (seta). Presença de IAo importante.

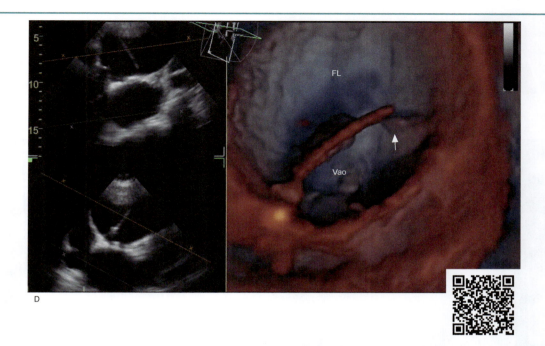

10.1.17.D. ECOTE 3D. Imagem renderizada 3D. Visão aórtica (do cirurgião) com destaque para o *flap* intimal dividindo o VL do FL. Orifício de entrada visualizado em região supra-aórtica (seta).

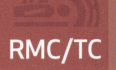

RMC/TC

LEONARDO SARA DA SILVA | LUCIANO DE FIGUEIREDO AGUIAR FILHO

Autores

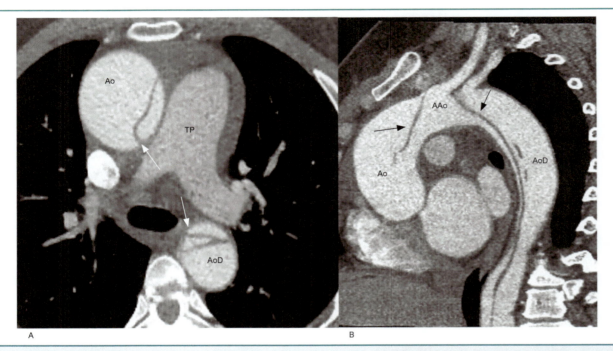

10.1.1.A e B. Ângio-TC. Dissecção de aorta Stanford tipo A. Ângio-TC de aorta torácica nos planos axial (A) e sagital oblíquo (B), nas quais se observam de *flaps* (setas) de dissecção na AoA, AAo e AoD.

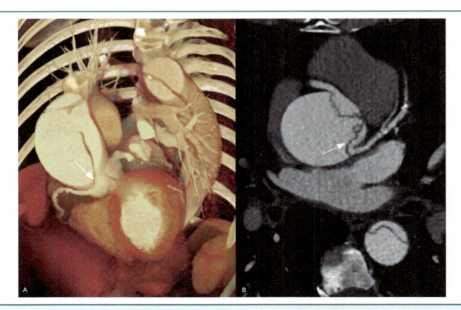

10.1.2.A e B. Ângio-TC. Dissecção de aorta. Reconstruções 3D (A) e axial (B) oblíqua de ângio-TC de aorta torácica, de dois pacientes diferentes com dissecção de aorta Stanford tipo A, destacando a relação espacial do *flap* com os óstios das artérias coronárias (setas). Presença de ateromatose discreta em ADA.

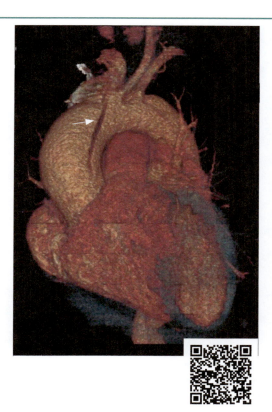

10.1.3. Ângio-TC. Dissecção de aorta. Reconstrução 3D de ângio-TC de aorta torácica com presença de linha de dissecção em AoA (seta).

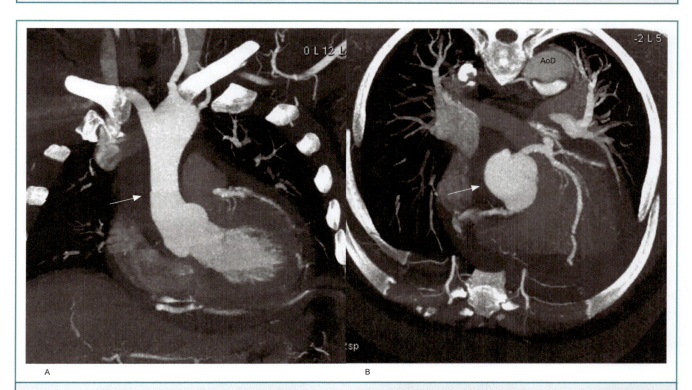

10.1.4.A e B. Ângio-TC. Hematoma e dissecção de aorta. Projeções de intensidade máxima nos planos coronal (A) e axial (B). Ângio-TC de aorta com presença de espessamento parietal importante na AoA, que corresponde a hematoma (seta). Nota-se a presença de dissecção em AoD.

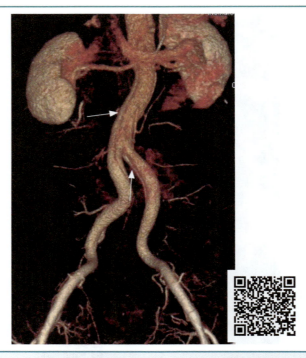

10.1.5. Ângio-TC. Dissecção de aorta. Reconstrução 3D de ângio-TC de aorta abdominal e bifurcação de ilíacas com presença de linha de dissecção (setas). O vídeo (10.1.5) demonstra um achado semelhante em outro paciente, reconstrução 3D à esquerda e navegação em angioscopia virtual à direita.

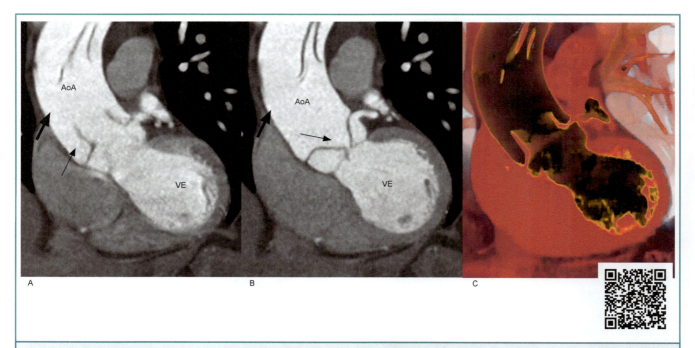

10.1.6.A, B e C. Ângio-TC. Dissecção de aorta. Reconstrução coronal oblíqua e 3D (10.1.6) de ângio-TC de aorta torácica, imagens coronais em sístole (A) e diástole (B), e cine-TC 3D (C). Há delaminação circunferencial e rotura também circunferencial mediointimal, com dissecção cilíndrica e invaginação retrógrada do *flap* de aspecto tubular através da valva aórtica durante a diástole (seta fina). Note também o segmento sem *flap* na AoA (seta grossa).

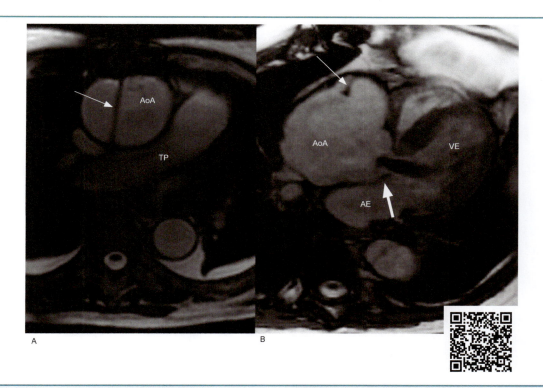

10.1.7.A e B. RMC. Dissecção de aorta. Sequências de cine-RM SSFP, imagem axial e 3CH de dois pacientes diferentes, com dissecção de aorta Stanford tipo A. A primeira imagem (A) axial mostra uma dissecção crônica de aorta ascendente (seta no *flap*). A segunda imagem (B) em 3CH demonstra dissecção com formação de aneurisma na aorta ascendente (seta fina) com insuficiência aórtica (seta grossa).

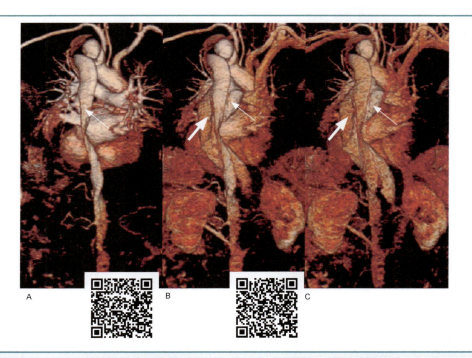

10.1.8.A, B e C. Ângio-RM. Dissecção de aorta. Sequências de ângio-RM cinéticas TRICKS, imagens 3D em visão posterior, mostrando os lumens verdadeiro (seta fina) e falso (seta grossa) opacificando em momentos diferentes. Os dois vídeos (A rotacional e B anteroposterior) mostram o mesmo achado, em dois outros pacientes.

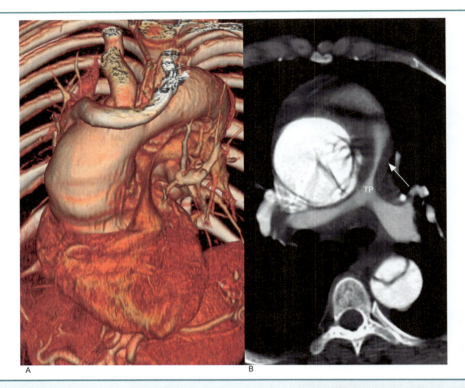

10.1.9. Ângio-TC. Dissecção de aorta. Reconstrução 3D (A) e imagem axial (B) de ângio-TC de aorta torácica, demonstrando dissecção aórtica Stanford tipo A, com extensão para a parede das artérias pulmonares na forma de hematoma. Note a acentuada compressão e deformidade das artérias pulmonares (seta).

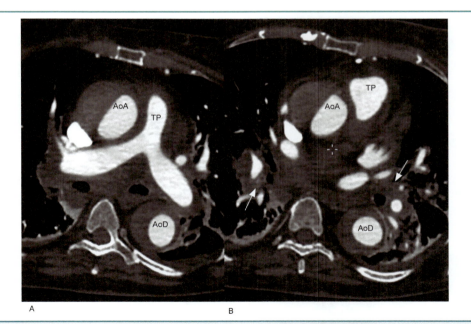

10.1.10.A e B. Ângio-TC. Dissecção de aorta. Imagens axiais de ângio-TC de aorta torácica demonstrando dissecção aórtica Stanford tipo A, com extensão para a parede das artérias pulmonares na forma de hematoma. Note a progressão intrapulmonar do hematoma através do interstício peribroncovascular (setas).

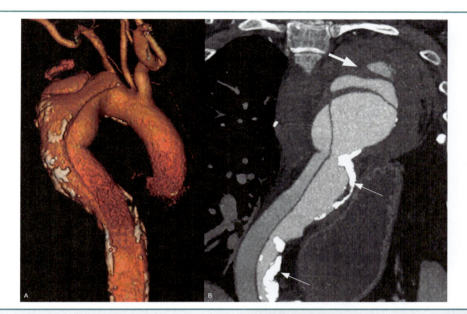

10.1.11.A e B. Ângio-TC. Dissecção de aorta. Reconstruções 3D (A, visão posterior) e no plano coronal (B) de ângio-TC de aorta torácica, demonstrando redissecção aguda em falso lúmen neoendotelizado de dissecção crônica Stanford tipo B. Note o falso lúmen da dissecção crônica com extensa calcificação parietal (seta fina), o segundo falso lúmen da redissecção, e o pequeno foco de rotura contida (seta grossa).

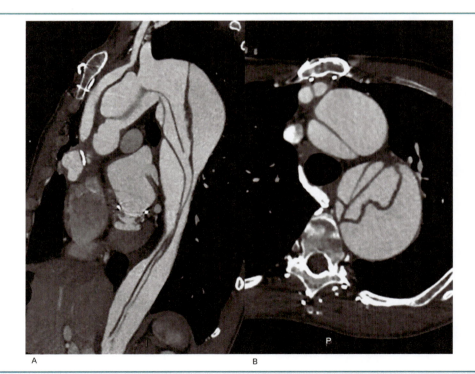

10.1.12.A e B. Ângio-TC. Dissecção de aorta. Reconstruções sagital (A) e axial (B) de ângio-TC de aorta torácica demonstrando dissecção complexa com múltiplos canais. Note a presença de quatro lumens falsos, além do lúmen verdadeiro, correspondendo a quatro eventos de dissecção aórtica, acometendo os falsos lumens neoendotelizados. O paciente tem síndrome de Marfan, com múltiplas cirurgias, troca valvar aórtica e mitral, prótese na aorta ascendente e reimplante dos ramos do arco.

10.2
HEMATOMA INTRAMURAL

Autores

ALEX DOS SANTOS FÉLIX | DIEGO MOREIRA ARRUDA
JOSÉ ROBERTO MATOS SOUZA

ECO

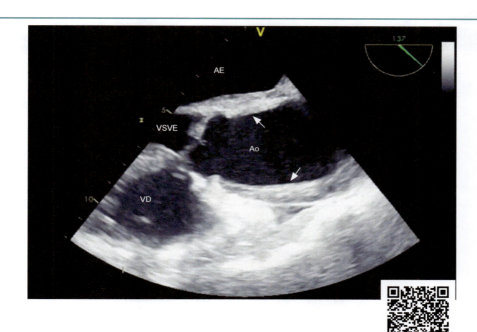

10.2. ECOTE 2D. Hematoma intramural em AoA. No eixo longo em 127°, nota-se espessamento da parede da Ao > 0,5 cm, sem *flap* intimal, características típicas do hematoma intramural (setas).

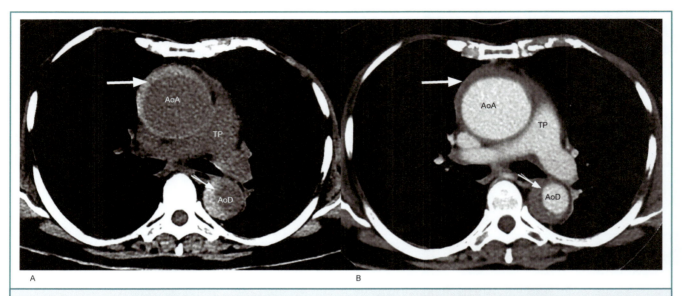

10.2.1.A e B. Ângio-TC. Hematoma de aorta. Ângio-TC de aorta na fase pré-contraste (A) e na fase após administração de contraste (B), no plano axial. Nota-se, na fase pré-contraste, área de maior atenuação aos raios X (seta) em formato de meia-lua localizada na parede anterolateral da aorta torácica ascendente, e medial da descendente. Após a administração do meio de contraste observa-se ausência de realce no espessamento da parede da aorta, que corresponde a hematoma aórtico.

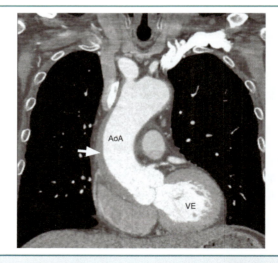

10.2.2. Ângio-TC. Hematoma de aorta. Após o contraste venoso, no plano coronal, nota-se área de espessamento regular da parede da aorta ascendente (seta), sem captação do contraste e com deslocamento interno das calcificações ateromatosas, correspondendo a hematoma de aorta.

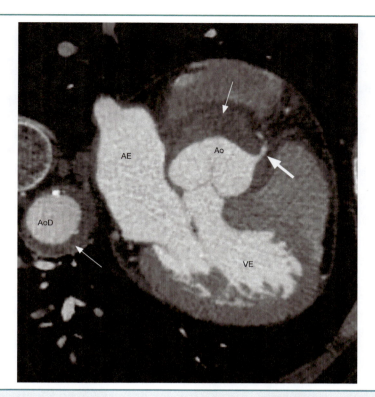

10.2.3. Ângio-TC. Hematoma de aorta. Na ângio-TC de aorta, reformatação em 3CH, nota-se espessamento parietal regular em raiz de aorta e aorta descendente (seta fina), sugestivo de hematoma de aorta. Nota-se presença de discreta calcificação parietal em aorta descendente, deslocada internamente. Note também extenso contato do óstio da artéria coronária esquerda (seta grossa), que mantém sua perviedade.

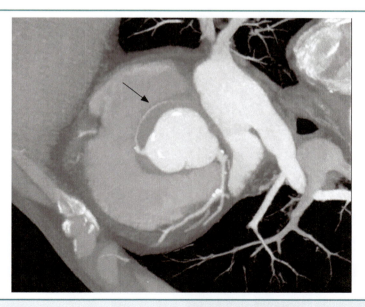

10.2.4. Ângio-TC. Hematoma de aorta. Ângio-TC de aorta, reformatação em MIP. Área hipoatenuante circundando a raiz da aorta (seta), sugestiva de hematoma mural. Nota-se ateromatose calcificada na parede da aorta e nas artérias coronárias. O ramo do nó sinoatrial mostra-se estirado e deslocado externamente pelo hematoma.

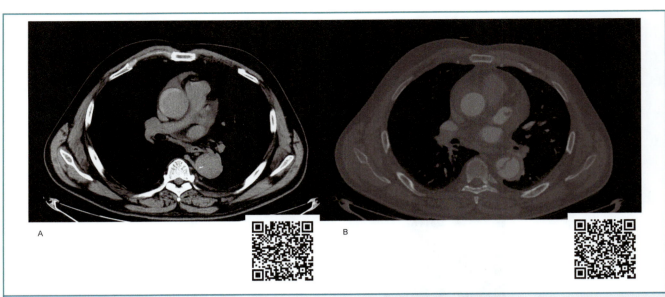

10.2.5.A e B. Ângio-TC. Hematoma e dissecção de aorta. Ângio-TC de aorta na fase pré-contraste (A) e na fase após administração de contraste (B), no plano axial. Nota-se, na fase pré-contraste, área de maior atenuação aos raios X (seta) em formato de crescente localizada na parede lateral da aorta torácica ascendente, que após a administração do contraste iodado não mostra opacificação (torna-se hipoatenuante em relação ao lúmen), compatível com hematoma de aorta, que se estende por toda a extensão da aorta torácica, na forma de dissecção na aorta descendente. Observa-se a presença de pequena calcificação (ateroma) no *flap* da aorta descendente.

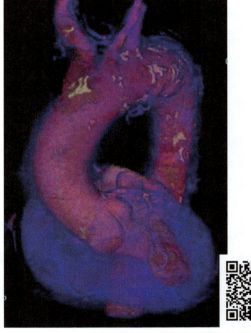

10.2.6. Ângio-TC. Hematoma de aorta. Ângio-TC com reconstrução 3D de aorta torácica demonstrando o espessamento parietal que não mostra impregnação pelo contraste, e a ateromatose calcificada, toda localizada na interface entre a parede espessada e o lúmen vascular opacificado pelo contraste.

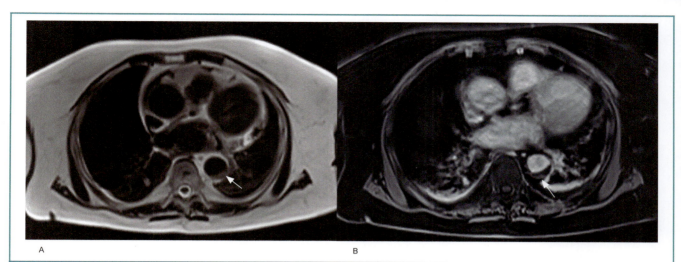

10.2.7.A e B. RMC. Hematoma de aorta. Na sequência de dupla inversão *black blood* ponderada em T2 (A) e axial pós-contraste com supressão de gordura (B), nota-se espessamento excêntrico na parede posterior da aorta descendente, com sinal intermediário em T2 e ausência de captação de contraste (setas).

10.3 ÚLCERA ARTEROSCLERÓTICA PENETRANTE

Autores: ALEX DOS SANTOS FÉLIX | DIEGO MOREIRA ARRUDA | JOSÉ ROBERTO MATOS SOUZA

ECO

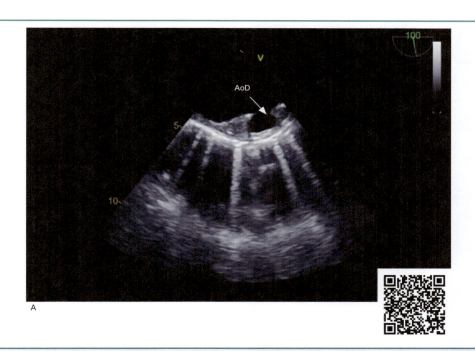

10.3.A. ECOTE 2D. Úlcera aterosclerótica penetrante de AoD. No plano longitudinal em 100°, visualiza-se uma placa ateromatosa com o aspecto *crater-like* (seta), causada pela erosão da íntima em direção à camada média.

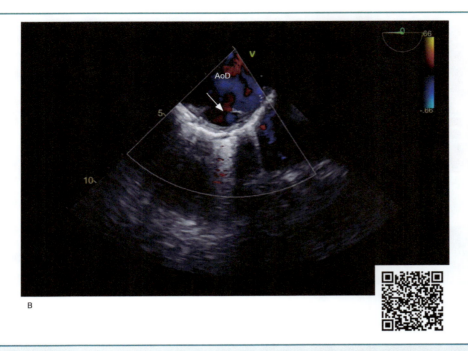

10.3.B. ECOTE 2D. AoD no plano transverso, em 0°, observa-se o preenchimento da úlcera com o sinal do Doppler em cores (seta).

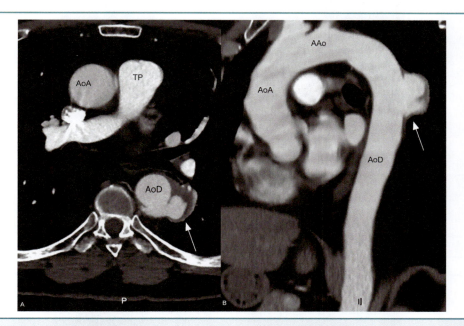

10.3.1.A e B. Ângio-TC. Úlcera de aorta com pseudoaneurisma. Exame com contraste venoso, nos planos axial (A) e sagital oblíquo (B) nota-se rotura focal das camadas internas da aorta descendente, com formação de dilatação sacular e sangramento contido (seta).

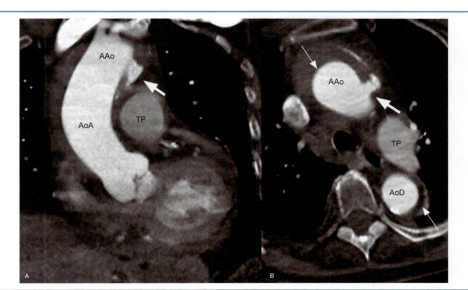

10.3.2.A e B. Ângio-TC. Úlcera de aorta com hematoma parietal associado. Exame com contraste venoso, nos planos coronal (A) e axial (B) nota-se rotura focal das camadas internas da parede esquerda do joelho anterior do arco aórtico (seta grossa), com formação de hematoma parietal, que se estende também para a aorta descendente (seta fina). Note também borramento de planos adiposos mediastinais e pequeno derrame pericárdico.

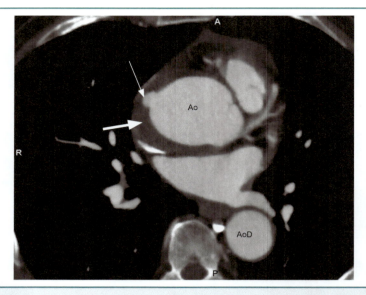

10.3.3. Ângio-TC. Úlcera de aorta com hematoma parietal associado. Após a administração do meio de contraste venoso, no plano axial nota-se imagem de úlcera parietal (seta fina) associada a espessamento parietal que não capta contraste (seta grossa), que corresponde à área de hematoma da parede da aorta.

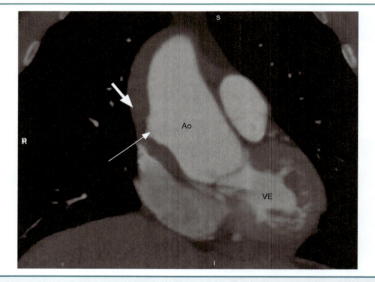

10.3.4. Ângio-TC. Úlcera de aorta com hematoma parietal associado. Exame com contraste, no plano coronal nota-se imagem de úlcera parietal (seta fina) associada a espessamento parietal sem realce pelo contraste (seta grossa), que corresponde à área de hematoma da parede da aorta.

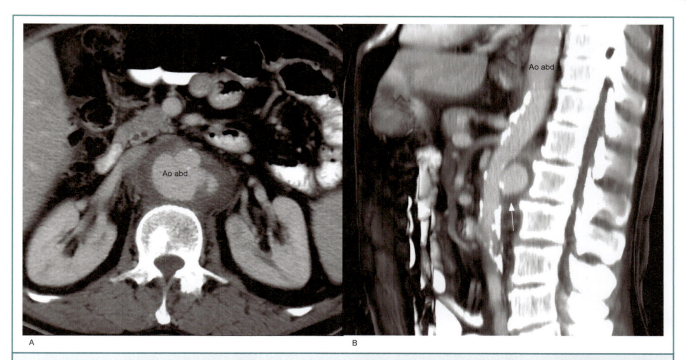

10.3.5.A e B. Ângio-TC. Úlcera de aorta. Ângio-TC de aorta abdominal nos planos axial (A) e sagital (B), na qual se observa a presença de úlcera na parede posterior da aorta no nível das artérias renais, com formação de pseudoaneurisma (seta). Há dilatação sacular com borramento da gordura retroperitoneal.

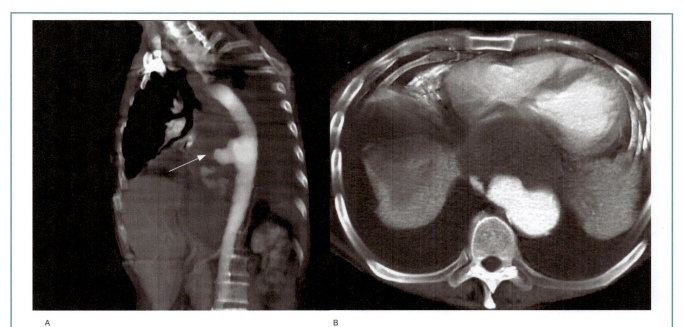

10.3.6.A e B. Ângio-TC. Úlcera de aorta. Ângio-TC de aorta torácica, nos planos sagital (A) e axial (B), demonstra úlcera na face anterior da aorta com perfuração e fístula esofágica (seta), com extravasamento do meio de contraste venoso para o esôfago, que se mostra distendido e com sangue, extenso hematoma que circunda a aorta toracoabdominal, estendendo-se para o retroperitônio, com desvio anterior do coração e derrame pleural.

10.4 ANEURISMA

Autores: LEONARDO SARA DA SILVA | LUCIANO DE FIGUEIREDO AGUIAR FILHO

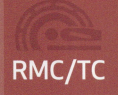

RMC/TC

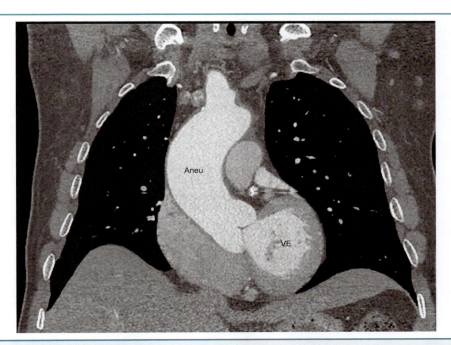

10.4.1. Ângio-TC. Aneurisma de aorta ascendente. Ângio-TC de aorta em plano coronal com presença de dilatação aneurismática de AoA.

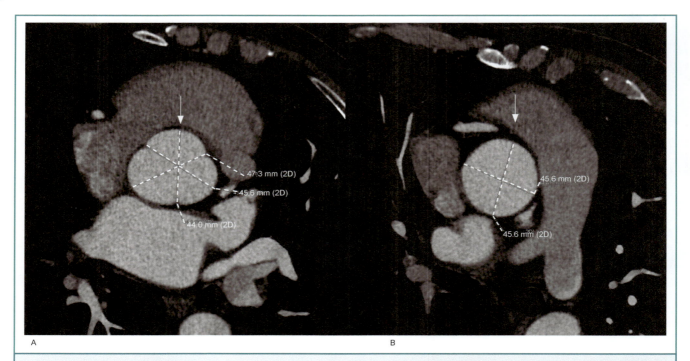

10.4.2.A e B. Ângio-TC. Aneurisma de raiz de aorta. Ângio-TC de aorta em plano axial aórtico com presença de dilatação aneurismática de raiz de aorta (A), com seu maior diâmetro com 47 mm, e de aorta ascendente (B), com seu maior diâmetro de 45 mm (setas).

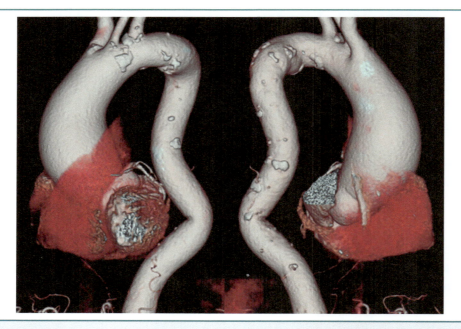

10.4.3. Ângio-TC. Aneurisma de aorta ascendente. Reconstrução tridimensional de ângio-TC de aorta ascendente com presença de aneurisma, em duas visões. Placas calcificadas também são visíveis no arco aórtico e na aorta descendente.

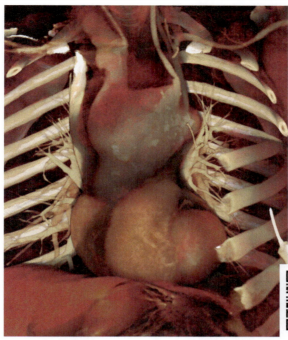

10.4.4. Ângio-TC. Aneurismas de aorta torácica. Reconstrução 3D de ângio-TC de aorta torácica com presença de grande aneurisma fusiforme de AoA e AAo, acometendo também tronco braquiocefálico e subclávia direita. O vídeo 10.4.4 demonstra volumoso aneurisma fusiforme toracoabdominal, associado a aneurismas saculares no segmento descendente.

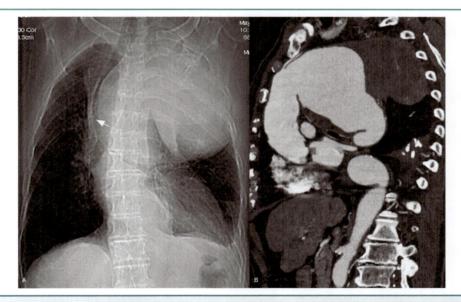

10.4.5.A e B. Radiografia e TC. Múltiplos aneurismas de aorta torácica. Radiografia simples de tórax PA (A) e ângio--TC de aorta torácica no plano sagital oblíquo (B) mostram múltiplos e grandes aneurismas acometendo diversos segmentos torácicos, o maior em arco posterior e descendente. Note na radiografia o efeito de massa, com desvio e compressão traqueal (seta). A tomografia demonstra também trombos murais e calcificações.

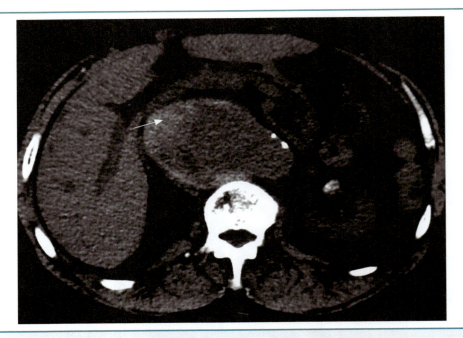

10.4.6. TC. Aneurisma de aorta torácica. TC de aorta torácica sem contraste venoso, imagem axial demonstra aneurisma na transição toracoabdominal, excêntrico, com trombos murais, os quais apresentam áreas de maior densidade ("sinal do crescente", seta) indicando hemorragia recente no interior do trombo, um achado suspeito para instabilidade (iminência de rotura).

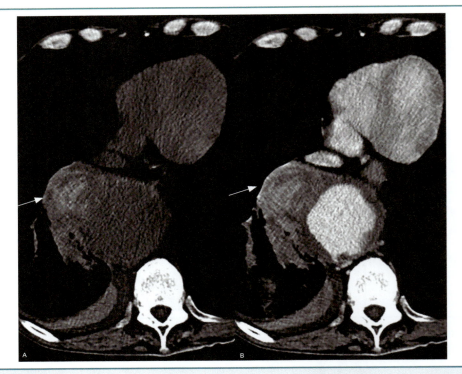

10.4.7. TC. Aneurisma de aorta torácica. TC de aorta torácica, imagens axiais, sem (A) e com (B) contraste venoso, demonstram aneurisma na transição toracoabdominal, excêntrico, com trombos murais, os quais apresentam áreas de maior densidade ("sinal do crescente") indicando hemorragia recente no interior do trombo (setas). Há sinais de rotura, com hematoma mediastinal, consolidações pulmonares hiperdensas e derrame pleural pequeno.

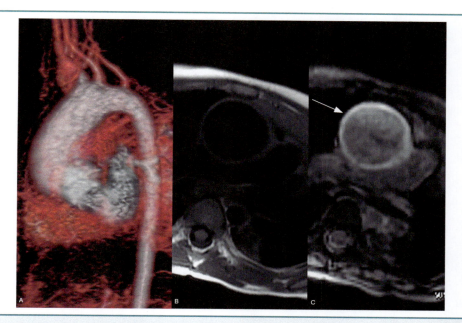

10.4.8.A, B e C. RM. Aneurisma de aorta torácica em arterite de Takayasu. Imagens em Ângio-RM em reconstrução 3D (A), imagens axiais dupla inversão *black blood* (B) e pós-contraste paramagnético (C). Note o realce na parede do aneurisma na terceira imagem, pós-contraste, mostrando atividade inflamatória pela vasculite (seta).

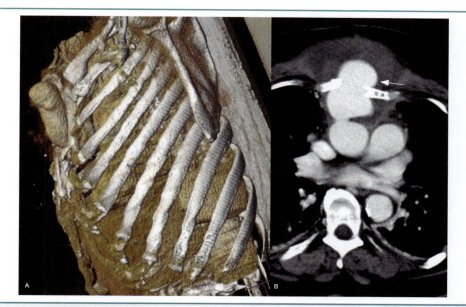

10.4.9.A e B. Ângio-TC. Pseudoaneurisma de aorta torácica. Reconstrução 3D (A) e imagem axial (B) demonstram pseudoaneurisma na sutura da prótese tubular na aorta ascendente, dilatação sacular circundada por material hipoatenuante com realce, protruindo através da esternotomia com fragmentos afastados (seta).

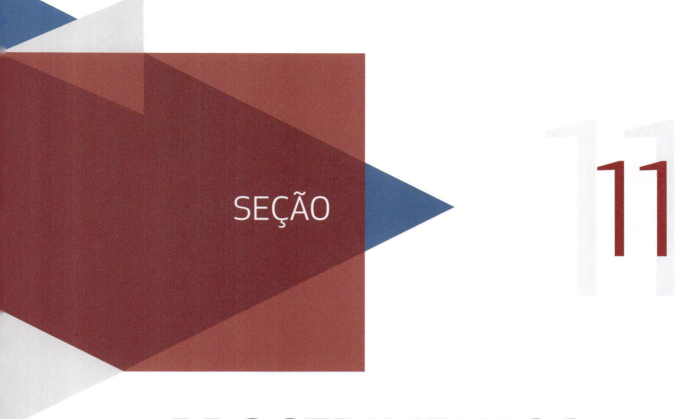

PROCEDIMENTOS TRANSCATETER

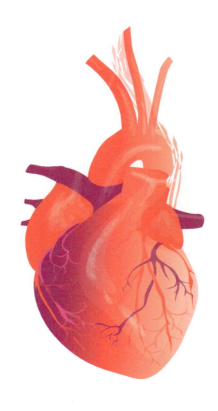

COORDENADORES DA SEÇÃO

 MARCELA MOMESSO PEÇANHA

 MARCELO LUIZ CAMPOS VIEIRA

 MARIA ESTEFANIA BOSCO OTTO

 BERNARDO LOPES

 JOÃO LUIZ CAVALCANTE

11.1 FECHAMENTO DE FORAME OVAL PATENTE, COMUNICAÇÃO INTERATRIAL E COMUNICAÇÃO INTERVENTRICULAR

Autoras

VANESSA AUGUSTO CANUTO NUNES | RENATA DE SÁ CASSAR

ECO

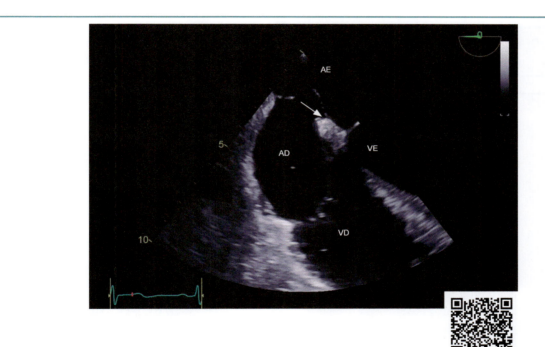

11.1.1. ECOTE 2D. Aneurisma do SIA. Imagem obtida no esôfago médio, plano 4CH (0°), observa-se SIA aneurismático e o FOP (seta).

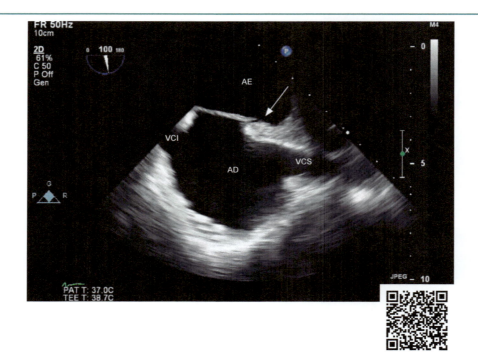

11.1.2. ECOTE 2D. FOP e *septo primum* lipomatoso. Imagem obtida no esôfago médio, plano bicaval (100º), observa-se SIA aneurismático com imagem de FOP e *septo primum* lipomatoso (seta).

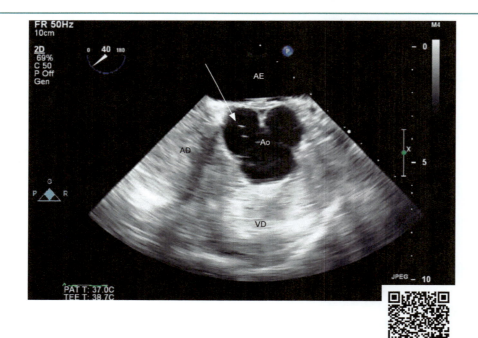

11.1.3. ECOTE 2D. Injeção de solução salina agitada. Imagem obtida no esôfago médio, plano Ec onde observamos a presença de macrobolhas em cavidades direitas e pequena quantidade em aorta (seta).

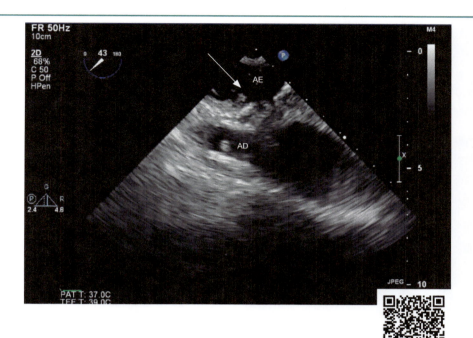

11.1.4. ECOTE 2D. Injeção de solução salina agitada com manobra de Valsalva. Imagem obtida no esôfago médio, plano Ec (43°), onde observamos, após injeção de solução salina agitada e manobra de Valsalva, presença de maior quantidade de macrobolhas passando pelo FOP (seta) do AD para o AE.

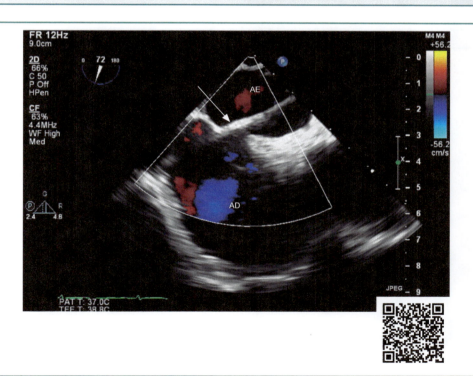

11.1.5. ECOTE 2D. Passagem do fio-guia pelo FOP. Imagem obtida no esôfago médio, eixo 72°, observa-se a passagem do fio-guia venoso (seta) pelo FOP, proveniente da VCI, posicionado no AE.

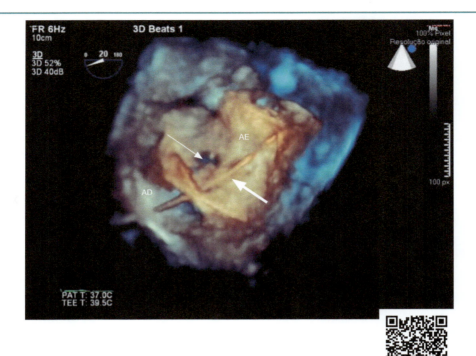

11.1.6. ECOTE 3D. Passagem do fio-guia pelo FOP. Imagem 3D em *zoom*, visão do AE, onde podemos observar a passagem do fio-guia venoso (seta fina) pelo FOP, proveniente da VCI, posicionado no AE (seta grossa).

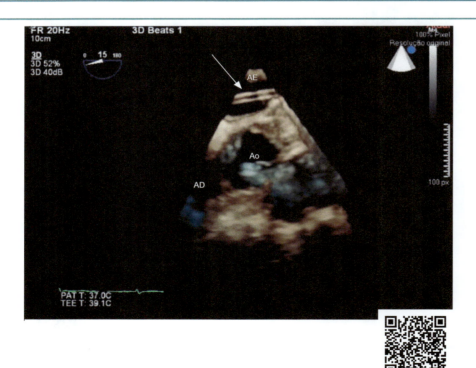

11.1.7. ECOTE 3D. Bainha posicionada em VPSE. Imagem tridimensional em tempo real da bainha (seta) em AE, posicionada em VPSE.

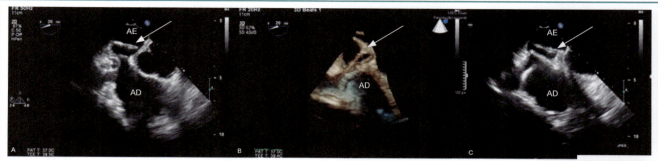

11.1.8.A, B e C. Em A, ECOTE 2D. Liberação da prótese de FOP. Imagem obtida no esôfago médio, eixo 20°, onde podemos identificar o disco esquerdo da prótese (seta) aberto no AE. Em B, ECOTE 3D. Liberação da prótese de FOP. Imagem tridimensional em tempo real, onde podemos identificar o disco esquerdo da prótese (seta) aberto no AE. Em C, ECOTE 2D. Liberação da prótese de FOP. Imagem obtida no esôfago médio, eixo 20°, onde podemos identificar os discos do AD e do AE da prótese posicionados no SIA (seta).

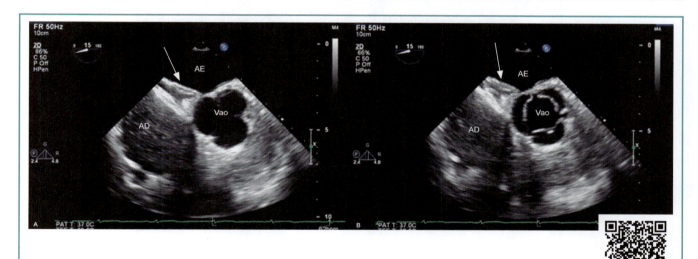

11.1.9.A e B. ECOTE 2D. Teste de solução salina agitada após liberação da prótese. Imagem obtida no esôfago médio, plano Ec (15°), onde observamos prótese (seta) adequadamente posicionada, e ao teste de macrobolhas, não apresenta mais passagem de bolhas do AD para o AE em A (diástole) e em B (sístole).

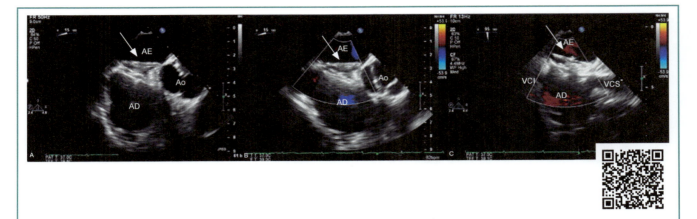

11.1.10.A, B e C. ECOTE 2D. Prótese implantada e liberada em FOP. Em A, imagem obtida no esôfago médio, plano Ec (15º), onde se observa prótese em SIA bem posicionada (seta), ocluindo o FOP ao modo bidimensional. Em B, ao Doppler em cores, nota-se a ausência de fluxo residual. Em C evidencia-se imagem obtida no esôfago médio, plano bicaval (95º), a qual não apresenta fluxo residual ao Doppler em cores.

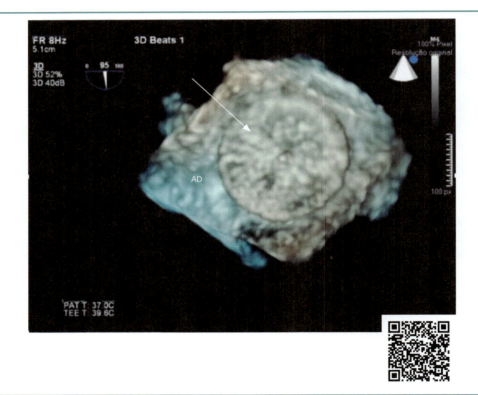

11.1.11. ECOTE 3D. Prótese liberada. Imagem tridimensional em *zoom*, visão do AE, onde se observa disco esquerdo da prótese (seta) adequadamente posicionado.

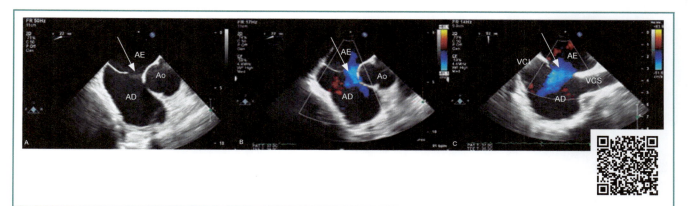

11.1.12.A, B e C. ECOTE 2D. CIA *ostium secundum*. Em A, imagem obtida no esôfago médio, plano Ec 22°, observa-se CIA *ostium secundum* (seta). Em B, o Doppler em cores demonstra fluxo do AE para o AD. Em C, esôfago médio, plano bicaval (92°), observa-se imagem de CIA com fluxo do AE para o AD evidenciado ao Doppler em cores (seta).

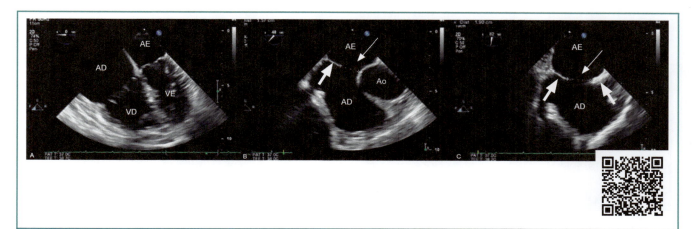

11.1.13. ECOTE 2D. Avaliação das bordas ao redor da CIA. Em A, imagem obtida no esôfago médio, plano de 4CH (0°), onde podemos observar que a CIA não é visualizada, sendo o SIA íntegro nessa região. Em B, imagem obtida no esôfago médio, plano Ec (48°). Observa-se imagem de CIA *ostium secundum* (seta fina). Podemos observar ausência da borda anterossuperior, junto à aorta, porém com borda posterior ampla (seta grossa), contralateral à borda anterossuperior. Em C, imagem obtida no esôfago médio, plano bicaval (82°). Observa-se imagem de CIA *ostium secundum* (seta fina) com bordas (seta grossa) posterossuperior (à direita na imagem) e posteroinferior (à esquerda na imagem) amplas e firmes. A CIA tem localização mais central.

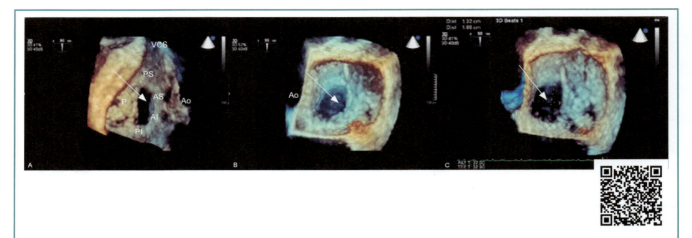

11.1.14.A, B e C. ECOTE 3D. CIA tipo *ostium secundum*. Imagem tridimensional em *zoom* da CIA. Em A (vista pelo AD) observam-se as bordas posterior (P), posterossuperior (PS), posteroinferior (PI), anterossuperior (AS) e anteroinferior (AI), um caso favorável para o fechamento percutâneo. Em B nota-se sua forma elíptica e de localização central (seta). Em C evidenciam-se as medidas dos eixos ortogonais da CIA (seta), vistas pelo AE.

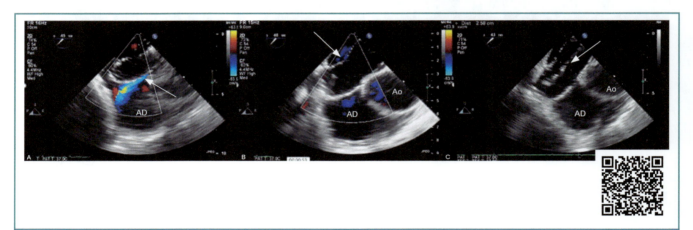

11.1.15.A, B e C. ECOTE 2D. Avaliação do diâmetro estirado da CIA com cateter-balão. Em A, imagem obtida no esôfago médio, plano Ec (45°). Presença de balão para medida do diâmetro estirado pela técnica chamada de *stop flow*, insuflado na CIA. Observada presença de fluxo do AE para o AD demonstrado ao Doppler em cores (seta). Em B, imagem obtida no esôfago médio, plano Ec (48°). Após balão ser mais insuflado, observa-se parada do fluxo pela comunicação interarial. Demonstrada a formação de uma cintura no balão (seta), local em que deve ser realizada a medida do diâmetro estirado para escolha do tamanho da prótese a ser utilizada no fechamento da CIA. Em C, imagem obtida no esôfago médio, plano Ec (43°). Medida do diâmetro estirado (seta) para escolha do tamanho da prótese a ser utilizada no fechamento da CIA.

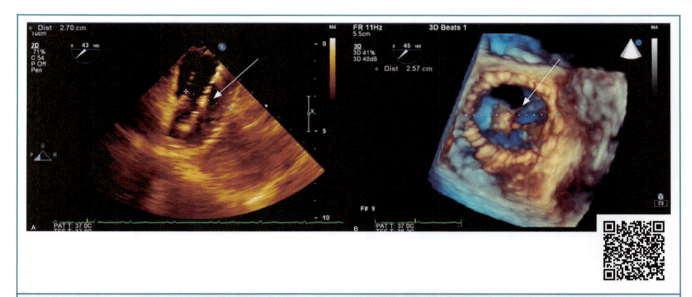

11.1.16.A e B. ECOTE 3D. Avaliação do diâmetro estirado da CIA com cateter-balão. Em A, imagem tridimensional em *zoom*. Medida do diâmetro estirado (seta) para escolha do tamanho da prótese a ser utilizada no fechamento da CIA. Em B, imagem tridimensional (reconstrução multiplanar). Medida do diâmetro estirado (seta).

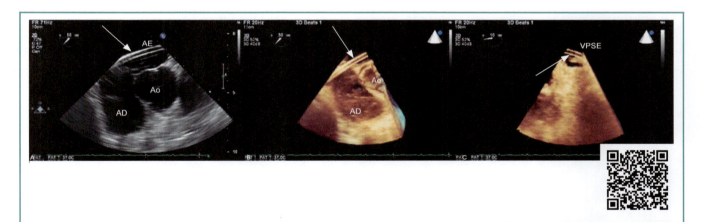

11.1.17.A, B e C. Em A, ECOTE 2D. Bainha (sistema de entrega) em AE. Imagem obtida no esôfago médio, plano Ec (50°). Imagem da bainha (sistema de entrega) em AE (seta). Em B, ECOTE 3D. Bainha (sistema de entrega) em AE. Imagem tridimensional em tempo real. Imagem da bainha (sistema de entrega) em AE (seta). Em C, ECOTE 3D. Bainha (sistema de entrega) posicionada em VPSE. Imagem tridimensional em tempo real da bainha (sistema de entrega) posicionada em VPSE (seta).

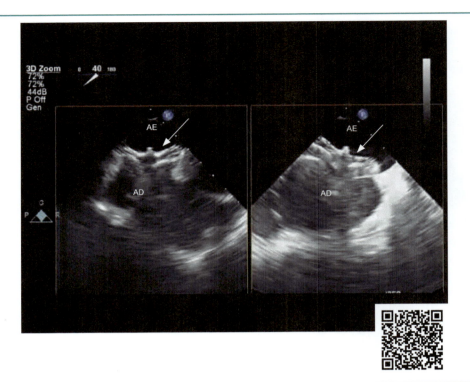

11.1.18. ECOTE 2D. Liberação da prótese de CIA. Imagem obtida através do modo multiplano simultâneo, onde podemos identificar o disco esquerdo da prótese (setas) aberto no AE e próximo ao SIA.

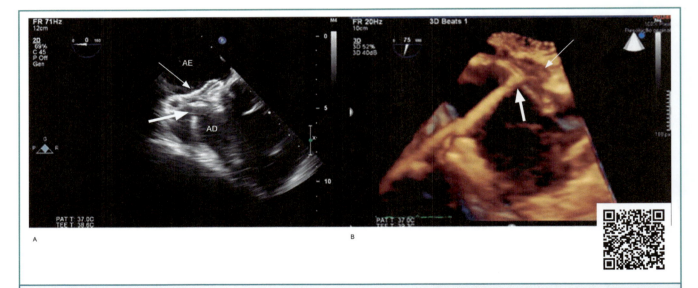

11.1.19.A e B. Em A, ECOTE 2D. Prótese posicionada no SIA antes de ser liberada. Imagem obtida no esôfago médio, eixo 0°, onde podemos identificar os discos abertos (seta fina) do AE e do AD, posicionados no SIA e prótese ainda presa pelo cabo liberador (seta grossa). Em B, ECOTE 3D. Prótese posicionada no SIA antes de ser liberada. Imagem tridimensional em tempo real, onde podemos identificar os discos abertos (seta fina) do AE e do AD, posicionados no SIA e prótese ainda presa pelo cabo liberador (seta grossa).

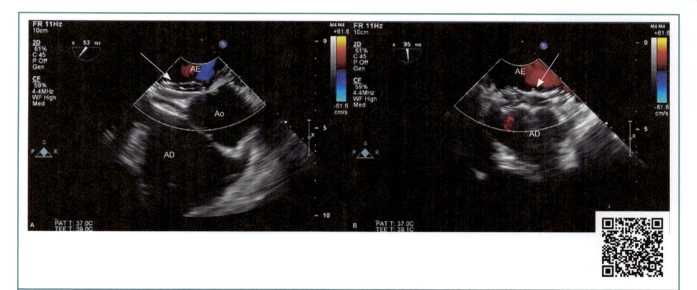

11.1.20.A e B. ECOTE 2D. Prótese implantada e liberada. Em A, imagem obtida no esôfago médio, plano Ec (53°), onde observamos prótese posicionada (seta) em SIA, ocluindo a CIA, sem fluxo residual ao Doppler em cores. Em B, imagem obtida no esôfago médio, plano de eixo das cavas (95°), onde observamos prótese posicionada (seta) em SIA, ocluindo a CIA, sem fluxo residual ao Doppler em cores.

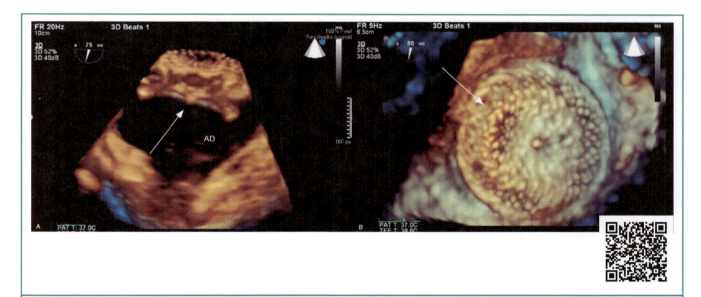

11.1.21.A e B. ECOTE 3D. Prótese liberada. Em A, imagem tridimensional em tempo real, onde observamos presença de SIA entre os discos esquerdo e direito da prótese (seta). Em B, imagem tridimensional em tempo real do disco esquerdo da prótese (seta), visto pelo AE, ocluindo a CIA.

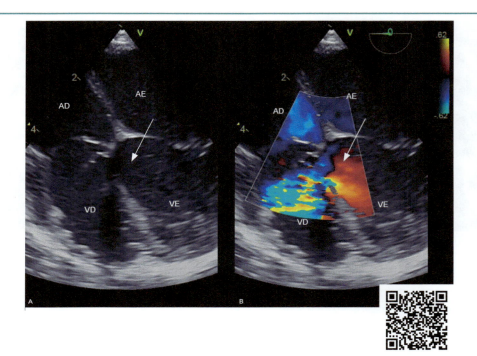

11.1.22.A e B. ECOTE 2D. CIV perimembranosa. No plano 0° observa-se a CIV perimembranosa (setas) ao modo bidimensional (A) e ao Doppler em cores (B).

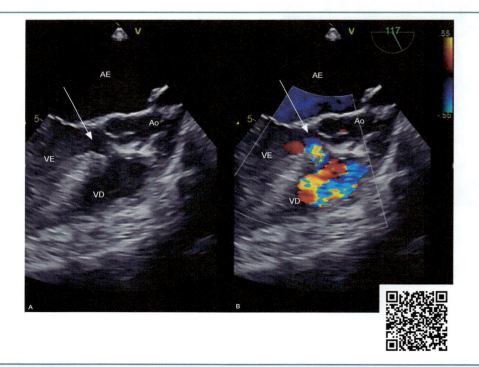

11.1.23.A e B. ECOTE 2D. CIV perimembranosa. No plano 120° observa-se a CIV perimembranosa (setas) ao modo bidimensional (A) e ao Doppler em cores (B).

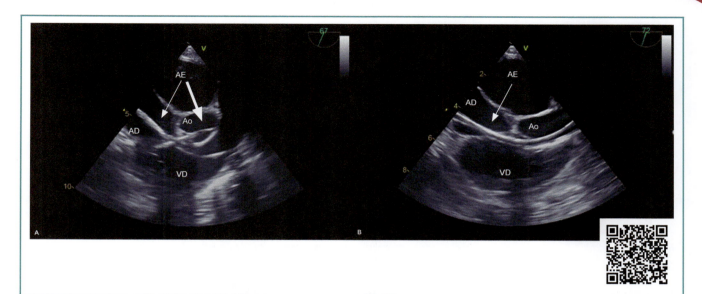

11.1.24.A e B. ECOTE 2D. Passagem dos guias. Em A, no plano 60o-70°, observa-se a passagem do guia venoso (seta fina) proveniente da VCI, posicionado no VD, e o guia arterial (seta grossa) proveniente da AoA, posicionado no VD passando pela CIV perimembranosa. Em B, guia venoso posicionado na AoA passando pela CIV (seta fina).

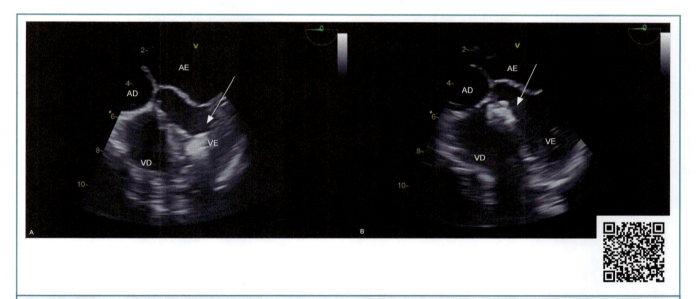

11.1.25.A e B. ECOTE 2D. Liberação da prótese. Em A, no plano 0°, o disco esquerdo da prótese (seta) é liberado na região apical do VE. Em B, chegando à região perimembranosa onde será liberado o disco direito (seta) para ocluir a CIV.

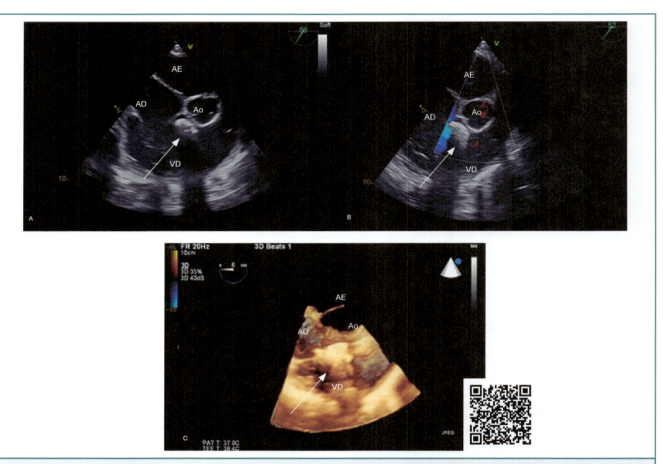

11.1.26.A, B e C. ECOTE. Prótese implantada no SIV. Em A, no plano 60°, observa-se a prótese (seta) implantada na região perimembranosa do SIV ocluindo a CIV ao modo bidimensional. Em B, não há passagem de fluxo residual ao Doppler em cores (seta). Em C, ao modo tridimensional (seta).

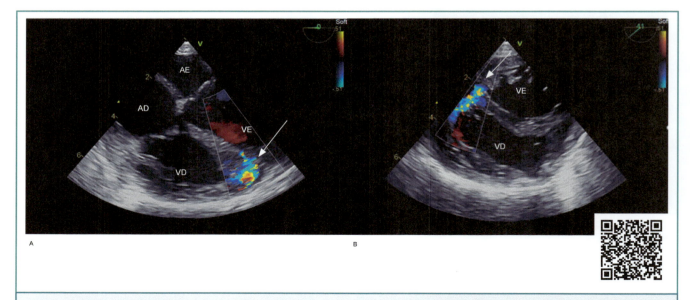

11.1.27.A e B. ECOTE 2D. CIV muscular. Em A, CIV muscular (seta) visualizada ao Doppler em cores na região apical do VE no plano 0°. Em B, no plano transgástrico profundo em 41° (seta).

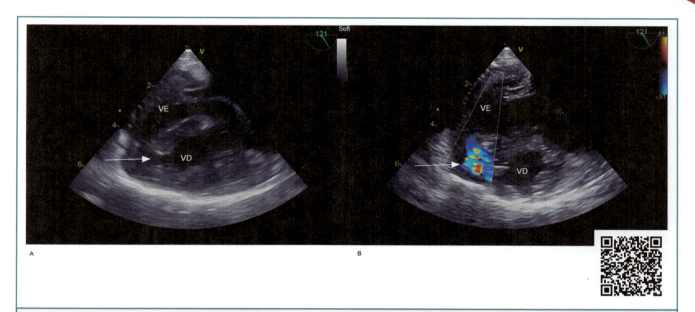

11.1.28.A e B. ECOTE 2D. CIV muscular. Em A, no plano 120°, observa-se a CIV muscular apical (seta) visualizada ao modo bidimensional. Em B, ao Doppler em cores (seta).

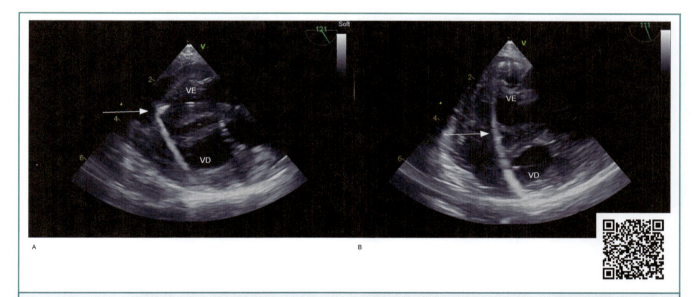

11.1.29.A e B. ECOTE 2D. Passagem do guia. Em A e B, no plano 120°, observa-se a passagem do guia arterial (setas) proveniente da AoA, posicionado no VD, passando pela CIV muscular.

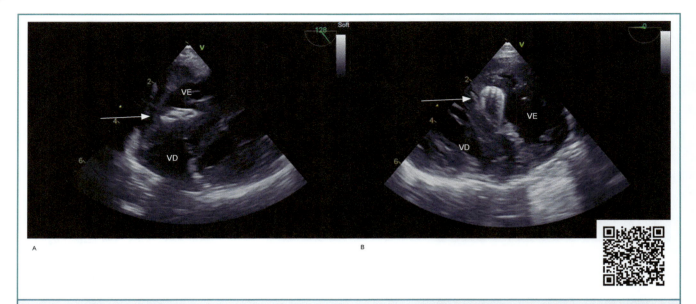

11.1.30.A e B. ECOTE 2D. Liberação da prótese. Em A observa-se liberação do disco esquerdo da prótese (seta) no plano 120º. Em B, no 0º (seta).

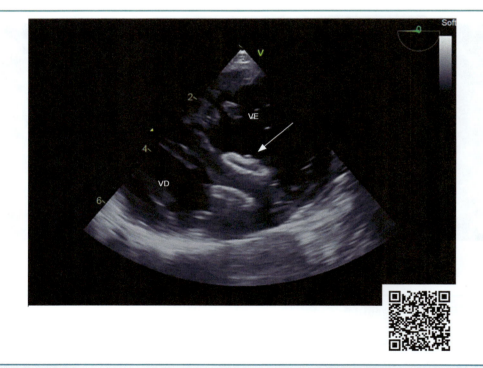

11.1.31. ECOTE 2D. Prótese implantada no SIV. No plano 0º observa-se a prótese (seta) implantada na região muscular do SIV ocluindo a CIV.

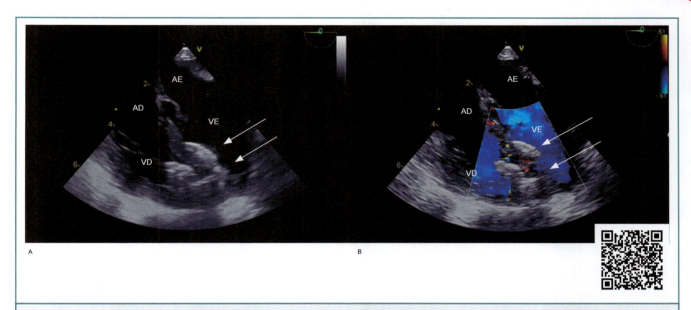

11.1.32.A e B. ECOTE 2D. Próteses implantadas no SIV. Em A, no plano 0°, observam-se duas próteses (setas) implantadas na região muscular do SIV ocluindo as comunicações interventriculares ao modo bidimensional. Em B não há passagem de fluxo residual ao Doppler em cores (setas).

RMC/TC

GABRIELA LIBERATO DE SOUSA

Autora

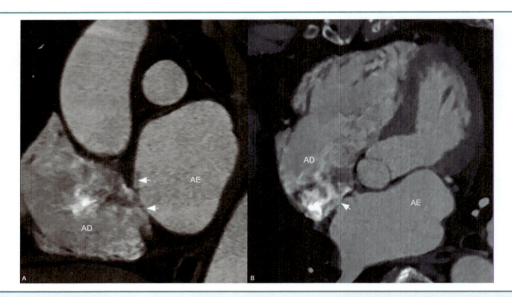

11.1.A e B. Ângio-TC. FOP patente. Reformatações multiplanares no plano Ec (A) e 4CH (B) mostrando o FOP com o *flap* na direção craniocaudal (setas).

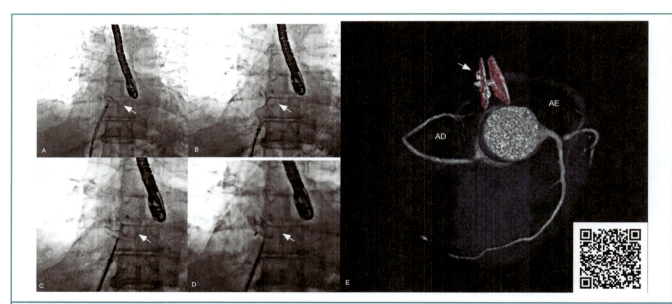

11.1.2.A, B, C, D e E. Ângio-TC. FOP. Paciente evoluiu com AVC embólico, em concordância com o risco elevado para embolia paradoxal sugerido por ângio-TC e ecocardiograma (FOP tunelizado e hipermotilidade/aneurisma do septo). Indicada a oclusão percutânea do FOP com dispositivo Amplatzer: painel de imagens da fluoroscopia (A-D) mostrando o procedimento (setas) e reconstrução em 3D VRT da ângio-TC do dispositivo implantado (seta) (E).

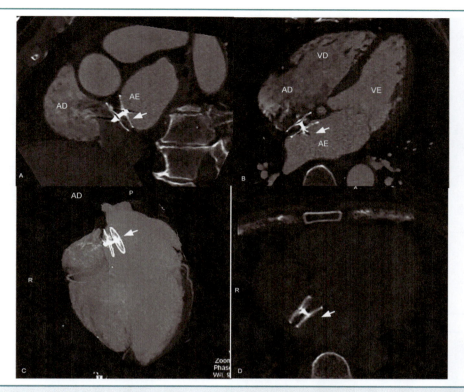

11.1.3.A, B, C e D. Ângio-TC. FOP. Reformatatações multiplanares (A e B) e reconstrução em MIP 3D (C) mostrando o dispositivo de oclusão (setas) no SIA (Amplatzer). Na última imagem (D) não foi utilizado contraste iodado.

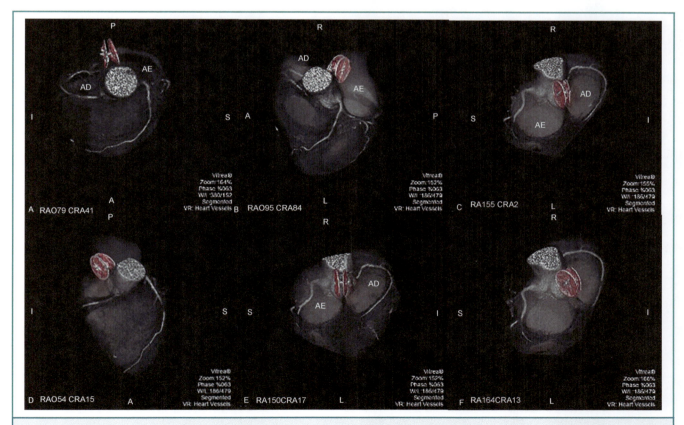

11.1.4. Ângio-TC. FOP. Imagens em 3D VRT mostrando o dispositivo de oclusão no SIA em diferentes ângulos.

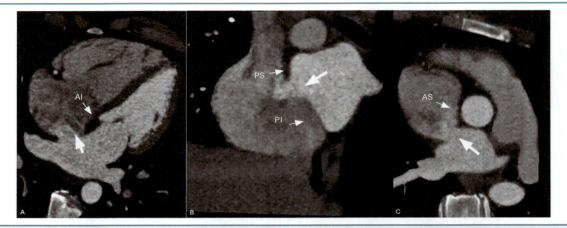

11.1.5.A, B e C. Ângio-TC. CIA *ostium secundum*. Para a CIA ser passível de oclusão via percutânea, é necessário que haja bordas mínimas para ancorar o dispositivo oclusor. As imagens mostram reformatações oblíquas com os principais planos utilizados para avaliação destas bordas (setas finas). As setas grossas indicam a CIA.

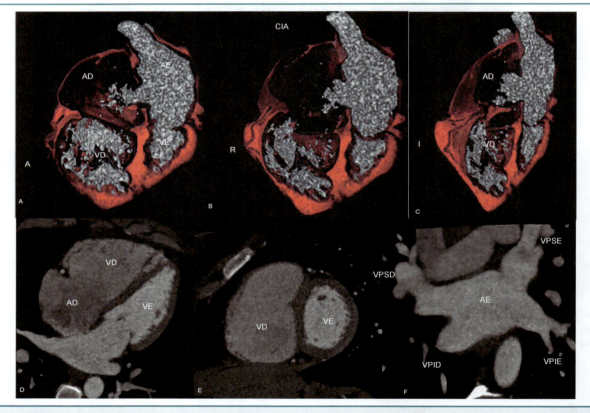

11.1.6.A, B, C, D, E e F. Ângio-TC. CIA. No painel superior imagens em reconstrução 3D VRT destacando a CIA com presença de fluxo AE>AD (A-C). Na linha inferior reformatações em 4CH (D) e Ec (E) mostrando a sobrecarga das câmaras cardíacas direitas e presença de drenagem venosa pulmonar normal (F). Desta forma foi indicado o fechamento percutâneo da CIA.

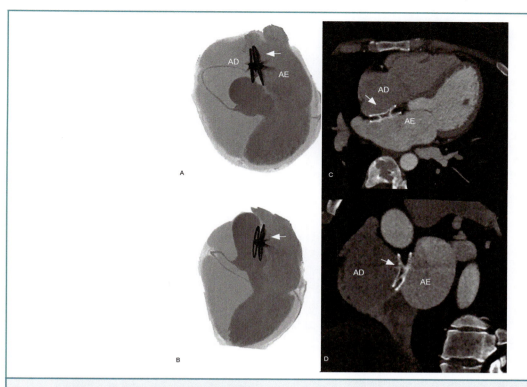

11.1.7.A, B, C e D. Ângio-TC. CIA. Reconstrução em MIP 3D (A e B) e reformatatações multiplanares (C e D) mostrando o dispositivo de oclusão (setas) no SIA.

11.2 PROCEDIMENTO INTRAÚTERO

Autora: SIMONE ROLIM FERNANDES FONTES PEDRA

ECO

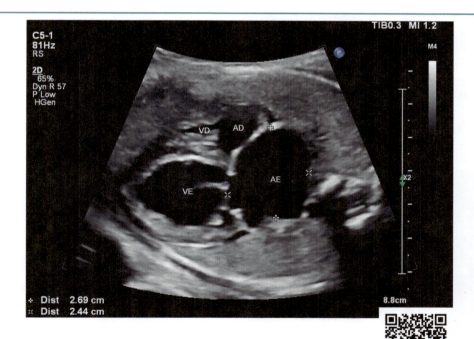

11.2.1. ECO fetal. Projeção de 4CH de feto portador de estenose aórtica crítica com IM importante e AE gigante. As cavidades esquerdas são muito dilatadas. Há hiper-refringência endocárdica, principalmente visível na parede septal. O SIA é bastante abaulado para o lado direito.

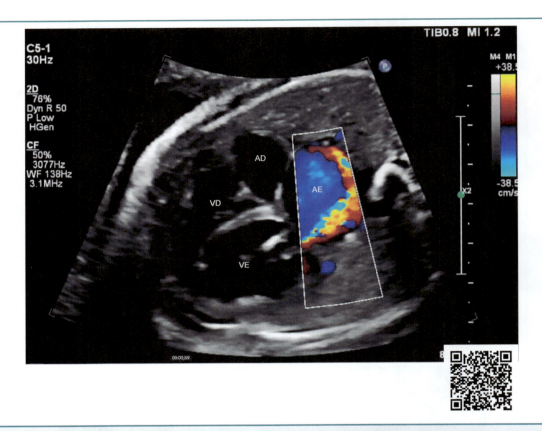

11.2.2. ECO fetal. Projeção de 4CH com Doppler em cores de feto portador de estenose aórtica crítica com IM importante e AE gigante. Observa-se jato largo de IM importante. Nessa imagem se observa também hiper-refringência do aparelhor subvalvar mitral.

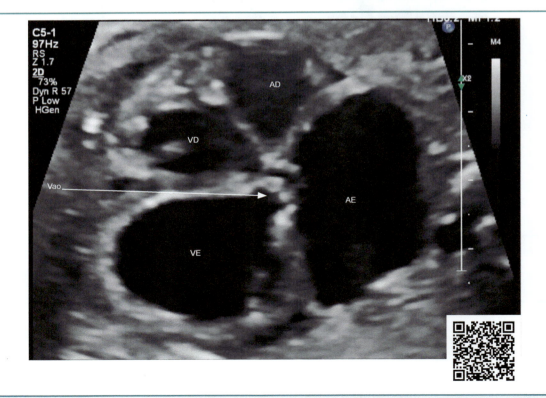

11.2.3. ECO fetal. Projeção apical 5CH mostrando a Vao com válvulas muito espessadas (seta).

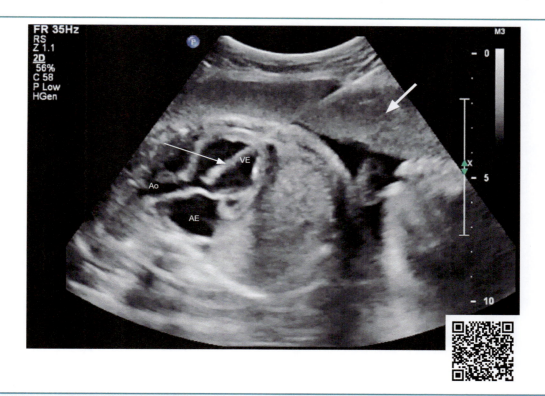

11.2.4. ECO fetal. Valvoplastia aórtica fetal do feto em questão. Observa-se a agulha (seta fina) atravessando a placenta (seta grossa) estando posicionada no interior do VE, com sua ponta logo abaixo da Vao.

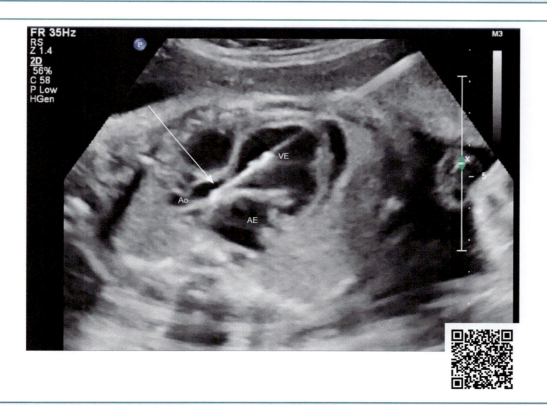

11.2.5. ECO fetal. Observa-se o momento em que o balão ainda desinsuflado e montado sobre o fio-guia atravessa a Vao estenótica (seta).

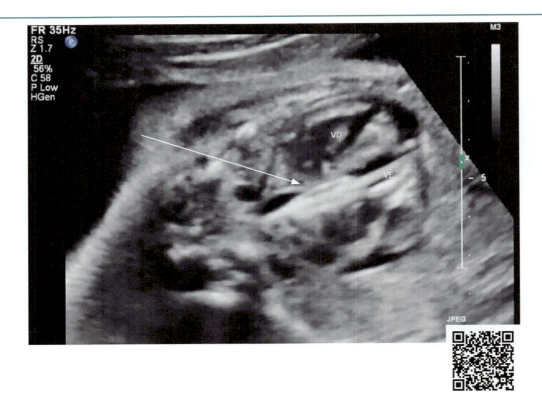

11.2.6. ECO fetal. Observa-se o balão insuflado (seta) exatamente no plano da valva, dilatando-a.

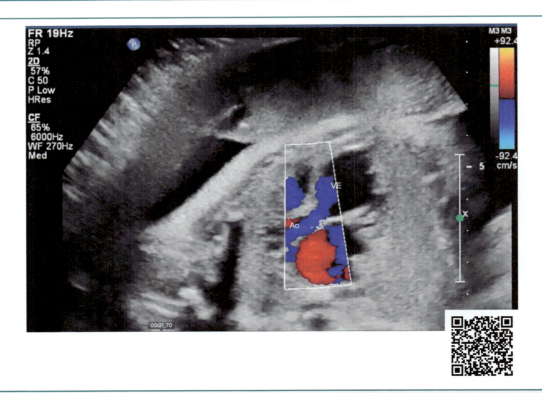

11.2.7. ECO fetal. Imagem de 5CH demonstrando fluxo sem obstrução através da Vao imediatamente após a retirada do balão.

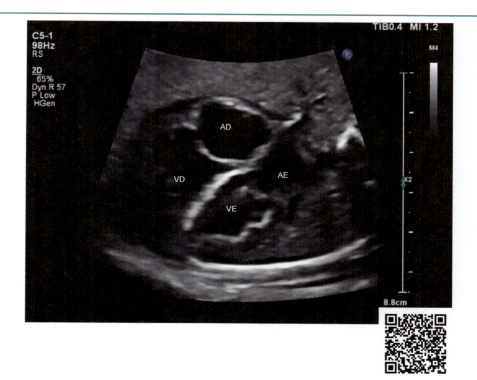

11.2.8. ECO fetal. Projeção de 4CH obtida 8 semanas após a intervenção, demonstrando nítida redução das dimensões das câmaras esquerdas, que agora apresentam dimensões normais. Apesar da regressão das dimensões, é notável a persistência da fibroelastose endocárdica.

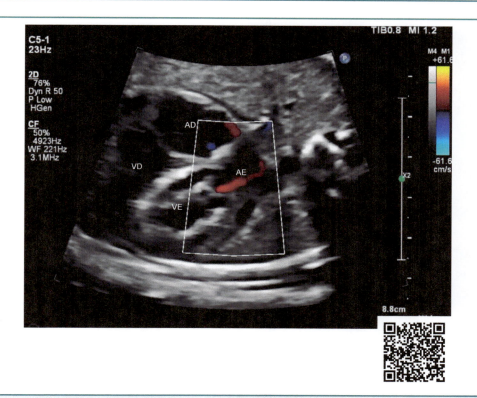

11.2.9. ECO fetal. Projeção de 4CH com Doppler em cores demonstrando clara redução da IM, que agora é discreta.

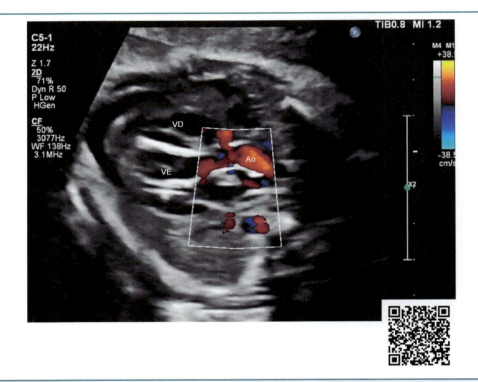

11.2.10. ECO fetal. Projeção de eixo longo do VE demonstrando fluxo livre e de baixa velocidade através da Vao, que foi dilatada.

11.3 VALVOPLASTIA MITRAL POR BALÃO

Autora: CINTIA GALHARDO TRESSINO

ECO

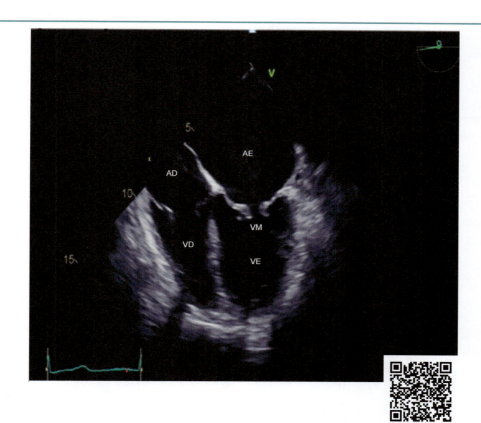

11.3.1. ECOTE 2D. VM reumática. Em esôfago médio em 0°, observa-se VM espessada, cúspide anterior com abertura "em cúpula" e posterior com mobilidade reduzida decorrente da fusão comissural, determinando estenose valvar importante. VM com anatomia favorável para VPM. Nota-se contraste espontâneo em AE.

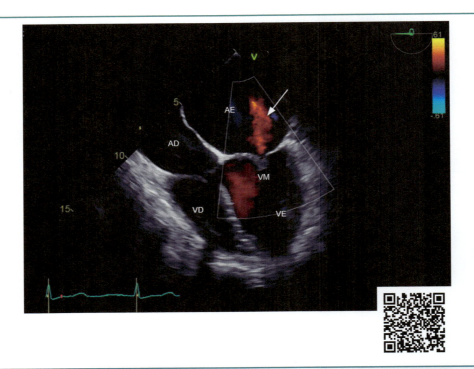

11.3.2. ECOTE 2D. VM reumática. Em esôfago médio em 0° observa-se VM espessada, cúspide anterior com abertura "em cúpula" e posterior com mobilidade reduzida decorrente da fusão comissural, determinando estenose valvar importante. Ao Doppler em cores nota-se aceleração do fluxo diastólico transvalvar e insuficiência discreta (seta).

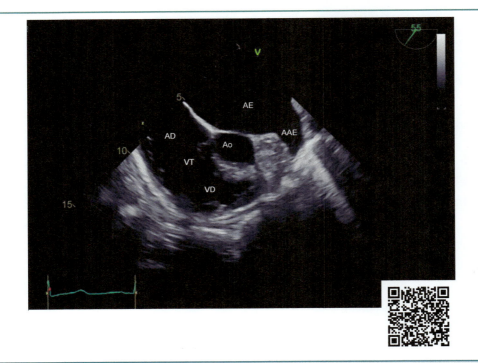

11.3.3. ECOTE2D. Demonstração do AAE. Em esôfago médio em 55° observa-se o AAE sem trombo no seu interior. É importante a pesquisa ativa de trombos em AE no exame pré-procedimento.

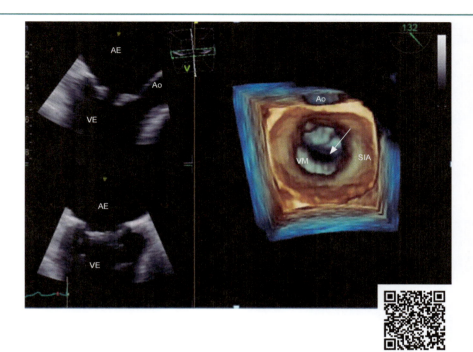

11.3.4. ECOTE3D. VM reumática. Em esôfago médio em 132°, com aquisição tridimensional volumétrica em *zoom*, observa-se a VM a partir da face atrial, com redução importante da sua abertura (seta).

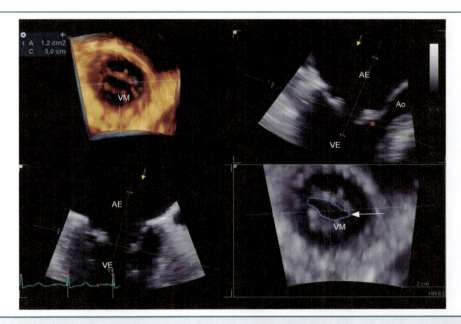

11.3.5. ECOTE3D. Área valvar mitral por planimetria tridimensional. Por meio da técnica tridimensional, utilizando reconstrução multiplanar, pode-se fazer um corte na extremidade distal das cúspides (ponto de maior estenose) e realizar a planimetria (seta) da área valvar mitral. A área valvar mitral pré--procedimento foi estimada em 1,2 cm². A discrepância entre o gradiente transvalvar e a área valvar provavelmente se deve à vasodilatação decorrente da anestesia geral.

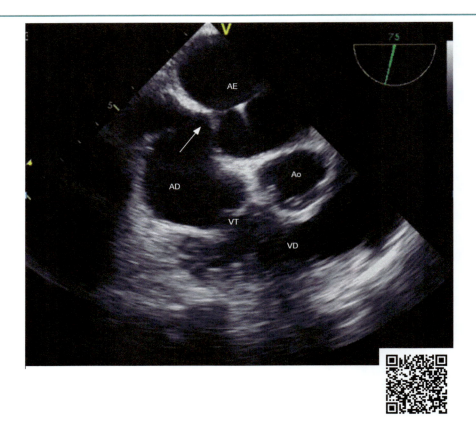

11.3.6. ECOTE2D. Punção transeptal. Em esôfago médio em 75° observa-se o cateter formando uma "tenda" no SIA (seta). A punção transeptal para o procedimento da VPM deve ser posteroinferior e com distância segura da aorta.

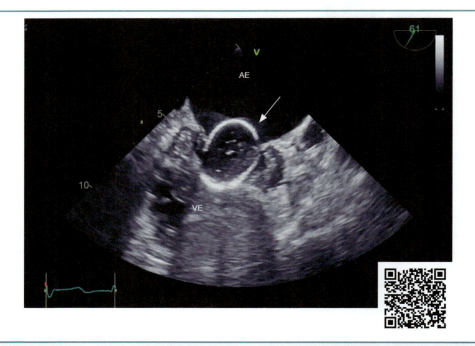

11.3.7. ECOTE2D. Insuflação do balão de Inoue. Em esôfago médio em 60° observa-se a insuflação do balão (seta), com o objetivo de abrir as comissuras.

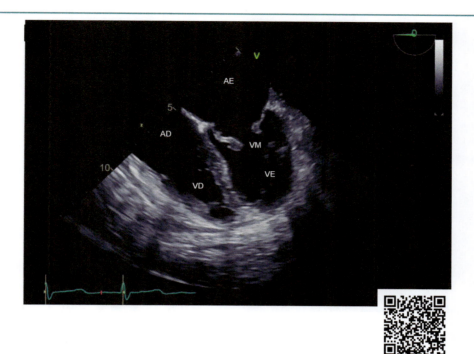

11.3.8. ECOTE2D. VM reumática pós-VPM. Após a desinsuflação do balão de Inoue, em esôfago médio em 0°, observa-se VM espessada, cúspide anterior com abertura em cúpula e posterior com mobilidade reduzida, com aumento da abertura valvar em relação ao exame pré-procedimento.

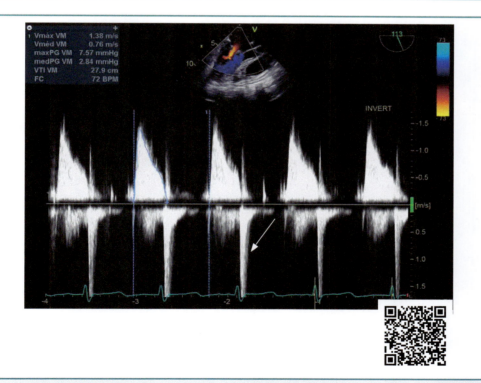

11.3.9. ECOTE2D. Doppler contínuo da VM pós-VPM. Observa-se queda dos gradientes diastólicos transvalvares em relação ao exame pré-procedimento. Ao Doppler em cores, mínima insuficiência valvar protossistólica (seta) pós-procedimento.

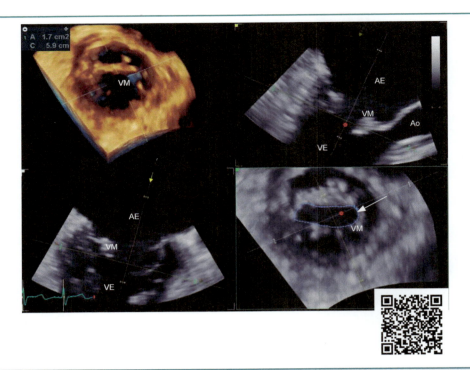

11.3.10. ECOTE3D. Área valvar mitral por planimetria tridimensional após VPM. Por meio da técnica tridimensional utilizando reconstrução em múltiplos planos localizados na extremidade distal das cúspides, realiza-se a planimetria (seta) da área valvar, que foi estimada em 1,7cm².

11.4 MITRACLIP®

Autores: JOÃO BATISTA MASSON SILVA | SERGIO BARROS GOMES

ECO

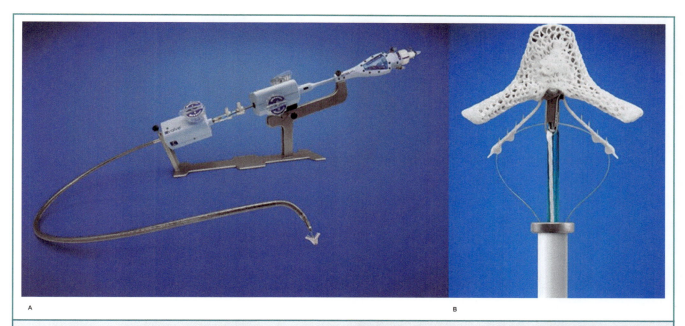

11.4.1.A e B. Em A, sistema de entrega do dispositivo MitraClip®. Em B, foto ilustrativa do dispositivo MitraClip®.

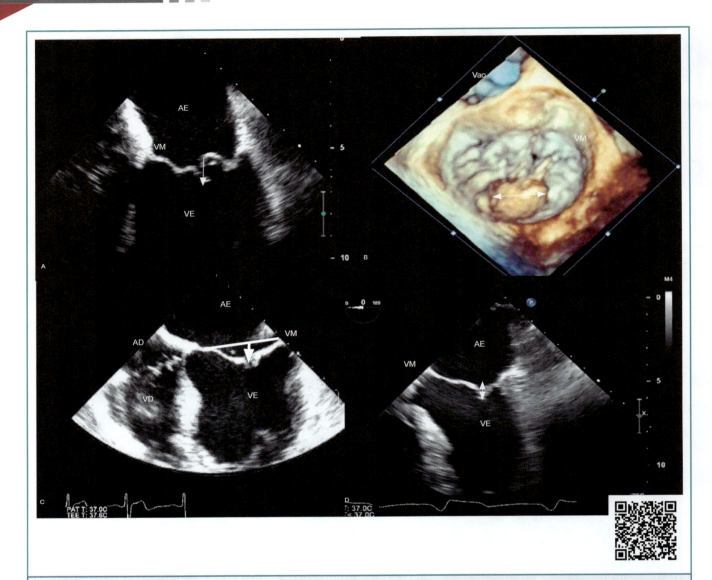

11.4.2.A, B, C e D. Planejamento pré-procedimento. Em A, ECOTE 2D. *Flail gap*. Em esôfago médio em 0° mediu-se a distância entre o *flail* da cúspide posterior e o plano de coaptação da cúspide anterior (< 10 mm – critério favorável ao procedimento). Em B, ECOTE 3D. *Flail width*. Em esôfago médio em 36° com aquisição volumétrica em *zoom*, com visão a partir da face atrial (visão do cirurgião), mediu-se a largura do *flail* (*flail width* < 15 mm – critério favorável). Em C, ECOTE 2D. *Coaptation depth*. Em esôfago médio em 0° mediu-se a distância entre o plano de coaptação valvar mitral e o anel mitral. Em D, ECOTE 2D. *Coaptation length*. Em esôfago médio em 0°, mediu-se o comprimento da coaptação entre as cúspides da VM.

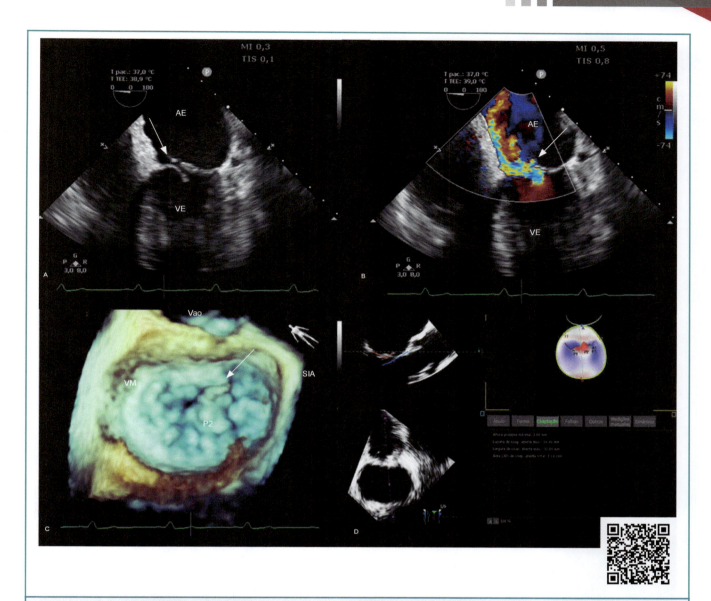

11.4.3.A, B, C e D. Em A, ECOTE 2D. Rotura de corda do segmento P2 da VM. No plano esôfago médio em 0 ° nota-se *flail* de P2 associado a corda rota em sua extremidade (seta). Em B, ECOTE 2D. IM importante. No plano esôfago médio em 0°, ao Doppler em cores, evidencia-se IM importante (jato excêntrico direcionado anteromedialmente – seta). (C) ECOTE 3D. Prolapso do segmento P2 associado a corda rota. Através do método tridimensional (aquisição volumétrica em *zoom* com visão a partir da face atrial) em esôfago médio em 60 °, evidencia-se prolapso da cúspide posterior, mais acentuado em P2 associado a corda rota e *flail* deste segmento (seta). Em (D) utilizou-se o software *Mitral Valve Navigator* para ilustrar a área de *gap*, *flail gap* e *flail width*, o que permite uma avaliação mais acurada da anatomia mitral.

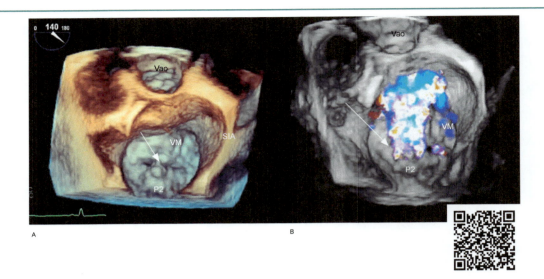

11.4.4.A e B Em, A ECOTE 3D. Prolapso da cúspide posterior – segmento P2, associado à corda rota. Através do método tridimensional (aquisição volumétrica em *zoom* com visão a partir da face atrial – visão do cirurgião), no esôfago médio em 140°, observa-se prolapso da cúspide posterior (segmento P2) associado a corda rota (seta), caso favorável ao procedimento. Em B, ao Doppler em cores nota-se insuficiência importante (seta).

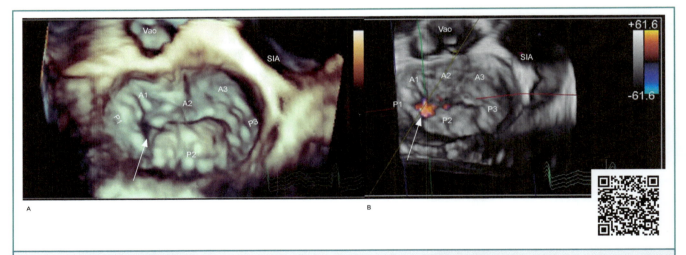

11.4.5.A e B. ECOTE 3D. *Cleft* mitral. Em A, ao método tridimensional (aquisição volumétrica em *zoom* com visão a partir da face atrial), no esôfago médio em 115°, nota-se VM com anatomia desfavorável ao procedimento (prolapso do segmento P2 associado à presença de *cleft* mitral entre os segmentos P1 e P2 – seta). Ao Doppler em cores, em B, no esôfago médio em 60°, foi confirmada a presença de *cleft* mitral (seta).

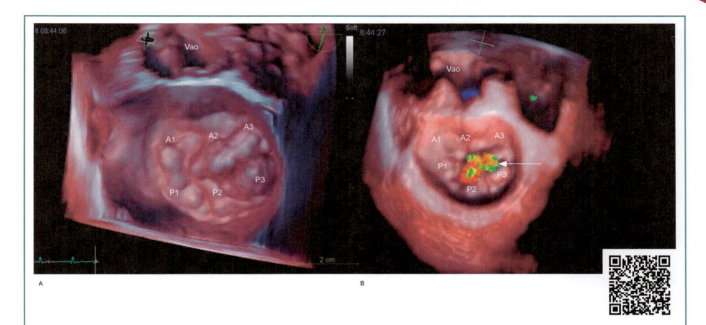

11.4.6.A e B. ECOTE 3D. Doença de Barlow. Em A, através do método tridimensional (aquisição volumétrica em *zoom* com visão a partir da face atrial), esôfago médio em 73°, nota-se valva mitral com anatomia desfavorável ao procedimento (espessada, redundante, prolapso de todos os segmentos com maior acometimento de A3 e P3). Em B, ao Doppler em cores nota-se insuficiência importante, com maior jato relacionado ao segmento P3 (seta).

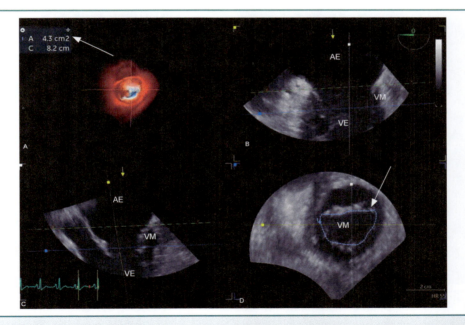

11.4.7. ECOTE 3D. Área valvar mitral. Em esôfago médio através do método tridimensional e da técnica de aquisição volumétrica em *zoom*, realizou-se a planimetria da área valvar mitral (seta) por meio da reconstrução multiplanar. A medida da área valvar foi de 4,3 cm² (seta), o que favorece o implante de MitraClip®.

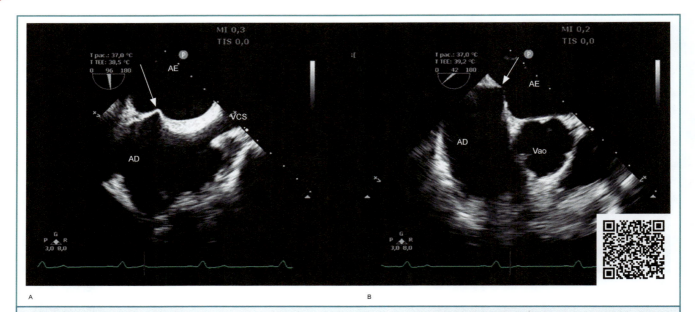

11.4.8.A e B. ECOTE 2D. Punção transeptal. Em A, no esôfago médio em 96° (plano bicaval) com coordenada superoinferior, nota-se formação de tenda em SIA (seta). Em B, a tenda é observada no esôfago médio em 42° (eixo curto da Vao) com coordenada anteroposterior (seta). É crucial a utilização desses dois planos a fim de obter uma punção transeptal mais segura.

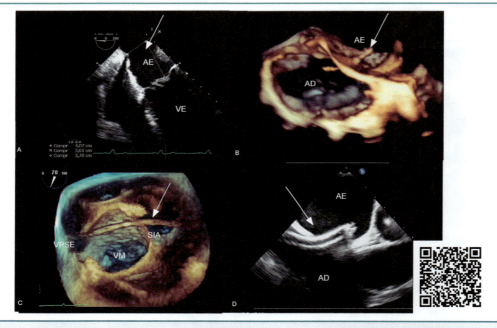

11.4.9.A, B, C e D. Ecocardiograma como guia do procedimento. Em A, ECOTE 2D. A distância ideal (altura) do local de punção (local do *tenting*) até o plano do anel mitral (ou plano de coaptação das cúspides em caso de IM funcional) é de 4-5 cm e deve ser medida no plano 4CH do esôfago médio em 0° (seta). Em B, ECOTE 3D em tempo real. Confirmação da passagem do guia para o AE (seta). Em C, ECOTE 3D. Através da aquisição volumétrica em *zoom*, mostra-se o fio super-rígido atravessando o SIA (seta) e sendo ancorado na VPSE (adjacente ao AAE). Em D, ECOTE 2D. Esôfago médio em 86° demonstra cateter direcionável com guia, de centro ecolucente e superfície ecodensa (seta). Uma vez ancorado com sucesso na VPSE, o dilatador do cateter direcionável com guia e o fio rígido são retirados sequencialmente.

Seção 11 – Procedimentos Transcateter   773

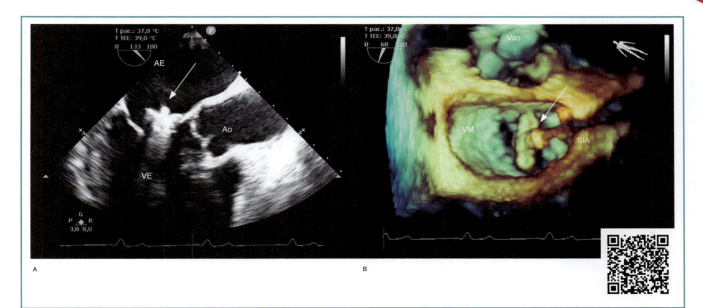

11.4.10. Avanço do sistema de liberação do cateter e posicionamento do MitraClip®. Em A, ECOTE 2D ilustrando o avanço do MitraClip® (seta). Em B, ECOTE 3D em tempo real como ferramenta crucial para garantir a perpendicularidade dos braços do dispositivo com a linha de coaptação da VM (seta).

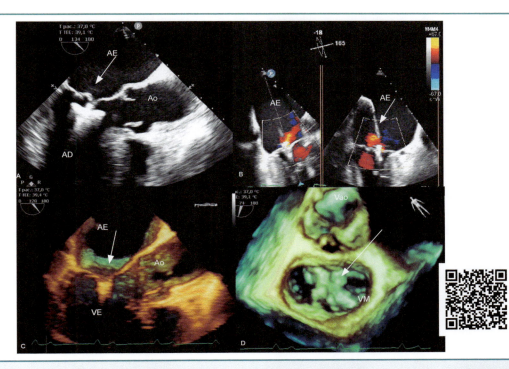

11.4.11.A, B, C e D. Em A, ECOTE 2D. Clipagem entre as cúspides. No esôfago médio em 134°, guia-se o momento ideal para clipagem entre as duas cúspides (seta). Antes da clipagem é importante alternar entre o plano de eixo longo e o plano comissural, sobretudo para avaliar a origem da insuficiência. Em B, ECOTE 3D reconstrução multiplanar com Doppler em cores evidenciando plano de eixo longo e seu plano ortogonal com o dispositivo preso antes de ser liberado (seta). Em C, ECOTE 3D em tempo real, no esôfago médio em 128°, confirmando as cúspides presas (seta). Em D, ECOTE 3D (aquisição volumétrica em *zoom*). No esôfago médio em 74°, notam-se a posição dos clipes (seta) e a dimensão do orifício. O método tridimensional documenta melhor a posição e o tamanho do orifício.

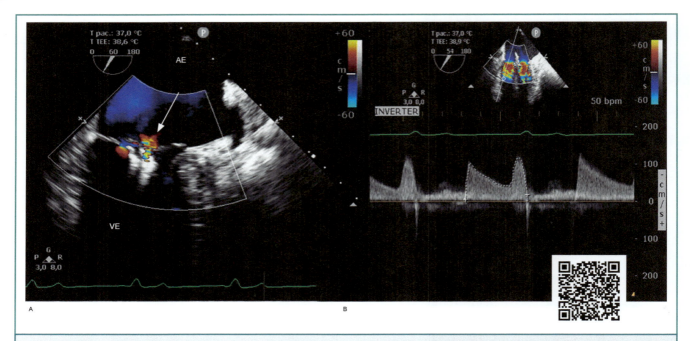

11.4.12.A e B. ECOTE 2D. Em A, IM discreta (residual pós-procedimento). No esôfago médio em 60°, plano comissural, com Doppler em cores, nota-se IM residual discreta (seta). Em B, Doppler contínuo em um dos orifícios mitrais demonstrando gradiente residual médio de 2 mmHg (ideal menor que 5 mmHg).

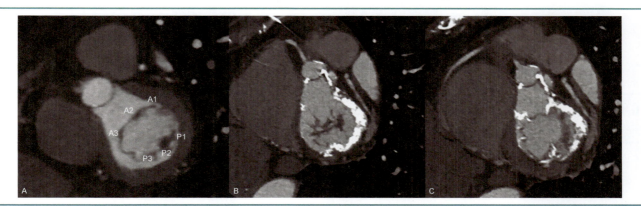

11.4.1.A, B e C. Ângio-TC. Em A, imagens de ângio-TC com Ec da VM na diástole e os segmentos das cúspides anterior (A1, A2 e A3) e posterior (P1, P2 e P3). Em B, Ec da VM com insuficiência funcional, em sístole. Em C, em diástole.

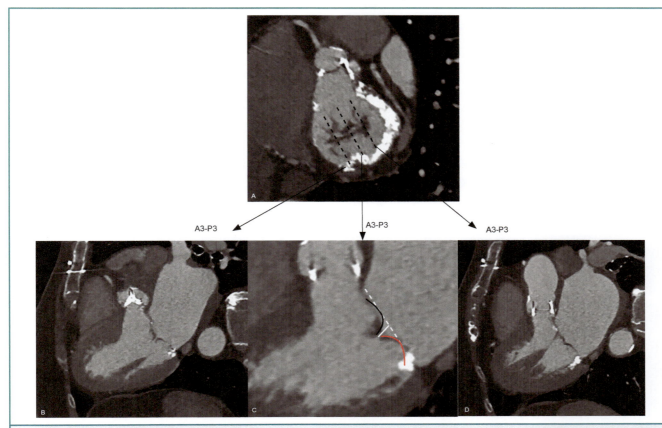

11.4.2.A, B, C e D. Ângio-TC. Imagens de ângio-TC com Ec da VM em sístole, em paciente com IM funcional pré-implante de MitraClip®. Em A, a partir do Ec. Em B, planos ortogonais anterolateral (A1-P1). Em C, central (A2-P2). Em D, posteromedial (A3-P3). Em C, medida do comprimento do folheto anterior (linha preta), posterior (linha vermelha), anel valvar (linha branca tracejada) e altura de *tenting* (linha branca contínua).

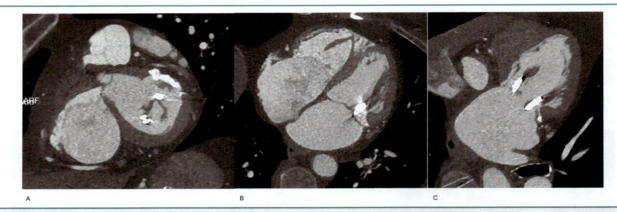

11.4.3.A, B e C. Imagens adquiridas após o implante de MitraClip® em valva mitral em três planos: em A, Ec; em B, 4CH; em C, 2CH.

11.5 TRATAMENTO PERCUTÂNEO DA VALVA TRICÚSPIDE

Autora: JULIANA CARDOSO DORIA DANTAS

ECO

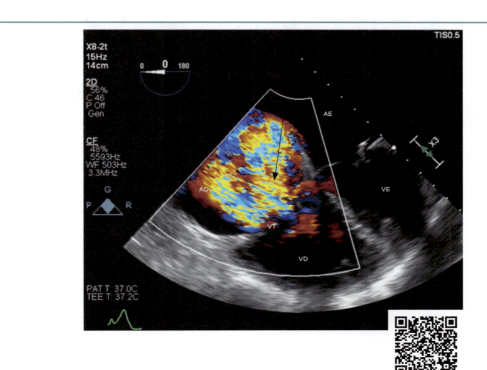

11.5.1. ECOTE 2D pré-operatório. Insuficiência tricúspide. Esôfago médio, plano apical 4CH em 0° evidencia insuficiência importante da VT (seta).

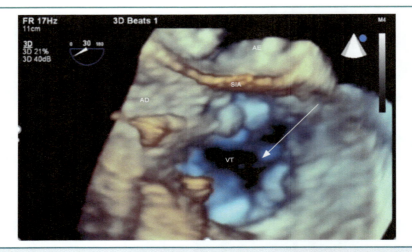

11.5.2. ECOTE 3D pré-operatório. Anatomia da VT. Avaliação tridimensional (aquisição volumétrica em *zoom* com visão a partir da face atrial), no esôfago médio em 30°, evidencia abertura da VT com suas três cúspides (seta), e sua relação anatômica com o SIA e átrios.

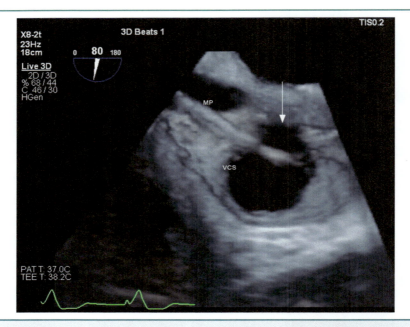

11.5.3. ECOTE 3D pré-operatório. Anatomia da VCS. Deve-se medir os diâmetros da VCS, próximo a sua desembocadura no AD (seta), região onde será feito o implante percutâneo da endoprótese bicaval Tricvalve®.

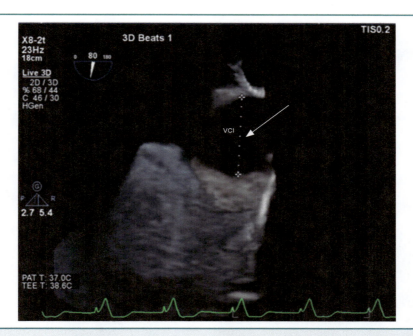

11.5.4. ECOTE 3D pré-operatório. Anatomia da VCI. Através do método tridimensional em tempo real (esôfago médio em 80°), mediu-se o diâmetro da VCI (seta), próximo a sua desembocadura no AD, onde será feito o implante percutâneo da endoprótese bicaval Tricvalve®.

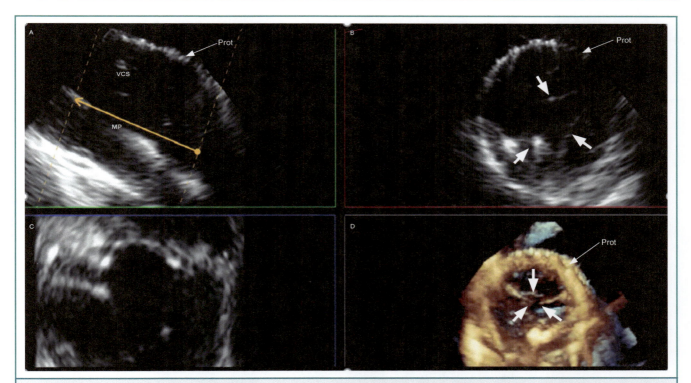

11.5.5.A, B, C e D. ECOTE 3D intraoperatório. Endoprótese autoexpansível bicaval Tricvalve® imediatamente após o implante em VCS. A. Através do método tridimensional de reconstrução multiplanar observa-se endoprótese normoposicionada (seta fina) com boa abertura de seus folhetos (B – setas grossas). (D) Nota-se a visão da endoprótese bicaval Tricvalve® ao método tridimensional e os folhetos da endoprótese (setas grossas).

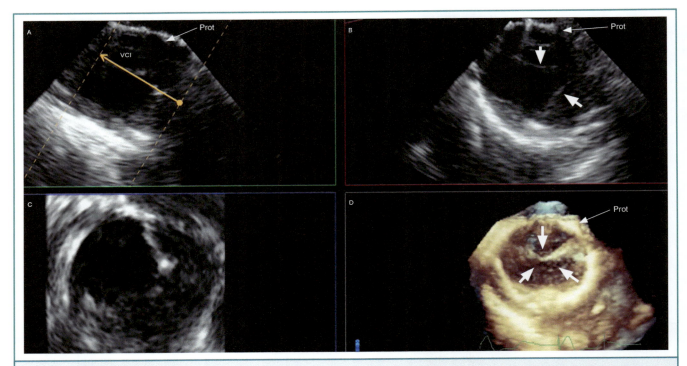

11.5.6.A, B, C e D. ECOTE 3D intraoperatório. Endoprótese autoexpansível bicaval Tricvalve® imediatamente após o implante em VCI. A. Através do método tridimensional de reconstrução multiplanar, observa-se endoprótese normoposicionada (seta fina) com boa abertura de seus folhetos (B – setas grossas). (D) Nota-se a visão da endoprótese bicaval Tricvalve® ao método tridimensional e os folhetos da endoprótese (setas grossas).

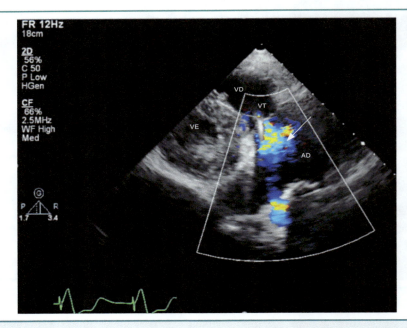

11.5.7. ECOTT 2D pós-operatório. Insuficiência tricúspide no plano paraesternal, corte de via de entrada do VD, evidenciando insuficiência moderada da VT (seta).

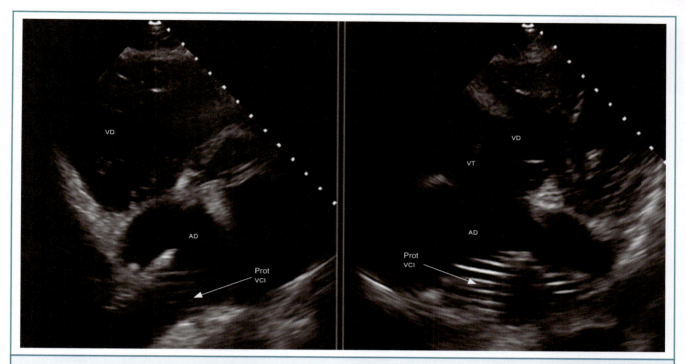

11.5.8. ECOTT 3D pós-operatório. À esquerda, janela paraesternal em Ec, com utilização da ferramenta *xPlane*, obtém-se a imagem à direita, que evidencia endoprótese em VCI (seta) e sua relação anatômica com o AD.

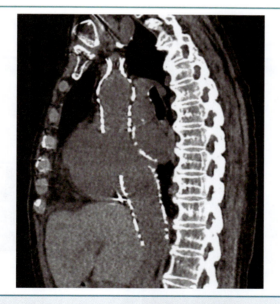

11.5.9. Tomografia de tórax. Endoprótese bicaval Tricvalve® posicionada em veias cavas superior e inferior, em plano sagital.

RMC/TC
BERNARDO LOPES

Autor

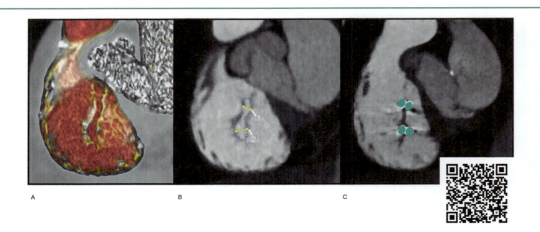

11.5.1.A, B e C. Ângio-TC. Em A, Reconstruções da valva tricúspide *en-face* em fase sistólica (40%) mostrando variante anatômica bicúspide em 3D. Em B, medidas do orifício regurgitante anatômico (azul) e *gaps* comissurais (amarelo). Em C, reconstrução de estudo pós-implante de dois clipes com significativa melhora da coaptação das cúspides após intervenção, sem orifícios residuais.

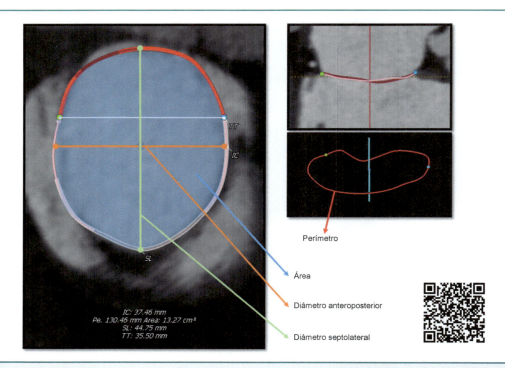

11.5.2. Ângio-TC. Reconstruções para medida tridimensional do anel tricúspide; parâmetros medidos estão apontados com respectivas setas. Ver vídeo 11.5.2 de reconstrução do anel tricúspide do paciente apresentado na Figura 11.5.2, mostrando seu formato tridimensional em sela.

11.6 TRATAMENTO PERCUTÂNEO DA VALVA AÓRTICA

Autoras: ALESSANDRA JOSLIN OLIVEIRA | CAROLINA STANGENHAUS

ECO

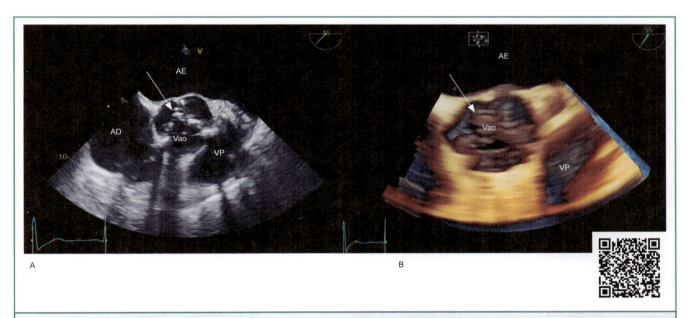

11.6.1.A e B. Estenose importante da valva aórtica. Em A, ECOTE 2D. Em esôfago médio, plano Ec da Vao em 46°, evidencia-se redução importante da abertura da Vao (seta). Em B, ECOTE 3D. Ao método tridimensional, no esôfago médio em 55°, evidencia-se redução importante da abertura da Vao (seta).

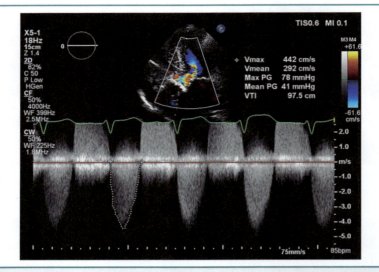

11.6.2. ECOTT 2D. Gradientes sistólicos transvalvares aórticos. Através do plano apical 5CH, com o Doppler contínuo da Vao, foram adquiridos gradientes sistólicos máximo de 78 mmHg e médio de 41 mmHg. Velocidade máxima de 442 cm/s.

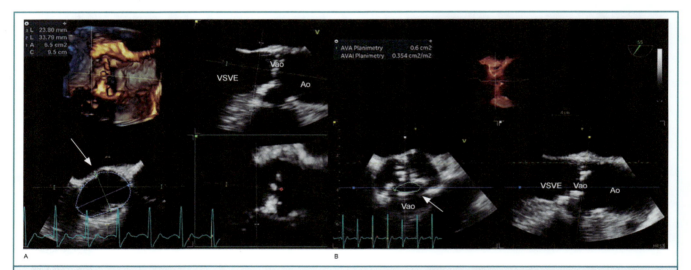

11.6.3. A e B. ECOTE 3D. Área valvar aórtica pelo método tridimensional. Em A, por meio da análise dos blocos adquiridos em modo *zoom*, obteve-se a área da via de saída do VE (seta) para o cálculo da área valvar através da equação de continuidade. Nota-se formato elíptico da VSVE, o que é uma das causas de erro na medida do diâmetro da VSVE ao método bidimensional. Em B, por meio da análise dos planos ortogonais, é possível adquirir o ponto mais estreito de abertura da Vao e realizar a planimetria da área valvar aórtica (seta).

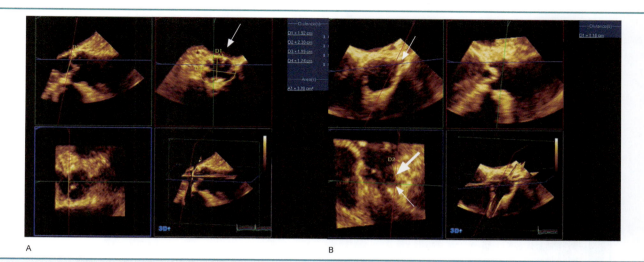

11.6.4.A e B Em A, ECOTE 3D. Medida 3D do anel aórtico. Por meio da análise dos blocos adquiridos em modo *zoom*, obtiveram os diâmetros do anel aórtico (seta), que auxiliam na escolha do tamanho da endoprótese aórtica. Em B, medida 3D da altura da coronária esquerda até o plano valvar aórtico. Por meio da análise dos blocos adquiridos em modo *zoom*, pode-se visualizar a saída da coronária esquerda (seta fina) e tracejar sua distância até o plano valvar aórtico (seta grossa).

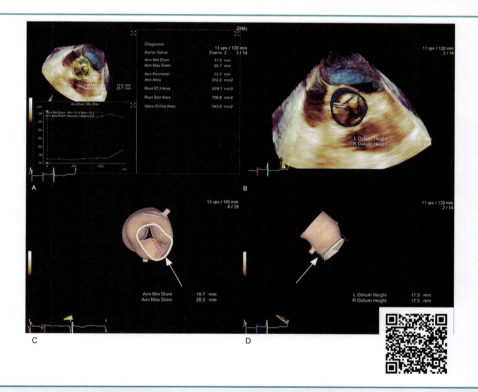

11.6.5.A, B, C e D. ECOTE 3D. Medidas tridimensionais do complexo aórtico através de *software* dedicado. Em A, por meio do *software Siemens*, medidas automáticas dos diâmetros, perímetro e área do anel valvar, das áreas do seio de Valsalva, da junção sinotubular e do orifício valvar aórtico. Em B, medida automática da altura das coronárias desde o plano valvar aórtico. Em C, medida automática dos diâmetros do anel valvar (seta). Em D, medida automática da altura das coronárias desde o plano valvar aórtico (seta).

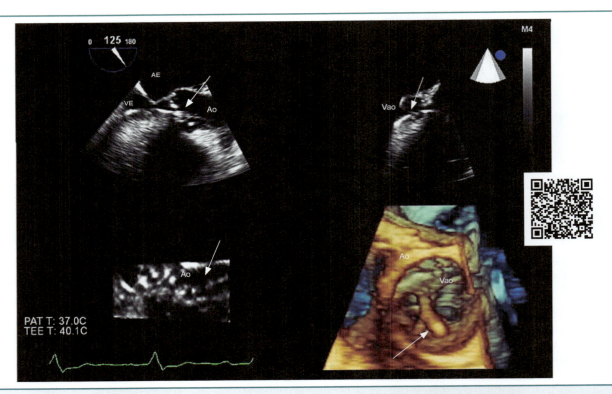

11.6.6. ECOTE 3D. Fio-guia através da Vao. Na análise dos blocos adquiridos pelo método tridimensional em modo *zoom* da Vao, obteve-se a visão simultânea dos planos axial, coronal e sagital para melhor visualização da posição do fio-guia através da Vao (setas).

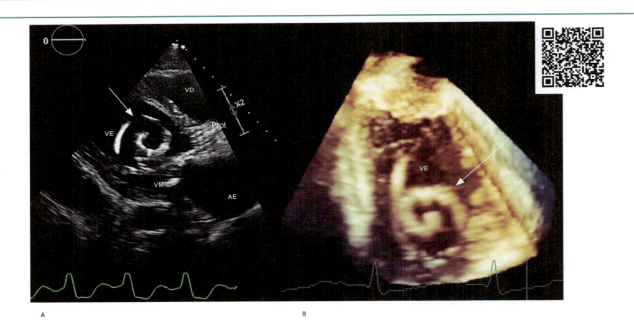

11.6.7. A e B Em A, ECOTT 2D. Cateter pré-moldado de *pigtail* no interior do VE. Plano paraesternal longitudinal evidencia o posicionamento e a correlação do cateter de *pigtail* com as estruturas cardíacas, sobretudo com o aparato subvalvar mitral (seta). Em B, ECOTE 3D. Cateter pré-moldado de *pigtail* no interior do VE. Esôfago médio, em 80°, evidencia o cateter de *pigtail* no interior do VE (seta).

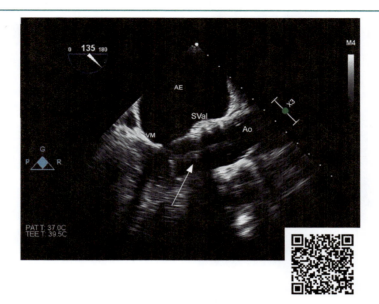

11.6.8. ECOTE 2D. Expansão da endoprótese valvar aórtica do tipo balão expansível. Em esôfago médio, eixo longo da Vao, em 135°, mostra o momento em que ocorre a expansão por balão da endoprótese valvar (seta), durante estimulação por marca-passo.

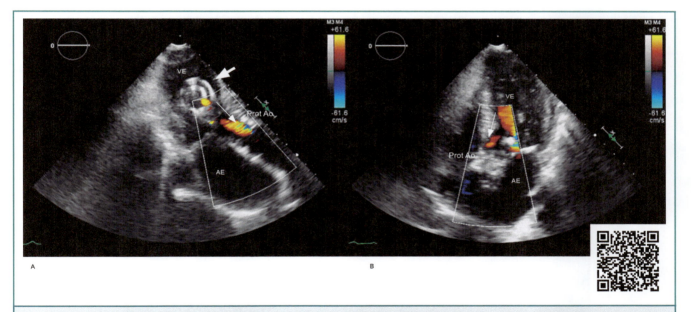

11.6.9.A e B. ECOTT 2D. Em A, insuficiência central protética. Em plano apical 3CH, nota-se insuficiência central protética (seta) imediatamente após a expansão da endoprótese aórtica. Esta insuficiência é comumente encontrada, neste momento do procedimento, devido à presença de cateter-guia (*pigtail* – seta grossa) no interior da endoprótese aórtica e VE. Em B, no plano apical 5CH é possível observar a presença de mínima insuficiência paraprotética (periférica) após a retirada do cateter-guia.

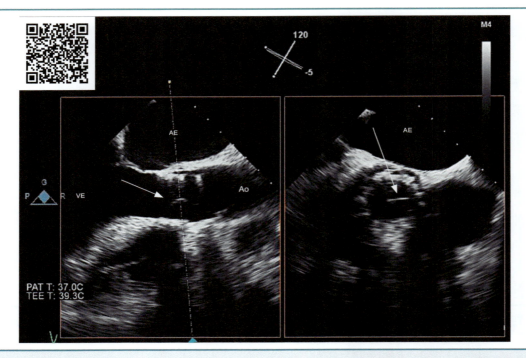

11.6.10. ECOTE 3D. Prótese valvar do tipo balão expansível liberada. Em esôfago médio, através de planos ortogonais biplanares simultâneos dos eixos longo e curto da Vao adquiridos por sonda esofágica tridimensional, evidencia-se endoprótese valvar do tipo balão expansível, após retirada de cateter-guia, bem posicionada e normofuncionante (seta).

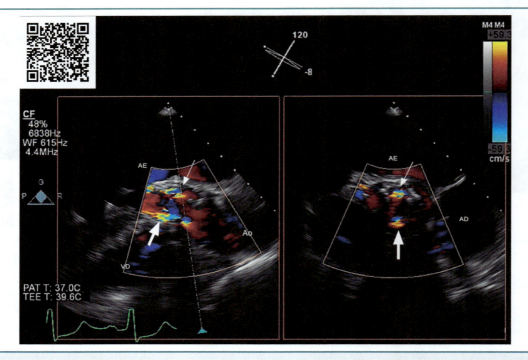

11.6.11. ECOTE 3D. Insuficiência paraprotética (*leak*). Em esôfago médio, através de planos ortogonais simultâneos dos eixos longo e curto da Vao adquiridos por sonda esofágica tridimensional, evidencia-se a presença de dois jatos de insuficiência paraprotética importantes, localizados às 12 h (seta fina) e 6 h (seta grossa).

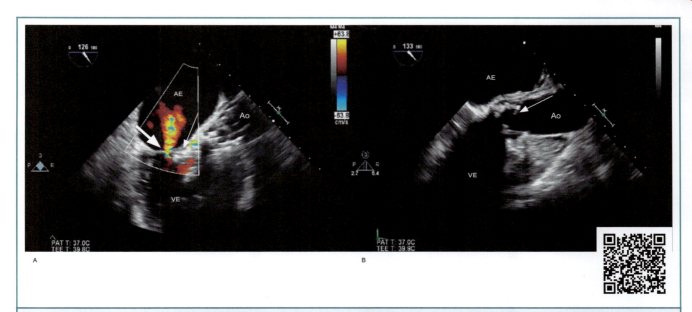

11.6.12.A e B. ECOTE 2D. Complicações pós-procedimento. Em A, no esôfago médio em 126°, nota-se a migração da endoprótese em direção à via de saída do VE (seta fina), o que gera IM (seta grossa). Em B, no esôfago médio em 133°, visualiza-se pequena lâmina de dissecção (seta) em AoA proximal, logo após a liberação da endoprótese.

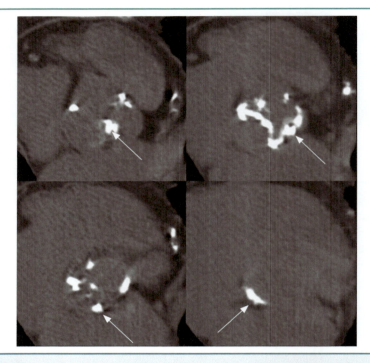

11.6.1. TC. Imagens adquiridas sincronizadas ao eletrocardiograma sem contraste. Estenose aórtica. Reformatação multiplanar oblíqua mostrando calcificação valvar aórtica importante (setas brancas) – escore de cálcio da Vao de 4.614 (Agatston), que está associada a estenose aórtica importante.

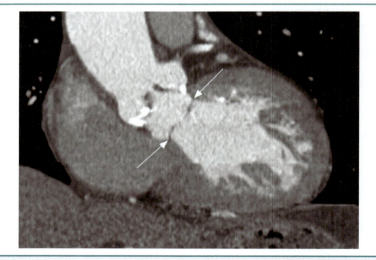

11.6.2. Ângio-TC. Imagens adquiridas sincronizadas ao eletrocardiograma com contraste. Reformatação multiplanar mostrando membrana subvalvar aórtica na via de saída do VE (setas), caracterizando diagnóstico diferencial do gradiente pressórico em repouso na via de saída do VE/raiz da aorta.

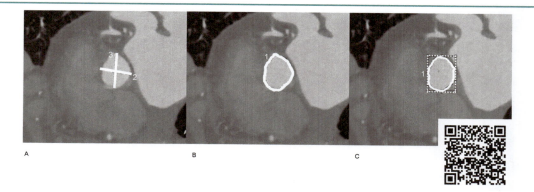

11.6.3.A, B e C. Ângio-TC. Imagens adquiridas sincronizadas ao eletrocardiograma com contraste. Reformatação multiplanar da fase sistólica máxima mostrando as medidas do anel valvar aórtico: eixos maior (3) e menor (2) (A), perímetro (1) (B) e área (C). O vídeo 11.6.3 mostra a sequência de etapas para obtenção do plano do anel valvar aórtico e medida dos diâmetros maior e menor.

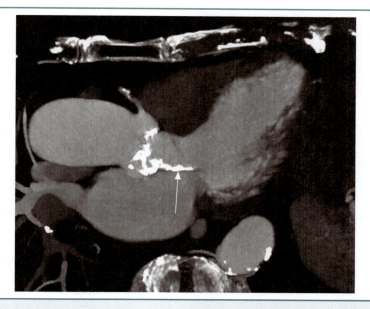

11.6.4. Ângio-TC. Imagens adquiridas sincronizadas ao eletrocardiograma com contraste. Reformatação multiplanar com projeção máxima de intensidade mostrando calcificação valvar aórtica acentuada com extensão importante para a via de saída do VE (seta), o que constitui sinal de alerta para complicação grave durante o procedimento.

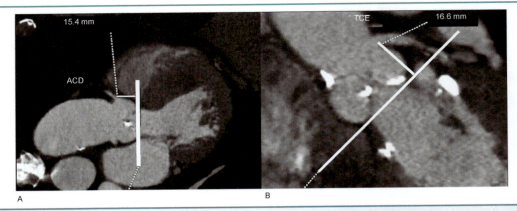

11.6.5.A e B. Ângio-TC. Imagens adquiridas sincronizadas ao eletrocardiograma com contraste. Reformatação multiplanar mostrando a medida da altura das artérias coronária direita (ACD) e tronco da coronária esquerda (TCE) em relação ao plano do anel valvar aórtico.

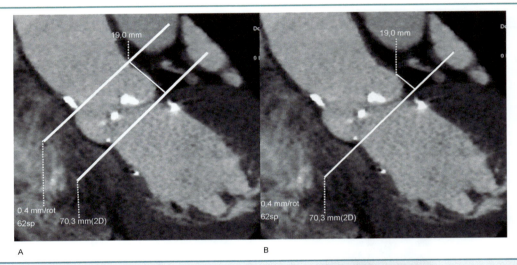

11.6.6.A e B. Ângio-TC. Imagens adquiridas sincronizadas ao eletrocardiograma com contraste. Reformatações multiplanares mostrando as medidas da altura da junção sinotubular (A) e da altura do seio de Valsava (B) em relação ao plano do anel valvar aórtico.

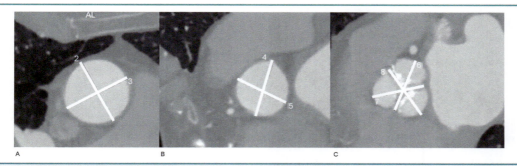

11.6.7.A, B e C. Ângio-TC. Imagens adquiridas sincronizadas ao eletrocardiograma com contraste. Reformatação multiplanar mostrando as medidas dos calibres da aorta ascendente a 4 cm do plano do anel valvar aórtico (A), da junção sinotubular (B) e do seio de Valsalva (C).

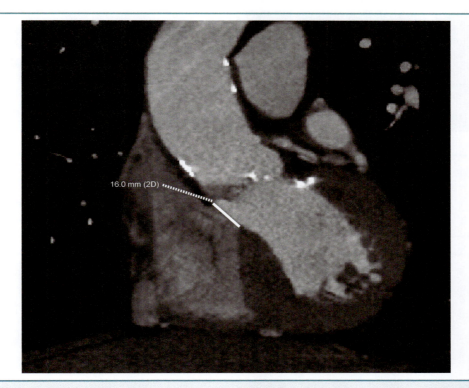

11.6.8. Ângio-TC. Imagens adquiridas sincronizadas ao eletrocardiograma com contraste. Plano coronal mostrando a medida do comprimento do septo perimembranoso. Medidas inferiores a 8 mm estão relacionadas a maior incidência de bloqueios atrioventriculares avançados e necessidade de marca-passo após TAVI.

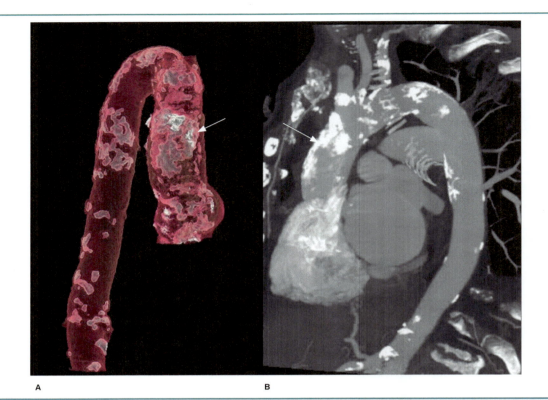

11.6.9.A e B. Ângio-TC. Imagens adquiridas sincronizadas ao eletrocardiograma com contraste. Reformatação volumétrica (A) e multiplanar oblíqua (B) mostrando calcificação importante (setas brancas) na aorta torácica ascendente (em porcelana), que constitui contraindicação ao acesso transaórtico para TAVI.

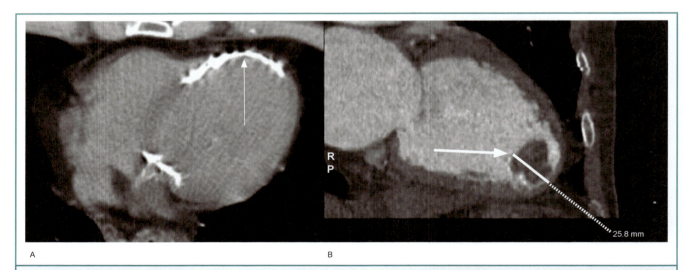

11.6.10.A e B. Ângio-TC. Imagens adquiridas sincronizadas ao eletrocardiograma com contraste. Reformatação multiplanar oblíqua mostrando calcificação miocárdica extensa do ápice do VE (A; seta fina) e trombo intraventricular esquerdo junto ao ápice associado a afilamento miocárdico da ponta (B; seta grossa), alterações que constituem contraindicações ao acesso transapical para TAVI.

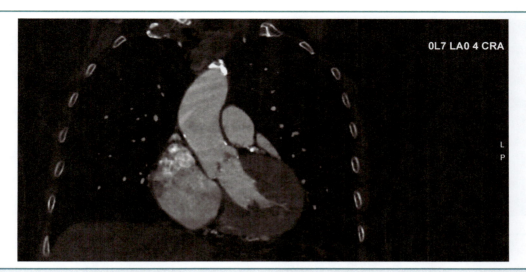

11.6.11. Ângio-TC. Imagens adquiridas sincronizadas ao eletrocardiograma com contraste. Reformatação multiplanar oblíqua mostrando o ângulo ideal para fluoroscopia durante o procedimento de TAVI (oblíqua anterior esquerda 7°; cranial 4°).

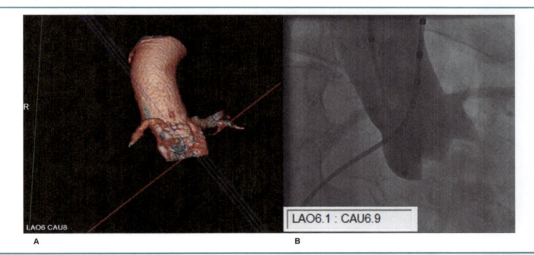

11.6.12. Ângio-TC. Imagens adquiridas sincronizadas ao eletrocardiograma com contraste. Reformatação volumétrica mostrando o ângulo ideal para fluoroscopia durante o procedimento de TAVI (oblíqua anterior esquerda 6°; caudal 8°; A), confirmado pela aortografia invasiva (oblíqua anterior esquerda 6°; caudal 7°; B).

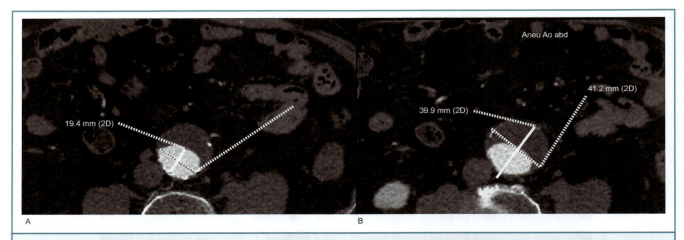

11.6.13.A e B. Ângio-TC. Imagens de tomografia de aorta abdominal com contraste. Reformatação multiplanar mostrando a medida dos diâmetros luminais da aorta abdominal pré-bifurcação (A) em paciente candidato ao TAVI que apresenta aneurisma da porção infrarrenal (B; medidas do calibre), o que constitui contraindicação à via de acesso femoral para o procedimento.

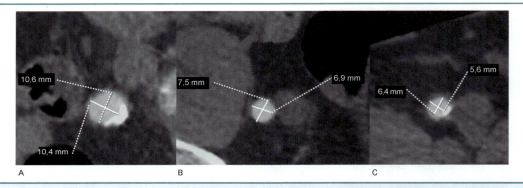

11.6.14.A, B e C. Ângio-TC. Imagens de tomografia de artérias ilíacas e femorais. Reformatação multiplanar mostrando as medidas dos diâmetros luminais das artérias ilíaca comum (A), ilíaca externa (B) e femoral comum (C) direitas. Notar que as medidas são sempre realizadas no eixo transverso do vaso; a medida da artéria femoral comum deve ser realizada na altura do ligamento inguinal.

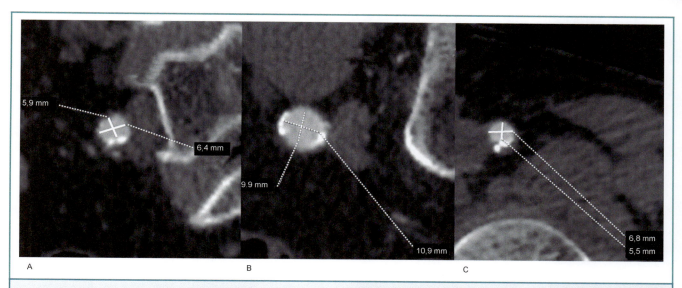

11.6.15.A, B e C. Ângio-TC. Imagens de tomografia de artérias ilíacas e femorais com contraste. Reformatação multiplanar mostrando a medida dos diâmetros luminais das artérias ilíaca comum (A), ilíaca externa (B) e femoral comum (C) esquerdas. Notar que as medidas são sempre realizadas no eixo transverso do vaso; a medida da artéria femoral comum deve ser realizada na altura do ligamento inguinal.

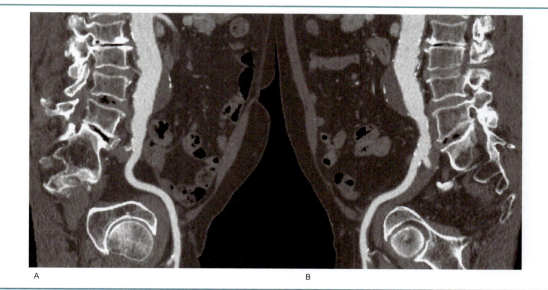

11.6.16.A e B. Ângio-TC. Imagens de tomografia de artérias ilíacas e femorais. Reformatação curva mostrando os acessos vasculares pela via transfemoral em A e B (aorta abdominal pré-bifurcação, artérias ilíacas comum e externa, artéria femoral comum). A reformatação curva permite avaliar o grau de tortuosidade dos vasos, que está associado a complicações vasculares se coexistir com calcificação circunferencial.

11.7 TRATAMENTO PERCUTÂNEO DE *LEAK* PARAPROTÉTICO

Autor: MARCELO HAERTEL MIGLIORANZA

ECO

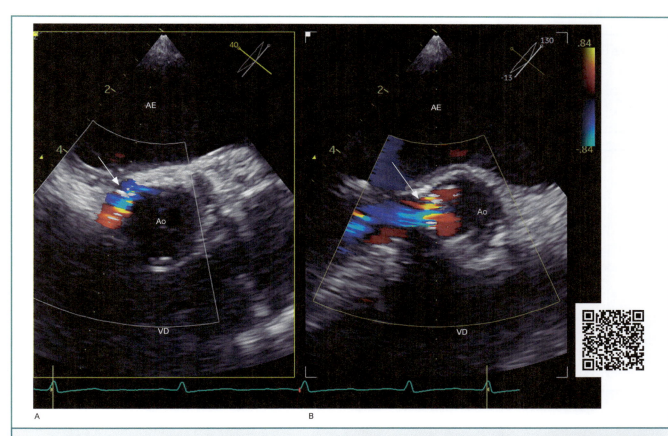

11.7.1.A e B. ECOTE 3D. Reconstrução multiplanar com Doppler em cores. Prótese biológica aórtica com *leak* paraprotético. Aquisição medioesofágica no plano transversal do anel valvar aórtico em 40º (A), com visualização de plano ortogonal longitudinal da VSVE em 130º (B), demonstrando a passagem do fluxo através do pertuito do *leak* paraprotético aórtico (seta).

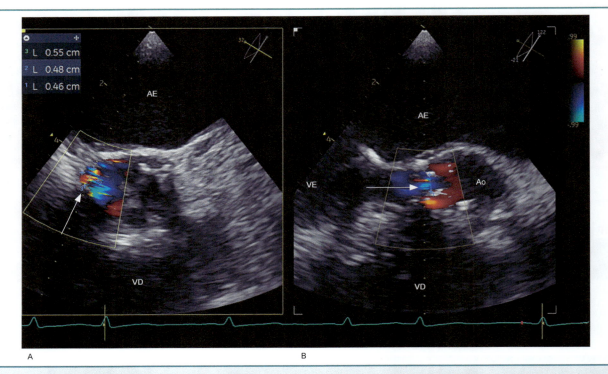

11.7.2.A e B. ECOTE 3D. Reconstrução multiplanar da prótese biológica em posição aórtica. Em A, esôfago médio, em 32o, no nível do plano transversal do anel valvar aórtico, com presença de *leak* paraprotético (seta). Em B, visualização de plano ortogonal longitudinal da VSVE em 122°, demonstrando a passagem do fluxo através do pertuito do *leak* paraprotético aórtico (seta) com as respectivas medidas das dimensões do orifício regurgitante efetivo.

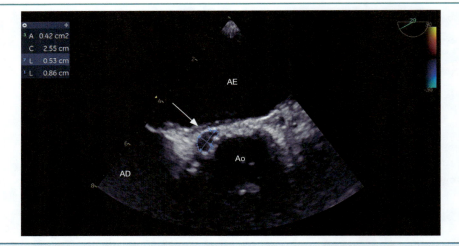

11.7.3. ECOTE 2D. Prótese biológica aórtica com *leak* paraprotético. Aquisição medioesofágica no plano transversal ao anel da válvula aórtica em 29°, demonstrando o orifício anatômico do *leak* paraprotético aórtico (seta) com as respectivas medidas das suas dimensões.

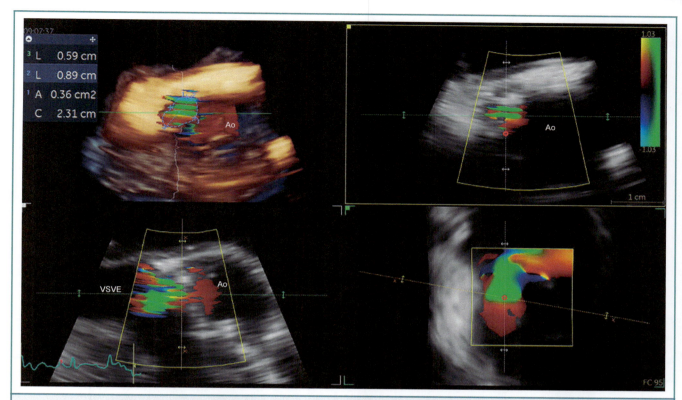

11.7.4. ECOTE 3D. Prótese biológica aórtica com *leak* paraprotético. Método tridimensional com Doppler em cores. Reconstrução em múltiplos planos permitindo alinhar os eixos da imagem para obtenção de um corte transversal no plano menor do pertuíto do *leak*, permitindo realizar as medidas das dimensões do orifício efetivo.

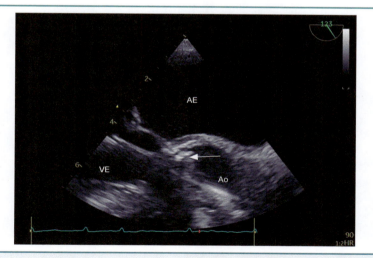

11.7.5. ECOTE 2D. Cateter no interior do pertuito do *leak* paraprotético aórtico. Aquisição medioesofágica no plano longitudinal da VSVE em 120°, demonstrando a passagem do cateter de liberação através do pertuito do *leak* paraprotético aórtico no momento de abertura do disco aórtico do dispositivo de oclusão (seta).

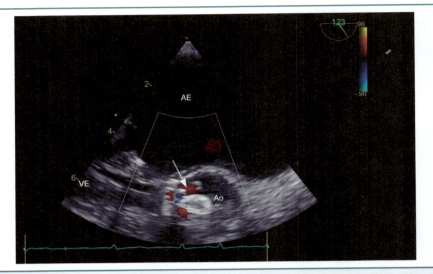

11.7.6. ECOTE 2D. Cateter no interior do pertuito do *leak* paraprotético aórtico. Aquisição medioesofágica no plano longitudinal da VSVE em 120° com Doppler em cores, demostrando a passagem do cateter de liberação através do pertuito do *leak* paraprotético aórtico, no momento de abertura do disco aórtico do dispositivo de oclusão (seta).

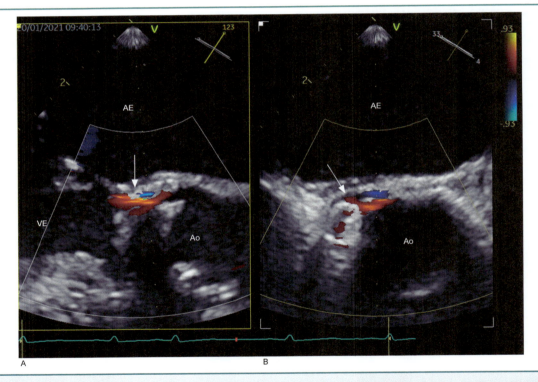

11.7.7. ECOTE 3D. Reconstrução multiplanar com Doppler em cores. Oclusão de *leak* paraprotético de prótese biológica aórtica. Aquisição medioesofágica no plano longitudinal da VSVE em 123° (A), com visualização de plano ortogonal transversal no nível do anel valvar aórtico em 33° (B), demonstrando a insuficiência residual paraprotética aórtica de grau mínimo após liberação do dispositivo de oclusão percutânea de *leak* (seta).

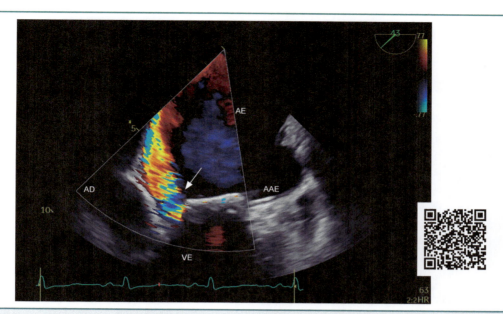

11.7.8. ECOTE 2D. Prótese biológica mitral com *leak* paraprotético. Aquisição medioesofágica no plano transversal em 43°, com o transdutor levemente introduzido para a VSVE, com Doppler em cores demonstrando a passagem do refluxo através do pertuito do *leak* paraprotético mitral (seta) em posição anteromedial (entre 2-3 h).

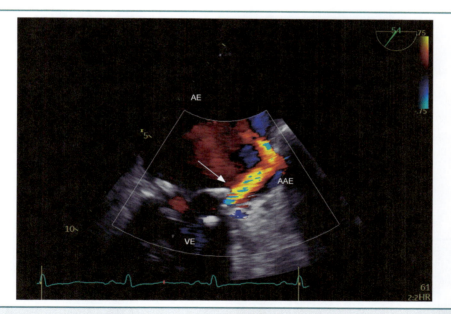

11.7.9. ECOTE 2D. Prótese biológica mitral com *leak* paraprotético. Aquisição medioesofágica em 54°, com Doppler em cores demonstrando a passagem do refluxo através do pertuito do *leak* paraprotético mitral (seta) em posição posterolateral (entre 7-8 h).

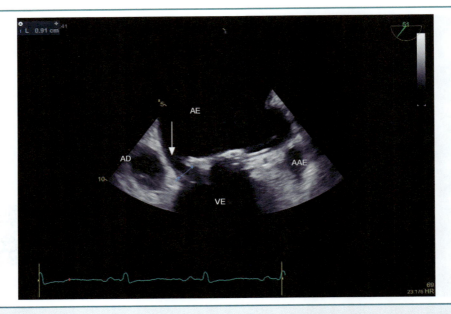

11.7.10. ECOTE 2D. Prótese biológica mitral com *leak* paraprotético. Aquisição medioesofágica em 51°, com o transdutor levemente para a VSVE, demonstrando a dimensão do pertuito do *leak* paraprotético mitral (seta) em posição anteromedial (entre 1-2 h).

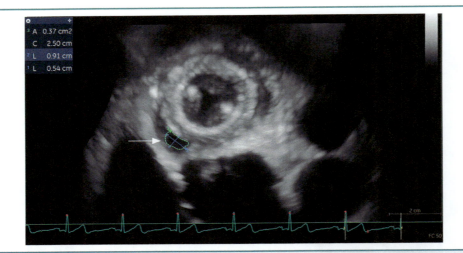

11.7.11. ECOTE 3D. Prótese biológica mitral com *leak* paraprotético. Imagem no plano transversal derivada da reconstrução em múltiplos planos para obtenção de um corte transversal no nível menor do pertuito do *leak*, permitindo realizar as medidas das dimensões do orifício anatômico (seta).

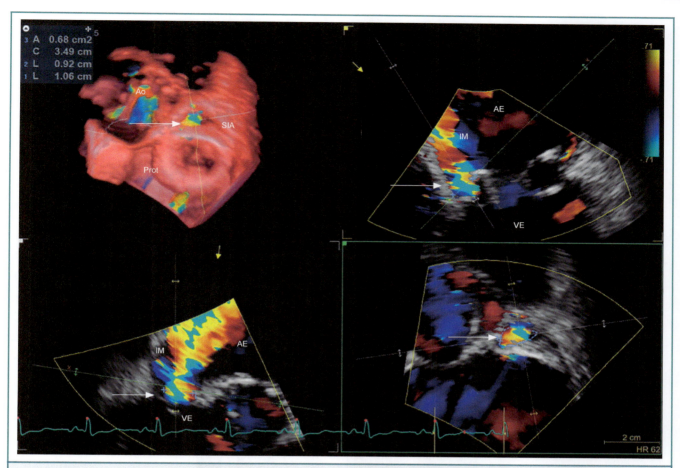

11.7.12. ECOTE 3D. Prótese biológica mitral com *leak* paraprotético. Método tridimensional com Doppler em cores. Reconstrução em múltiplos planos permitindo alinhar os eixos da imagem para obtenção de um corte transversal no plano menor do pertuíto do *leak* (quadro com borda verde), permitindo realizar as medidas das dimensões do orifício efetivo (setas).

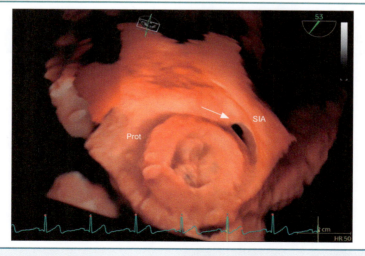

11.7.13. ECOTE 3D. Prótese biológica mitral com *leak* paraprotético. Visualização em face da prótese mitral biológica a partir do AE (visão do cirurgião), permitindo identificar o pertuito do *leak* que está localizado entre 2-3 h (seta).

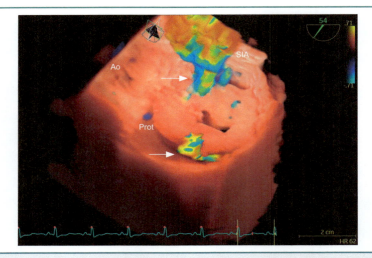

11.7.14. ECOTE 3D. Prótese biológica mitral com *leak* paraprotético. Método tridimensional com Doppler em cores. Visualização em face a partir do AE (visão do cirurgião) permitindo identificar as insuficiências derivadas do *leak* anteromedial, de grau importante e localizado entre 2-3 h (seta), e do *leak* posterolateral, de grau leve e localizado entre 7-8 h (seta).

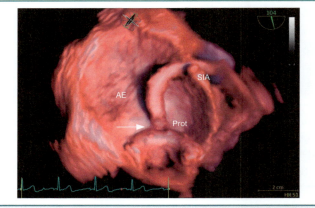

11.7.15. ECOTE 3D. Prótese biológica mitral com *leak* paraprotético. Visualização em face do SIA a partir do AE, permitindo identificar o cateter de liberação posicionado em direção ao *leak* anteromedial (seta).

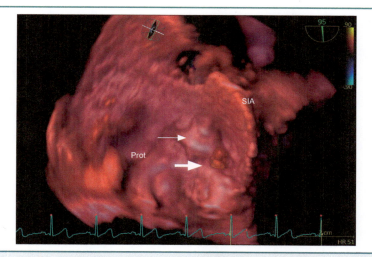

11.7.16. ECOTE 3D. Resultado do fechamento percutâneo do *leak* paraprotético mitral. Visualização em face da prótese biológica mitral a partir do AE (visão do cirurgião), permitindo identificar plugue de oclusão (seta fina) do *leak* anteromedial com uma insuficiência residual de grau mínimo (seta grossa).

11.8 OCLUSÃO DE APÊNDICE ATRIAL ESQUERDO

Autores: ALESSANDRA JOSLIN OLIVEIRA | MIGUEL OSMAN DIAS AGUIAR | SERGIO BARROS GOMES

ECO

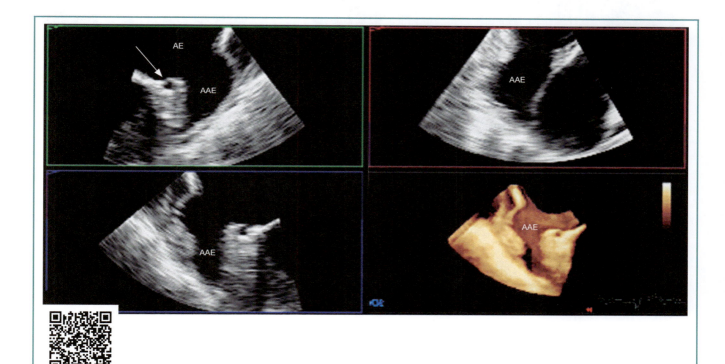

11.8.1. ECOTE 3D. Plano triplanar do AAE. A análise conjugada dos blocos de imagem adquiridos a partir da técnica tridimensional, em modo *zoom*, possibilita a avaliação da anatomia do AAE em 3 planos. Nota-se a correlação anatômica com a artéria circunflexa (seta), localizada próximo ao óstio do AAE. É necessário descartar a presença de trombo em seu interior para que o procedimento de fechamento seja elegível.

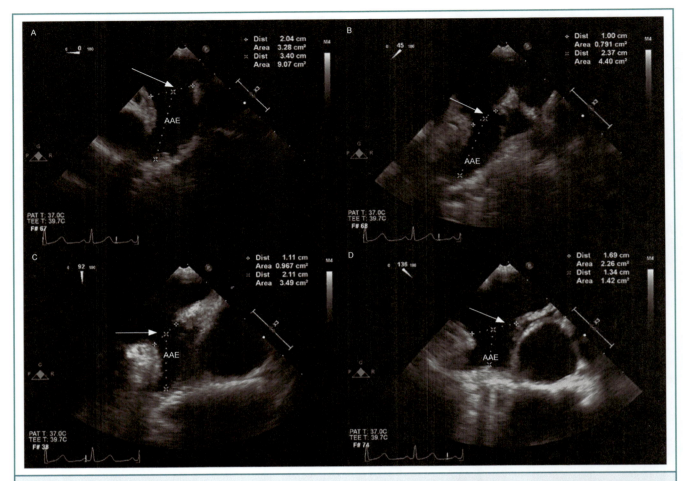

11.8.2.A, B, C e D ECOTE 2D. Medidas do diâmetro do óstio anatômico do AAE (setas) Em A, 0°. Em B, 45°. Em C, 90°. Em D, 135°. O valor é obtido através do tracejamento linear de borda a borda, desde a artéria circunflexa até a transição do AAE com a VPSE (setas).

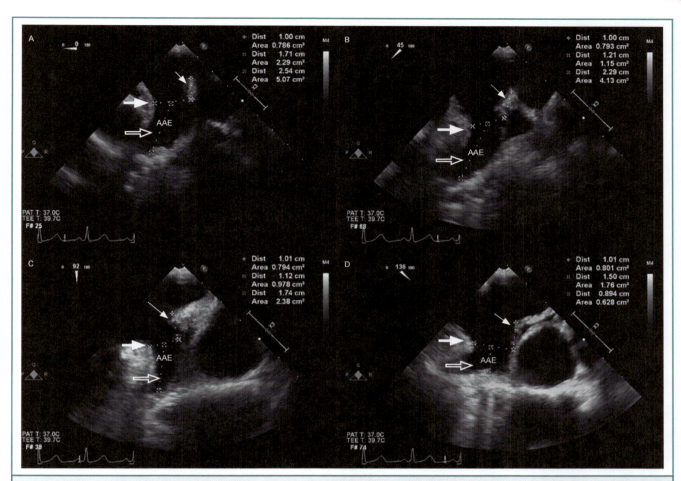

11.8.3.A, B, C e D. ECOTE 2D. Medidas do orifício de fixação (*landing zone*) e da profundidade da região lobar do AAE. Em A, a 0°. Em B, 45°. Em C, 90°. Em D, 135°. Inicia-se a quantificação a partir da medida linear de 1 a 2 mm desde o topo do ligamento de Marshall em direção ao interior do AAE (seta branca fina), determinando assim a altura ideal para a medida do diâmetro do orifício de fixação (seta branca grossa). A determinação da profundidade da região lobar é realizada por meio do tracejamento linear desde a *landing zone* até a extremidade distal do AAE (seta sem preenchimento).

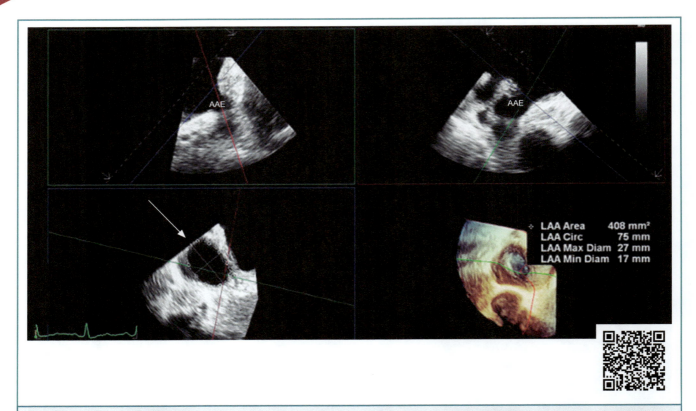

11.8.4. ECOTE 3D. Medidas tridimensionais das dimensões do AAE. A partir da técnica tridimensional, utilizando-se a reconstrução multiplanar, é possível realizar a quantificação da área, circunferência e diâmetros lineares (seta) do AAE.

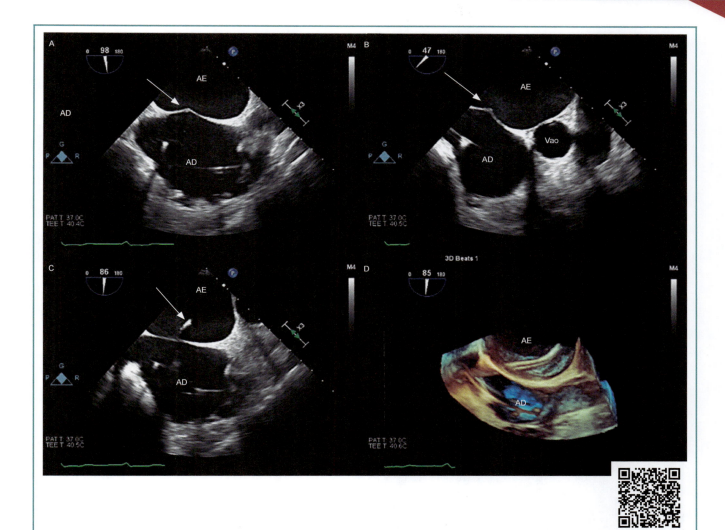

11.8.5.A, B, C e D. ECOTE 2D. Tenda na região inferior do SIA. Em A, plano de esôfago médio, em 98°, evidenciando a agulha de punção transeptal formando tenda na região inferior do SIA (seta). Em B, ECOTE 2D, tenda na região posterior do SIA. Plano de esôfago médio, em 45°, evidenciando a agulha de punção transeptal formando tenda na região posterior do SIA (seta). Em C, punção do SIA. Plano de esôfago médio, em 86°, evidenciando a agulha de punção transfixando o SIA (seta). Em D, ao ETE 3D, observa-se o cateter transpassando o SIA. No plano de esôfago médio, em 85°, por meio da técnica tridimensional, observa-se o cateter através do SIA.

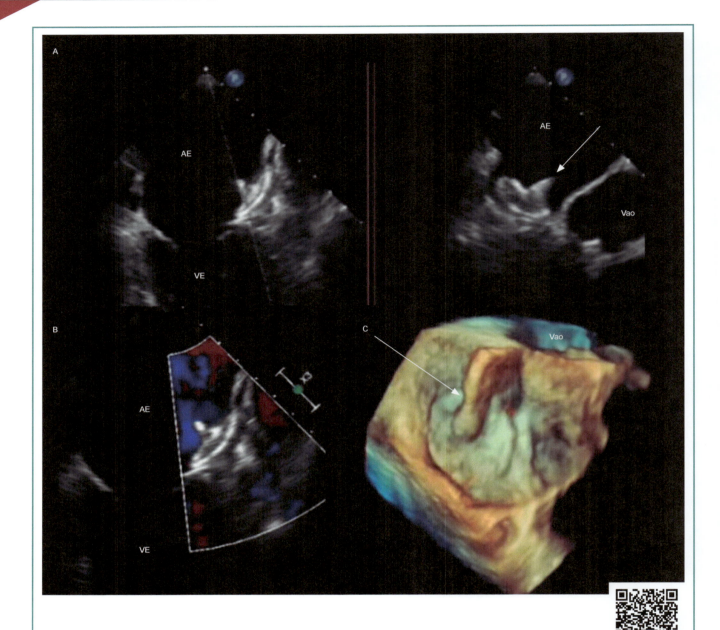

11.8.6.A, B e C. ECOTE 3D. Em A, dispositivo oclusor tipo Amplatzer pré-liberação. Plano de esôfago médio evidenciando, por meio da técnica tridimensional de cortes ortogonais simultâneos, o dispositivo oclusor bem posicionado no interior do AAE, ainda conectado ao seu sistema de entrega (seta), antes da liberação definitiva. Em B, ECOTE 2D. Dispositivo oclusor tipo Amplatzer sem insuficiência paraprotética (*leak*). Plano de esôfago médio, em 80°, evidenciando dispositivo oclusor normoposicionado. A análise ao Doppler em cores demonstra ausência de *leak* paraprotético. Em C, ECOTE 3D. Dispositivo oclusor tipo Amplatzer pré-liberação. Por meio da técnica tridimensional, com aquisição volumétrica em modo *zoom*, observa-se dispositivo oclusor ainda conectado ao seu sistema de entrega (seta), antes da liberação definitiva no interior do AAE.

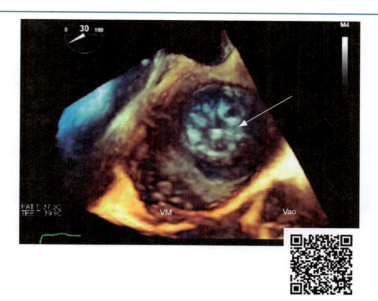

11.8.7. ECOTE 3D. Dispositivo oclusor tipo Watchman liberado. Plano de esôfago médio, em 30°, evidenciando dispositivo oclusor normoposicionado no interior do AAE (seta).

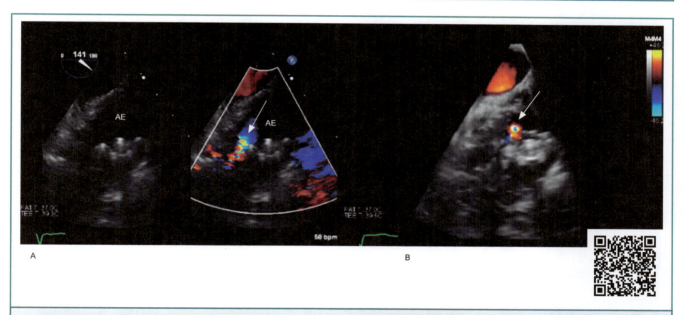

11.8.8.A e B. ECOTE 2D e 3D. Insuficiência paraprotética. Em A, plano de esôfago médio, em 141°, evidenciando, a partir da análise com Doppler em cores, a presença de *leak* paraprotético (seta). Em B, através do ETE 3D, utilizando a técnica tridimensional associada ao Doppler em cores, observa-se a presença de *leak* paraprotético (seta).

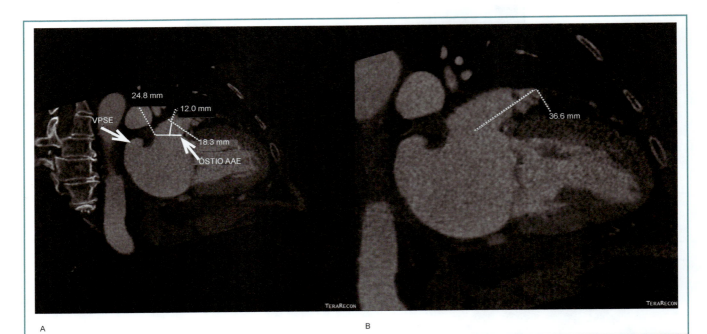

11.8.1.A e B. Ângio-TC. Planejamento de fechamento percutâneo do AAE com dispositivo Watchman (Boston Scientific, MA). Em A, reconstrução multiplanar para medidas do óstio do apêndice (24,8 mm), *landing zone* do dispositivo (18,3 mm) e distância entre ambos (12 mm). Em B, comprimento máximo do lobo principal do apêndice.

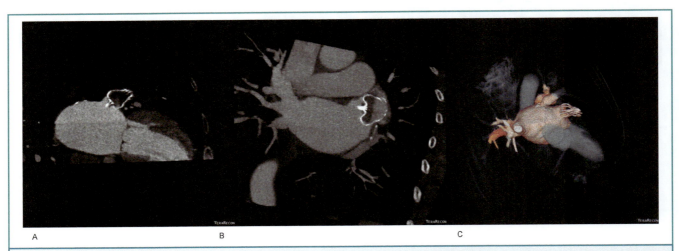

11.8.2.A, B e C. Ângio-TC. Imagens pós-fechamento percutâneo do AAE com dispositivo Watchman (Boston Scientific, MA). Em A, reconstrução multiplanar mostrando dispositivo bem posicionado, ocluindo o lobo principal, sem aparente fluxo residual no interior do apêndice (ausência de contraste). Em B, reconstrução multiplanar mostrando dispositivo mal posicionado e oclusão incompleta do lobo principal com aparente fluxo no interior do apêndice (presença de contraste), 6 meses após o implante. Em C, reconstrução tridimensional mostrando o dispositivo no apêndice e estruturas adjacentes.

11.9 VALVE-IN-VALVE MITRAL

Autora: CINTIA GALHARDO TRESSINO

ECO

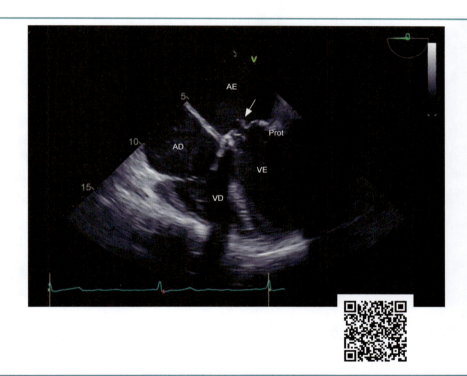

11.9.1. ECOTE 2D. Disfunção de prótese biológica em posição mitral. No esôfago médio em 0° observa-se prótese biológica em posição mitral com folhetos discretamente espessados e imagem compatível com rotura de um deles (seta), que gera insuficiência protética (central) importante.

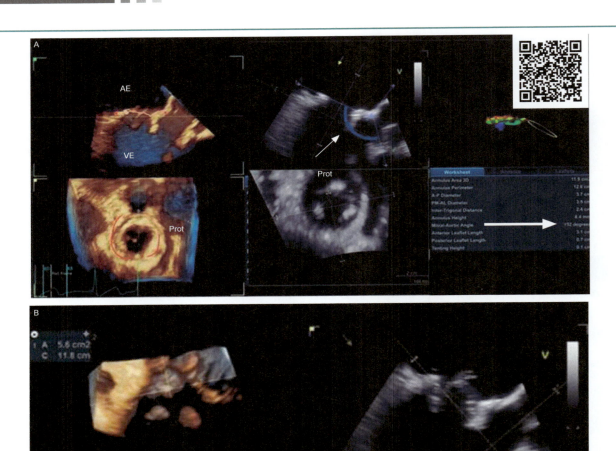

11.9.2. ECOTE 3D. Avaliação do risco de obstrução da VSVE para procedimento *valve-in-valve* mitral. Em A, por meio da técnica tridimensional, utilizando-se a reconstrução multiplanar, estima-se o ângulo entre o anel da prótese mitral e a aorta (seta fina), o qual deve ser >115º, a fim de se evitar obstrução da VSVE após o implante da nova prótese. Utilizando um *software* para reconstrução e avaliação quantitativa da VM, também é possível a medida desse ângulo, que no caso foi estimado em 152º (seta grossa). Em B, medida da área da VSVE a partir de reconstrução multiplanar (seta sem preenchimento). Nesse caso, a área foi estimada em 5,6 cm². Quando ≤ 1,7 cm², há maior chance de obstrução da VSVE após o implante da nova prótese. Portanto, o paciente foi considerado como favorável ao procedimento, com baixo risco de obstrução da nova VSVE após avaliação por ecocardiograma e tomografia cardíaca.

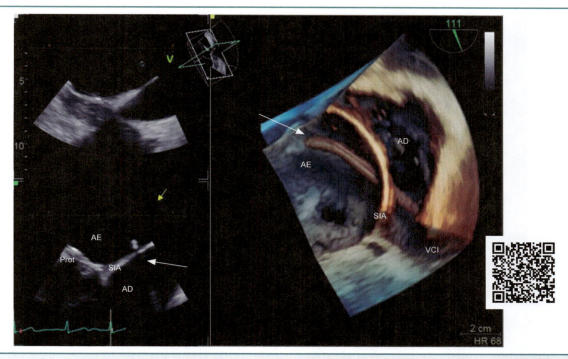

11.9.3. ECOTE 3D. Punção transeptal. Por meio da técnica tridimensional, com aquisição volumétrica em *zoom*, visualiza-se imagem do cateter (seta) cruzando o SIA.

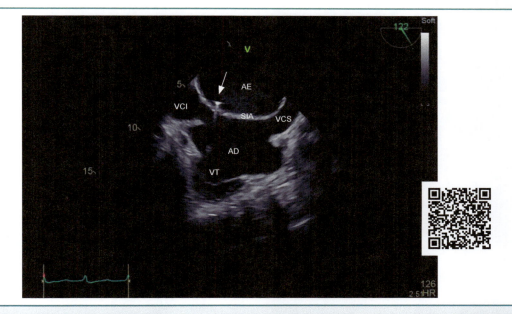

11.9.4. ECOTE 2D. Punção transeptal. A punção transeptal é um passo decisivo para o procedimento, devendo ser realizada em posição posterior e inferior em relação ao centro da fossa oval. No esôfago médio, em 120°, observa-se a localização ideal da punção transeptal para *valve-in-valve* mitral, com cateter em topografia posteroinferior (seta).

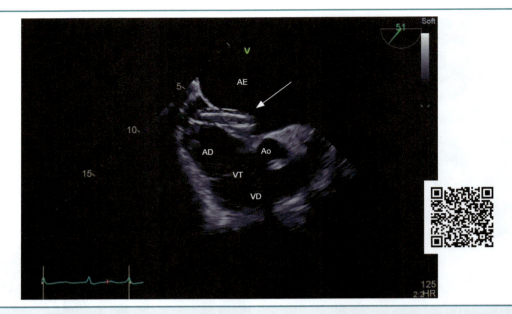

11.9.5. ECOTE 2D. Dilatação do SIA. Depois de realizada a punção transeptal, procede-se a dilatação do SIA com balão a fim de se permitir a passagem do dispositivo de entrega da prótese por essa estrutura. No esôfago médio, em 50° observa-se o balão insuflado (seta) para dilatação.

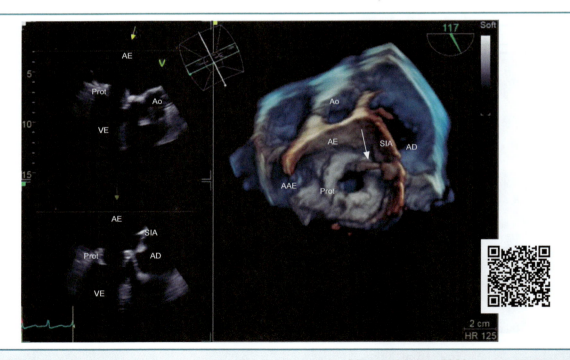

11.9.6. ECOTE 3D. Cateter-guia no interior da prótese mitral. No esôfago médio em 120°, com aquisição tridimensional volumétrica em *zoom*, observa-se a prótese mitral com visão a partir da face atrial (visão do cirurgião), com cateter-guia (seta) no seu interior.

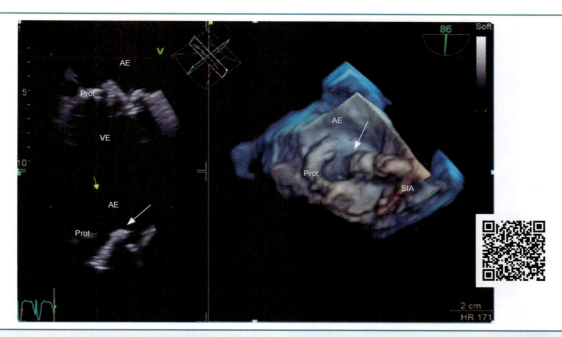

11.9.7. ECOTE 3D. Abertura da prótese transcateter no interior da prótese biológica disfuncionante. Embora o ECOTE possa guiar o posicionamento da nova prótese, a posição exata é determinada pela fluoroscopia. O aumento da frequência cardíaca com estímulo de marca-passo provisório é recomendado no momento da abertura da nova prótese, para estabilização do sistema. No esôfago médio em 86°, com aquisição tridimensional volumétrica em *zoom*, observando-se a partir da face atrial (visão do cirurgião), nota-se a expansão do dispositivo e a abertura da nova prótese transcateter (seta).

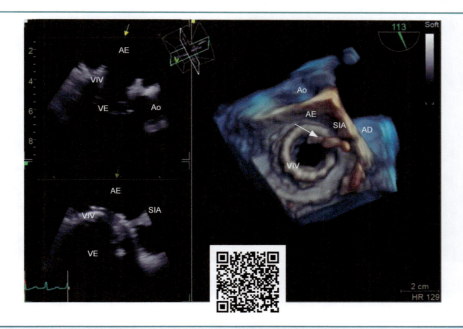

11.9.8. ECOTE 3D. Prótese transcateter posicionada com dispositivo-guia no seu interior. No esôfago médio em 113°, com aquisição tridimensional volumétrica em *zoom* e visão a partir da face atrial (visão do cirurgião), observa-se a nova prótese bem expandida e com abertura preservada. Notar a presença do guia (seta) ainda no interior da prótese.

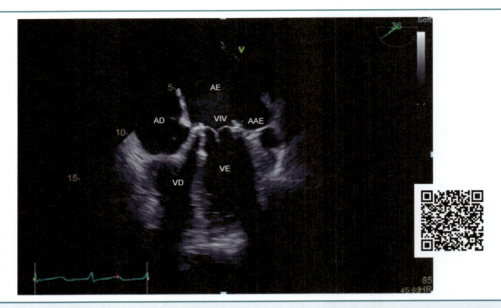

11.9.9. ECOTE 2D. Prótese transcateter recém-implantada em posição mitral. No esôfago médio em 36°, após a avaliação por ECOTE 2D e 3D, a nova prótese se apresenta normofuncionante. Desse modo, excluindo-se a necessidade de nova expansão, o dispositivo-guia pôde ser retirado.

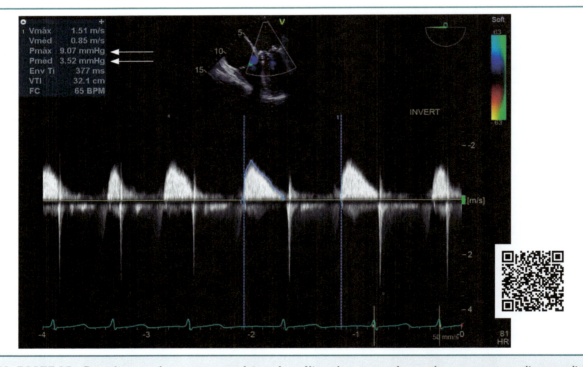

11.9.10. ECOTE 2D. Doppler contínuo transprotético. A análise da nova prótese demonstrou gradientes diastólicos não significativos (setas), com mínima insuficiência central (habitual) e ausência de *leak* paraprotético.

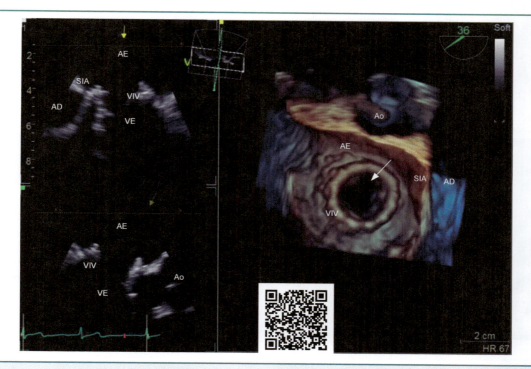

11.9.11. ECOTE 3D. Prótese transcateter em posição mitral normofuncionante. No esôfago médio em 36°, com aquisição volumétrica em *zoom*, com visão a partir da face atrial (visão do cirurgião), observa-se a prótese normofuncionante com abertura (seta) e mobilidade preservada dos folhetos.

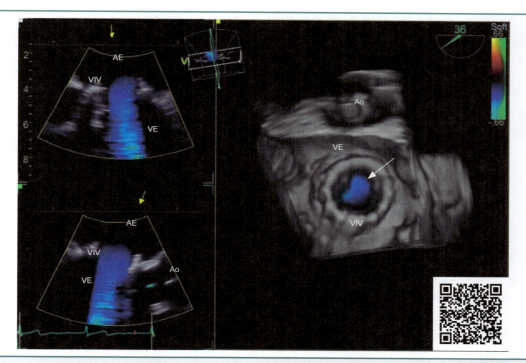

11.9.12. ECOTE 3D. Prótese transcateter em posição mitral normofuncionante. No esôfago médio em 36°, com aquisição volumétrica em *zoom* associada ao Doppler em cores, com visão a partir da face atrial (visão do cirurgião), observa-se prótese normofuncionante com abertura e mobilidade preservada dos folhetos (seta).

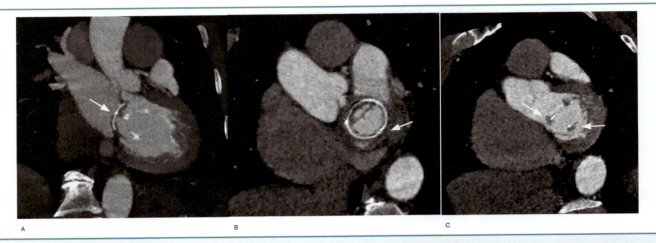

11.9.1.A, B e C. Ângio-TC. *Valve-in-valve* mitral. Avaliação da prótese cirúrgica mitral biológica em reformatações multiplanares mostrando o anel radiopaco (setas).

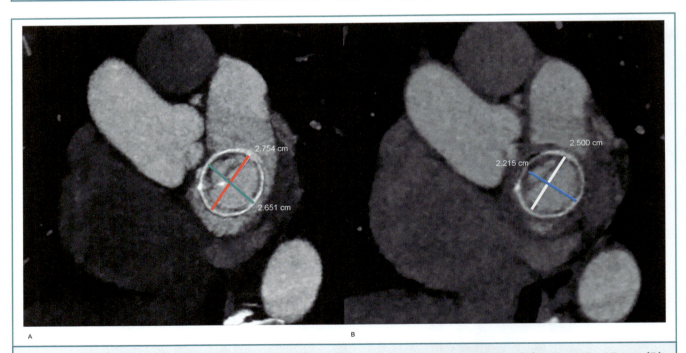

11.9.2.A e B. Ângio-TC. Avaliação dos diâmetros da prótese cirúrgica: *Stent-ID* - 27 mm (A) e *True-ID* - 25 mm (B). (~ diâmetro efetivo).

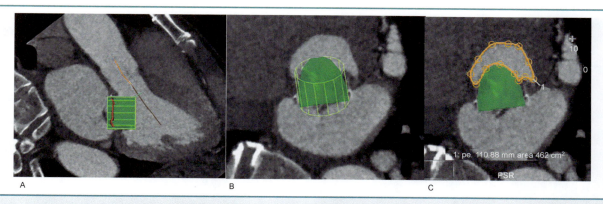

11.9.3.A, B e C. Ângio-TC. Simulação de prótese virtual com as proporções de uma prótese nº 29 (cilindro verde em A, B e C) e estimativa da neovia de saída do VE (traçado laranja em C). Ajustado posicionamento da prótese virtual relativo ao anel (vermelho em A) 20% atrial e 80% ventricular (20:80).

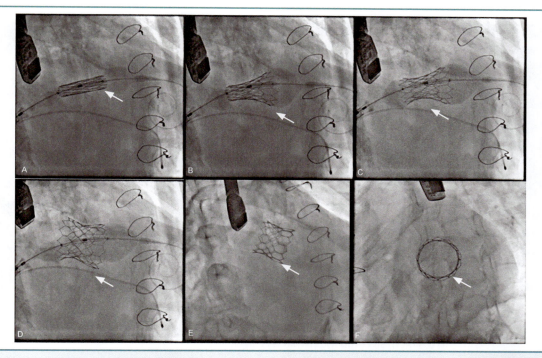

11.9.4.A, B, C, D, E e F. Fluoroscopia. Implante transcateter da Sapien 3 (VIV mitral). No vídeo 11.9.4 é possível visualizar a sequência do implante da prótese.

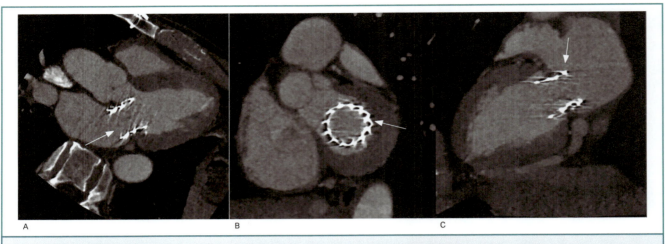

11.9.5.A, B e C. Ângio-TC. Avaliação após implante da Sapien 3 (setas) em reformatações multiplanares nos planos 3CH (A), eixo curto (B) e 2CH (C), respectivamente.

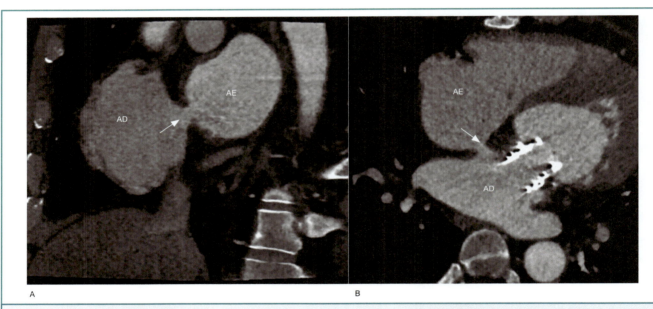

11.9.6.A e B. Ângio-TC. Avaliação após implante de prótese. Verificar intercorrências como CIA residual após a punção transeptal, como mostrado nas setas.

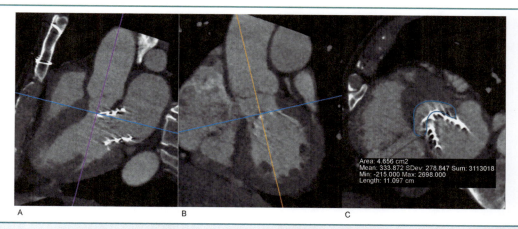

11.9.7.A, B e C. Ângio-TC. Avaliação da neo-VSVE após implante da Sapien 3, com resultado semelhante ao inicialmente simulado. Reformatações multiplanares (angulação nos eixos longos em A e B) para permitir a planimetria da área da neo-VSVE (C).

11.10 VALVE-IN-VALVE AÓRTICA

Autor: HALSTED ALARCAO GOMES PEREIRA DA SILVA

ECO

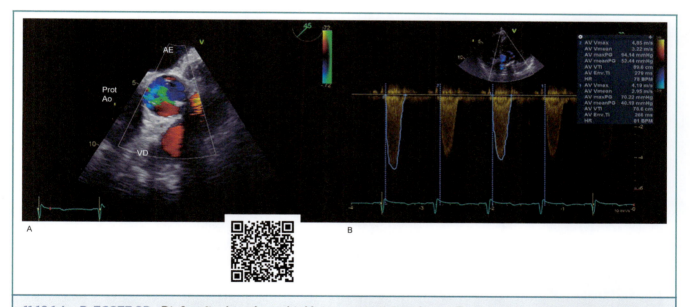

11.10.1.A e B. ECOTE 2D. Disfunção de prótese biológica em posição aórtica. Em A, esôfago médio em 45°, observa-se prot Ao com restrição da abertura de seus folhetos. Através do Doppler em cores nota-se aceleração central do fluxo em orifício residual estreito. Em B, através do Doppler contínuo em corte transgástrico profundo a 0°, notam-se gradientes sistólicos transprotético aórtico máximo e médio, compatíveis com estenose de prótese biológica aórtica (gradiente médio > 40 mmHg).

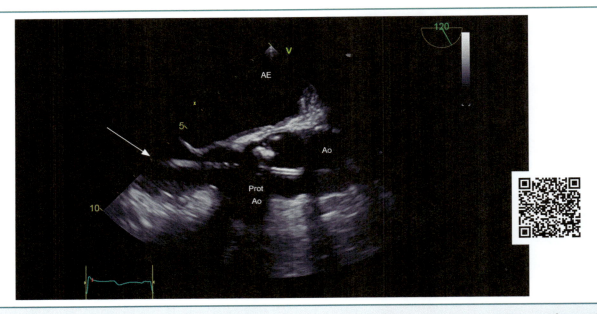

11.10.2. ECOTE 2D. Passagem do fio-guia. Em esôfago médio a 120°, avalia-se a passagem do fio-guia (seta – TAVI pré-moldado SAFARI – Boston Scientific) através da prótese biológica aórtica degenerada, com localização final no segmento médio do VE.

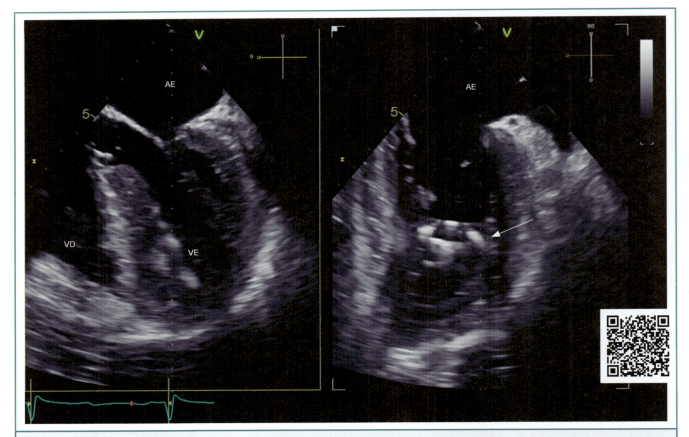

11.10.3. ECOTE 3D. Fio-guia no interior do VE. Em esôfago médio 0°, por meio da imagem processada com a utilização da técnica de reconstrução multiplanar em tempo real, avalia-se o fio-guia no VE em cortes ortogonais (seta). É a partir deste fio-guia SAFARI que serão obtidas as pressões cavitárias no pré, intra e pós-procedimento, além da possibilidade de injeção de contraste em caso de necessidade.

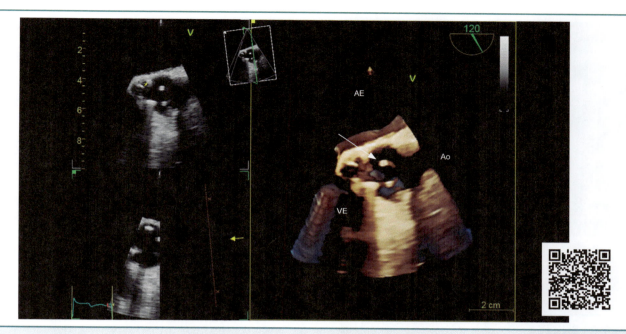

11.10.4. ECOTE 3D. Bainha no interior da prótese biológica aórtica degenerada. Em esôfago médio a 120° com aquisição tridimensional no modo 3D em tempo real, observa-se a presença da bainha em topografia do complexo aórtico (seta). Será através desta bainha que ocorrerá a passagem da endoprótese aórtica - TAVI. Nesse caso específico optou-se pelo implante transcateter da prótese balão-expansível Sapiens 3.

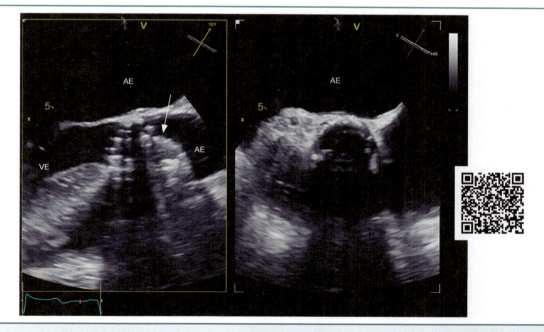

11.10.5. ECOTE 3D. Expansão da endoprótese aórtica no interior da prótese biológica disfuncionante. Esôfago médio a 120°, através da técnica de reconstrução multiplanar em tempo real nota-se expansão da endoprótese aórtica (balão expansível) em cortes ortogonais. Nas imagens apresentadas acima observam-se as malhas externas da endoprótese assim como a expansão do balão utilizado para a sua abertura (seta).

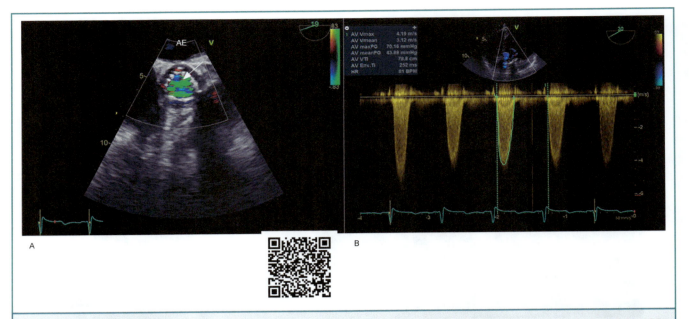

11.10.6.A e B. ECOTE 2D. Endoprótese em posição aórtica com expansão incompleta. Em A, esôfago médio a 19°, observa-se endoprótese em posição aórtica no eixo curto com manutenção da aceleração do fluxo em seu interior (seta). Nota-se ainda que a parte externa de endoprótese (malha) apresenta uma separação em relação à parede da aorta, corroborando a hipótese de subexpansão. Em B, corte transgástrico profundo a 30°, através do Doppler contínuo adquiriram-se gradientes sistólicos transprotético aórtico máximo e médio após o implante da endoprótese, demonstrando a manutenção de altos gradientes (gradiente sistólico máximo de 70 mmHg e médio de 43 mmHg).

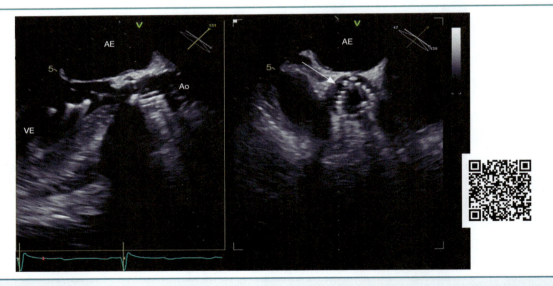

11.10.7. ECOTE 3D. Endoprótese transcateter com expansão incompleta. Corte de esôfago médio a 130°, com reconstrução multiplanar em tempo real demonstrando o respectivo corte no plano ortogonal (eixo curto da endoprótese aórtica). Após o seu implante, nota-se uma abertura residual em forma de elipse (seta). A endoprótese, em sua expansão completa, apresenta um formato final circular que permitirá a abertura e o fechamento correto de seus folhetos. Após a avaliação dos altos gradientes residuais e desse formato não ideal da prótese *valve in valve*, faz-se necessária a reexpansão com cateter-balão.

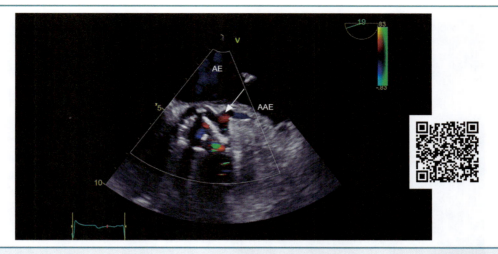

11.10.8. ECOTE 2D. Avaliação do fluxo coronário. Plano de esôfago médio a 19°, observa-se o fluxo coronário (tronco da artéria coronária esquerda) durante a diástole (seta) demonstrando a sua preservação apesar da subexpansão da endoprótese aórtica.

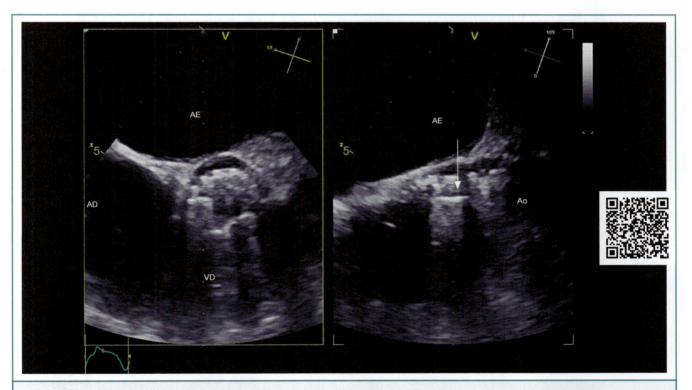

11.10.9. ECOTE 3D. Reexpansão da endoprótese aórtica. Plano de esôfago médio com imagem multiplanar. Procedimento de reexpansão da endoprótese com cateter-balão (seta) e utilização de uma maior pressão. O aumento da frequência cardíaca com estímulo de marca-passo intracardíaco provisório é recomendando no momento da abertura da nova prótese, para estabilização do sistema. Nesse momento evidencia-se uma frequência de comando ventricular do marca-passo de 182 bpm.

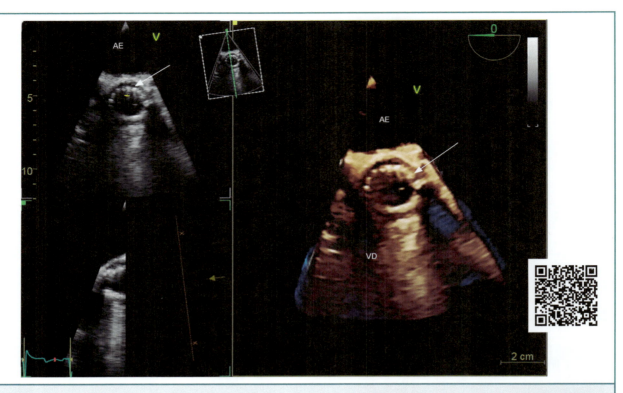

11.10.10. ECOTE 3D. Endoprótese aórtica normofuncionante. Plano de esôfago médio a 0°. Aquisição tridimensional através do modo 3D em tempo real permitindo uma avaliação da endoprótese com um formato circular final ideal (seta). A avaliação tridimensional com um ângulo menor de análise, como demonstrado, permite uma melhor resolução temporal, parâmetro importante no procedimento intervencionista.

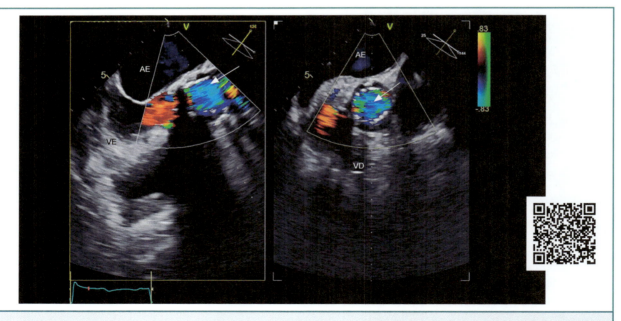

11.10.11. ECOTE 3D. Endoprótese aórtica normofuncionante. Esôfago médio com imagem multiplanar com análise do Doppler em cores. Fluxo transvalvar preservado (setas).

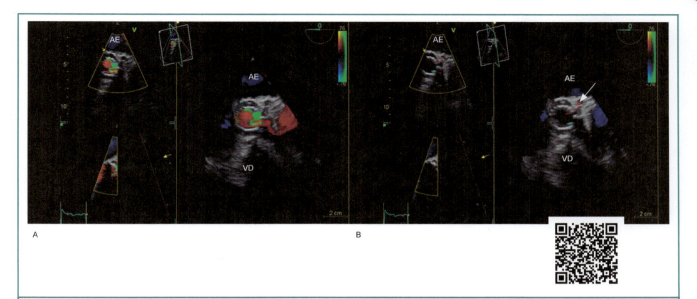

11.10.12.A e B. ECOTE 3D. Endoprótese aórtica normofuncionante. Plano esôfago médio a 0°. Aquisição tridimensional através do modo 3D em tempo real com Doppler em cores. Em A nota-se, durante a sístole, que a endoprótese é preenchida com fluxo em todo seu interior e se encontra normofuncionante (formato circular com padrão de fluxo laminar). Em B, fluxo diastólico preservado avaliado através do tronco da artéria coronária esquerda (seta), sem evidência de insuficiência paraprotética patológica.

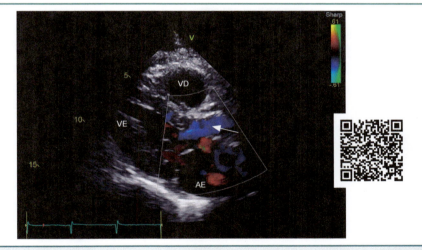

11.10.13. ECOTT 2D. Endoprótese aórtica normofuncionante. Corte paraesternal longitudinal. Exame realizado de forma eletiva, 4 meses após o procedimento de *valve in valve*, demonstrando ao Doppler em cores fluxo de baixa velocidade no seu interior (seta).

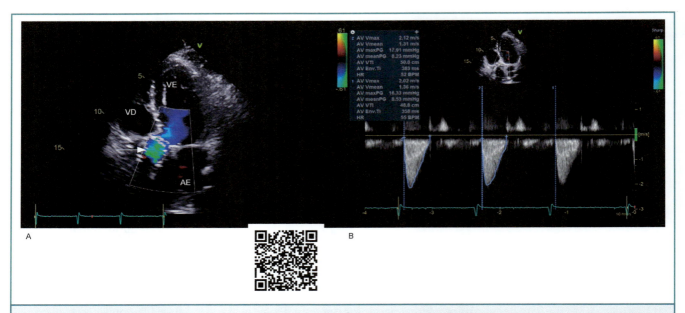

11.10.14. ECOTT 2D. Endoprótese aórtica normofuncionante. Plano apical 5CH. Em A, avaliação do fluxo transprotético na janela apical 5CH com Doppler em cores (seta), confirmando o fluxo laminar mantido após o procedimento transcateter. Em B, gradientes transprotéticos avaliados pelo Doppler contínuo com valores máximos de aproximadamente 17 mmHg e valores médios de aproximadamente 8 mmHg, parâmetros estes que em conjunto demonstram excelente resultado final do procedimento.

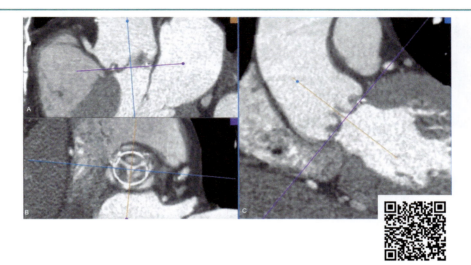

11.10.1.A, B e C. Ângio-TC. Imagens adquiridas sincronizadas ao eletrocardiograma com contraste. Pré-TAVI *valve-in-valve*. Sequência de etapas para medida das alturas das coronárias em relação ao plano da prótese cirúrgica e projeção da neoprótese na raiz da aorta, para medida da sua distância em relação aos óstios coronarianos (11 mm no caso descrito), dado relevante na prevenção de complicação grave como a oclusão de coronárias pela neoprótese.

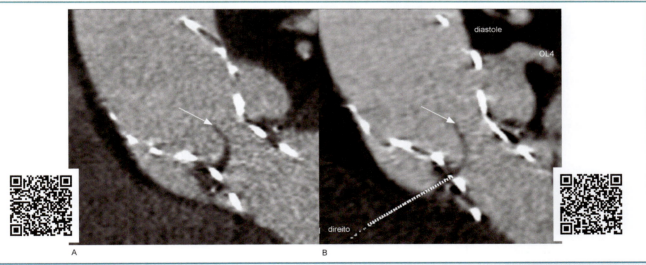

11.10.2. Ângio-TC. Imagens adquiridas sincronizadas ao eletrocardiograma com contraste, pós-TAVI *valve-in-valve*. Reformatação multiplanar oblíqua mostrando espessamento de folheto (setas brancas) de prótese autoexpansível *valve-in-valve* na posição aórtica (A), que regrediu após anticoagulação (B). Ver vídeo 11.10.2a 11.10.2b pós-TAVI *valve-in-valve*. Reformatação multiplanar oblíqua mostrando espessamento e déficit de abertura de folheto de prótese autoexpansível *valve-in-valve* na posição aórtica.

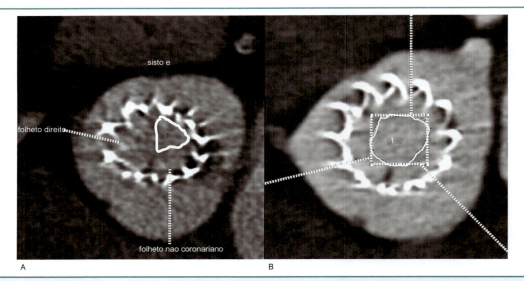

11.10.3.A e B. Ângio-TC. Imagens adquiridas sincronizadas ao eletrocardiograma com contraste. Pós-TAVI *valve-in-valve*. Reformatação multiplanar oblíqua no plano transverso mostrando déficit de abertura de folheto de prótese autoexpansível *valve-in-valve* na posição aórtica com área valvar de 0,46 cm² (A) que regrediu após anticoagulação, com aumento da área valvar para 1,06 cm² (B). Observar que as dimensões reduzidas da nova área valvar são secundárias a *mismatch*, já presente no primeiro estudo.

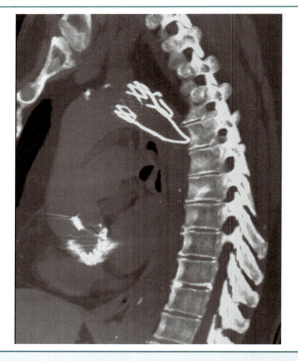

11.10.4. TC. Pós-TAVI. Reformatação multiplanar com projeção máxima de intensidade em TC de aorta sem contraste mostrando migração de prótese TAVI para o arco aórtico.

11.11 TRATAMENTO PERCUTÂNEO DE CALCIFICAÇÃO DO ANEL MITRAL

Autores: CINTIA GALHARDO TRESSINO | DAVID COSTA DE SOUZA LE BIHAN

ECO

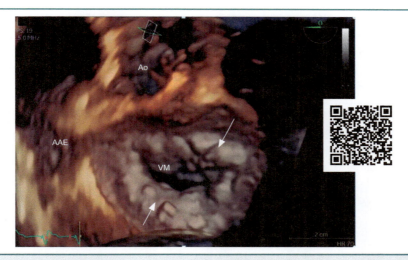

11.11.1. ECOTE 3D. Estenose mitral degenerativa com calcificação intensa do anel. No esôfago médio em 0°, por meio da técnica tridimensional com aquisição volumétrica em *zoom*, visualiza-se a VM espessada, com abertura e mobilidade reduzida de suas cúspides. Nota-se calcificação intensa e circunferencial (setas) do anel mitral. Essas alterações geram estenose mitral importante com área valvar estimada por equação de continuidade.

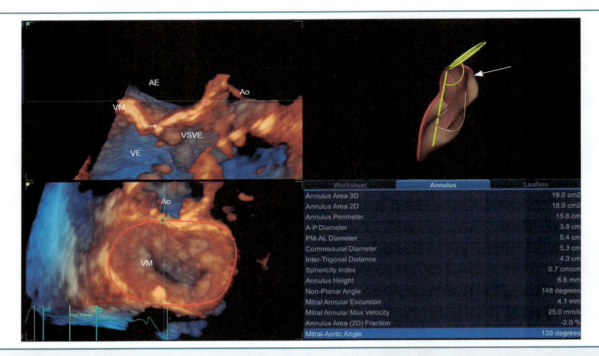

11.11.2. ECOTE 3D. Medida do ângulo aortomitral para avaliação do risco de obstrução da VSVE. Por meio da técnica tridimensional, utilizando um *software* para reconstrução e avaliação quantitativa da VM, estimou-se o ângulo entre o anel valvar mitral e a aorta (seta) em 139º. O ângulo aortomitral deve ser >115º a fim de se evitar obstrução da VSVE após o implante da prótese.

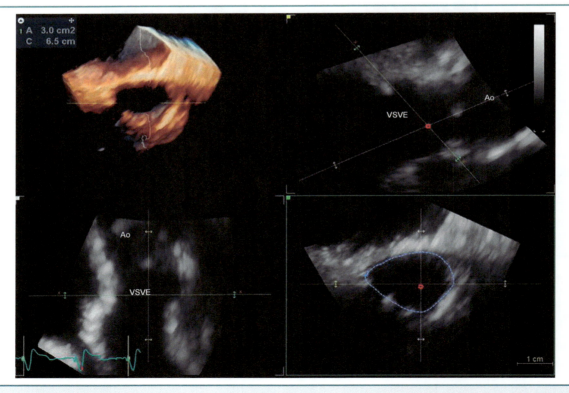

11.11.3. ECOTE 3D. Medida da área da VSVE pré-procedimento *valve-in*-MAC. Por meio da técnica tridimensional a partir de reconstrução multiplanar estimou-se a área da VSVE em 3,0 cm². Quando essa área for ≤ 1,7 cm², há maior chance de obstrução da VSVE após o implante da prótese.

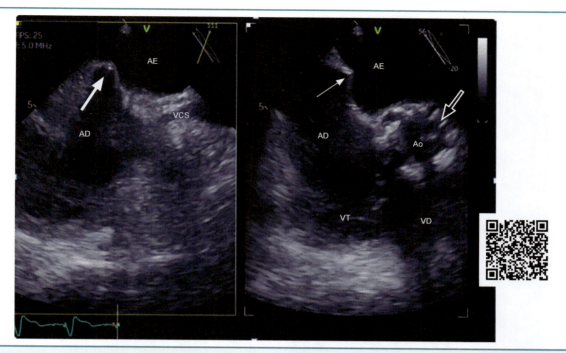

11.11.4. ECOTE 3D. Punção transeptal. Por meio da técnica tridimensional, a partir de cortes bidimensionais ortogonais, observa-se o cateter formando uma "tenda" (seta fina) no SIA. A punção transeptal para o procedimento *valve-in*-MAC deve ser realizada em topografia posteroinferior (seta grossa) e com distância segura da aorta. Notar a presença de endoprótese em posição aórtica (seta sem preenchimento) previamente implantada em outro procedimento.

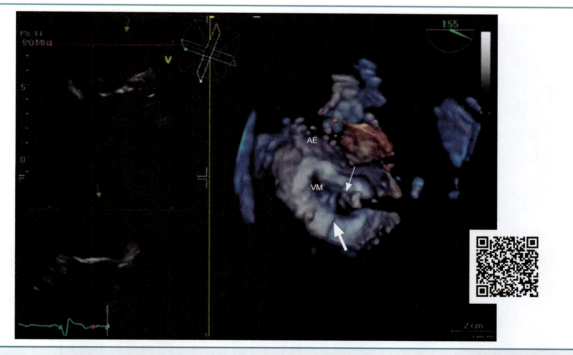

11.11.5. ECOTE 3D. Dispositivo de entrega da prótese no interior da VM. No esôfago médio em 155°, com aquisição tridimensional volumétrica em *zoom*, observa-se a VM com visão a partir da face atrial, com dispositivo de entrega da prótese (seta fina) no seu interior. Notar a extensa calcificação circunferencial do anel mitral (seta grossa).

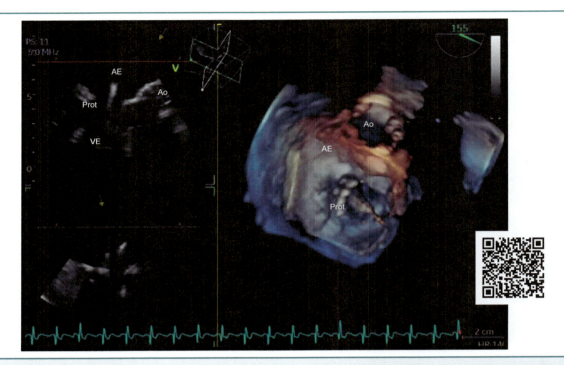

11.11.6. ECOTE 3D. Abertura da prótese transcateter. No esôfago médio em 155°, com aquisição tridimensional volumétrica em *zoom* e observação a partir da face atrial, nota-se a expansão do dispositivo e a abertura da prótese transcateter no interior da VM. O aumento da frequência cardíaca com estímulo de marca-passo provisório é recomendado no momento da abertura da prótese para estabilização do sistema.

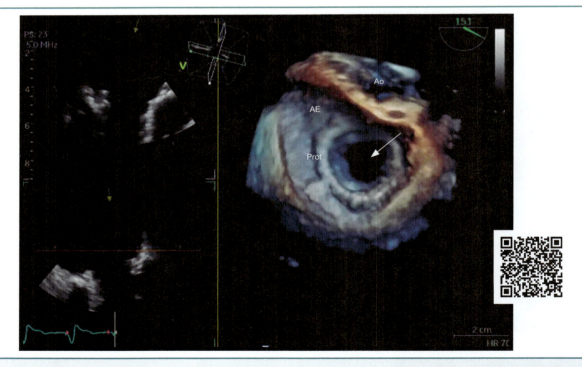

11.11.7. ECOTE 3D. Prótese transcateter em posição mitral normofuncionante. No esôfago médio em 151°, com aquisição tridimensional volumétrica em *zoom*, nota-se prótese normofuncionante com abertura (seta) e mobilidade preservada dos folhetos.

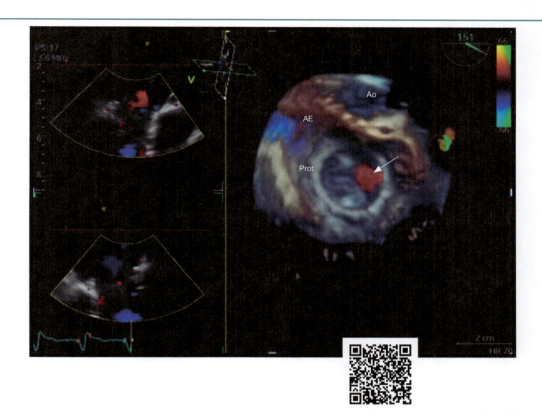

11.11.8. ECOTE 3D. Prótese transcateter em posição mitral normofuncionante. No esôfago médio em 151º, com aquisição tridimensional volumétrica em *zoom* associada ao Doppler em cores, com visão a partir da face atrial, observa-se prótese normofuncionante com abertura e mobilidade preservada dos folhetos e com insuficiência central protética mínima (seta).

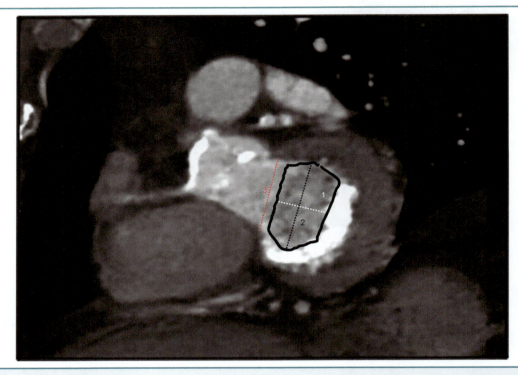

11.11.1. Ângio-TC. *Valve-in*-MAC. Ec do plano valvar mitral com calcificação do anel envolvendo 140° da circunferência e poupando as comissuras. Medidas do anel no formato de D (*D-shaped*). 1. Distância septal lateral (linha branca tracejada); 2. Distância intercomissural (linha preta tracejada); 3. Distância trígono a trígono (linha vermelha tracejada); 4. Medida de área (6,1 cm2) e perímetro (95 mm). (linha preta contínua).

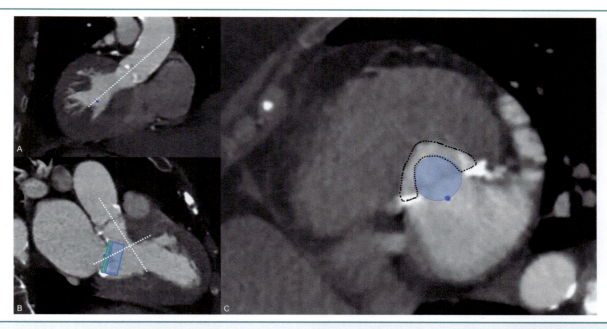

11.11.2.A, B e C. Ângio-TC. Em A, simulação de prótese mitral virtual posicionada na proporção atrial: ventricular de 30:70. Em B, plano da via de saída do VE mostrando prótese virtual com porção atrial (verde) e ventricular (azul) para cálculo da área da neovia de saída do VE. Em C, eixo curto para medida da área da neovia de saída do VE (linha preta tracejada).

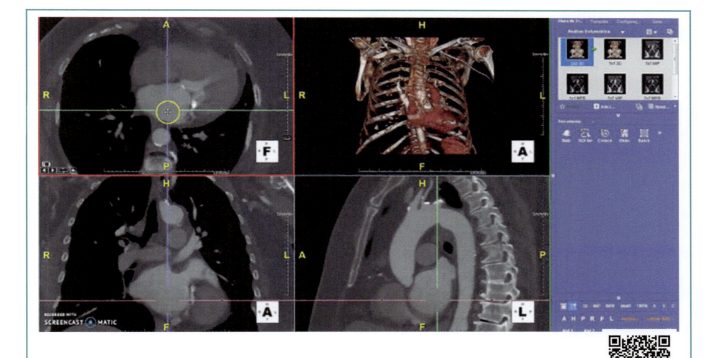

11.11.3. Ângio-TC. Passo a passo para a medida da área da neovia de saída do VE em *software* Aquarius Intuition (TeraRecon, Inc. Computer Software. Durham, Carolina do Norte).

11.12 FECHAMENTO DE CANAL ARTERIAL

Autora

RENATA ÁVILA CINTRA

RMC/TC

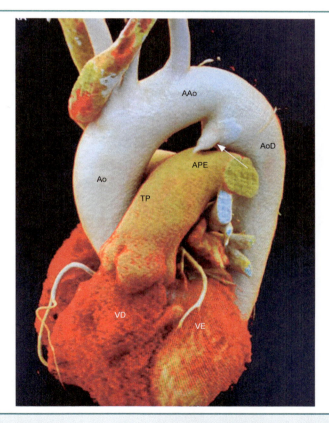

11.12.1. Ângio-TC. Persistência de canal arterial. Imagem 3D de coração, aorta e artéria pulmonar mostrando imagem de canal arterial conectando a região ístmica aórtica com a artéria pulmonar esquerda (seta). Observa-se suboclusão na comunicação com a artéria pulmonar esquerda.

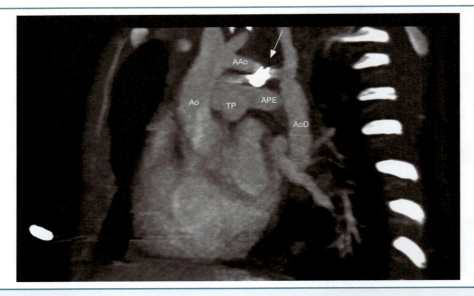

11.12.2. Ângio-TC. Fechamento de canal arterial com clipe cirúrgico. Imagens de tomografia no plano oblíquo mostrando clipe metálico em topografia do canal arterial (seta).

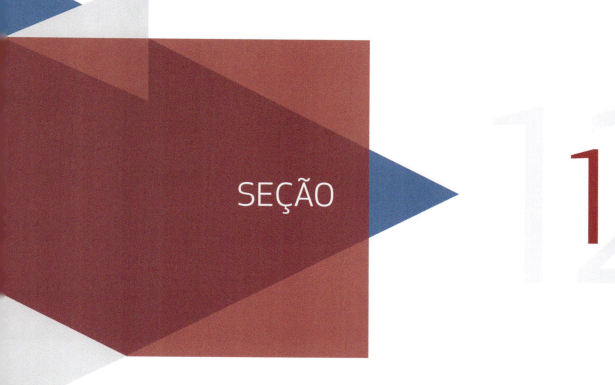

SEÇÃO 12

DISPOSITIVOS DE ASSISTÊNCIA CIRCULATÓRIA

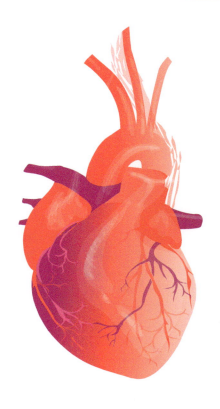

COORDENADORES DA SEÇÃO

 ELIZA DE ALMEIDA GRIPP

 ARNALDO RABISCHOFFSKY

 CARLOS EDUARDO ROCHITTE

 JULIANA SERAFIM DA SILVEIRA

12.1 DISPOSITIVOS DE CURTA PERMANÊNCIA

Autores

BRUNO DE FREITAS LEITE | DIEGO MOREIRA ARRUDA
MARCO STEPHAN LOFRANO ALVES | SERGIO BARROS GOMES | THYAGO MONTEIRO DO ESPIRITO SANTO

ECO

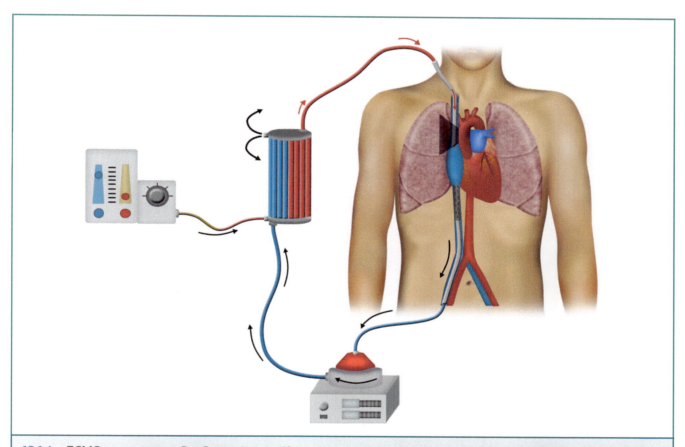

12.1.A. ECMO venovenosa. Configuração periférica. Ilustração demonstra dispositivo venovenoso de oxigenação por membrana extracorpórea (ECMO). Ilustração representando bicanulação venovenosa (canulação femo-rojugular) com a cânula de drenagem na veia femoral e a cânula de retorno na VCS através da veia jugular interna.

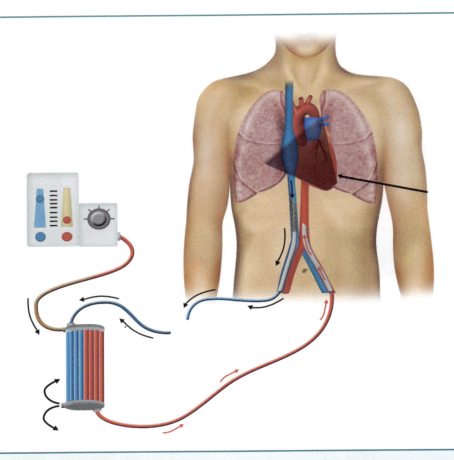

12.1.B. ECMO. Venoarterial. Configuração periférica. Ilustração demonstra bicanulação venoarterial (canulação femorofemoral). A cânula de drenagem está localizada na veia femoral e a cânula de retorno na Ao abd de retorno.

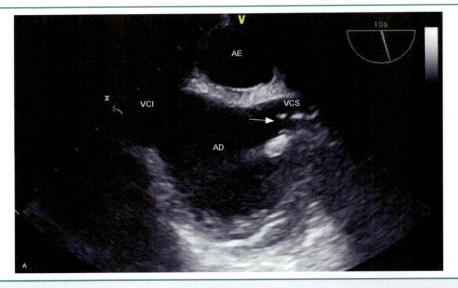

12.1.2.A. ECOTE 2D. ECMO femorojugular. O plano bicaval, em 106°, ilustra a cânula na VCS (seta), onde é devolvido o sangue oxigenado após passagem pela membrana, que é drenado a partir da cânula instalada em veia femoral.

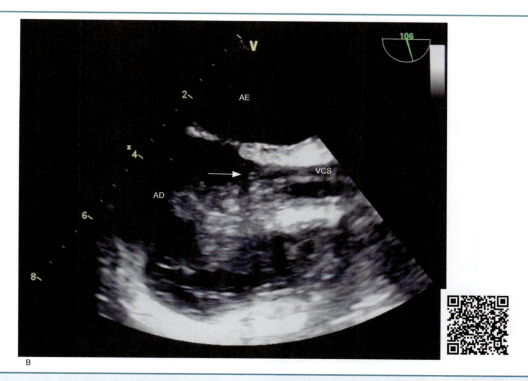

12.1.2.B. ECOTE 2D. ECMO femorojugular. O plano bicaval, em 106° ilustra a cânula na VCS (seta) retornando o sangue oxigenado para o AD, sem obstrução e posicionada corretamente na junção VCS-AD.

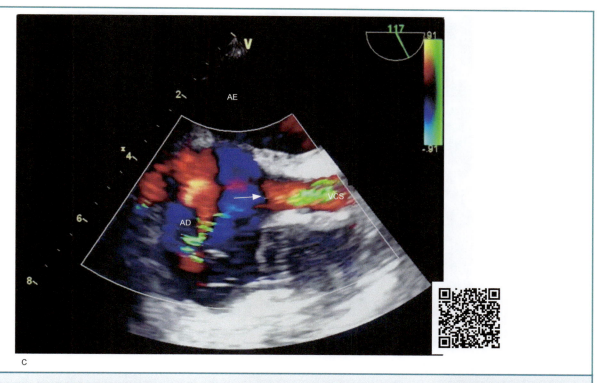

12.1.2.C. ECOTE 2D. ECMO femorojugular. No plano bicaval em 117°, o Doppler em cores ilustra o fluxo (seta) do sangue oxigenado retornando para o AD pela VCS.

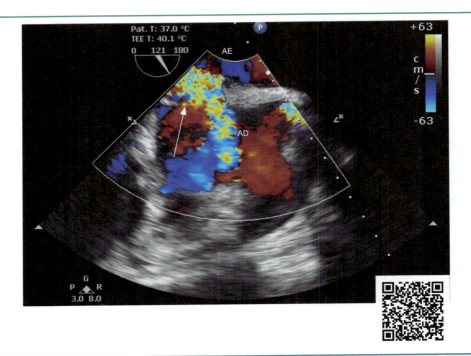

12.1.3. ECOTE 2D. Obstrução da cânula de drenagem do ECMO. No plano bicaval em 121°, o Doppler em cores ilustra o fluxo turbulento de alta velocidade adjacente à parede atrial direita na desembocadura da VCI (seta), sugestivo de obstrução de cânula de drenagem (cânula da VCI).

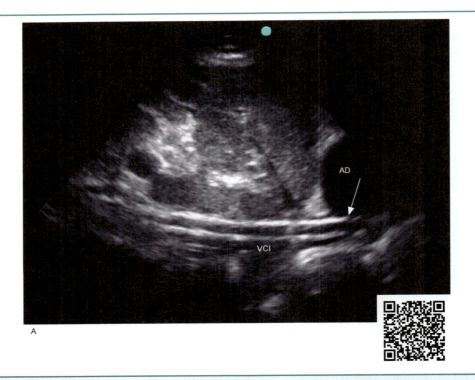

12.1.4.A. ECOTT 2D. Trajeto da cânula da VCI do ECMO. No plano subcostal observa-se o trajeto da cânula da VCI até o AD (seta), excluindo falsos trajetos e outras anormalidades da cânula.

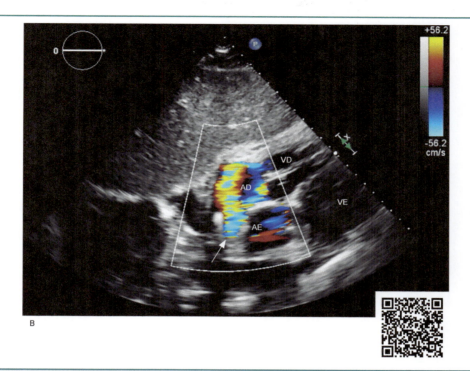

12.1.4B. ECOTT 2D. No plano subcostal observa-se fluxo laminar na cânula de retorno, na desembocadura da VCS no AD (seta).

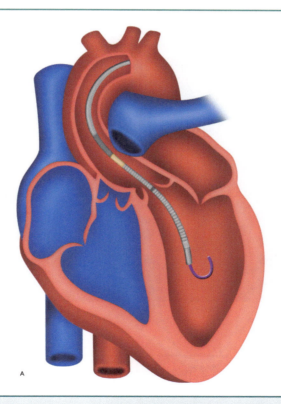

12.1.5.A. A ilustração demonstra dispositivo de assistência de fluxo contínuo de curta permanência de introdução percutânea tipo Impella®. O dispositivo apresenta a forma de cateter em sua extremidade distal localizada no interior do VE. A introdução do dispositivo é feita por cateterização arterial prosseguindo retrogradamente pela AoA através da Vao até o VE.

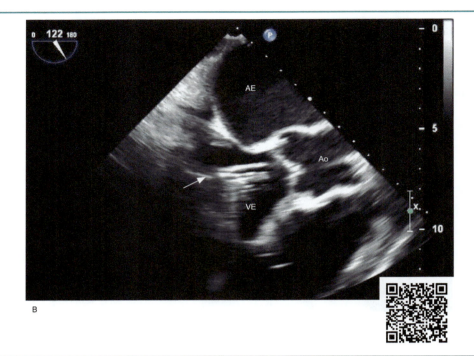

12.1.5.B. ECOTE 2D. Posição do Impella®. No eixo longo em 122° observa-se a extremidade do dispositivo posicionada no VE (seta) através da Vao. A porção distal do dispositivo drena o sangue do VE para AoA, gerando débito anterógrado e descomprimindo o VE.

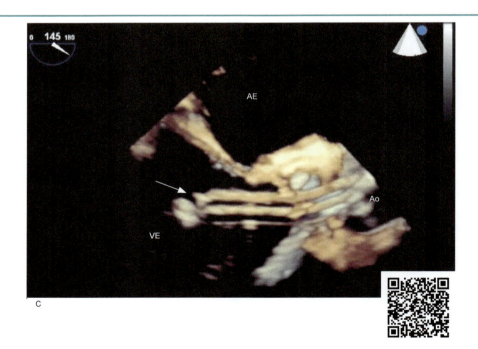

12.1.5.C. ECOTE 3D. Introdução do Impella® guiado pelo ECOTE 3D. A partir da aquisição tridimensional em tempo real, observa-se a introdução do Impella® (seta) no VE através da Vao e sua relação com as estruturas adjacentes.

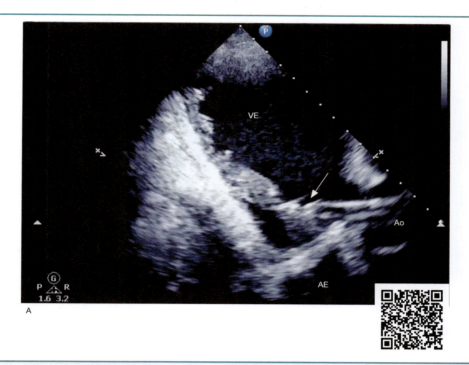

12.1.6.A. ECOTT 2D. Disfunção valvar mitral aguda como complicação decorrente do posicionamento incorreto do dispositivo de assistência ventricular esquerda (Impella®). No plano apical 3CH, observa-se o mau posicionamento do Impella® com seu segmento distal localizado nas cordoalhas das cúspides da VM (seta).

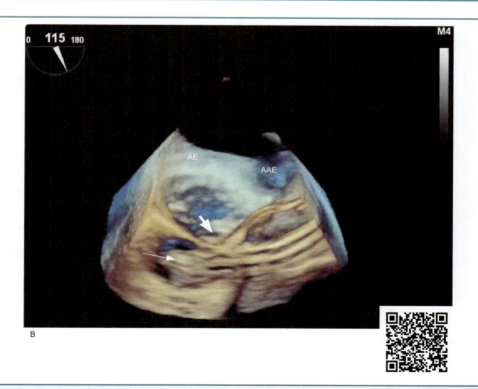

12.1.6.B. ECOTE 3D. Através da técnica tridimensional com aquisição em tempo real, observa-se o posicionamento incorreto do dispositivo (seta fina) entre as cordoalhas da VM, com aprisionamento de ambas as cúspides (seta grossa).

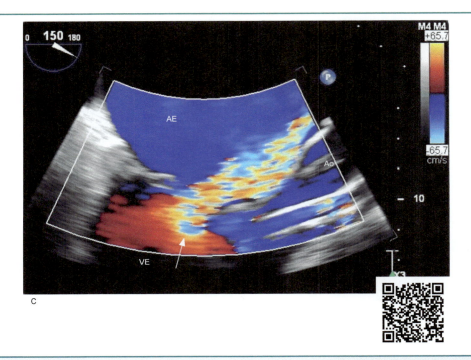

12.1.6.C. ECOTE 2D. No eixo longo em 150° observa-se a presença de insuficiência mitral importante (seta). O jato excêntrico direcionado anteriormente ocorre devido à falha de coaptação gerada pela presença do Impella®.

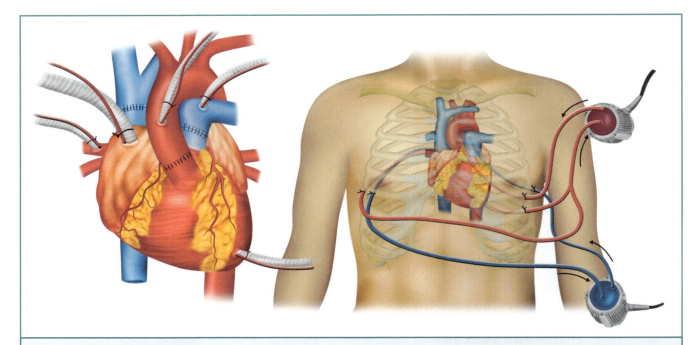

12.1.7. Ilustração do dispositivo de assistência biventricular CentriMag®, mostrando o suporte biventricular com a inserção das cânulas de drenagem através do AD e AE e as cânulas de retorno na AP e AoA, respectivamente. Estratégia que permite um fluxo otimizado de ambos os dispositivos, com descompressão completa biventricular.

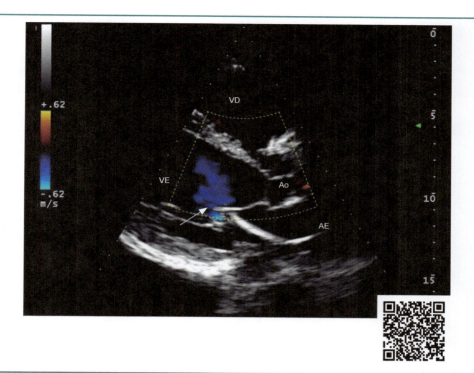

12.1.8. ECOTT 2D. Suporte com dispositivo CentriMag® ao VE. No plano paraesternal longitudinal com Doppler em cores mostrando fluxo laminar na cânula de drenagem inserida através do AE (seta).

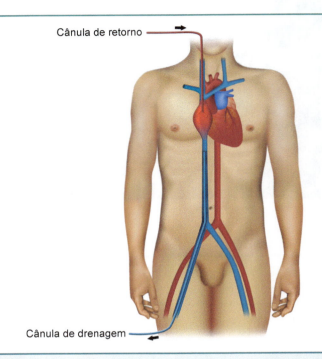

12.1.1. ECMO venovenosa. Configuração periférica. Ilustração demonstra dispositivo venovenoso de oxigenação por membrana extracorpórea (ECMO). Ilustração representando bicanulação venovenosa (canulação femoro-jugular) com a cânula de drenagem na veia femoral e a cânula de retorno na VCS através da veia jugular interna.

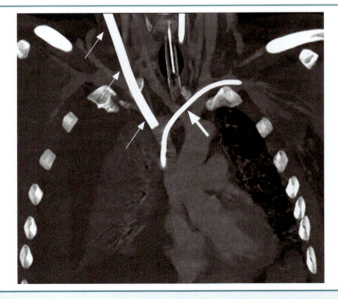

12.1.2. TC. ECMO venovenosa. Plano coronal em reconstrução MIP. Cânula de retorno ou *outflow* inserida na veia jugular interna direita, com extremidade na confluência das veias braquiocefálicas (setas finas). Cateter venoso profundo inserido na veia subclávia esquerda, de menor calibre, com extremidade na VCS (seta grossa).

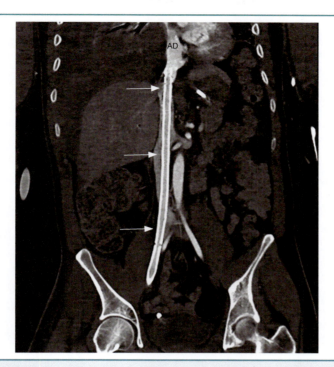

12.1.3. TC. **ECMO venovenosa.** Mesmo paciente da Figura 12.1.2. Cânula de drenagem (setas) inserida na veia femoral comum direita, com trajeto ascendente na VCI e extremidade na transição entre a cava e o AD.

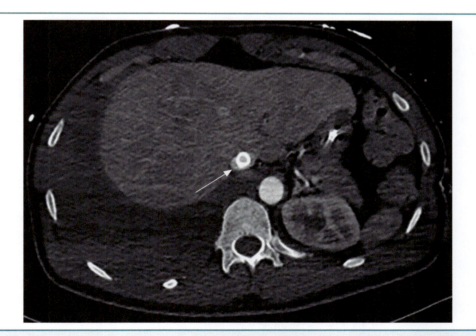

12.1.4. TC. **ECMO venovenosa ao nível do abdome superior.** Mesmo paciente da Figura 12.1.2. Cânula de drenagem na porção retro-hepática da VCI.

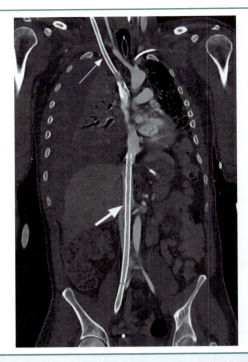

12.1.5. TC. ECMO venovenosa. Mesmo paciente da Figura 12.1.2. Cânula de retorno na veia braquiocefálica direita (seta fina) e cânula drenagem na VCI (seta grossa).

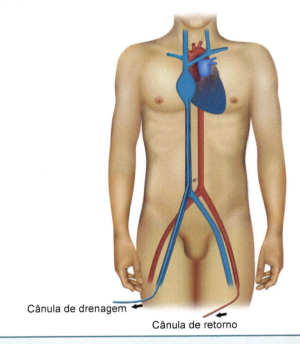

Cânula de drenagem
Cânula de retorno

12.1.6. ECMO veno-arterial configuração periférica. Ilustração demonstrando a bicanulação veno-arterial. A cânula de drenagem está inserida na veia femoral comum direita, e a cânula de retorno na artéria femoral comum esquerda.

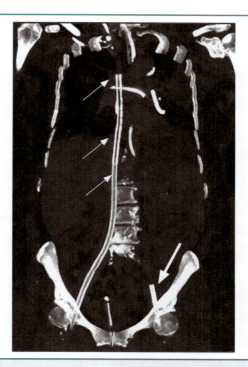

12.1.7. TC. ECMO venoarterial. Configuração periférica. Plano coronal. Cânula de drenagem ou *inflow* inserida na veia femoral comum direita, com trajeto ascendente na VCI e extremidade na VCS (setas finas). Cânula retorno ou *outflow* inserida na artéria femoral comum esquerda, com extremidade na artéria ilíaca externa esquerda (seta grossa).

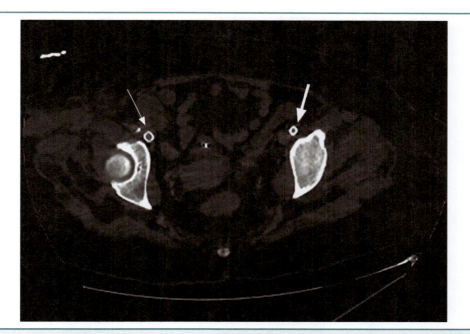

12.1.8. TC. ECMO venoarterial. Configuração periférica. Imagem ao nível da pelve. Mesmo paciente da Figura 12.1.7. Cânula de drenagem no interior da veia ilíaca externa direita (seta fina). Cânula de retorno no interior na artéria ilíaca externa esquerda (seta grossa).

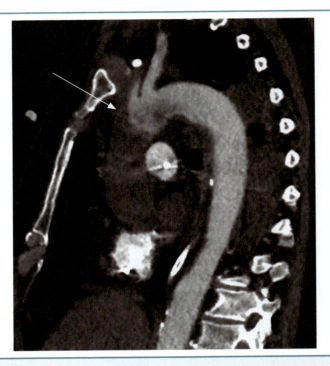

12.1.9. TC. ECMO venoarterial. Configuração periférica. Imagem ao nível do tórax no plano sagital. Aquisição arterial precoce. Mesmo paciente da Figura 12.1.7. Fenômeno de *watershed* ou "encontro das águas". O fluxo retrógrado de sangue opacificado pelo contraste reinjetado no sistema circulatório pelo cateter femoral esquerdo encontra o fluxo não opacificado ejetado pelo coração, o que determina uma linha divisória artefatual (seta) de sangue respectivamente hiperdenso e hipodenso ao nível do AAo.

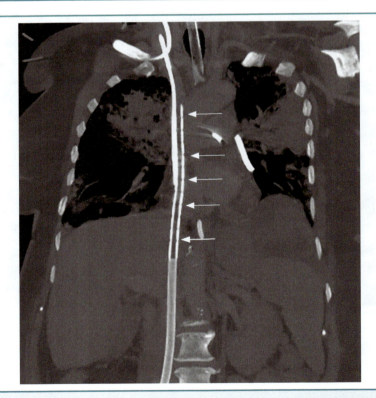

12.1.10. TC. ECMO venoarterial. Configuração periférica. Mesmo paciente da Figura 12.1.7. Cânula de drenagem com trajeto ascendente na VCI e extremidade na VCS exibe múltiplas fenestras que permitem a drenagem do sangue dos sistemas cava superior e inferior.

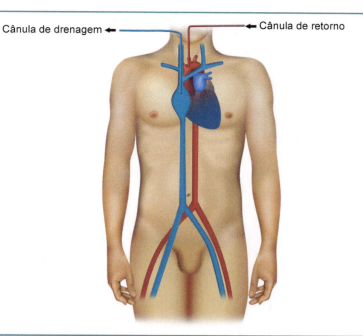

12.1.11. ECMO venoarterial. Configuração central. Ilustracao demonstrando bicanulação venoarterial. A cânula de drenagem está localizada na VCS e a cânula de retorno, no AAo.

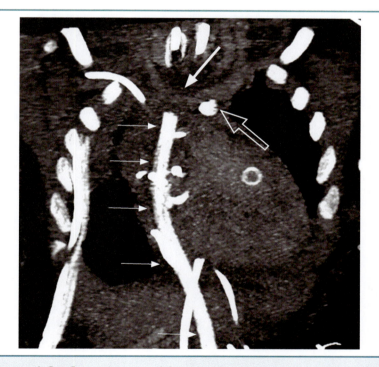

12.1.12. TC. ECMO venoarterial. Configuração central. Imagem do tórax no plano coronal. Cânula de drenagem ou *inflow* (setas finas) com extremidade na VCI junto à confluência das veias braquiocefálicas (seta grossa). Cânula de retorno ou *outflow* no AAo (seta sem preenchimento).

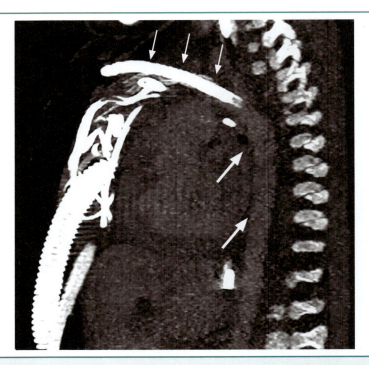

12.1.13. TC. ECMO venoarterial. Configuração central. Imagem do tórax no plano sagital. Cânula de retorno (*outflow*) no AAo (setas finas). As setas grossas indicam a localização da AoD.

12.2 DISPOSITIVOS DE LONGA PERMANÊNCIA OU TERAPIA DE DESTINO

Autores

BRUNO DE FREITAS LEITE | DIEGO MOREIRA ARRUDA
MARCO STEPHAN LOFRANO ALVES | SERGIO BARROS GOMES | THYAGO MONTEIRO DO ESPIRITO SANTO

ECO

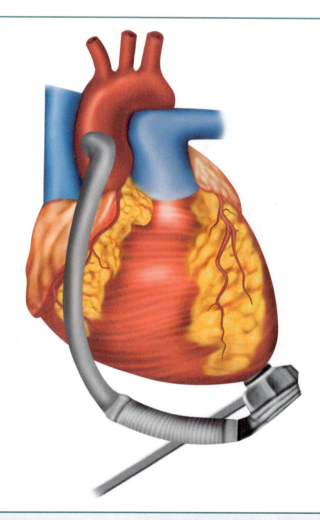

12.2.1. Ilustração do dispositivo de assistência ventricular de longa permanência, de fluxo contínuo centrífugo. O impulsor e sua estrutura de alojamento são implantados dentro do saco pericárdico.

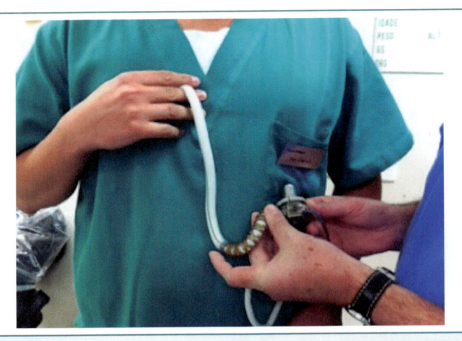

12.2.2. Dispositivo de assistência ventricular de longa permanência de fluxo contínuo centrífugo. Ilustração do posicionamento das cânulas em relação ao tórax. A cânula de drenagem localiza-se na região apical do VE, ascende à direita do esterno e se anastomosa na AoA.

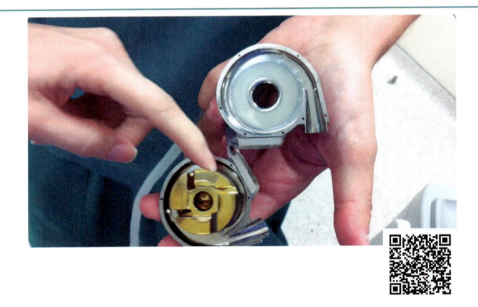

12.2.3. Bomba centrífuga de fluxo contínuo. Foto ilustrando o interior de uma bomba centrífuga, com seu disco giratório e lâminas. Exemplos incluem os dispositivos de assistência ventricular do tipo HeartWare® e HeartMate III®.

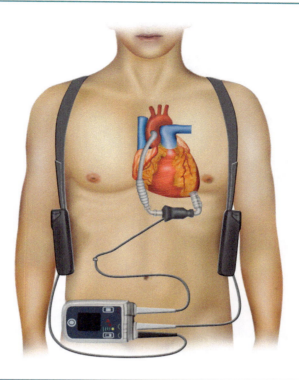

12.2.4.A. Dispositivo de assistência ventricular de longa permanência de fluxo axial. Figura ilustrativa mostrando a bomba com localização subdiafragmática e a posição da cânula de retorno na AoA.

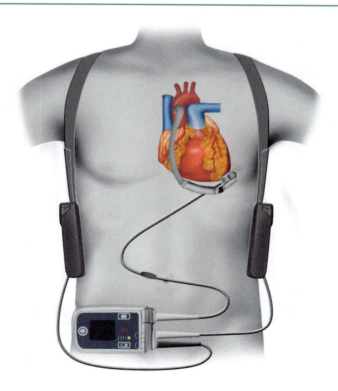

12.2.4.B. Dispositivo de assistência ventricular de longa permanência de fluxo contínuo centrífugo. A ilustração demonstra bomba de localização intrapericárdica e a posição da cânula de retorno na AoA.

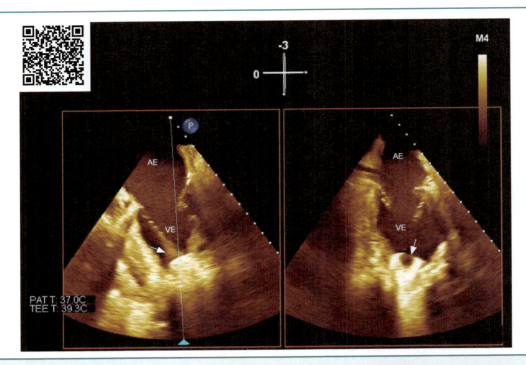

12.2.5. ECOTE 2D. Posicionamento da cânula de drenagem na região apical do VE. Aquisição biplanar mostrando o VE em dois planos simultâneos ortogonais, com a cânula de drenagem (seta) bem posicionada em relação à VM.

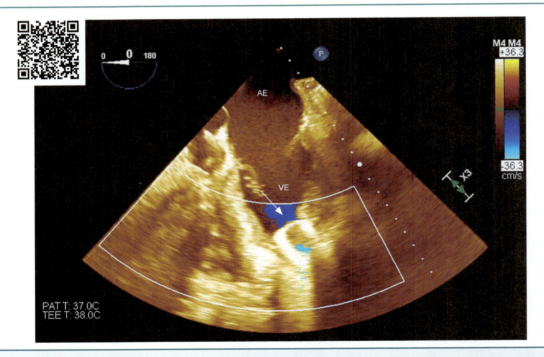

12.2.6. ECOTE 2D. Cânula de drenagem de dispositivo de assistência ventricular. No plano 0° observa-se fluxo laminar proveniente da VM e direcionado à cânula de drenagem, localizada na região apical do VE (seta). A cânula de drenagem apresenta correto posicionamento e orientação em direção a VM, o que evita o fenômeno de sucção geralmente causado pela interposição de estruturas adjacentes ao seu orifício.

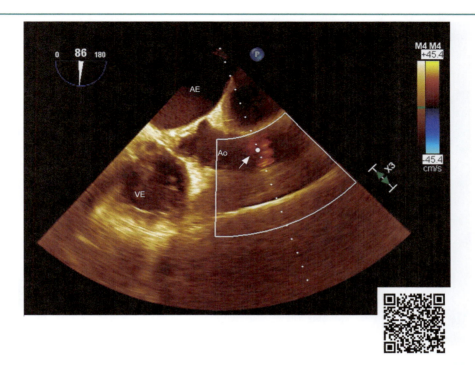

12.2.7. ECOTE 2D. Cânula de retorno na AoA. No plano 86°, eixo longo modificado, o Doppler em cores mostra fluxo laminar contínuo proveniente da cânula de retorno para a AoA proximal (seta).

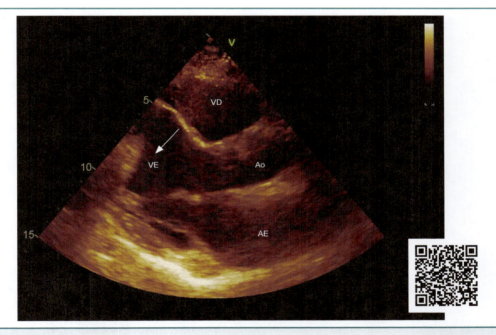

12.2.8.A. ECOTT 2D. Cânula de drenagem na região apical do VE. No plano paraesternal longitudinal observa-se a posição da cânula de drenagem (seta) discretamente direcionada ao septo anterior, em um VE dilatado, com disfunção sistólica e acinesia da parede septal anterior.

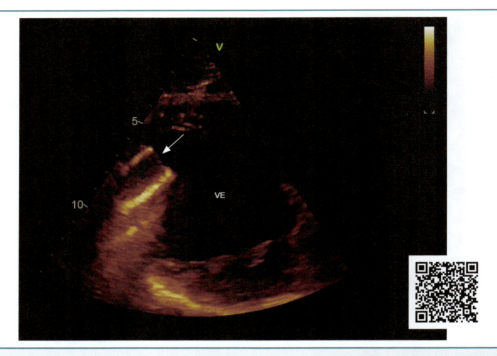

12.2.8.B. ECOTT 2D. No plano paraesternal longitudinal modificado, para melhor visualização da região apical, observa-se a cânula de drenagem direcionada ao SIV (seta). Nesta posição pode haver obstrução de seu orifício pela parede septal e ocorrência do fenômeno de sucção.

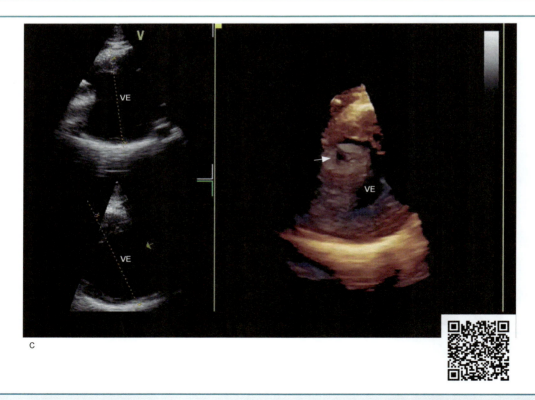

12.2.8.C. ECOTT 3D. Óstio da cânula de drenagem do dispositivo de assistência ventricular esquerda (seta).

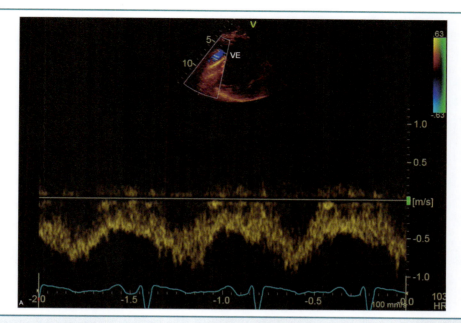

12.2.9.A. ECOTT 2D. Padrão de fluxo contínuo da cânula de drenagem. O Doppler pulsátil evidencia o fluxo de baixa velocidade em um dispositivo de longa permanência de fluxo contínuo, normal entre 1 a 2 m/s. Observe que o fluxo apresenta pico e nadir de velocidades, relacionados a sístole e diástole, respectivamente.

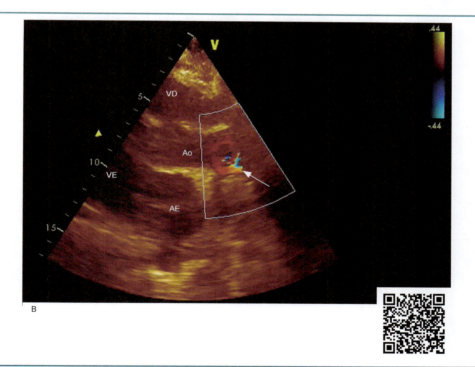

12.2.9.B. ECOTT 2D. Fluxo da cânula de retorno na AoA. No plano paraesternal modificado, para melhor visualização da AoA observa-se um fluxo contínuo laminar, sem obstrução na cânula de retorno (seta). O volume sanguíneo é retirado do VE e redirecionado pelo dispositivo para a AoA através da cânula de retorno. Este mecanismo leva à redução dos diâmetros cavitários e das pressões de enchimento do VE, além de fornecer débito cardíaco adicional.

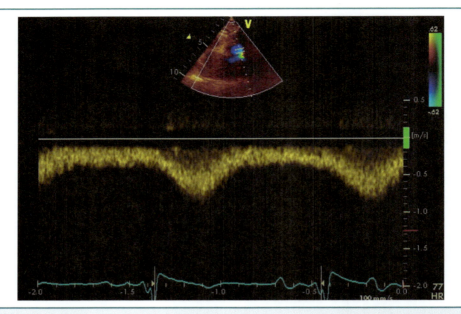

12.2.9.C. ECOTT 2D. Padrão do fluxo contínuo da cânula de retorno na AoA. O Doppler pulsátil evidencia o fluxo contínuo de baixa velocidade, sem obstrução, com valor normal entre 1 a 2 m/s.

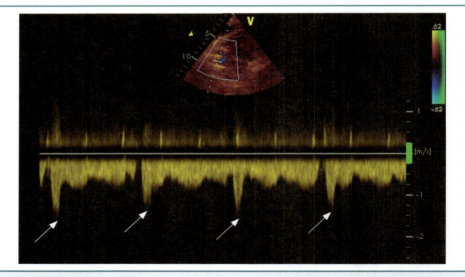

12.2.10. ECOTT 2D. Padrão de fluxo da cânula de drenagem do dispositivo de assistência ventricular esquerda HeartMate III®. O desenho de fluxo foi criado para reduzir a chance de trombose, com variação periódica da intensidade do fluxo (setas).

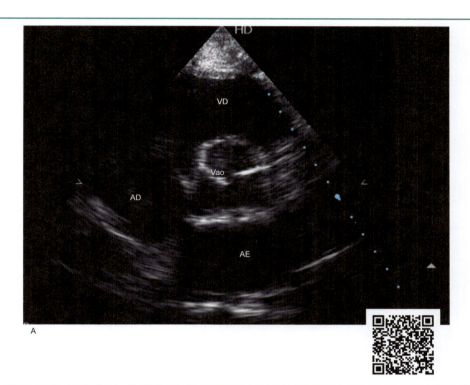

12.2.11.A. ECOTT 2D. Abertura intermitente da Vao. No plano transverso da Vao observa-se a abertura intermitente da Vao programada para evitar a formação de trombo na face aórtica. Esta abertura intermitente sugere o funcionamento normal do dispositivo. A duração e a extensão da sua abertura vão depender do grau de suporte de assistência.

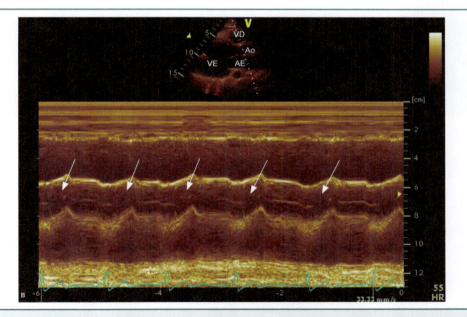

12.2.11.B. ECOTT 2D. Modo M da Vao com abertura em todos os ciclos (setas). A abertura em todos os ciclos indica provavelmente o suporte insuficiente ou falha na descompressão do VE pelo dispositivo.

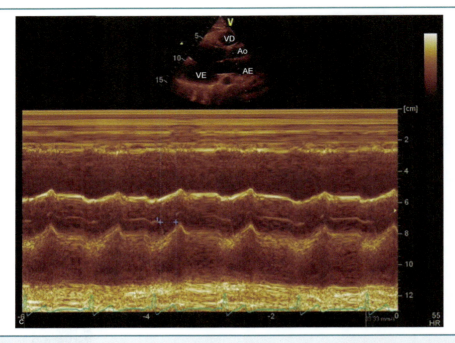

12.2.11.C. ECOTT 2D. O modo M da Vao registra a frequência da abertura e a sua duração em segundos (0,25 s).

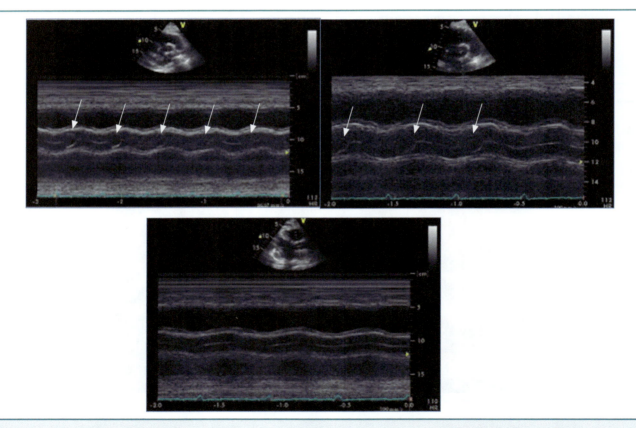

12.2.11.D. ECOTT 2D. Modo M da Vao em diferentes velocidades de suporte com um dispositivo de assistência ventricular esquerda de fluxo contínuo. Com 8.000 rpm (painel superior), observa-se abertura da Vao em todos os ciclos (setas). Aumentando o suporte para 8.400 rpm (painel intermediário), obtém-se abertura intermitente da Vao (setas). Com alto suporte em 9.600 rpm (painel inferior), a pressão sistólica do VE não ultrapassa a pressão aórtica e a Vao permanece fechada em todos os ciclos.

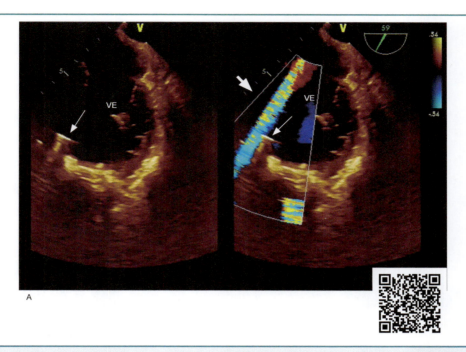

12.2.12.A. ECOTE 2D. Artefato do Doppler em cores tipo *water fall*. Este artefato (seta grossa) não permite a avaliação da velocidade através da cânula de drenagem (seta fina) devido à presença do rotor próximo à cânula, causando reverberação.

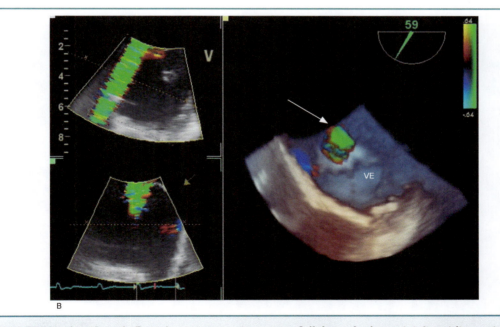

12.2.12.B. ECOTE 3D. Artefato do Doppler em cores tipo *water fall*. Através da aquisição tridimensional observa-se que o artefato se forma acima de sua verdadeira origem (seta).

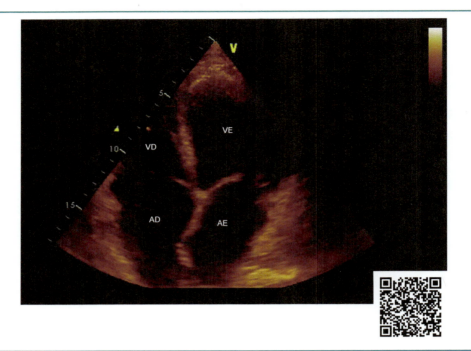

12.2.13. ECOTT 2D. Septos balanceados. O plano 4CH mostra que, com velocidade correta de sucção, os septos atrial e ventricular estão balanceados, evitando insuficiência tricúspide ou obstrução da VSVE (complicações devidas ao fenômeno de sucção).

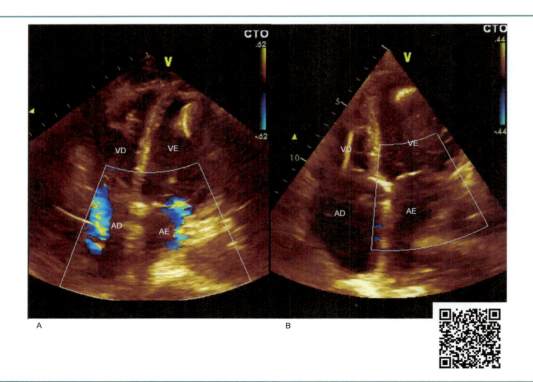

12.2.14.A e B. ECOTT 2D. Avaliação da IM após aumento no grau de assistência. Em A, com 8.400 rotações por minuto, o paciente apresentava pressões de enchimento elevadas e IM moderada, com jato excêntrico direcionado posteriormente. Em B, ao aumentar para 9.400 rotações por minuto, a IM nitidamente reduziu, com diminuição das pressões de enchimento do VE e a pressão arterial média se manteve em 72 mmHg.

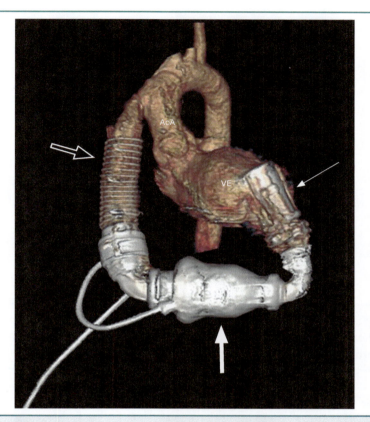

12.2.1. TC. HeartMate II®. Reconstrução 3D. Plano coronal. Cânula de drenagem ou *inflow* (seta fina) com extremidade na cavidade apical do VE, bomba (seta grossa), cânula de retorno ou *outflow* (seta sem preenchimento) conectada à AoA.

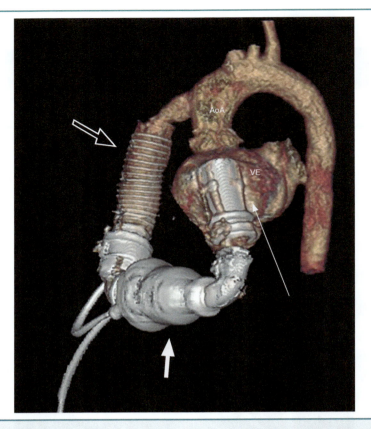

12.2.2. TC. HeartMate II®. Reconstrução 3D. Plano Sagital oblíquo. Cânula de drenagem ou *inflow* (seta fina) com extremidade na cavidade apical do VE, bomba (seta grossa), cânula de retorno ou *outflow* (seta sem preenchimento), conectada à AoA.

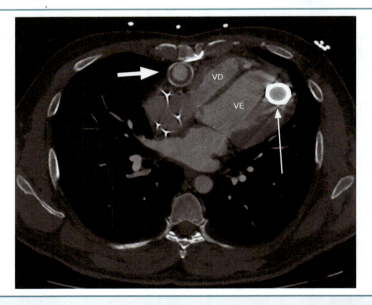

12.2.3. TC Ax. HeartMate II®. Cânula de drenagem ou i*nflow* (seta fina) com extremidade na cavidade apical do VE, cânula de retorno ou *outflow* (seta grossa) em posição retroesternal.

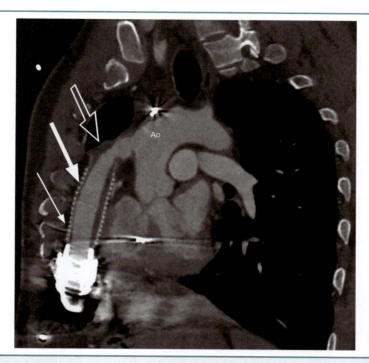

12.2.4. TC. HeartMate II®. Cânula de retorno ou *outflow*, conectada à AoA. A cânula de retorno apresenta dois componentes, uma camada protetora coaxial externa (seta fina) para prevenir dobradura da cânula, e um componente interno em contato com fluxo sanguíneo (seta grossa), separados por um espaço hipodenso circunferencial entre os enxertos. Trombo mural na transição do enxerto com a AoA (seta sem preenchimento).

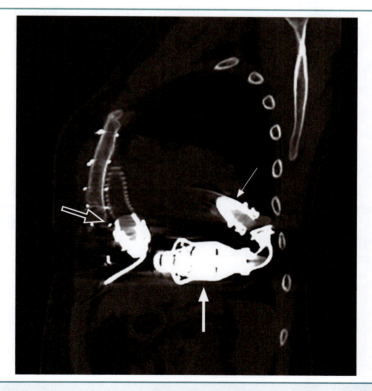

12.2.5. TC. HeartMate II®. Cânula de entrada ou *inflow* (seta fina), bomba (seta grossa), cânula de saída ou *outflow* (seta sem preenchimento).

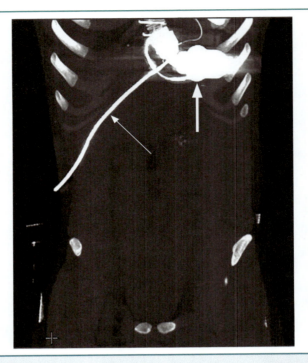

12.2.6. TC Cor. HeartMate II®. *Driveline* ou cabo de energia (seta fina) que conecta a bomba (seta grossa) com a bateria externa (não demonstrada).

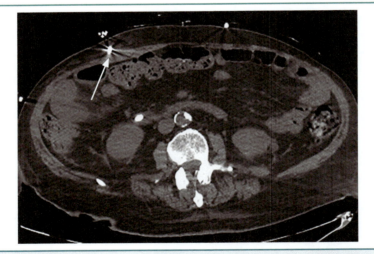

12.2.21. TC. HeartMate II®. Corte axial ao nível do abdome. *Driveline* ou cabo de energia (seta fina) no subcutâneo da parede abdominal.

12.3 COMPLICAÇÕES

Autores
BRUNO DE FREITAS LEITE | DIEGO MOREIRA ARRUDA
MARCO STEPHAN LOFRANO ALVES | SERGIO BARROS GOMES | THYAGO MONTEIRO DO ESPIRITO SANTO

ECO

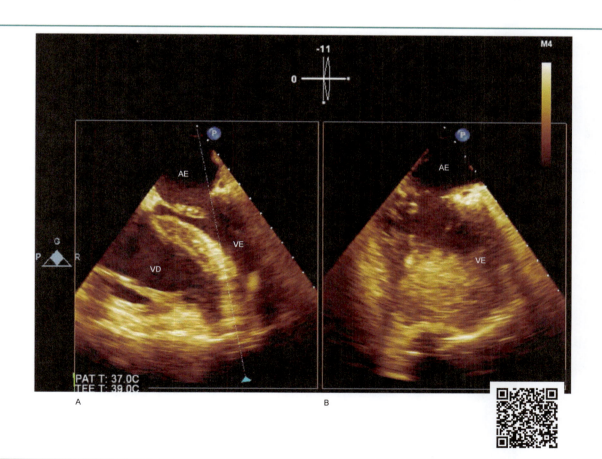

12.3.1.A e B. ECOTE 2D. Abaulamento do septo interventricular em direção ao VE. Aquisição biplanar com dois planos simultâneos demonstrando abaulamento do SIV em direção ao VE, sugerindo descompressão excessiva para esse paciente.

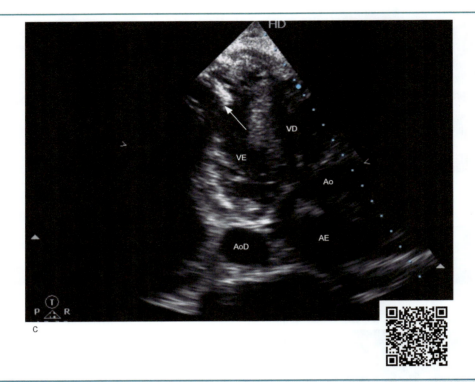

12.3.1.C. ECOTT 2D. Fenômeno de sucção. As imagens demonstram obstrução intermitente do orifício da cânula de drenagem (seta) pelo movimento do SIV, uma complicação comum e facilmente detectável ao ECOTT 2D.

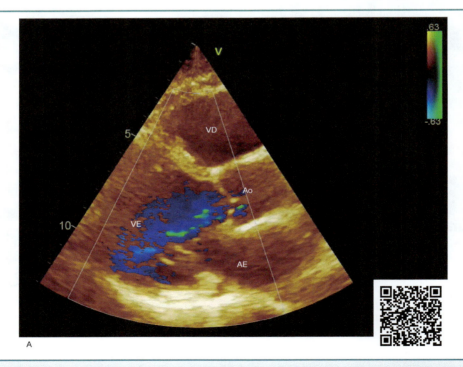

12.3.2.A. ECOTT 2D. Insuficiência da Vao em paciente com dispositivo de assistência ventricular de longa permanência de fluxo contínuo. No plano paraesternal longitudinal observa-se a IAo moderada. Essa complicação ocasiona um "ciclo fútil" podendo levar à falha da assistência ventricular.

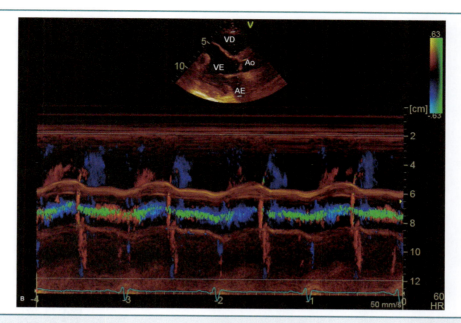

12.3.2.B. ECOTT 2D. A imagem em modo M da Vao demonstra o refluxo contínuo durante todo o ciclo cardíaco.

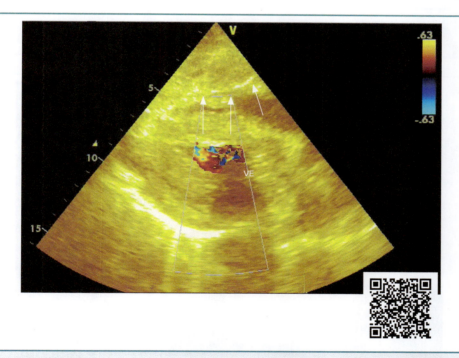

12.3.3.A. ECOTT 2D. Hematoma como complicação da inserção do dispositivo de assistência ventricular. No plano subcostal evidencia-se grande hematoma (setas) com repercussão hemodinâmica. No centro da imagem observa-se o fluxo no dispositivo.

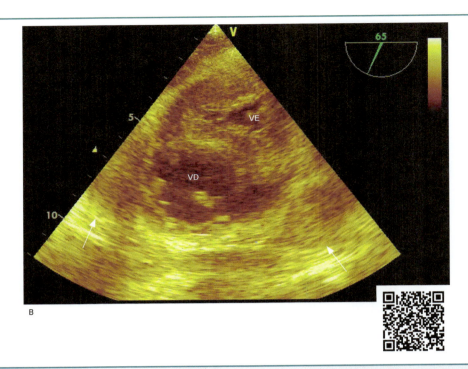

12.3.3.B. ECOTE 2D. No plano transgástrico, Ec em 65°, observa-se um grande hematoma circunferencial (setas) com repercussão hemodinâmica.

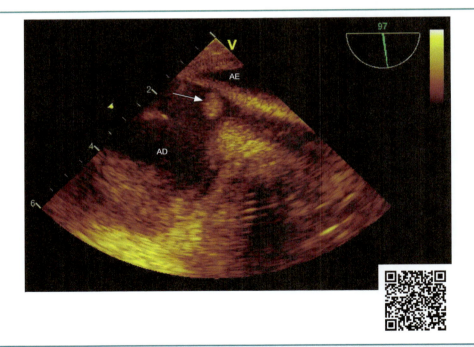

12.3.4. ECOTE 2D. Trombo intracavitário como complicação de assistência ventricular. No plano bicaval modificado em 97°, evidencia-se trombo móvel (seta) no SIA, na região da fossa oval.

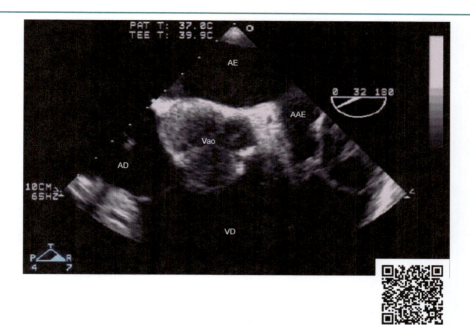

12.3.5. ECOTE 2D. Trombo associado a Vao como complicação e assistência ventricular. Em 32° observa-se a Vao permanentemente fechada. A ausência de abertura está associada à formação de trombo.

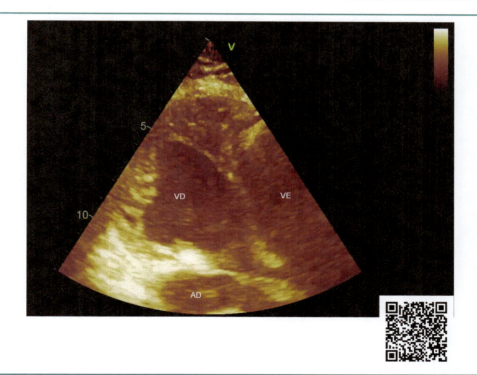

12.3.6. ECOTT 2D. Disfunção ventricular direita associada a assistência ventricular esquerda. No plano 4CH visualiza-se VD dilatado e com disfunção sistólica. A disfunção do VD é causa comum de falha da assistência ventricular esquerda, devido a baixo débito e pré-carga reduzida ao VE.

SEÇÃO 13

TÓPICOS ESPECIAIS

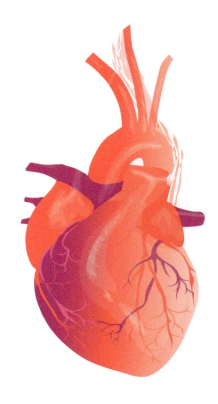

COORDENADORES DA SEÇÃO

 ELIZA DE ALMEIDA GRIPP

 JOSÉ MARIA DEL CASTILLO

 LUCIANO DE FIGUEIREDO AGUIAR FILHO

 LARA CRISTIANE TERRA FERREIRA CARREIRA

 RONALDO DE SOUZA LEÃO LIMA

13
TÓPICOS ESPECIAIS

Autores
LAUDENOR PEREIRA LEMOS JUNIOR | MURILO DE ARAUJO FERREIRA
RODRIGO BAHIENSE VISCONTI | THYAGO MONTEIRO DO ESPÍRITO SANTO

ECO

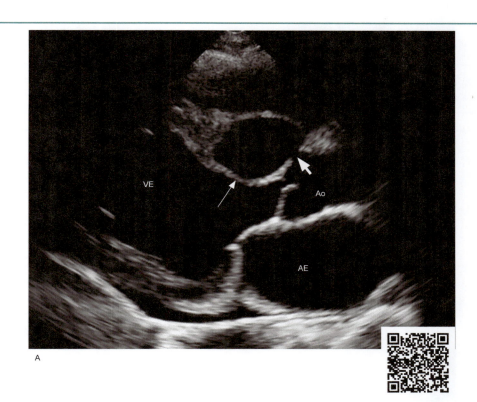

13.1.A. ECOTT 2D. Aortite sifilítica. No plano paraesternal longitudinal observa-se uma cavidade pulsátil (seta fina) na junção septoaórtica, conectada com o SVal direito (seta grossa).

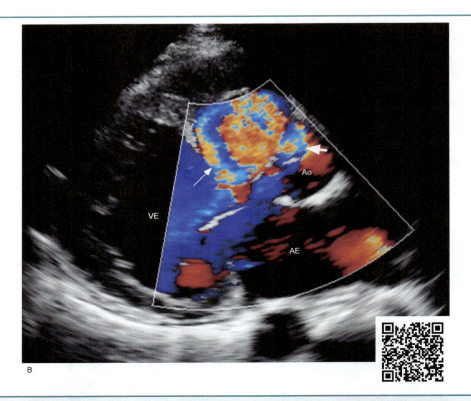

13.1.B. ECOTT 2D. No plano paraesternal longitudinal, o Doppler em cores demonstra o trajeto do fluxo proveniente da Ao ascendente para a cavidade pulsátil (seta fina) através do SVal direito (seta grossa).

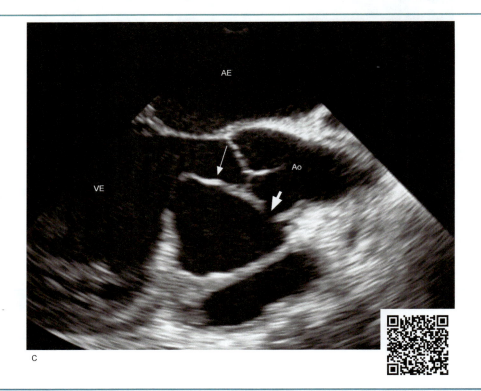

13.1.C. ECOTE 2D. No plano do esôfago médio, eixo longo, evidencia-se a cavidade pulsátil (seta fina) conectada ao SVal direito (seta grossa).

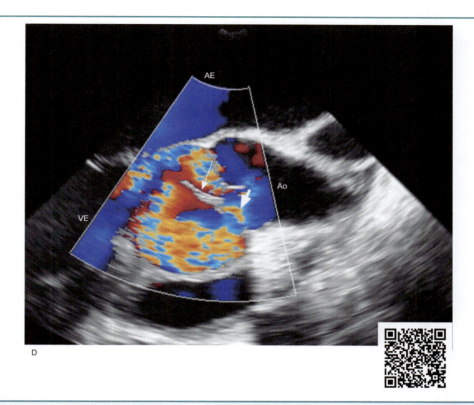

13.1.D. ECOTE 2D. No plano do esôfago médio, eixo longo, evidencia-se ao Doppler em cores fluxo com predomínio diastólico, com o trajeto pelo interior da cavidade pulsátil (seta fina). A seta grossa mostra a conexão da cavidade pulsátil com o SVal direito.

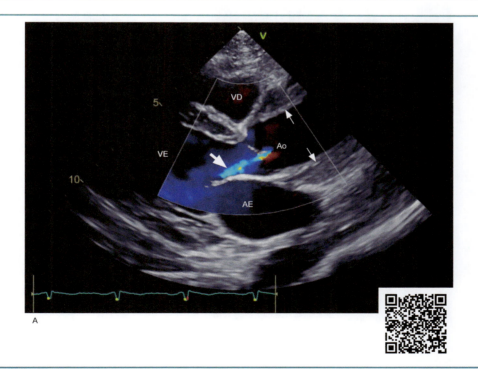

13.2.A. ECOTT 2D. Doença de Takayasu. No plano paraesternal longitudinal evidencia-se importante espessamento das paredes da Ao ascendente (setas finas) e insuficiência aórtica leve por acometimento valvar (seta grossa).

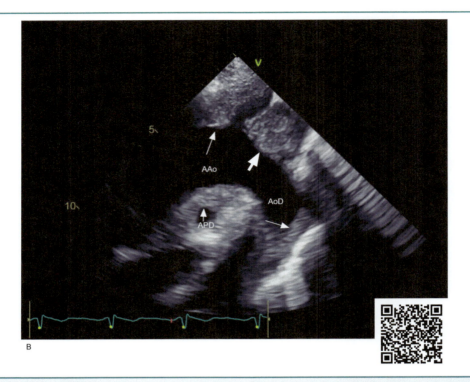

13.2.B. ECOTT 2D. No plano supraesternal observa-se importante espessamento do AAo, da Ao descendente e da APD (setas finas). Observa-se espessamento na origem da artéria subclávia esquerda (seta grossa).

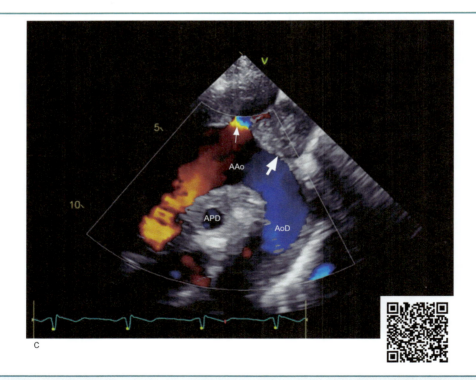

13.2.C. ECOTT 2D. No plano supraesternal longitudinal o Doppler em cores evidencia fluxo turbulento na origem da Carot. E (seta fina) e obstrução da ASCE (seta grossa).

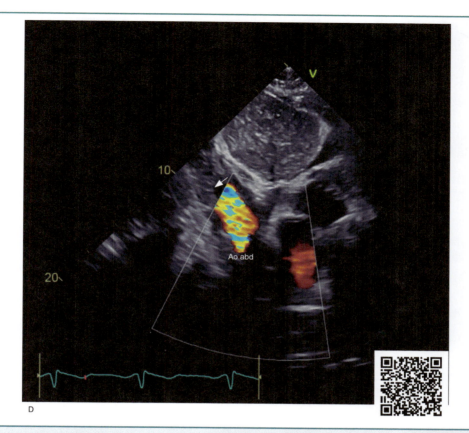

13.2.D. ECOTT 2D. No plano subcostal, no nível da Ao abd, presença de importante espessamento parietal (seta). O Doppler em cores evidencia fluxo turbulento nessa região.

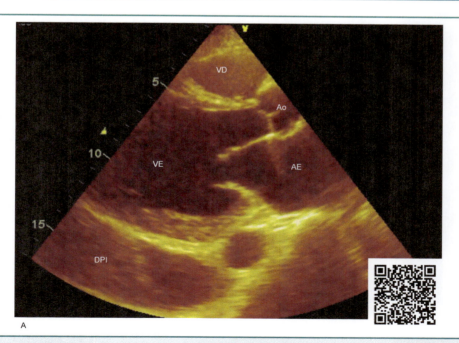

13.3. A. ECOTT 2D. Disfunção sistólica importante do VE e do VD, com derrame pleural devido a miocardite. No plano paraesternal longitudinal observa-se a disfunção sistólica importante do VE, com *tethering* da valva mitral e disfunção contrátil do VD. Presença de DPl à esquerda, localizada posteriormente à AoD.

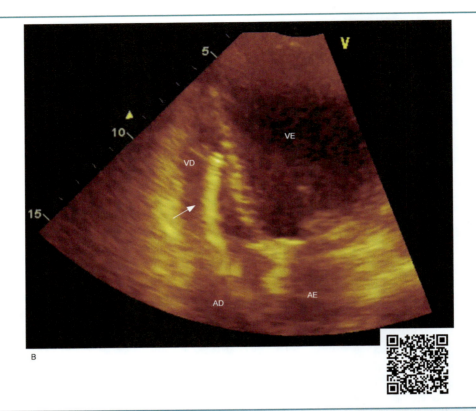

13.3.B. ECOTT 2D. Biópsia endomiocárdica percutânea para avaliação de miocardiopatias monitorada com o ECOTT 2D. No plano apical 4CH observa-se o biótomo (seta) atravessando a VT, sendo posicionado no VD. Realiza-se a extração de pequenas amostras do septo interventricular abaixo do plano da VT, para evitar rotura de cordoalha da valva tricúspide inserida no septo basal.

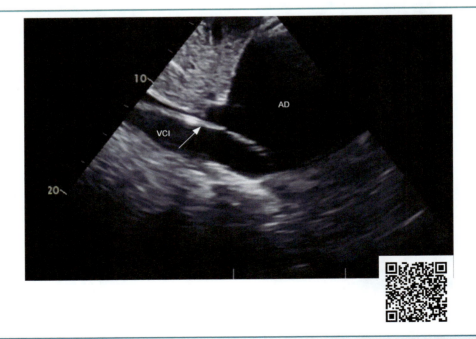

13.4. ECOTT 2D. Fio-guia de cateter venoso. No plano subcostal observa-se fio-guia no AD e VCI (seta), anteriormente localizado na veia cava superior.

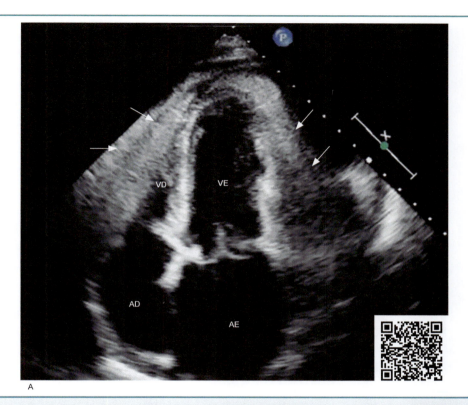

13.5.A. ECOTT 2D. Pseudoaneurisma após troca valvar. No plano apical 4CH, presença de material ecogênico intrapericárdico (setas) relacionado às cavidades direitas e à parede anterolateral do VE, compatível com hematoma.

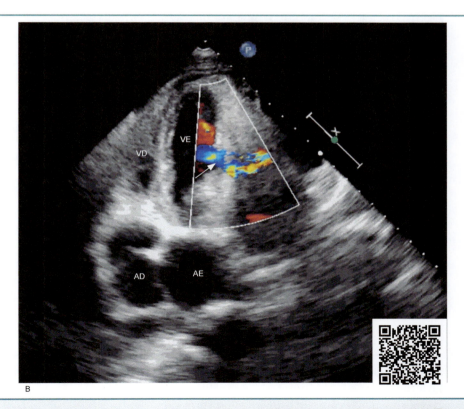

13.5.B. ECOTT 2D. Plano apical 4CH, priorizando a parede lateral, demonstrando fístula do VE para o espaço pericárdico (seta).

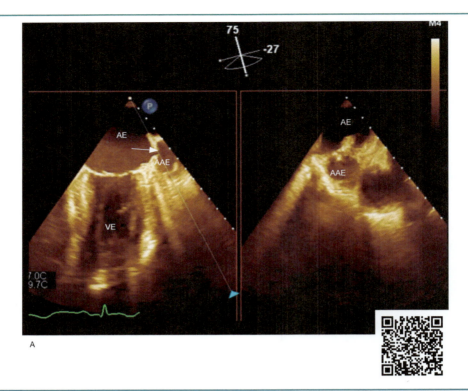

13.6.A. ECOTE 2D. Recanalização parcial do óstio do AAE. No plano 2CH, com enfoque no AAE, observa-se uma comunicação entre o AAE e AE (seta) após cerclagem epicárdica na base do AAE em CRVM com CEC sem abertura de cavidade cardíaca.

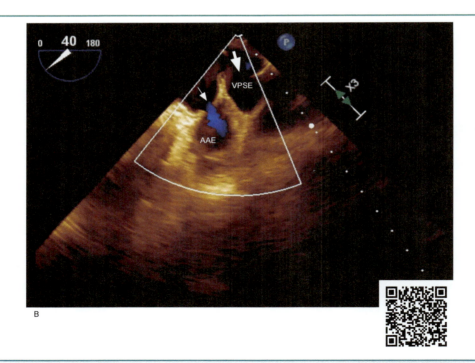

13.6.B. ECOTE 2D. AAE com fluxo em seu interior. Em 40° observa-se à esquerda, com o Doppler em cores, o fluxo no interior do AAE, confirmando a recanalização entre o AAE e AE (seta fina). Ao lado, presença da veia pulmonar superior esquerda (seta grossa).

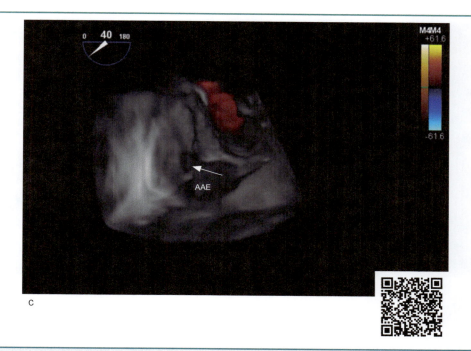

13.6.C. ECOTE 3D. Orifício de comunicação interligando o AAE e o AE (seta). Através da aquisição *live* 3D observa-se o orifício que conecta as duas cavidades.

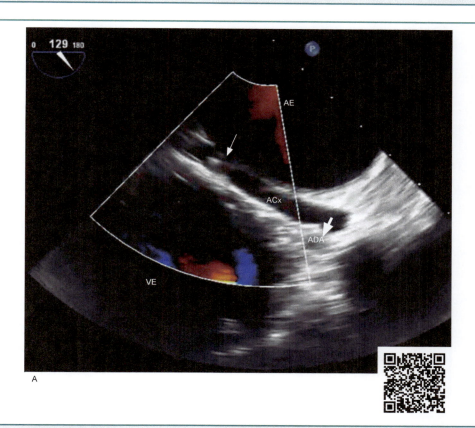

13.7.A. ECOTE 2D. ACx com placa em seu terço médio. Em 129°, visualiza-se corte longitudinal da ACx ao nível do sulco atrioventricular. Observa-se placa (seta fina) na ACx e a origem da ADA (seta grossa).

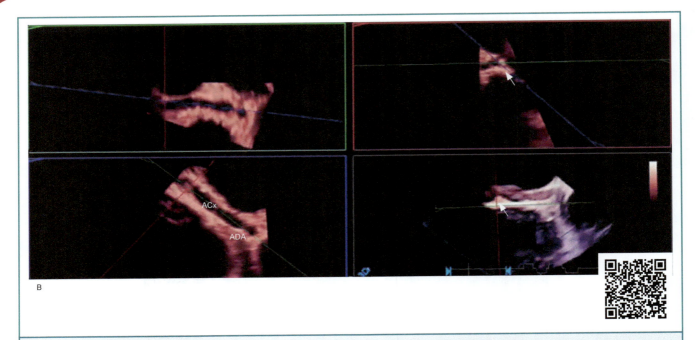

13.7.B. ECOTE 3D. Placa no terço médio da ACx. Imagem volumétrica com visualização em múltiplos planos, no plano em azul longitudinalmente e no plano vermelho transversalmente. Observam-se a origem da ADA e a placa (setas) na ACx na imagem tridimensional (imagem inferior à direita).

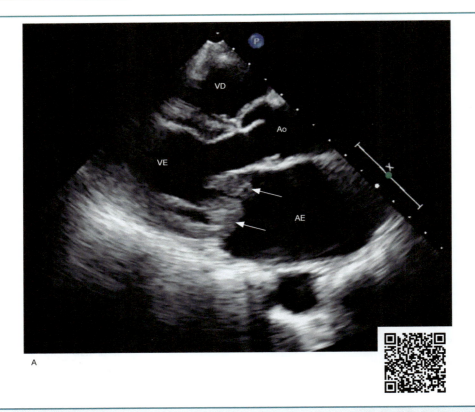

13.8.A. ECOTT 2D. Infiltração da valva mitral por linfoma. No plano paraesternal longitudinal, em sístole, presença de intenso espessamento de ambas as cúspides da VM (setas) secundário a infiltração por linfoma. Além disso, observa-se a falha na coaptação entre as cúspides.

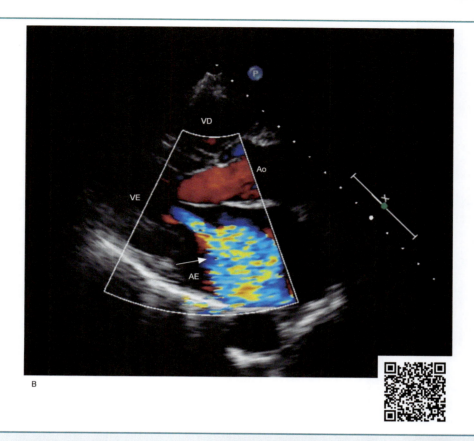

13.8.B. ECOTT 2D. No plano paraesternal longitudinal, o Doppler em cores demonstra jato de IM importante (seta) devido a falha de coaptação causada pela infiltração.

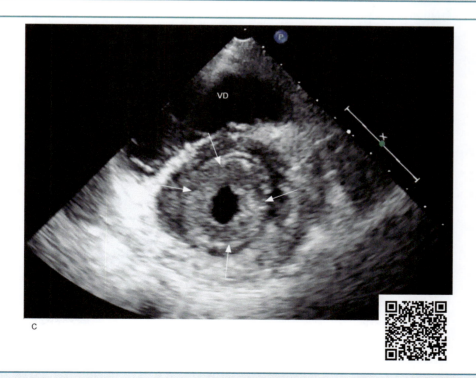

13.8.C. ECOTT 2D. No plano transverso do VE, em nível basal, é demonstrado intenso espessamento difuso da VM na diástole (setas).

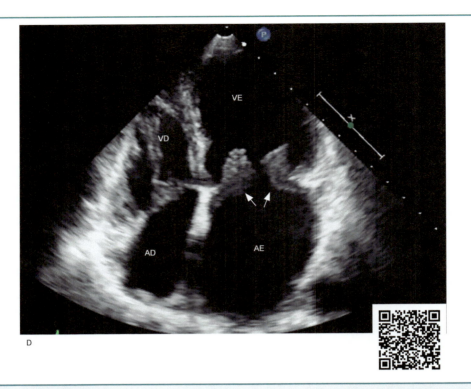

13.8.D. ECOTT 2D. No plano apical 4CH, na diástole, é demonstrada infiltração de ambas as cúspides da VM (setas).

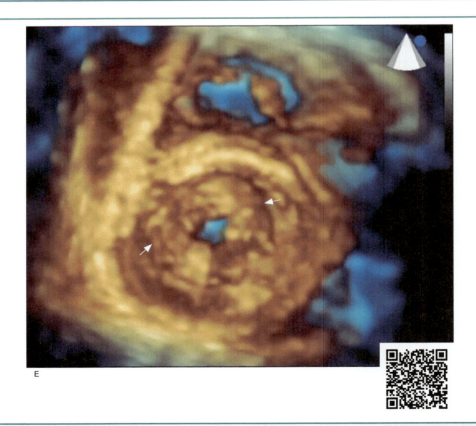

13.8.E. ECOTT 3D. A partir da face ventricular observa-se infiltração difusa da VM na diástole (setas).

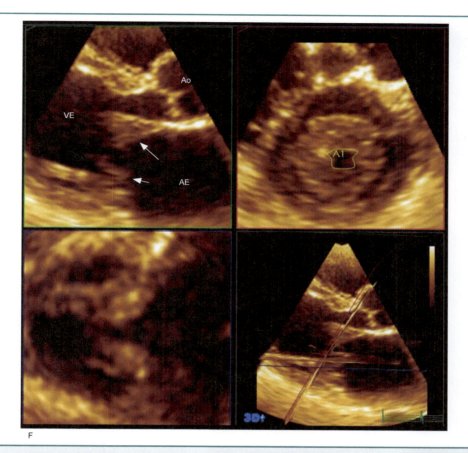

13.8.F. ECOTT 3D. A partir da visão ventricular, realização de múltiplos planos na diástole. No plano verde observa-se o plano longitudinal do VE com infiltração valvar (setas). No plano vermelho é demonstrado o plano transverso ao nível da abertura valvar, a qual apresenta estenose importante.

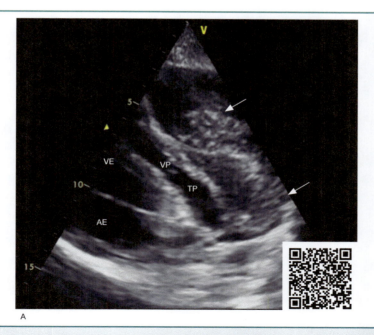

13.9.A. ECOTT 2D. Massa comprimindo a AP. No plano paraesternal Ec, observa-se uma volumosa massa heterogênea comprimindo VP e TP (setas).

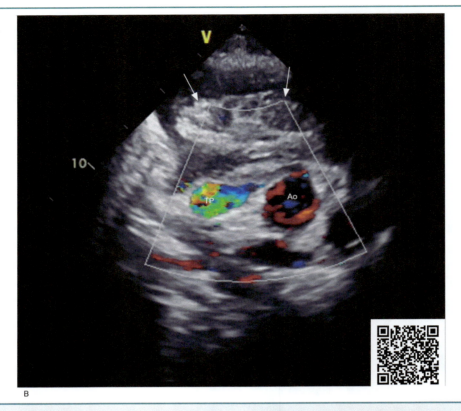

13.9.B. ECOTT 2D. No plano supraesternal observa-se massa envolvendo Ao e TP (setas), com compressão do TP, provocando turbulência do fluxo ao Doppler em cores.

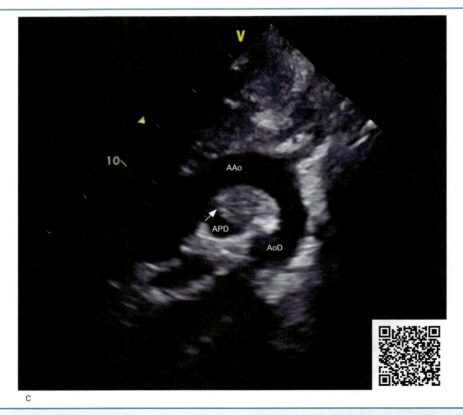

13.9.C. ECOTT 2D. Massa adjacente à APD. No plano supraesternal observa-se massa (seta) que comprime a APD.

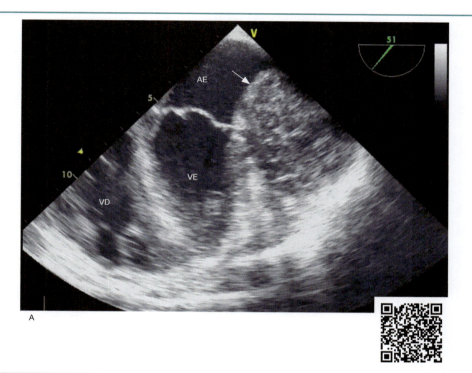

13.10.A. ECOTE 2D. Timoma. No plano do esôfago médio, 4CH, em 51°, observa-se massa heterogênea, de contorno regular (seta), causando compressão extrínseca ao átrio esquerdo.

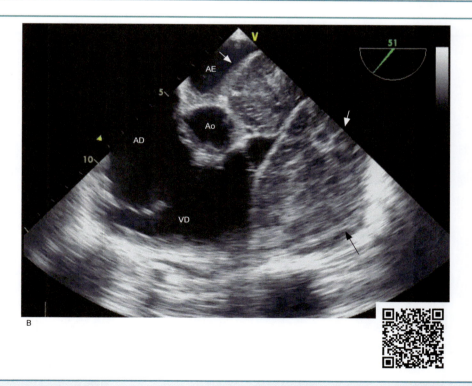

13.10.B. ECOTE 2D. No plano do esôfago médio, via de entrada e saída do ventrículo direito, em 51°, o tumor (setas), envolve e causa compressão extrínseca do tronco da artéria pulmonar e da valva pulmonar.

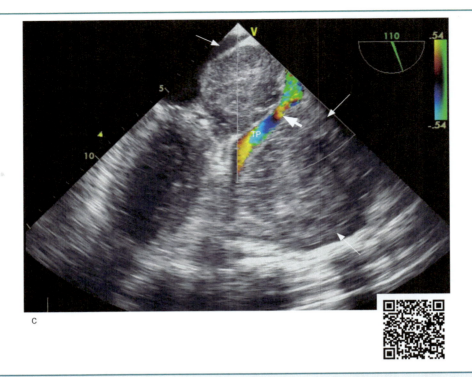

13.10.C. ECOTE 2D. No plano do esôfago médio, via de saída do ventrículo direito, em 110°, o tumor (setas finas) envolve e causa compressão extrínseca ao tronco da artéria pulmonar. Ao Doppler em cores observa-se turbulência do fluxo (seta grossa).

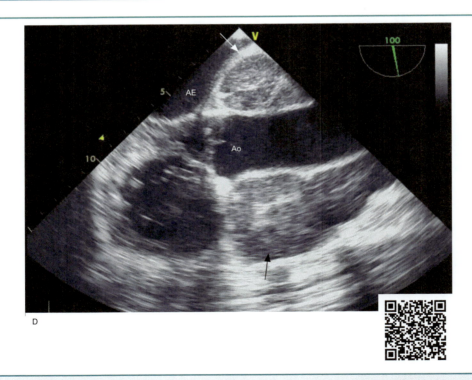

13.10.D. ECOTE 2D. No plano do esôfago médio, eixo longo, em 100°, o TU (setas) envolve a raiz aórtica e a Ao ascendente.

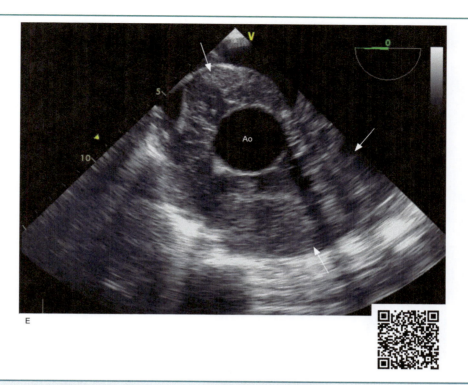

13.10.E. ECOTE 2D. No plano do esôfago médio, Ec, em 0°, o TU (setas) envolve toda a Ao ascendente.

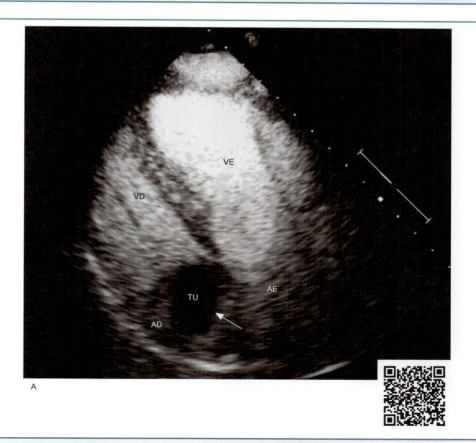

13.11.A. ECOTT 2D. TU cavernoso visualizado com uso de agente de realce ultrassonográfico. No plano 4CH observa-se massa ecogênica de superfície regular, esférica, delimitada pelo contraste (seta) localizada no AD.

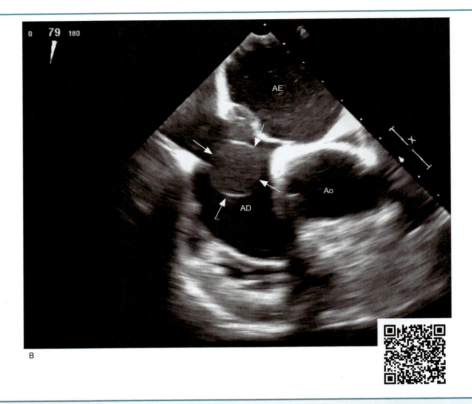

13.11.B. ECOTE 2D. TU cavernoso aderido ao SIA. No plano bicaval modificado, em 79°, observa-se o tumor (setas) de contorno regular, esférico, no AD e aderido ao aneurisma do SIA.

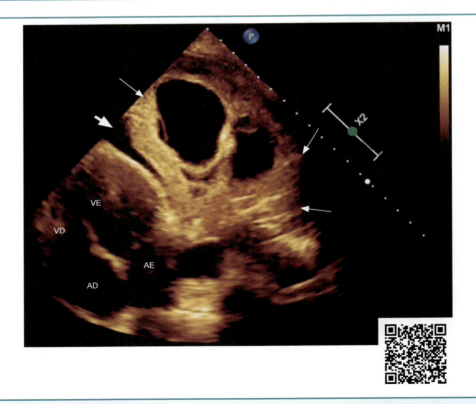

13.12. ECOTT 2D. Carcinoma pulmonar. No plano 4CH observa-se o carcinoma pulmonar (setas finas) com cavitações. À esquerda, visualiza-se derrame pericárdico sem causar restrição (seta grossa).

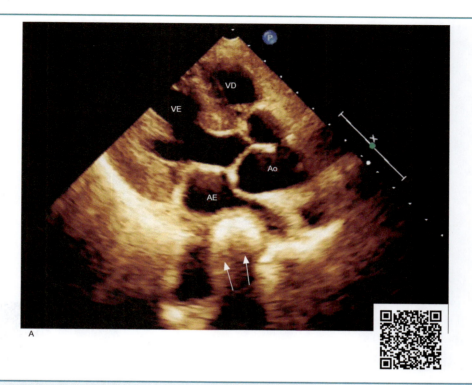

13.13.A. ECOTT 2D. Prótese autoexpansível esofagiana. No plano paraesternal longitudinal observa-se imagem hiperecogênica, causando abaulamento do AE (setas).

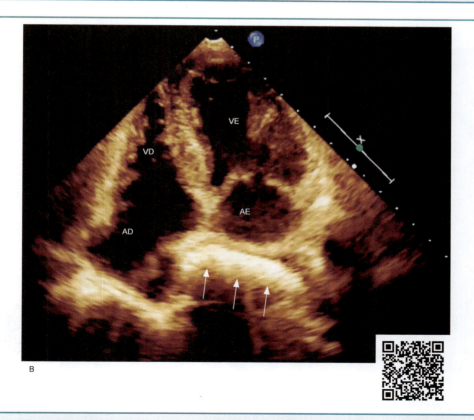

13.13.B. ECOTT 2D. No plano apical 4CH, melhor visualização da prótese longitudinalmente localizada em mediastino posterior (setas).

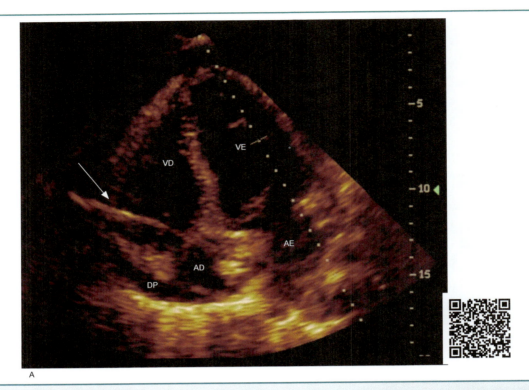

13.14.A. ECOTT 2D. Perfuração do VD por corpo estranho. No plano apical 4CH, presença de imagem hiperecogênica, alongada (seta), que penetra pelo VD e com continuidade até o SIA. Presença de derrame pericárdico associado.

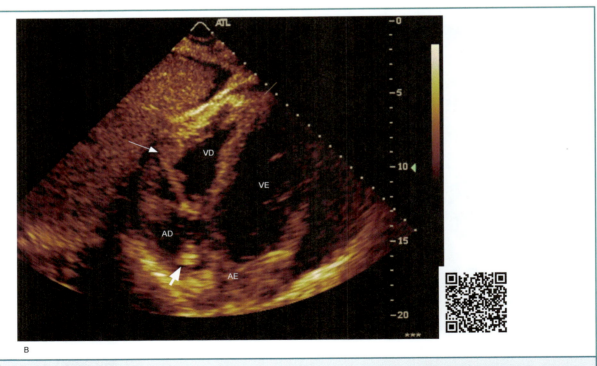

13.14.B. ECOTT 2D. No plano subcostal evidencia-se a perfuração da parede livre do VD por corpo estranho (seta fina). Presença de imagem hiperecogênica localizada na extremidade do corpo estranho, próximo ao septo interatrial, sugestiva de trombo (seta grossa).

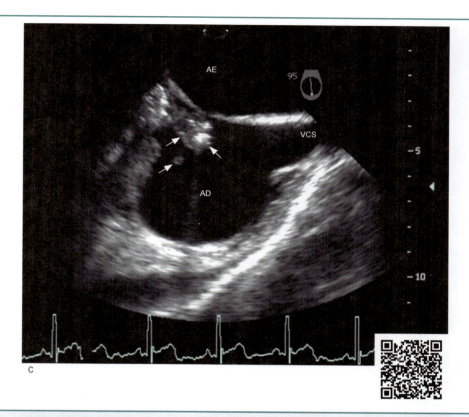

13.14.C. ECOTE 2D. Em 95°, no plano bicaval, imagem sugestiva de trombo (setas) envolvendo o corpo estranho proveniente da VCI.

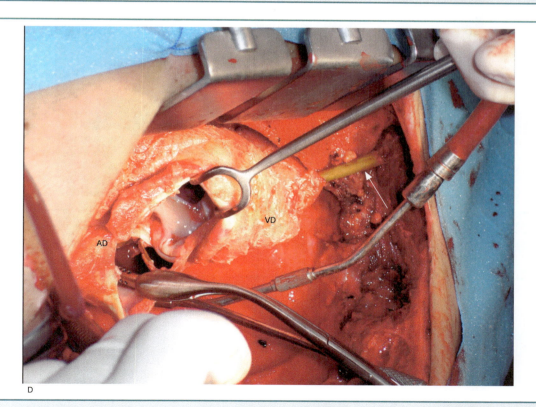

13.14.D. Imagem cirúrgica demonstrando espeto de churrasco penetrando o VD (seta), podendo ser visualizado em cavidade atrial direita.

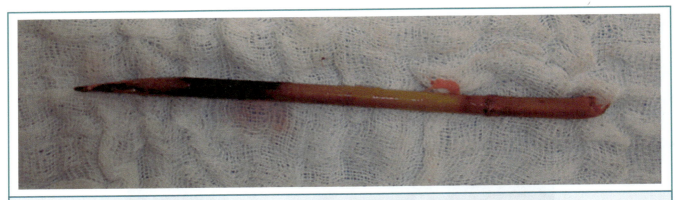

13.14E. Peça cirúrgica demonstrando espeto de churrasco retirado durante a cirurgia.

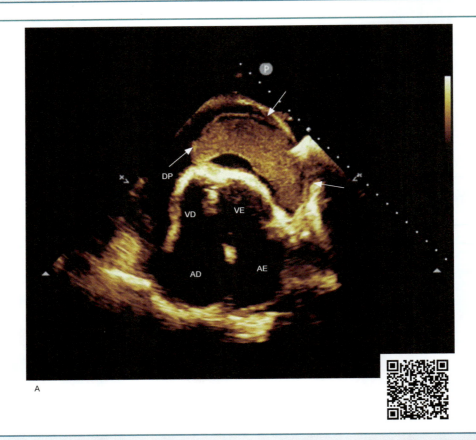

13.15.A. ECOTT 2D. Tuberculoma. No plano apical 4CH evidencia-se grande massa intrapericárdica (setas), relacionada à parede lateral e à região apical do VD e VE, delimitada por uma cápsula de conteúdo homogêneo, envolvida por DP.

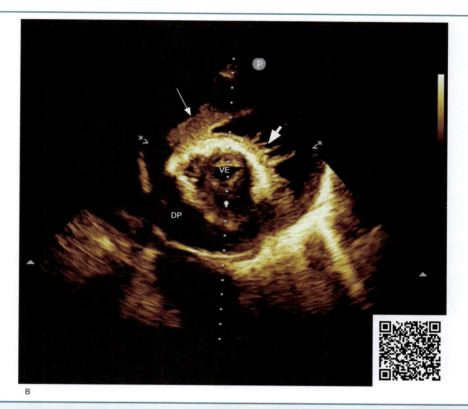

13.15.B. ECOTT 2D. No plano transverso do VE é visualizada a massa (seta fina), com imagens ecogênicas filamentares (traves de fibrina) aderidas ao pericárdio visceral na região apical do VE (seta grossa).

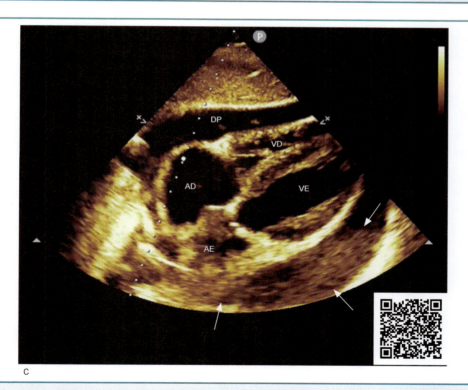

13.15.C. ECOTT 2D. No plano subcostal observa-se massa intrapericárdica (setas) relacionada à parede lateral, de conteúdo homogêneo, envolvida por DP.

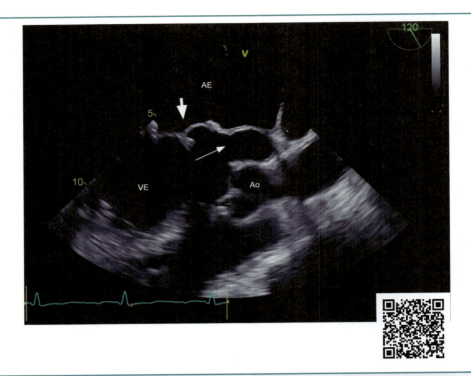

13.16. ECOTE 2D. Pseudoaneurisma da fibrose intervalvar mitroaórtica. No plano do esôfago médio, em 120°, observa-se a expansão sistólica do espaço (seta fina) criado entre a Vao e a VM (pseudoaneurisma), como complicação de trauma cirúrgico ocorrido durante o implante de prótese biológica em posição mitral (seta grossa).

Autores

ANTONIO TITO PALADINO FILHO | LUCIANO DE FIGUEIREDO AGUIAR FILHO
RODRIGO ANTONIO CARVALHO MELLO LIMA

RMC/TC

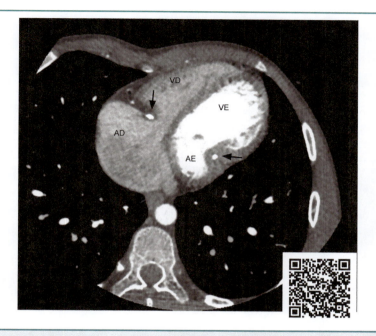

13.1.1. TC. Calcificação cardíaca anelar. Imagem de TC com constraste evidenciando restrição de abertura biventricular pela presença de calcificação anelar cardíaca (setas).

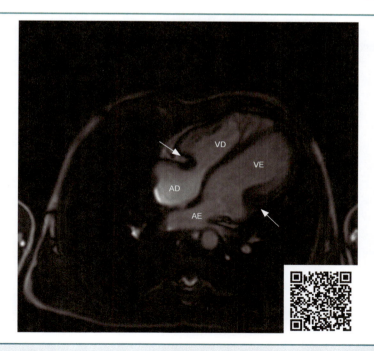

13.1.2. RMC. Calcificação cardíaca anelar. Imagem de cine-RM em 4CH evidenciando área de estreitamento dos ventrículos direito e esquerdo pela presença de calcificação anelar (setas).

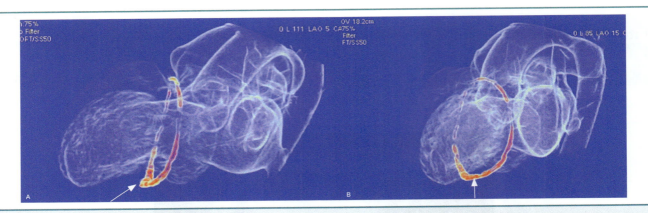

13.1.3.A e B. TC. Calcificação cardíaca anelar. Reconstrução em 3D evidenciando calcificação anelar cardíaca (seta) em duas projeções.

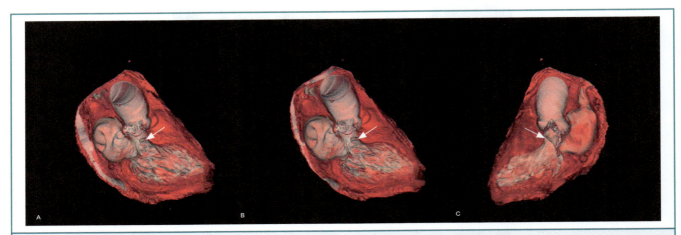

13.2.1.A, B e C. TC. Membrana subaórtica. Reconstrução 3D de imagens de TC cardíaca com contraste nas quais se observa a presença de espessamento subvalvar aórtico (setas) compatível com membrana subaórtica.

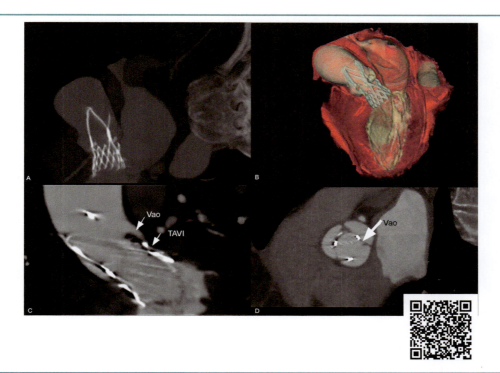

13.3.1.A, B, C e D. TC. Migração de prótese. Imagens de ângio-TC de aorta torácica com contraste iodado evidenciando migração de prótese transvalvar aórtica implantada por cateter. É possível visualizar a prótese em posição central da valva aórtica (setas). (A) Reconstrução em intensidade máxima de projeção (MIP), (B) reconstrução 3D, (C) plano sagital e (D) plano valvar aórtico.

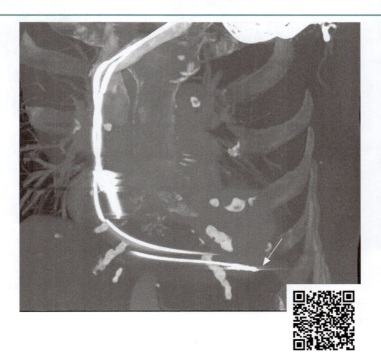

13.4.1. TC. Perfusão por cabo de marca-passo. Imagem de TC em MIP com a presença de fio de marca-passo em câmaras cardíacas direitas, com extremidade que atravessa a musculatura cardíaca (seta).

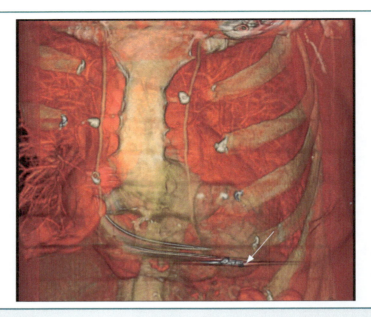

13.4.2. TC. Perfusão por cabo de marca-passo. Imagem de reconstrução em 3D de TC com a presença de fio de marca-passo em câmaras cardíacas direitas, com extremidade que atravessa a musculatura cardíaca (seta).

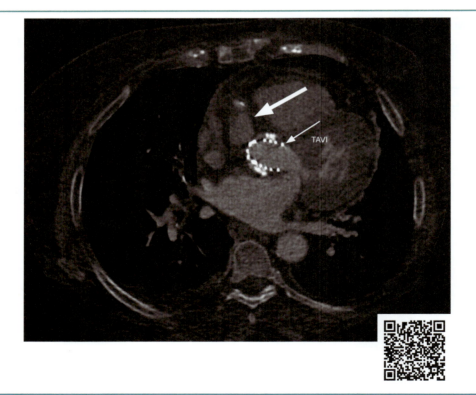

13.5.1. TC. Rotura de via de saída do ventrículo esquerdo. Imagem de ângio-TC torácica em paciente após TAVI (seta fina), evidenciando rotura de via de saída do ventrículo esquerdo (seta grossa).

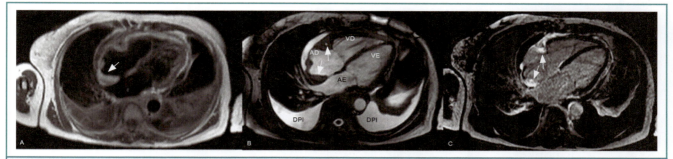

13.6.1.A, B e C. RMC. Doença de Erdheim-Chester. Imagens de sequência de *black blood* (A), cine-RM SSFP (B) e realce tardio (C) em 4CH, evidenciando imagem de contorno irregular com sinal isointenso em relação ao miocárdio em topografia de AD e próximo à artéria coronária direita no terço médio (setas), com discreto edema e presença de realce tardio heterogêneo. Esse conjunto de achados é conhecido como pseudotumor, característico do acometimento cardíaco pela doença de Erdheim-Chester. Nota-se ainda a presença de derrame pericárdico discreto adjacente a parede do átrio direito e derrame pleural bilateral.

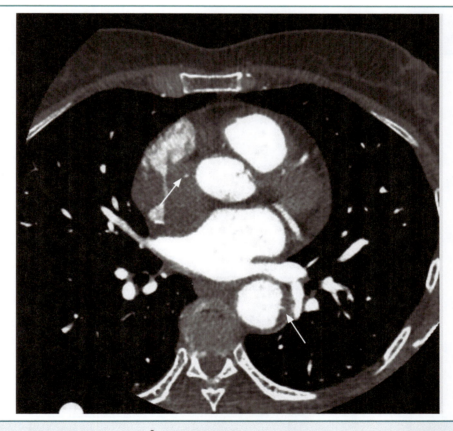

13.6.2. RMC. Doença de Erdheim-Chester. Ângio-TC de coronárias com presença de imagem de contornos irregulares em topografia de átrio direito (seta fina). Este achado, associado à presença de acometimento da aorta descendente (seta grossa) e acometimento ósseo, é resultante da doença de Erdheim-Chester.

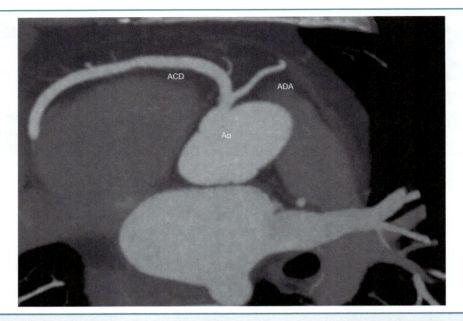

13.7.1. TC. Origem anômala de artérias coronárias. Imagem de ângio-TC de coronárias em MIP evidenciando origem única de ADA e ACD.

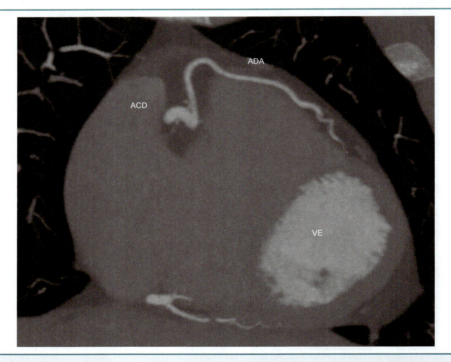

13.7.2. TC. Origem anômala de artérias coronárias. Imagem de ângio-TC de coronárias em MIP evidenciando origem única de ADA e ACD.

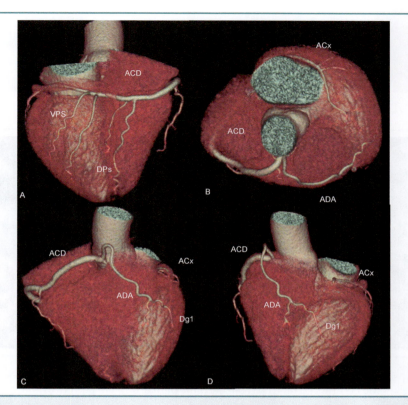

13.7.3. TC. Origem anômala de artérias coronárias. Imagem de ângio-TC de coronárias em reconstrução 3D evidenciando origem única de ADA e ACD do seio coronário direito.

MEDICINA NUCLEAR

Autores

ADRIANA SOARES XAVIER DE BRITO | SIMONE CRISTINA SOARES BRANDÃO
LUCAS CRONEMBERGER MAIA MENDES

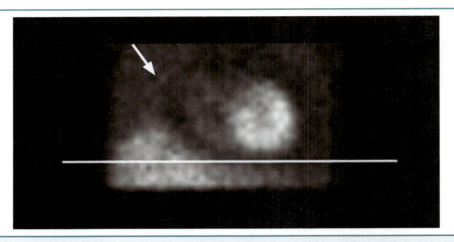

13.1 Cintilografia de perfusão miocárdica com ^{99m}Tc-MIBI. Derrame pericárdico. As imagens de aquisição evidenciam halo hipocaptante (seta) ao redor do coração, compatível com derrame pericárdico em paciente renal crônico.

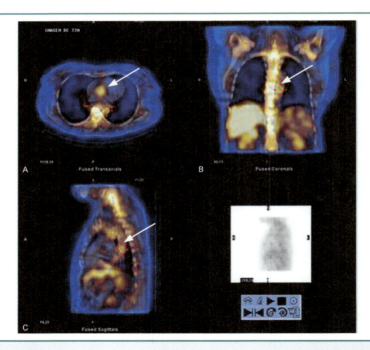

13.2.A, B e C. SPECT-CT com gálio-67 de tórax. Aortite sifilítica. Imagens SPECT-CT nos cortes axial (A), coronal (B) e sagital (C) obtidas após 72 horas da injeção de citrato de gálio-67. Observa-se hipercaptação anômala do radiotraçador, em toda a extensão da aorta torácica, indicando processo inflamatório em atividade (setas).

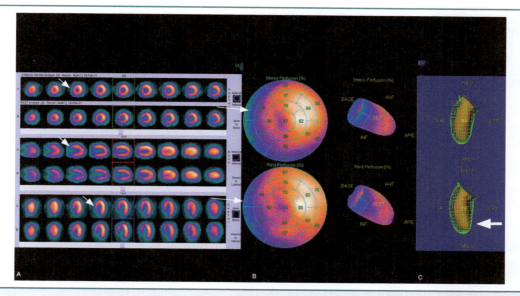

13.3.A, B e C. Cintilografia de perfusão miocárdica com ^{99m}Tc-MIBI sincronizada com o ECG (*Gated* SPECT). Paciente com BRE. Nas imagens tomográficas da perfusão (A) nos eixos curto, longo vertical e longo horizontal, pós-estresse em pronação e repouso em supina, e no mapa polar (B), observa-se hipoconcentração persistente do radiofármaco, de grau discreto a moderado, na parede septal do VE (setas finas). (C) Nas imagens do *Gated* SPECT observa-se movimento paradoxal do septo durante a sístole (seta grossa). Estas alterações de perfusão e motilidade da parede septal são secundárias ao BRE.

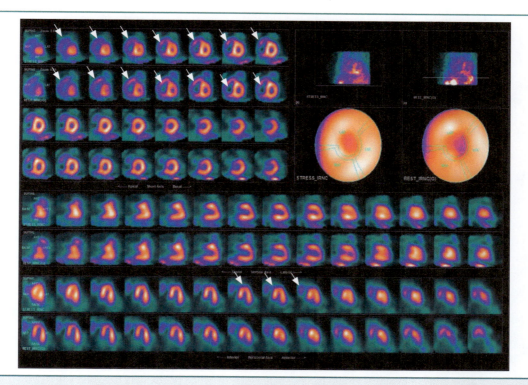

13.4. Cintilografia de perfusão miocárdica com ^{99m}Tc-MIBI. Cor *Pulmonale*. Imagens tomográficas nos eixos curto, longo vertical e longo horizontal após o estresse (linhas superiores) e em repouso (linhas inferiores) mostram captação acentuada do radiofármaco nas paredes do VD, em paciente com tromboembolismo pulmonar crônico (setas).

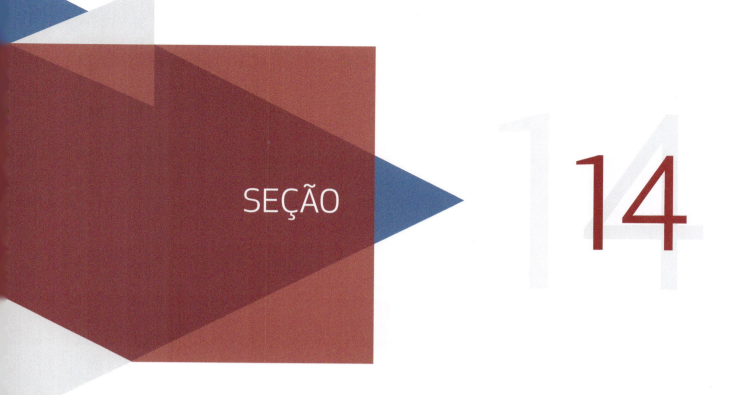

SEÇÃO 14

EIXOS CARDÍACOS

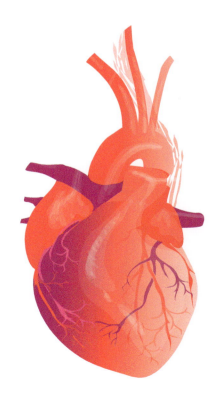

COORDENADOR DA SEÇÃO

 TIAGO AUGUSTO MAGALHÃES

14
EIXOS CARDÍACOS

Autores
JOALBO MATOS ANDRADE | JULIANA SERAFIM DA SILVEIRA

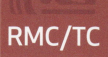

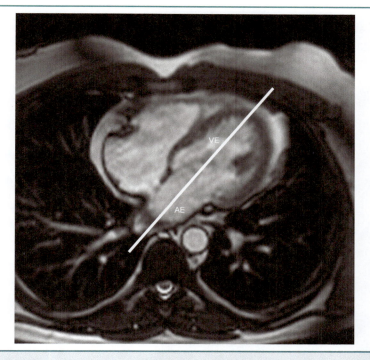

14.1. RMC. Cine-RM. Localizador axial. No corte axial, prescrever uma linha entre o ápice do ventrículo esquerdo (VE) e o centro da valva mitral. Resultado: Corte localizador pseudo-2CH (Figura 14.2).

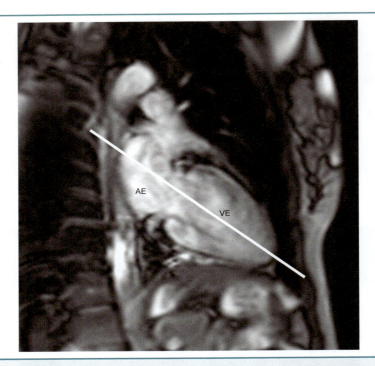

14.2. RMC. Cine-RM. Localizador pseudo-2CH. Traçar novamente uma linha entre o ápice do VE e o centro da valva mitral. Resultado: Corte localizador pseudo-4CH (Figura 14.3.A).

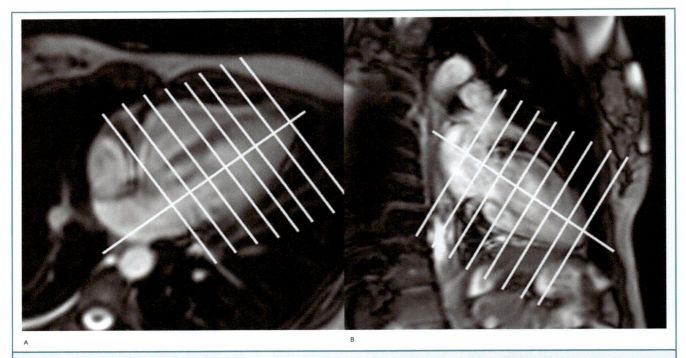

14.3.A e B. RMC. Cine-RM. Localizador pseudo-4CH e pseudo-2CH. Prescrever cortes perpendiculares ao eixo longitudinal do VE nos cortes pseudo-4CH (A) e pseudo-2CH (B), desde a ponta até a base do ventrículo. Resultado: Eixo curto (Ec) (Figura 14.4.A).

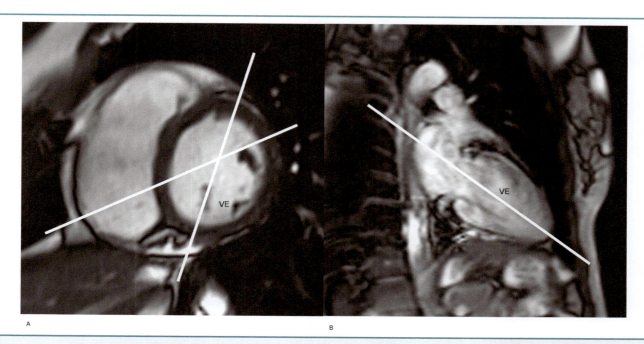

14.4.A e B. RMC. Cine-RM. Plano Ec (A) e pseudo-2CH (B). Prescrever planos no Ec (A) passando pelo centro do VE e pelo ângulo inferior do ventrículo direito para encontrar o 4CH verdadeiro e pelas paredes anterior e inferior do VE para encontrar o 2CH verdadeiro, usando simultaneamente um dos planos pseudo-2CH ou pseudo-4CH (B) para prescrever uma linha no eixo longitudinal do VE.

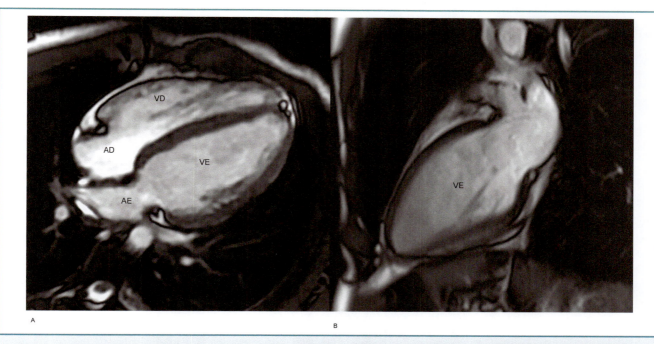

14.5.A e B. RMC. Cine-RM. Planos 4CH (A) e 2CH verdadeiros (B). Ventrículo esquerdo (VE), ventrículo direito (VD), átrio esquerdo (AE), átrio direito (AD).

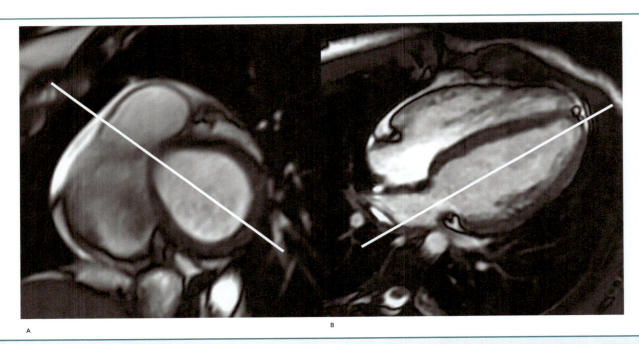

14.6.A e B. RMC. Cine-RM. Usar o eixo curto (Ec) (A) e traçar linha oblíqua passando pela saída da aorta (checar no corte mais basal do Ec a emergência da aorta), usando também um dos planos 2CH ou 4CH (B) como referência, para prescrever uma linha no eixo longitudinal do VE. Resultado: Plano 3CH (Figura 14.7).

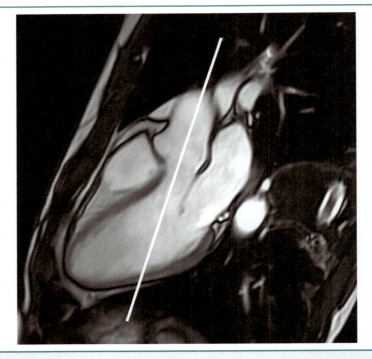

14.7. RMC. Cine-RM 3CH. Usar o 3CH e traçar linha oblíqua passando pela aorta. Resultado: via de saída do ventrículo esquerdo (VSVE) (Figura 14.8.A).

Seção 14 – Eixos Cardíacos 931

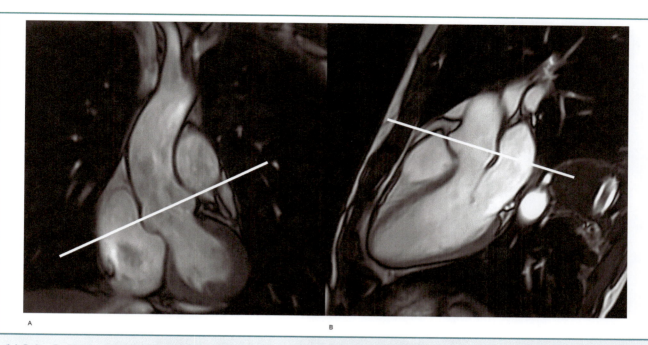

14.8.A e B. RMC. Cine-RM. Em A, via de saída do VE. Em B, 3CH. Prescrever planos perpendiculares ao seio de Valsalva nos eixos da VSVE e 3CH para achar o eixo curto da valva aórtica (Figura 14.9).

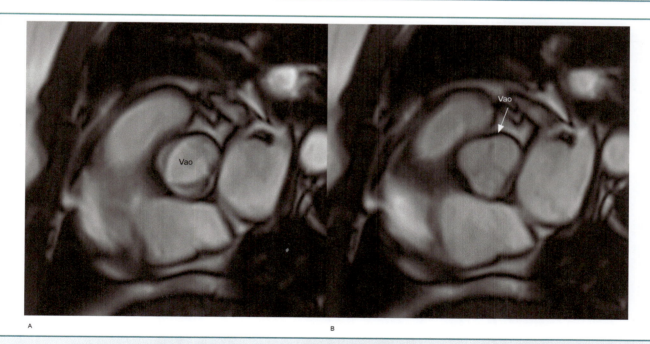

14.9.A e B. RMC. Cine-RM. Ec da valva aórtica. (A) Valva aórtica na sístole. (B) Valva aórtica na diástole.

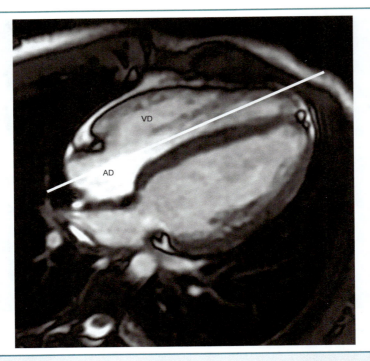

14.10. RMC. Cine-RM 4CH. Para o estudo do VD, traçar linha entre a ponta do VD e o centro da valva tricúspide. Resultado: eixo longo do VD (Figura 14.11).

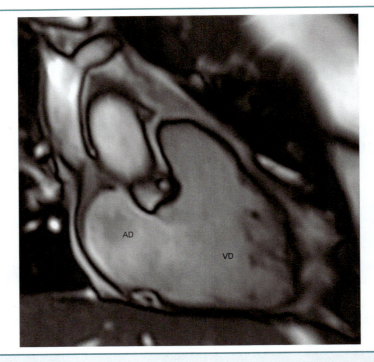

14.11. RMC. Cine-RM. 2CH do VD, também conhecido como eixo longo da via de entrada do VD.

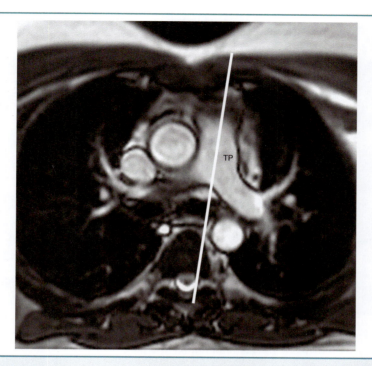

14.12. RMC. Cine-RM. No plano axial estrito traçar linha paralela ao eixo do TP. Resultado: trato ou VSVD (Figura 14.13.A).

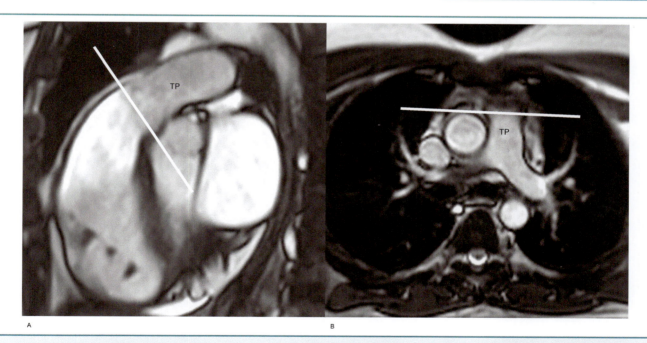

14.13.A e B RMC. Cine-RM. Em A, VSVD. Em B, axial estrito no plano do tronco pulmonar. Em caso de necessidade de avaliação da valva pulmonar, traçar linha perpendicular ao TP nos planos da VSVD (A) e axial estrito (B). Resultado: eixo curto da valva pulmonar.

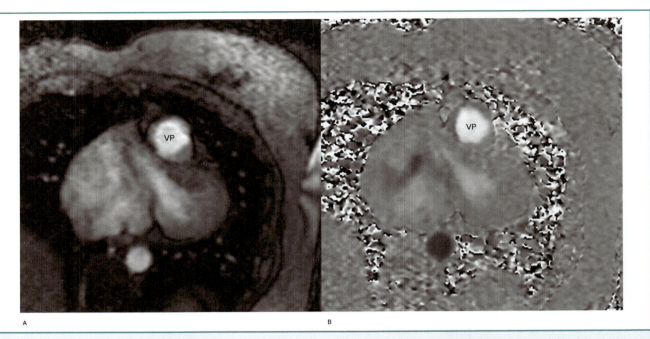

14.14.A e B RMC. Contraste de fase. Ec da valva pulmonar. Imagens tipo magnitude (A) e fase (B). Valva pulmonar com amplitude de abertura preservada.